1 (16 feuilles)

BIBLIOTHÈQUE VÉTÉRINAIRE.

I

Paris. — Typographie de E. et V. PENAUD frères, rue du Faub.-Montmartre, 10.

BIBLIOTHÈQUE VÉTÉRINAIRE

ou

COLLECTION

DES

PRINCIPAUX MÉMOIRES

PUBLIÉS SUR LES DIFFÉRENTES BRANCHES

DE LA

MÉDECINE VÉTÉRINAIRE

DEPUIS LES TEMPS LES PLUS RECULÉS JURQU'A NOS JOURS.

RECUEILLIS PAR

MM. RENAULT, Directeur de l'École d'Alfort, membre de l'Académie nationale de médecine ;

DELAFOND, Professeur à l'École d'Alfort, membre de la Société nationale et centrale d'agriculture ;

H. BOULEY, Professeur à l'École d'Alfort ;

REYNAL, Chef de service à l'École d'Alfort ; et

VERHEYEN, Professeur à l'École vétérinaire de Belgique.

—

(Extraite du RECUEIL DE MÉDECINE VÉTÉRINAIRE.)

—

TOME PREMIER.

PARIS

LABÉ, LIBRAIRE DE LA FACULTÉ DE MÉDECINE,

PLACE DE L'ÉCOLE-DE-MÉDECINE, 4.

—

1849

1852

BIBLIOTHÈQUE VÉTÉRINAIRE.

AVANT-PROPOS.

La science vétérinaire n'est pas aussi moderne qu'on semble le croire généralement. Aristote, qui vivait 354 ans avant Jésus-Christ, s'en était occupé. Il est le premier qui ait écrit, comme on le pouvait faire à cette époque, sur quelques maladies des principales espèces domestiques. Après lui, vers la quarantième année de l'ère chrétienne, Pline l'Ancien a aussi traité, bien que d'une manière fort incomplète, des affections des animaux. Mais quand on arrive aux agriculteurs latins, Varron, Caton, et surtout Columelle, on trouve déjà quelques bons préceptes sur l'économie du bétail, quelques idées raisonnables sur ses maladies, quelques sages indications sur les moyens de l'en préserver.

Toutefois, ce n'est qu'à la fin du deuxième siècle que la médecine des animaux commença à être cultivée en Grèce, et que les hommes qui l'exerçaient prirent le titre de *vétérinaires*. Parmi eux se distinguèrent Absyrthe, Eumèle, Théomneste, Hippocrate (1), Hiéroclès, Pélagonius, dont les ouvrages, écrits en grec par Constantin Porphyrogénète; puis reproduits en latin par Jean Ruel, en 1350, d'après les ordres de François Ier; traduits enfin en français par Jean

---

(1) Cet Hippocrate ne doit point être confondu avec le célèbre Hippocrate, père de la Médecine.

Massé, en 1563, forment l'une des collections les plus curieuses de notre vieille science. Cinquante ans plus tard, Végèce écrivait son ouvrage intitulé : « *De l'art vétérinaire*, » dans lequel l'auteur traite avec détail des maladies du cheval et du bœuf, et des moyens de les guérir.

Malheureusement, tous ces antiques monuments de la Vétérinaire, si pleins de faits et de curieuses observations, ne se retrouvent plus guère que dans quelques bibliothèques publiques, où leur existence est à peine soupçonnée de ceuxlà même qui les y possèdent.

Quant à l'anatomie des animaux, quoi qu'on ait pu dire des connaissances qu'en avaient acquises les sacrificateurs et les aruspices ; malgré les quelques dissections de chiens entreprises par Galien ; il faut reconnaître qu'elle était à peu près complètement inconnue jusqu'à Charles Ruini, sénateur de Bologne, qui, en 1598, publia, en italien, un *Traité de l'anatomie du cheval :* travail remarquable, que Francini traduisit en français en 1607, et dont les belles planches ont été reproduites, jusqu'à Lafosse fils, dans tous les ouvrages des hippiâtres français du xvie et de la moitié du xviie siècle. L'ouvrage de Ruini est devenu très-rare aujourd'hui. Il en est de même des recherches de Buffon, de celles de Daubenton surtout, sur l'anatomie des ruminants, dont, les premiers, ces deux célèbres naturalistes ont fait l'objet de quelques études sérieuses : enfouies dans d'immenses publications d'histoire naturelle, elles y sont très-probablement perdues pour la plupart des vétérinaires.

Ainsi en est-il encore, et principalement, de ce qui a été écrit sur les maladies contagieuses. A combien de travaux d'un immense intérêt n'ont pas donné naissance, dans le xviiie siècle, les désastreuses épizooties qui, à différentes époques, ont fait en Europe de si affreux ravages sur l'espèce

bovine? Quoi de plus propre que ces œuvres d'observateurs
du plus grad mérite, tels que Lancisi, Ramazzini, Gœlike,
Sauvages, etc., à nous éclairer sur l'histoire du typhus contagieux, ce fléau du gros bétail, que nous connaissons encore si peu, et que, cependant, la guerre étrangère peut,
d'un jour à l'autre, ramener de nouveau dans nos campagnes
où nous aurions à l'arrêter et à le combattre? D'un autre
côté, n'a-t-il pas été publié, dans la première moitié du siècle
dernier, tant sur la morve et le farcin, que sur d'autres affections graves, des mémoires dus à Lafosse père, à Malouin, à Hurel, etc., qui, s'ils n'étaient pas suffisamment recommandés par les noms justement honorés de leurs auteurs,
le seraient par les vues pratiques, par les judicieuses observations qu'ils renferment et qui sont encore des vérités aujourd'hui. Matériaux précieux, insérés en grande partie
dans les publications médicales de l'époque, et que, pour
cette raison, bien peu de nos confrères possèdent ou pourraient se procurer.

Les études sur l'économie du bétail remontent elles-mêmes
à des temps assez éloignés. Toutefois, ce n'est que dans le
traité publié par Jean Tacquet, en 1614, que l'on rencontre
les premières notions de quelque valeur sur l'éducation du
cheval. Or ce traité est peu connu des vétérinaires ; et nous
sommes fondés à croire qu'il en est de même d'une foule de
travaux publiés depuis sur les haras, soit séparément, soit
dans les ouvrages d'histoire naturelle, d'agronomie ou d'hippiatrique : travaux dont quelques-uns, pourtant, pourraient
être remis au jour avec utilité pour ceux qui s'occupent de
l'étude raisonnée de la production et de l'amélioration des
animaux.

Ainsi, bien que] ce ne soit qu'à dater de la fondation des
Ecoles que la médecine vétérinaire ait été cultivée comme

science et ait fait de véritables progrès ; il faut reconnaître que, dès avant 1762, elle existait déjà, et que ceux qui s'en étaient occupés avaient produit des travaux qui n'étaient pas sans valeur.

Depuis, grâce à l'exemple du fondateur des Ecoles ; grâce à la puissante impulsion donnée par son génie aux études vétérinaires ; des hommes instruits, des praticiens éclairés, qui furent ses contemporains ou ses élèves, ont enrichi la science d'une foule de bons ouvrages ou mémoires, non-seulement sur l'hippiatrique, mais encore sur l'hygiène et l'éducation des animaux, et, aussi, sur l'agriculture envisagée dans ses rapports avec la médecine vétérinaire. Or combien des écrits échappés à la plume de ces savants se trouvent dans la bibliothèque des vétérinaires ? Sans doute beaucoup d'entre nous possèdent les ouvrages de Bourgelat, de La-fosse, de Vitet : mais que d'excellentes instructions sur les diverses parties de la science, publiées par Bredin, Chabert, Flandrin, Gilbert, Gohier, Huzard père ; que de précieuses monographies, ne sont connues ou possédées que par un petit nombre, disséminées qu'elles sont dans les mémoires de l'ancienne Société de médecine ou de l'Institut, dans les recueils, journaux ou feuilles agricoles de l'époque ! Citons, par exemple, les belles recherches faites par Flandrin sur l'absorption intestinale ; son traité sur l'éducation des moutons ; son plan d'association pour l'amélioration des chevaux en France ; son mémoire sur l'usage du sel pour les animaux. Citons les mémoires remarquables de Chabert sur la rumination, sur la morve, sur les maladies vermineuses, sur le charbon, sur la péripneumonie gangréneuse. Citons aussi les savantes publications de Gilbert sur les maladies charbonneuses, sur les indigestions vertigineuses, sur la clavelée, sur l'amélioration des moutons, sur les prairies artificielles.

En nous rapprochant davantage du temps où nous vivons, nous pourrions encore grossir cette liste, en rappelant les publications plus modernes de Verrier, de Godine, de Tessier, etc., et d'une foule de vétérinaires les plus distingués de la France et des pays étrangers, dont les œuvres, tirées à un trop petit nombre d'exemplaires ou trop peu répandues, sont pourtant d'un très-grand secours au praticien qui veut se tenir au courant de la science, comme à l'écrivain qui veut s'éclairer des travaux de ses devanciers et de ses contemporains.

Il est vrai que, frappés de ce qu'avait de fâcheux cet éparpillement de nos richesses scientifiques, Chabert, Flandrin et Huzard ont cherché à y remédier, en colligeant, dans les *Instructions vétérinaires,* tous ceux de ces matériaux épars qu'ils ont pu réunir : il est vrai que, plus tard, Fromage de Feugré a tenté la même entreprise dans les quatre volumes de sa *Correspondance.* Mais, malgré le zèle de ces laborieux vétérinaires, tous ces travaux n'ont pu être rassemblés qu'en partie. Ajoutons que les exemplaires des *Instructions vétérinaires* qui restent dans le commerce, sont devenus très-rares, et que la *Correspondance de Fromage de Feugré* est, depuis longtemps déjà, complétement épuisée.

Un premier résultat de cet état de choses, c'est que naturalistes, médecins, agriculteurs, vétérinaires même, ignorent, pour la plupart, toutes ces richesses de notre science. C'est que, souvent, dans leurs écrits, les uns et les autres ont omis d'en tenir compte ; et que, beaucoup, quand ils en ont parlé, ont mal ou très-incomplètement connu ou rapporté les passages de ceux de ces auteurs qu'ils jugeaient utile d'invoquer ou de citer dans leurs ouvrages.

Il en est encore résulté que, plus d'une fois, dans ces derniers temps surtout, on a reproché à la médecine vétérinaire le peu d'études qu'elle avait faites, le peu d'observations rigoureuses qu'elle possédait, sur la morve, le typhus, le farcin, les maladies aphtheuses et varioleuses, les mélanoses, les calculs intestinaux, etc.; alors que, précisément, c'est dans ses annales que se trouvaient les matériaux les plus intéressants publiés jusque-là sur ces maladies. A qui connaissait ces armes la défense était facile. Mais, comme le plus grand nombre les ignorait, les reproches passèrent presque partout comme fondés. D'autres exploitèrent nos richesses.

Que n'a-t-on pas dit, également, de la tendance des vétérinaires à ne s'occuper que de la médecine proprement dite? Que n'affecte-t-on pas de répéter tous les jours de leur inaptitude, de leur incapacité même, en ce qui touche l'agriculture dans ses rapports avec l'élevage et le perfectionnement du cheval et des autres animaux domestiques? C'est par ces allégations sans cesse et de tous côtés accumulées contre eux, qu'on est parvenu à leur fermer, en quelque sorte systématiquement, l'accès de tous les établissements publics, de toutes les positions officielles destinées à influer d'une manière plus ou moins directe sur la reproduction chevaline ou le perfectionnement des bestiaux. Reproches injustes! Allégations sans fondement! Puisqu'il est vrai que, parmi les ouvrages publiés jusqu'à ce jour sur les haras comme sur l'élève du gros et du menu bétail, il n'en est pas qui, soit auprès des hommes du métier, soit auprès des savants, aient produit plus de sensation, aient exercé une autorité plus considérable et plus méritée que ceux qui ont été écrits par des vétérinaires. Et, par exemple, pour ne nous occuper que de la matière dans laquelle on prétend principalement décliner notre compétence; qui, plus et mieux que Huzard père et Hamont, a démontré et mis en relief les avantages du croise-

ment de nos races légères françaises par le cheval arabe?
Qui a exposé avec plus d'habileté, défendu avec plus de talent que M. Gayot, le système actuellement suivi par l'administration des haras? Qui l'a attaqué avec plus de vigueur et,
sous plus d'un rapport, avec plus de raison que M. Richard?
Or Huzard et Hamont étaient vétérinaires, comme MM. Richard et Gayot le sont eux-mêmes. Seulement, ce qu'il faut
dire, c'est que, en tête de leurs livres, ces honorables confrères, et quelques autres encore qui ont écrit sur les haras,
ont *oublié* (nous voulons croire que c'est par inadvertance),
de rappeler parmi leurs titres celui de *vétérinaire.* Le public
est donc, jusqu'à un certain point, excusable d'ignorer que
c'est à des hommes de notre profession que sont dus leurs
ouvrages. Quant aux travaux d'une époque antérieure, nous
l'avons dit, la plupart sont ignorés des hippologues, des agriculteurs et, sans doute aussi, de beaucoup de vétérinaires.

Nous n'avons pas besoin d'insister sur ce que présente
d'éminemment regrettable un pareil état de choses. Il ne saurait continuer sans nuire à la fois et aux progrès de notre
science et à la considération de ceux qui en sont les repré-
sentants. Si nous avons des richesses scientifiques, c'est une
faute de ne pas les connaître ; c'est presque une honte de les
laisser exploiter par d'autres. C'est pourtant ce qui arrive tous
les jours, sans que beaucoup d'entre nous semblent s'en douter. Les vétérinaires veulent plus que jamais prendre la place
qui leur appartient dans le monde savant : ils ont cent fois
raison. La nature de leurs travaux leur donne, autant au
moins qu'à tous autres, le droit de s'y classer avec honneur. Mais c'est à la condition, toutefois, qu'ils sauront légi-
timer leurs prétentions par leurs titres. Or leurs titres, ce
n'est pas seulement la participation personnelle de tel ou tel
d'entre eux au mouvement scientifique qui s'accomplit au-

jourd'hui : ce sont aussi les recherches, ce sont les découvertes, ce sont les observations et expériences de toute sorte, dont la science a été dotée par leurs devanciers. Eux seuls peuvent les produire et les faire valoir. Mais faut-il encore qu'ils les connaissent et aient pu les apprécier.

Sans doute, on a fait aux vétérinaires bien des reproches qu'ils ne méritaient pas. Cependant nous sommes forcés d'avouer que ces reproches ne sont pas sans quelque fondement, lorsqu'ils s'adressent à leur manque plus ou moins complet d'érudition, qui empêche trop souvent ceux qui travaillent de profiter des recherches faites avant eux sur la matière même dont ils s'occupent ; qui ne permet pas à ceux qui écrivent de rendre toujours justice à ceux qui les ont précédés ; qui les expose tous à lancer dans le monde comme des faits nouveaux ou des vérités de fraîche date, des idées ou des faits acquis depuis plus ou moins longtemps au domaine de notre science.

Tout cela est fâcheux, très-fâcheux. Si la science en souffre, la considération des vétérinaires n'en reçoit pas de moindres atteintes.

Nous avons entrepris d'y remédier en donnant dans chacun des numéros du *Recueil,* à partir de janvier 1849, soit le texte même, soit une analyse complète des principaux travaux vétérinaires (mémoires, monographies, instructions, etc..), publiés en France depuis les temps les plus reculés jusqu'à nos jours.

Nous y joindrons ceux des bons mémoires parus à l'étranger, qu'il nous sera possible de nous procurer.

Cette vaste collection paraîtra dans le Journal sous le titre de *Bibliothèque vétérinaire,* et comprendra, dans l'ordre de la date de leur publication, les ouvrages ayant trait aux matières suivantes :

1. Anatomie du . . . . {
cheval, à ne et mulet,
bœuf,
mouton,
chameau et dromadaire,
porc, et
des oiseaux de basse-cour.

2. Physiologie . . . .   *Idem.*

3. Mélanges d'anatomie et de physiologie.

4. Agriculture et botanique se rattachant à l'économie des animaux.

5. Perfectionnement, élevage et multiplication des animaux, ou éducation du. . . . . {
cheval, — haras,
bœuf,
mouton,
chameau et dromadaire,
porc,
chien ;
des volailles,
   abeilles et
   vers à soie.

6. Hygiène proprement dite du . . {
cheval,
bœuf,
mouton,
chameau et dromadaire,
porc,
chien ;
des volailles,
   abeilles et
   vers à soie.

7. Mélanges d'hygiène et d'éducation.

8. Maladies des animaux, ou pathologie du . . . . {
cheval, âne et mulet,
bœuf,
mouton,
chameau et dromadaire,
porc,
chien ;
des volailles,
   abeilles et
   vers à soie.

9. Mélanges de pathologie comparée.

10. Maladies chirurgicales et manuel opératoire proprement dit.

11. Maréchalerie et ferrure du cheval et du bœuf.

12. Police sanitaire applicable aux maladies conta-
    gieuses des. . . . . { chevaux, bœufs, moutons, porcs et chiens.

13. Jurisprudence vétérinaire, cas rédhibitoires.

14. Pharmacie et formules.

15. Chimie et physique appliquées.

16. Médecine légale et toxicologie.

17. Mélanges divers.

18. Ecoles vétérinaires. — Fondation. — Organisation. — Docu-
    ments divers.

19. Volume supplémentaire.

20. Table générale des matières par noms d'auteur et par titres des
    mémoires (1).

C'est là une tâche considérable, sans doute : nous ne nous
en sommes pas dissimulé les difficultés. L'importance du but
nous soutiendra pour l'atteindre.

Il est bien entendu que nous ne publierons dans leur entier :

1° Que ceux des travaux qui, par leur nature et leur peu
d'étendue, pourront entrer dans le cadre dont nous dis-
posons ;

2° Que ceux qui, soit dans leur ensemble, soit dans leurs
parties principales, soit par le nom de leurs auteurs et le sujet
dont ils traitent, nous paraîtront devoir être complètement
reproduits.

----

(1) Ces travaux seront classés par lettre alphabétique et par ordre
chronologique. L'ordre chronologique, toutefois, ne pourra être
observé pour les mémoires récueillis à l'étranger, que nous publierons au fur et à mesure que nous les rencontrerons.

3° Que ceux qui ont disparu du commerce ou y sont devenus très-rares, et qu'on ne retrouve plus que dans les bibliothèques des grandes villes et dans celles d'un bien petit nombre de nos confrères.

De ceux qui n'ont d'intérêt réel que dans quelques-unes de leurs parties, nous ne ferons que les extraits relatant les passages où se trouve concentré cet intérêt.

Quant aux ouvrages de longue haleine, aux traités plus ou moins complets sur telle ou telle branche de notre science, nous n'en donnerons que le titre et le sommaire, lorsque, chronologiquement, nous serons arrivés à l'époque de leur publication; ou bien, pour ceux qui le comportent, nous en donnerons une analyse substantielle.

Les immenses bibliothèques de Paris que nous avons, en quelque sorte, sous la main; celle de l'Ecole d'Alfort, la plus riche que nous sachions en collections de ce genre; celles encore de quelques-uns de nos confrères de la capitale, qui ont bien voulu les mettre à notre disposition, en donnant champ complet à nos recherches, nous fourniront les moyens de conduire à bonne fin notre utile entreprise.

Une feuille de chaque numéro sera consacrée à la *Bibliothèque vétérinaire*. Mais la dimension plus petite des caractères, nous permettra de mettre dans cette seule feuille, la matière de deux feuilles de texte ordinaire.

Chacune de ces feuilles portera une pagination distincte de celle du Journal lui-même; et cette pagination se continuera sur les feuilles suivantes de la *Bibliothèque vétérinaire*, jusqu'à ce qu'il y ait assez de feuilles pour, en les détachant, en former un volume. Ces feuilles pourront, en effet, être détachées du *Recueil*, réunies en volumes et reliées séparément. Quand un volume sera terminé, une table des matières sera publiée, qui indiquera le titre des travaux qu'il contient et les noms des auteurs. De cette sorte, lorsque nous serons arrivés au terme de ce grand travail, nos abonnés posséderont une collection unique, et aussi complète que possible, des principaux ouvrages, (brochures, monographies, mémoires, notices, etc.,) vétérinaires, publiés jusqu'à ce jour.

Nous avons calculé que cette collection, terminée, formerait un ouvrage de vingt à vingt-cinq volumes.

BIBLIOTHÈQUE VÉTÉRINAIRE.

De l'usage économique du sel marin ou de cuisine dans les animaux domestiques (1);

Par FLANDRIN,
Professeur à l'Ecole d'Alfort.

(1793.)

A juger du goût des animaux par la saveur des choses dont ils se nourrissent, on voit qu'excepté celles qui sont ou excessivement âcres, ou amères, ou austères, ou nauséeuses, ou entièrement insipides, ou fétides, la plupart, et chacun dans le genre qui lui est propre, s'accommodent de toutes les autres et les appètent généralement. Les occasions familières d'étudier les animaux domestiques mettent surtout à même de juger en eux de cette disposition. En les suivant sous ce point de vue, on reconnaît qu'ils préfèrent et recherchent avec avidité celles de ces substances alimenteuses dans lesquelles le goût sucré ou le sel marin domine, et ensuite les aliments qui sont imprégnés de salpêtre primitif ou de sels fixes alcalins ou urineux, ou enfin les unes et les autres de ces substances, dont l'effet est de provoquer une sécrétion abondante de salive. Les animaux à qui elles sont offertes, soit seules, soit combinées, naturellement ou par quelque préparation à la masse de leurs aliments, mangent plus qu'ils ne l'auraient fait sans ce secours ; ils mâchent davantage les nourritures qui en sont chargées, et à raison de cette dernière circonstance, ils arrosent ce qu'ils ont dans la bouche d'une beaucoup plus grande quantité de salive.

---

(1) L'usage du sel marin étant généralement reconnu comme très-avantageux dans les animaux, et ses effets n'étant cependant examinés nulle part avec quelque detail et de manière a rendre raison de sa façon d'agir, nous avons cru necessaire d'entreprendre un premier travail sur ce point. Nous sommes éloignés de nous dissimuler ce qu'il y manque, mais nous avons pensé que nos tentatives determineraient à en faire de plus heureuses, et que par la la chose y gagnerait.

Voyez, a la fin de ce memoire, la division sommaire de tous les objets qu'il embrasse.

On ne sait point encore quelle est la quantité qu'ils prendraient de ces sels pour s'en rassasier, dans le cas où ils leur seraient donnés purs et sans mesure; on ignore également jusqu'à quel point ils peuvent leur profiter comme aliment ou comme véhicule alimenteux; si l'usage habituel de ces sels est exclusivement avantageux, et s'il peut être nuisible dans quelques circonstances, ou à raison de leur quantité. Au milieu de ce manque de lumière, on reconnaît aux animaux un appétit naturel pour tous les sels, et il n'est pas douteux aussi que ceux dont il est question ne peuvent avoir, en santé, un penchant si décidé pour ces sels qu'autant qu'il leur est naturel, et il ne peut en résulter les phénomènes que nous avons reconnus, qu'autant que l'usage de ces substances leur est avantageux et même nécessaire. On sait, par exemple, que le salpêtre natif et les sels urineux n'attirent ces animaux qu'autant qu'ils sont en petite quantité; c'est ainsi que ces matières se trouvent sur les murs qu'ils lèchent, ou sur la paille qu'ils mangent avec avidité (1) et que le sel marin et le sucre sont les sels qu'ils recherchent de préférence.

Les carnivores appètent surtout le dernier, les autres les mangent tous les deux avidement; mais ils recherchent le sucre de préférence, et l'on connaît avec quel empressement ils mangent les aliments qui en renferment naturellement ou qu'on en a chargés. Le prix de cette dernière substance ne nous permet pas d'en suivre les essais en grand, et c'est aux pays qui en fournissent qu'est réservé cet avantage; quant au sel marin, comme il a été généralement plus à la disposition de tous les hommes, on en a toujours fait plus ou moins usage, dans tous les temps; on l'a surtout donné aux ruminants; on l'a aussi donné quelquefois au cheval, au cochon, au pigeon, ou, du moins, ce n'est que dans ces animaux qu'on en a observé les effets.

L'emploi de ce minéral pour l'amendement des bestiaux est regardé comme avantageux; il est extrêmement intéressant pour les progrès de l'économie rurale qu'on s'occupe des moyens de perfectionner, mais, il faut en convenir, il n'est pas aisé d'y parvenir

---

(1) Des cultivateurs arrosent la paille qu'ils donnent aux vaches avec de l'urine; on donne à celles des environs de Paris la litière des chevaux. Elles aiment singulièrement l'une et l'autre.

et d'abord de connaître, sur ce point, le vœu primitif de la nature dans des animaux asservis depuis si longtemps, et aussi puissamment modifiés par les effets de la domesticité, que le sont ceux qui fixent notre attention. De plus, la recherche de ce que comporte précisément leur constitution relativement à l'emploi de ces substances, suppose des expériences délicates assez longues, auxquelles on ne s'est pas encore livré et pour l'exécution desquelles il faut un concours de circonstances difficiles à réunir.

En attendant que ces circonstances se réalisent et que des observations ultérieures ajoutent aux lumières déjà acquises sur ce point, nous offrirons ce que nous avons recueilli sur l'administration du sel marin aux animaux domestiques. Nous déduirons les conséquences qui résultent des faits que nous aurons exposés, pour diriger dans l'usage de cette substance ; nous établirons la manière de l'administrer, et nous terminerons par quelques idées propres à perfectionner cette partie du régime.

DE L'USAGE QU'ON A FAIT DU SEL.

Columelle, parlant du sel, s'exprime ainsi : « Les herbes les plus
« agréables sont celles qui naissent dans les champs qui ont été ou-
« verts par la charrue ; ensuite celles qui naissent dans les prés qui
« ne sont pas trop humides. Les marais, les pâturages des bois ne
« sont pas aussi convenables, quoique plus agréables que chacun
« des précédents. Il n'est cependant aucun de ces pâturages dont la
« saveur attrayante ne s'évanouisse, et dont les animaux ne se las-
« sent par un usage continu, si l'on ne prévient pas le dégoût des
« animaux en leur donnant du sel. On peut en faire un assaisonne-
« ment, en les distribuant par morceaux pendant l'été, dans des ca-
« naux de bois, à l'instant où ils reviennent des pâturages ; ils les
« lèchent avec avidité, ce qui les excite à boire et à paître (1). »

____

(1) ...... *De genere pabuli meminerimus, jucundissimas herbas esse, quæ aratro proscissis arvis nascantur, deindè quæ pratis uligine carentibus, palustres sylvestresque, minimè idoneas haberi : nec tamen ulla sunt tam blanda pabula, aut etiam pascua, quorum gratia non exolescat usu continuo, nisi pecudum fastidio pastor occurrerit præbito sale, quod velut ad pabuli condimentum, per æstatem, canalibus ligneis impositum, cùm è pastu redierint oves, lambunt, atque eo sapore cupidinem bibendi pascendique concipiunt.* (Colum., lib. VII, cap. 3, ed. Ald., ann. 1513.)

Virgile dit, dans ses *Géorgiques :* « Celui qui aime le lait doit pré-
« senter aux brebis des poignées de cytise, de loto et des herbes
« salées. Ces aliments leur font aimer la boisson ; leurs mamelles
« se remplissent davantage, et ils laissent dans le lait une saveur
« particulière et indéfinissable, qui résulte du sel (1). »

Aldrovande affirme que « les troupeaux qui paissent dans les pâ-
« turages maritimes et salés fournissent plus de lait ; la partie ca-
« séeuse est en eux plus abondante. Ils sont aussi plus féconds, les
« chairs en sont plus savoureuses et plus tendres, et les animaux en
« prennent plus d'embonpoint.

« Les chèvres, continue Aldrovande, sont comme les brebis pour
« le sel ; elles paraissent même en être plus avides. Ce goût domi-
« nant était connu en Hongrie très-anciennement. Quand on a sé-
« paré les agneaux des mères, on leur donne du sel une fois par se-
« maine. »

Bernard Gomès, cité par Aldrovande, parlant des moutons qui
vivent dans les marais et les pâturages salés du territoire d'Ostie,
près du port de la ville, lieu où le Tibre, qui le traverse, se mêle
avec les eaux salées, assure qu'il n'a jamais vu d'animaux plus gras
et plus agréables au goût, et qu'ils deviennent tels par l'abondance
du sel et parce qu'ils paissent sur un terrain salé.

Cet auteur, après avoir donné beaucoup de raisons pour expliquer ces effets, finit par les attribuer essentiellement à ce que la
vertu native du sel excite continuellement l'appétit, comme il invite
à boire. « C'est, dit-il, en provoquant ce dernier besoin, qu'il favo-
« rise surtout l'engrais. »

Plutarque observe que plusieurs personnes croient que par l'usage
du sel les animaux sont nourris davantage et prennent de l'embonpoint. Le piquant du sel excite l'appétit et favorise la digestion. Il
dit aussi que les chiens à qui on donne des aliments salés conçoi-
vent plus promptement ; il ajoute que les vaisseaux qui portent du

---

(1)   *At cui lactis amor, cytisum, lotosque frequentes,*
      Ipse manu, salsusque ferat præsepibus herbas.
      Hinc et amant fluvios magis, et magis ubera tendunt,
      Et salis occultum referunt in lacte saporem.

                                      (Georgic. lib. III.)

sel ont plus de rats que les autres, parce que ces animaux se multiplient davantage.

Aristote remarque que les brebis qui font usage de l'eau salée deviennent plutôt en chaleur que d'autres ; mais elles sont en même temps plus ardentes, elles ont les mamelles plus distendues et elles sont plus abondantes en lait. Il prescrit de donner un *modium* (deux tiers de notre boisseau) pour cent moutons, tous les cinq jours. Le troupeau est alors plus sain, il devient plus gras. Il faut donc, par ces raisons, user du sel fréquemment.

Pallade dit qu'en donnant fréquemment du sel aux brebis , soit seul, soit mêlé avec les aliments, on prévient le dégoût que peuvent éprouver les troupeaux. Le sel sert aussi pour prolonger la vie. *Salis crebra conspersio, vel pascuis mixta, vel canalibus frequenter obluta, debet pecoris levare fastidium ; facit item sal ad vitæ diuturnitatem.*

Albert assure que dans les terrains salés, où les pâturages sont secs et salés, les brebis vivent jusqu'à vingt ans.

Le cardinal du Four (*de Furno*) aussi cité par Aldrovande, nous apprend que dans l'automne on donne aux brebis des citrouilles préparées avec du sel pour augmenter la quantité du lait et pour le rendre plus riche en partie caséeuse et butyreuse.

On trouve dans le *Manuel des champs* qu'il faut donner, tous les quinze jours, à chaque brebis autant de sel qu'il en peut tenir entre trois doigts, en le mêlant à une poignée d'avoine. Cela, dit l'auteur, les préserve de la gale et autres maladies. Il ajoute qu'il faut absolument leur refuser de boire ce jour-là ; l'eau empêcherait le bon effet que le sel doit produire.

L'auteur du *Manuel du Bouvier,* parlant de la manière d'engraisser les bœufs, propose de hacher de grosses raves, des navets, des carottes ou des pommes de terre seulement, qu'on saupoudre d'un peu de sel en les leur donnant à manger.

On peut aussi pétrir des pommes de terre, les mêler avec de l'avoine, les saupoudrer de sel, dans les premiers temps seulement.

M. Bomare, *Dictionnaire d'histoire naturelle*, art. SEL, dit qu'on en donne fréquemment aux bestiaux, notamment aux brebis et aux vaches, pour augmenter leur lait et lui donner de la qualité.

On lit dans le *Journal économique,* année 1771, p. 283, que dans le canton de Fribourg il est d'usage de donner du sel aux bêtes à cornes ou à laine, et on le regarde comme un excellent préservatif contre les maladies épidémiques, qui effectivement sont devenues très-rares depuis qu'il y est établi. On en donne une bonne pincée aux vaches, le matin et le soir, avant de les traire ; aux autres bêtes à cornes une fois par jour, aux brebis et aux moutons tous les deux ou trois jours une fois.

Un anonyme observe avec raison, dans ce journal, même année, p. 431, que, pour que ce moyen produise l'effet qu'on lui suppose, il doit être secondé par une nourriture saine et un régime bien ordonné.

On voit dans le même journal, année 1768, p. 219, que pour faire venir l'appétit aux bœufs, il faut prendre des œufs, les bien battre ensemble, y ajouter du miel, et le faire boire au bœuf dégoûté. Ce breuvage administré, on mêle du sel avec le son ou le fourrage qu'on leur donne.

On trouve dans une instruction sur les bêtes à laine, publiée dans le journal dont il s'agit pour l'année 1768, p. 259, le passage suivant : « Il sera très-utile de donner à chaque bête à laine une pincée « de sel, tous les mois, soit en grain, soit fondu et mêlé dans une « pâte qu'on fera sécher. Le sel est ami de l'estomac et, par consé « quent, de la santé. »

Dans l'année 1767 de ce même journal, p. 185, on propose le sel comme remède contre les vers des chevaux. Voici comment on s'exprime, à l'occasion d'un poulain attaqué depuis son sevrage de vers qui l'avaient réduit très-bas : « Ces vers, dont on trouvait une « assez grande quantité dans son fumier, étaient déliés, petits et « jaunâtres. On les appelle en Angleterre *Neelde-worms* (crinons). « Je crus que les remèdes ordinaires étaient trop violents pour un « poulain, c'est pourquoi j'ordonnai qu'on lui donnât pendant une « quinzaine de jours, de deux jours l'un, une cuillerée de sel com- « mun dans une mesure d'avoine et de son de froment...... A peine « eut-il fait usage de ce sel pendant une semaine, que je ne m'a- « perçus plus qu'il rendît de vers. Pour le présent, cet animal est en « embonpoint et plein de feu. »

Le *Journal économique* propose encore pour remède contre la pourriture, « le sel donné avec la poudre d'absinthe, de genièvre

« pilé, et un mélange d'avoine, de pois, de vesces. On en donne aux
« moutons toutes les semaines. »

Le même journal offre, relativement aux bons effets du sel sur
les cochons, les détails suivants ; c'est un cultivateur qui parle :

« Ayant résolu de faire engraisser un cochon d'une moyenne
« taille, qui était bien en chair, et de ne le tenir à l'engrais que
« pendant cinq semaines avant de le faire tuer, je lui donnai, pen-
« dant les deux premières semaines, un boisseau et demi de pois ;
« l'animal engraissa peu pendant ce temps, il buvait peu. Je mêlai,
« à cette époque, une petite quantité de sel avec les pois ; il but
« beaucoup et augmenta, en proportion, en graisse. »

M. Carlier, dans son *Traité des bêtes à laine,* dit : « Le sel est
« favorable aux brebis, parce qu'il a la force de dissiper l'humidité
« qui est la source du plus grand nombre de leurs maladies. — Le
« sel de roche est échauffant ; il est conseillé par les uns, proscr
« par les autres. — Le sel, en excitant la soif des moutons, peut leur
« devenir très-funeste. — Il augmente la voracité du mouton, qui
« n'a besoin que d'être modérée. — Donné aux bêtes pleines, il les
« fait avorter. »

M. Virgile a donné, dans le tome Ier des *Savants étrangers,* des
*Observations pratiques sur les bons effets du sel dans la nourriture
des bestiaux.* Il y expose les effets de cette substance pour prévenir
dans les bêtes à laine les maladies que les herbes humides leur causent infailliblement, et il conclut que l'usage du sel pour les bestiaux
ne saurait être trop recommandé.

M. Daubenton, parlant de l'usage du sel pour les moutons, dans
son *Instruction pour les bergers,* s'exprime ainsi :

« Les moutons qui sont dans un pays sec et qui se portent bien
« peuvent se passer de sel. On voit des troupeaux en très-bon état
« dans les pays où on ne donne point de sel aux moutons, mais dans
« les pays marécageux où ils sont sujets à la pourriture et aux autres
« maladies causées par l'eau, et dans tous les pays lorsque les bêtes
« à laine sont attaquées de ces maladies, le sel pourrait peut-être
« les en préserver ou les guérir ; il donne aux moutons de l'appétit
« et de la vigueur, il les réchauffe et les fait digérer, il empêche les
« obstructions et il fait couler les eaux superflues qui sont la cause
« de la plupart de leurs maladies. Le temps où il faut donner du sel

« aux moutons est lorsqu'ils sont languissants ou dégoûtés, ce qui
« arrive le plus souvent dans les temps de brouillards, de pluies,
« de neige ou de grand froid, et lorsqu'ils n'ont que des nourritures
« sèches.... Dans quelques pays, on donne du sel tous les quinze
« jours, dans d'autres tous les huit jours pendant l'hiver; mais il
« vaut mieux ne leur en donner que lorsqu'ils en ont besoin.... La
« mesure du sel à administrer chaque fois est d'une poignée à chaque
« bête tous les quinze jours, d'une livre pour vingt tous les huit
« jours; c'est environ six gros pour chaque bête. Si l'on en don-
« nait tous les jours, ce serait assez de la moitié; trop de sel pour-
« rait les échauffer et leur faire du mal.... La manière de donner le
« sel aux moutons est de l'étendre dans les auges après l'avoir un
« peu broyé. Dans quelques pays, on le met sur des pierres plates
« dans la campagne où l'on mène paître le troupeau. On répand le
« sel sur le fourrage, ou l'on arrose ce fourrage avec de la sau-
« mure.... Si l'on avait de la peine à se procurer du sel commun,
« on pourrait y suppléer par d'autres sels moins coûteux et peut-
« être aussi bons et même meilleurs. Le sel de tartre, la potasse ou
« les cendres gravelées fondues dans l'eau seraient aussi appétis-
« sants pour les moutons que le sel commun, et auraient plus de
« force; il faudrait en donner à moindre dose. On a éprouvé que la
« potasse, donnée à un gros pendant plusieurs jours de suite à un
« mouton, ne lui a causé aucune incommodité.... Un autre moyen
« de suppléer aux différents sels est de verser deux écuellées ou en-
« viron deux livres d'eau, sur une écuellée ou environ une demi-
« livre de cendres; de laisser reposer l'eau pendant vingt-quatre
« heures, et de la transvaser pour la faire boire à un mouton. »

M. Hell, député à l'Assemblée nationale, m'a communiqué la manière de préparer le foin, qu'il met en pratique.

M. Hell fait sécher son foin et son regain en le mettant en grange,
de la manière suivante :

On fait sécher le sel sur le feu, et on le réduit en poudre très-fine
dans un mortier de fer.

A mesure qu'on engrange le foin, on fait répandre une demi-livre
de sel, préparé comme on vient de l'indiquer, dans un quintal de
foin environ, et une livre sur un quintal de regain; on en saupoudre
le foin à mesure qu'on l'entasse.

C'est à cette salaison que M. Hell attribue l'avantage de n'avoir jamais eu de bête malade, depuis trente ans qu'il est dans la pratique de saler son fourrage.

Cette préparation est peu dispendieuse, d'une part, et de l'autre, très profitable : car, non-seulement le fourrage ne prend jamais de mauvaise odeur, mais il est certain aussi que beaucoup de parties essentielles qui s'évaporent avec l'humidité, dans la manière ordinaire de le préparer, sont retenues par le sel, et se combinent de nouveau avec lui dans le fourrage, et, par cette pratique, la fermentation qu'il éprouve est moins violente et plus fructueuse.

Dans les années où le fourrage a souffert pendant qu'on l'a récolté, le sel, semé ainsi qu'il est dit, empêche certainement qu'il ne se gâte : nous croyons qu'il est alors convenable d'en augmenter, et même d'en doubler la quantité.

Il est prouvé, d'après l'expérience, que douze livres de ce foin nourrissent mieux que quinze livres de tout autre : il n'est pas douteux qu'il ne forme un aliment beaucoup plus sain.

Il y a une économie considérable à mêler de la paille au foin, au moment où on fait le mélange proposé : alors les sucs des deux fourrages se mêlent ; la paille s'imbibe de ceux du foin ; elle en acquiert les qualités, et elle devient aussi nourricière et aussi agréable au goût. On recommande surtout le mélange de la paille avec le regain, car celui-ci est plus tendre et il fournit plus de sucs.

Au surplus, le foin, préparé ainsi que nous l'indiquons, se conserve très-longtemps sans se dessécher, sans s'échauffer et sans prendre aucun mauvais goût. On voit aussi qu'à raison de ce qu'il est plus nourricier, et par rapport au mélange de la paille, on en augmente réellement la quantité ; on augmente aussi sa qualité, parce qu'on le rend plus substantiel.

M. Moutonnet, vétérinaire, établi à Bourneville, près la Ferté-Milon, m'a fourni les détails suivants sur les effets du sel dans les chevaux :

« J'ai reconnu, par des expériences suivies avec soin, que le sel,
« donné modérément aux chevaux deux fois la semaine, leur était
« véritablement salutaire : dès que ces animaux en font usage, ils
« ont un appétit plus décidé, leur poil devient plus clair, plus écla-
« tant et plus lisse, et ils paraissent être plus robustes ; je crois aussi

« qu'à raison du plus de perfection avec laquelle leur fonctions
« s'exécutent, ils sont exposés à moins de maladies.

« Je fais donner une poignée de cette substance (environ deux
« onces), réduite en poudre, à chacune des époques indiquées : on
« mêle cette quantité avec le son ou l'avoine qui fait leur nourriture.

« Autant l'usage du sel me paraît avantageux, employé modéré-
« ment, autant il est nuisible, administré sans mesure. Quelques
« fermiers à qui j'avais conseillé de saler leurs animaux, et aux-
« quels j'avais fait connaître, en même temps, la méthode suivant
« laquelle il fallait le faire, pour le cheval surtout, ayant donné ex-
« cessivement de ce minéral à leurs chevaux, ont eu lieu de s'en re-
« pentir vivement. Quelque temps après cette conduite inconsidérée,
« ces animaux ont été atteints de diverses maladies très-graves . les
« uns ont eu des paralysies qui les ont fait périr ; d'autres ont été
« attaqués de *tétanos ;* plusieurs ont eu des éruptions cutanées plus
« ou moins étendues, et généralement rebelles. Je ne doute pas que
« ces maux divers ne soient la suite de la trop grande quantité de
« sel qu'on leur a donnée. Ces derniers ont été guéris par des sai-
« gnées répétées au besoin, des breuvages adoucissants, miellés, des
« lavements, des sétons, des fumigations émollientes, et autres
« moyens adaptés à la nature de la maladie.

« Depuis ces accidents, les fermiers chez qui ils ont eu lieu se
« sont astreints à ce que j'ai prescrit pour l'administration du sel à
« leurs chevaux, et ils s'en trouvent très-bien. »

Dans quelques-unes des parties de la France où le sel était à un
bas prix, on faisait usage de cette substance pour les moutons, mais
on n'avait pas de méthode suivie à cet égard : d'ailleurs, ils étaient
en général si mal nourris, et la pratique de les resserrer dans des
bergeries étouffées leur était si nuisible, qu'il a été impossible d'en
reconnaître les bons effets ; aussi n'a-t-on rien fourni de précis sur
ce point ; on sait seulement que dans les Pyrénées, par exemple, les
bergers ont toujours du sel, qu'ils donnent sans aucune régularité à
leur moutons et aux autres bestiaux qui sont sur les montagnes : la
distribution qu'ils en font à ces animaux est la cause de leur familia-
rité et de ce qu'ils viennent à eux dès qu'ils les appellent.

Dans quelques parties des ci-devant provinces de Berry, de Dauphiné, et dans quelques autres lieux, on donne le sel aux moutons mêlé avec les baies de genièvre.

Dans certaines parties du Dauphiné (1), on a donné, dans un temps, une livre de sel pour trente moutons par semaine : on mêlait le sel avec quelque peu d'huile de cade, du son et de la suie de cheminée. On y donnait aussi le sel étendu dans de l'eau bouillante, qu'on jetait sur des feuilles de trèfle, de fèves, de choux, de chardon, la seconde feuille de mûrier, celle de noyer, de cerisier, de pêcher, de figuier, de vigne ; le pain de noix, les glands, les marrons d'Inde, les pommes de terre, les pommes et poires sèches ; on fait du tout une bouillie en Angleterre.

On sait encore que les pâturages qui sont au bord de la mer, et surtout ceux formés dans des marais salants desséchés, sont très-nourrissants, et que les animaux de toute espèce y prospèrent ; on a même remarqué que les animaux qui y étaient habitués s'engraissaient avec une moindre quantité de nourriture, pourvu qu'ils eussent de l'eau douce ; qu'ils y étaient moins exposés à la pourriture et à la maladie rouge (2).

Les habitants de Saint-Michel-en-Lerme, pays où l'on voit des pâturages tels que ceux dont je viens de parler, redoutent moins les sécheresses, par la crainte de manquer de pâturage que par celle de n'avoir pas l'eau nécessaire pour abreuver leurs bestiaux. Ils assurent que les animaux ne maigrissent point, quoiqu'ils soient plusieurs jours sans manger, pourvu qu'ils aient de l'eau : « Il suffit, « disent-ils, qu'ils boivent et qu'ils lèchent la terre pour s'entrete-« nir ; et pendant la sécheresse effrayante de 1784, ces animaux ont « plus souffert du défaut d'eau que du manque de fourrage (3). »

En Suisse, on donne du sel aux vaches au moment où on les trait, et, par conséquent, deux fois le jour.

---

(1) Mémoire de M. Dourithe, cultivateur du ci-devant Dauphiné, lu à la Société d'agriculture.

(2) Les moutons des bords de la mer sont moins sujets à la pourriture que ceux placés sur les sols humides dans l'intérieur des terres. La maladie rouge est rare en Angleterre.

(3) Nous observons ici que cet événement, fait pour laisser un long souvenir, a fait naître parmi les cultivateurs de Saint-Michel un esprit de prévoyance qui se soutient ; on a toujours devant soi des provisions pour une année et au-delà de celle qui court.

En Espagne, on donne du sel aux moutons à fine laine, à l'exception de ceux de cette espèce qui sont sédentaires. En Estramadure, on leur donne cette substance en grande quantité, car on leur en distribue cent livres pour huit cents moutons par semaine, ce qui fait deux gros par jour pour chaque animal.

Chacun peut savoir que les pigeons sont avides de sel, que quelques personnes leur en donnent comme un moyen de conservation, quelques autres pour les retenir dans le colombier. On a imaginé plusieurs mélanges bizarres et ridicules pour incorporer cette substance. Le plus simple est de mêler le sel avec des terres argileuses, il est aussi le plus économique : il reste à examiner à quel point il convient. Nous nous croyons dispensé de parler des autres sans qu'il en résulte aucune perte pour nos lecteurs.

On lit dans la *Médecine vétérinaire*, par M. Vitet, t. III; p. 163, les détails suivants :

« Le sel échauffe, il fortifie les organes affaiblis par défaut de ma-
« tières nutritives ; il ranime les fonctions vitales ; il augmente l'ap-
« pétit du bœuf, du cheval, et particulièrement de la brebis ; il rend
« les matières fécales plus sèches ; il retarde l'évacuation des excré-
« ments ; il fait uriner plus souvent et en assez grande abondance,
« le bœuf et le cheval, moins sensiblement la brebis ; il convient
« dans les maladies de faiblesse, et dans les maladies évacuatoires
« entretenues par le relâchement des parties contenantes. »

« Le cheval ne le craint pas ; le bœuf le mange avec plaisir, et la
« brebis en est friande ; il est utile aux bestiaux qui vivent dans des
« terrains marécageux. Le mouton, sujet aux maladies du foie lors-
« qu'il est forcé de manger des plantes humides, ou de pâturer dans
« des endroits bas, mal aérés et environnés d'eaux stagnantes, ne
« peut être garanti des mauvais effets de cette nourriture que par
« l'usage réitéré du sel marin. Si on jette les yeux sur les brebis qui
« paissent le long de la mer, on n'en verra aucune dont le foie soit
« altéré ; au contraire, sur quarante brebis qui vivent dans des prés
« marécageux, à peine s'en trouve-t-il deux dont le foie jouisse
« d'une parfaite intégrité ; c'est à la grande quantité de sel marin,
« renfermée dans les plantes qui croissent sur le bord de la mer, qu'il
» faut attribuer ce phénomène.

« Malgré toutes les bonnes qualités du sel marin, il faut cepen-

« dant le refuser dans les maladies fébriles, dans le commencement
« des maladies inflammatoires, dans les maladies spasmodiques, et
« dans toutes les maladies où il y a tendance vers la fermentation
« putride ; il l'accélère d'une manière si sensible, qu'il est impossible
« de lui accorder la qualité d'anti-putride.

« Pour l'administrer, vous mêlerez le sel pulvérisé avec du son
« ou de l'avoine ; quelques-uns préfèrent le donner sous forme
« fluide en solution dans de l'eau blanche, au bœuf et au cheval, de-
« puis 2 onces jusqu'à 3 onces ; et à la brebis, depuis 1 once jusqu'à
« 3 onces : ceux qui arrosent les aliments d'eau salée, et qui les
« font sécher avant de les leur administrer, donnent un remède en-
« core plus utile.

« Je ne suis point d'avis de mettre dans l'étable des brebis des
« masses de sel gemme, encore moins de leur présenter un pain
« composé d'argile et de sel ; elles avalent plus d'arg le que de sel ;
« elles maigrissent et tombent malades en très-peu de temps. »

On voit dans les *Mémoires sur l'éducation des bêtes à laine
longue,* publiés par la Société d'agriculture, et que j'ai déjà cités,
page 16, que MM. Delporte donnent à leur troupeau de moutons
anglais douze livres de sel par cent moutons, mêlées avec du son
et de l'avoine. On place ce mélange et on l'étend dans de petites
auges, afin que tous les moutons puissent en prendre à la fois. On
divise la dose en cinq à six portions, dont une leur est distribuée
chaque jour.

Buffon, *Histoire naturelle du Bœuf,* t. VIII, p. 129, édition
de 1753, in-12, rapporte qu'en Espagne et dans quelques autres
pays, on met auprès du jeune veau à l'étable une de ces pierres
qu'on appelle *salègres*, et qu'on trouve dans les mines de sel
gemme : il lèche cette pierre salée pendant tout le temps que sa
mère est au pâturage, ce qui excite si fort l'appétit ou la soif, qu'au
moment où la vache arrive, le jeune veau se jette à la mamelle, en
tire avec avidité beaucoup de lait, s'engraisse et croît bien plus vîte
que ceux à qui on ne donne point de sel.

On trouve dans les *Instructions et observations sur les maladies
des animaux domestiques,* année 1782-1790, page 354 et 355, le sel
commun, proposé, dans la Sologne, comme une des bases des
moyens préservatifs de la maladie rouge. Après ce traitement pré-

servatif est un plan qui fut proposé dans le temps pour faire régulièrement usage de ce minéral toute l'année, et de la manière la moins dispendieuse.

J'ai donné à plusieurs chevaux une livre de sel à la fois, sans qu'ils en aient ressenti aucun mauvais effet ; ils étaient maigres et cachectiques ; ne les ayant pas eus longtemps à ma disposition, je n'ai pu étudier les changements que pouvait produire en eux la substance dont il s'agit.

Nous avons pris six moutons du même pays, à peu près de la même taille et également en chair ; nous en avons nourri trois avec du foin et du son, et nous leur avons donné du sel à raison d'un gros par jour ; les trois autres ont été seulement nourris au foin et au son. On pesait la nourriture qu'on donnait de part et d'autre ; nous n'avons pas trouvé que les moutons à qui on donnait du sel mangeassent plus que les autres ; leurs excréments nous ont paru plus secs, plus brillants et mieux formés. On a suivi ce régime l'espace de deux mois ; alors on a tué ces animaux ; ceux auxquels on a donné du sel étaient sensiblement plus gras, leurs viscères étaient plus sains ; ils avaient surtout un coloris et un embonpoint remarquables, et il y avait moins de vers dans le foie qu'aux autres.

On a nourri aussi des lapins avec du son seulement, le donnant pur aux uns, le mêlant avec du sel en poudre pour les autres. Les premiers sont morts cachectiques, environ quinze jours après avoir été mis à cette nourriture, le son ne se digérant pas ; les autres ont vécu, mais ils n'ont pas engraissé.

L'École vétérinaire de Paris a publié, en 1770, une réponse au mémoire qui a pour titre : *Nouvelle méthode économique qui produit les mêmes effets que le sel qu'on donne aux bêtes à laine, sans en avoir les inconvénients.*

L'auteur du mémoire dit que le sel a la vertu de faciliter les digestions, de s'opposer à la pourriture, d'empêcher la trop grande fermentation des liqueurs, d'exciter l'appétit, de corriger l'âcreté des sucs en les dissolvant, en les incisant et en détruisant les adhérences ; il facilite les excrétions et les sécrétions de l'humeur perspirable et de l'urine ; il détruit les vers, et notamment les douves ou sangsues-limaces (*fasciola hepatica*) ; il rend les oscillations des fibres plus vives, il ranime le système nerveux, il rend l'animal plus vigoureux, il le porte à l'accouplement; et c'est par cette raison qu'on doit le prescrire aux béliers pour augmenter leur ardeur et aux brebis dépourvues de tempérament.

S'il est donné en trop grande quantité, il soulève la masse, il la décompose par des oscillations fréquentes, il hâte les excrétions et les sécrétions, il conduit à l'inertie, au marasme et à la mort.

L'auteur propose ensuite de donner le sel en gâteaux, mêlé, pétri et cuit avec de la farine; voici le procédé :

Il est nécessaire d'observer d'abord que, dans ce procédé, si on se sert d'une quantité déterminée de farine et de sel, ce n'est que pour régler la proportion, puisque la quantité de gâteaux doit être déterminée sur le nombre des bestiaux que l'on élève : on peut donc en faire vingt, cent, mille et plus, suivant le besoin, parce que, de la manière dont ils sont faits, ils peuvent se garder quatre ou cinq mois; ces gâteaux sont ce qu'on appelle en Languedoc *fougasses*, et ailleurs *fouasses*.

Prenez 30 livres de farine de froment et autant de celle d'orge : on préfère celle-ci à celle de seigle, parce que cette dernière laisse toujours une certaine humidité dans le pain, qui l'empêche de se bien garder et même de se broyer facilement; d'ailleurs, l'orge coûte moins; on peut, si l'on veut économiser, mettre 3 cinquièmes d'orge sur 2 de froment, mais il ne faut pas aller au-delà, parce que le pain ou gâteau n'aurait pas assez de consistance : on mêle bien ces farines ensemble après en avoir ôté le gros son, et on les pétrit de la manière suivante :

On commence à mettre à part, sur 60 livres de farine, 15 livres de sel, qui font le quart du poids de la farine : on prend le tiers de cette farine, que l'on pétrit avec une quantité d'eau suffisante, et dans laquelle on a fait fondre auparavant deux livres de sel prises sur les 15 livres que l'on a mises à part : on met dans cette pâte la quantité de levain d'usage et proportionnée à la totalité de 60 livres; mais comme le sel peut retarder ou arrêter la fermentation, on peut, si l'on veut, augmenter le volume du levain, quoique cela ne soit pas absolument nécessaire, puisque rien n'oblige d'accélérer la fermentation; lorsque cette première pâte est bien levée, on prend le second tiers de la farine que l'on pétrit en les mélangeant ensemble, par le moyen d'une quantité d'eau suffisante dans laquelle on aura fait dissoudre 5 livres de sel, qui doit être bien fondu avant qu'il soit employé; lorsque le tout est parfaitement levé, on procède de la même manière pour le dernier tiers; mais comme, quelque habitude que l'on ait, il est bien difficile d'employer au juste la quantité d'eau nécessaire, et qu'un plus grand volume que celui qui est suffisant ferait perdre au sel une partie de sa force, il est prudent alors d'en mettre 1 livre de plus dans la dernière partie, c'est-à-dire 12 livres au lieu de 11 qui restaient.

Après avoir donné à cette partie le temps de venir au point nécessaire pour être mise au four, on la divise en petits gâteaux ou *fougasses* d'une livre; on doit s'en tenir à ce poids, parce que chaque fougasse représente une livre de sel que l'on doit distribuer à 20 moutons; elle ne doit pas peser davantage : ces gâteaux ne doivent pas avoir plus d'un pouce d'épaisseur, afin qu'il n'y ait absolument que de la croûte, soit pour éviter que ceux que l'on conservera ne se moisissent, soit parce qu'ils ne se broieraient pas si facilement.

On les fait cuire ensuite comme le pain : il vaut mieux qu'ils le soient trop que pas assez, parce qu'ils se conservent et se broient beaucoup mieux. Après qu'ils sont sortis du four, on les laisse refroidir entièrement avant de les enfermer ou de s'en servir; lorsqu'on veut les conserver, il faut les mettre à l'abri de l'humidité et des rats, qui en sont fort friands.

Les boulangers les plus entendus prétendent qu'en pétrissant la farine en trois fois, comme on l'a dit, elle rend davantage, et que le pain en a plus de consistance; mais ils prétendent, en même temps, qu'on ne devrait pas mettre de sel dans la première partie, parce que le sel, comme on l'a observé, arrête la fermentation.

1° Cette pâte n'est pas nécessitée de lever aussi promptement que celle où il n'y a point de sel. 2° L'eau pure étant un des plus grands dissolvants, il serait à craindre qu'elle n'affaiblît les deux autres parties, si on n'avait point employé de sel dans la première. 3° Enfin, rien n'empêche, comme on l'a dit, que l'on n'augmente le volume du levain en pétrissant la première partie : cependant, si l'on était bien sûr de n'employer en tout que la quantité d'eau nécessaire, ou à peu près, et surtout si l'on prenait la précaution de mettre dans la troisième partie une livre de sel de plus, c'est-à-dire

16 livres sur les 60 de farine , il n'y aurait pas grand inconvénient à pétrir le levain avec de l'eau pure ; mais il faut prendre garde, dans la seconde et troisième opération , de bien mélanger le tout, afin que le sel se répande également sur toutes les parties de la pâte.

Les 60 livres de farine mélangées doivent donner au moins 100 gâteaux d'une livre : si l'on met 3/5 de farine d'orge sur 2/5 de celle de froment, elles rendront une plus grande quantité de pain, parce que la farine d'orge prend plus d'eau que celle de froment ; mais il faut augmenter alors la quantité de sel de 1 livre par 40 livres de farine. On ferait mieux de s'en tenir à employer le tout moitié par moitié ; les gâteaux auraient plus de consistance.

On observe, en réponse à ce mémoire, que le sel doit être employé comme remède, et qu'on ne saurait, dès lors, en faire un usage habituel pour tous les moutons ; qu'il faut le proscrire à ceux qui jouissent d'une santé parfaite ; tel est le mouton dont la tête est haute et ferme, dont le regard est hardi et assuré, dont l'œil est vif, les paupières minces et très-ouvertes, la cornée lucide, étincelante et fort transparente ; dont la chair est ferme, la peau de couleur de rose , la laine affermie dans les bulbes ou ognons ; dont les méats du grand angle de l'œil, les aines, les paturons, sont garnis d'une humeur sébacée comparable à du suif ; dont les crottins sont d'un médiocre volume, arrondis, d'une consistance qui tient un juste milieu entre le dur et le mou, couverts d'un suc noir et reluisant ; dont les urines sont claires ; en qui, enfin, la gaieté, la légèreté, ne sont point équivoques, non plus que la régularité de la rumination.

Le besoin du sel sera indiqué par l'inappétence, le refus de la boisson, la pâleur de la conjonctive, le trouble de l'humeur aqueuse, la tristesse de l'animal annoncée par la pesanteur de la tête, la difficulté de suivre le troupeau, le regard morne et stupide. Il peut se trouver parmi ces symptômes des signes qui en contre-indiquent l'usage : telle est une chaleur brûlante sur tout le corps, aux cornes, aux oreilles, dans la bouche, aux naseaux ; la chaleur de l'haleine, la petitesse, la dureté, la sécheresse des crottins, en un mot tout ce qui peut annoncer la phlogose .

Ainsi, pour en faire usage, après avoir retiré dans une bergerie tous les animaux auxquels il sera nécessaire, on le leur donnera pur. On prend à cet effet des blocs de sel, on les suspend dans la

bergerie à quelque distance les uns des autres, à une telle hauteur que le mouton le plus petit puisse y atteindre. En supposant
128 moutons, suspendez 4 blocs de chacun 1 livre, ce qui fait par
jour 1/2 once de sel par mouton : vous remplacerez continuellement les blocs, jusqu'à ce que les symptômes de faiblesse ou d'atonie se soient évanouis.

S'il est des bêtes malades qui ne soient pas assez prestes pour
prendre autant de sel que les autres, on le leur distribuera à la
dose fixée, dans une certaine quantité de son, ou on le leur donnera
en breuvage dissous dans une infusion de feuilles d'absinthe. Alors,
prenez feuilles d'absinthe, une poignée ; faites infuser dans un
demi-setier d'eau bouillante; ajoutez une demi-once de sel commun.

Nous observerons, en finissant, que dans tous les temps, et dans
la foule des consultations que nous avons eu occasion de faire, nous
avons insisté, lorsque la nature des choses y conduisait, sur la nécessité de donner le sel aux animaux.

Ces détails suffisent pour prouver qu'on s'est déjà fort occupé de
cette partie du régime des animaux demestiques ; que les connaissances qu'on y a acquises peuvent guider, à la vérité, dans beaucoup de circonstances, mais qu'il est nécessaire néanmoins de la
perfectionner.

DE LA MANIÈRE D'AGIR DU SEL.

Après avoir exposé ce que l'expérience nous apprend sur les effets
du sel, il est nécessaire de se rendre raison de la manière dont il
les produit.

Le sel marin a, sans doute, pour les animaux qui l'appètent, le
piquant agréable que nous lui connaissons ; ce piquant et la titillation qui l'accompagne n'étant suivis ni d'inflammation ni d'érosion,
et la persévérance n'en devenant point fâcheuse, on voit pourquoi
les animaux recherchent la continuité de cette impression. Le pico-
tement doux qu'excite dans la bouche la présence du sel y provoque
l'afflux de la salive, détermine l'action de la langue et des muscles
des mâchoires ; le mélange de la salive et du sel est promené dans
la bouche par l'action de ces instruments ; la salive qui coule sans
cesse le délaye et le dissout de plus en plus ; l'animal le savoure

davantage, et le sel, étendu dans beaucoup de liquide insipide, s'a-
doucit enfin au degré nécessaire pour être avalé.

Ces effets étant continués un certain espace de temps, il en résulte la sécrétion d'une grande quantité de salive, qui arrive dans
l'estomac, contenant en dissolution tout le sel qu'on a donné à l'animal. Le ressort et la sensibilité de toutes les parties de la bouche
ont été vivement excités ; cette vaste surface a été dépouillée de
toutes les matières visqueuses qui pouvaient la couvrir, et les papilles du goût, mises à découvert, sont très-disposées à recevoir
l'impression des matières alimenteuses auxquelles, par cette raison,
les animaux trouvent la saveur qui leur est propre.

Le sel, parvenu dans l'estomac, étendu dans beaucoup de salive
et divisé, par conséquent, en petites parties, agit sur les parois de ce
viscère, comme il l'a fait sur celles de la bouche ; mais, à raison de la
grande atténuation où il se trouve, il agit avec moins de force sur
les parois internes de l'estomac, et d'une manière proportionnée à
la sensibilité de ces parties. Il résulte de cette seconde action la sécrétion du suc gastrique qui se mêle au liquide avalé ; le ressort du
ventricule est excité ; ce qui est contenu dans ce sac de glutineux
est délayé avec les liqueurs dont le sel a opéré la sécrétion, et le tout
passe dans le canal intestinal pour y produire des effets semblables,
pousser, entraîner en arrière ce qu'ils contiennent, et se mêler
avec ces substances.

Voilà les effets que produit le sel donné pur dans les animaux en
qui l'estomac est vide, ou à peu près, ainsi que la partie des intestins qui en est une continuation.

Si ces parties renferment, au contraire, des aliments, et qu'elles
soient dans le travail de la digestion, ou, comme on s'exprime communément, que la digestion soit en train de se faire, les liquides
avalés et parvenus dans l'estomac se mêlent avec les aliments qu'il
contient ; ils les délayent, et, indépendamment des effets qui résultent de l'action du sel sur les tuniques de ces viscères, effets qui
sont ici moins considérables, puisqu'une partie se trouve combinée
avec les aliments au moyen de la salive qui le tient en dissolution et
qui les pénètre, il se mêle avec eux, en favorise la dissolution, et
contribue ainsi à rendre la digestion meilleure sous plusieurs rapports, d'abord en déterminant une sécrétion plus abondante du suc

gastrique, ensuite en augmentant le ressort de l'estomac, en rendant plus facile la désunion des substances alimenteuses et leur transformation en matières animales nourricières.

Ce changement avantageux, produit dans les matières en digestion, rend plus facile le travail qu'elles doivent subir dans le canal alimentaire ; de plus, le sel, dissous par les liquides qui s'échappent de l'estomac avec ces matières, produit nécessairement sur les tuniques des intestins, et sur les liqueurs que ces tubes contiennent, les mêmes effets que ceux qu'il a opérés jusqu'ici ; et ces effets concourent, comme les premiers, à la meilleure élaboration des substances nourricières. La marche que nous venons d'exposer dans l'un et l'autre cas suppose que le sel dont l'animal a fait usage ne s'est point décomposé, et qu'il s'est seulement dissous dans les liqueurs animales ; que son action ne s'est affaiblie que parce qu'il s'est étendu dans une plus grande quantité de liquides ; que dès lors ses parties sont plus divisées et plus écartées les unes des autres. Ce que nous avançons à cet égard n'est encore démenti par aucun fait ; et si des expériences répétées sur les matières fécales du corps humain prouvent qu'elles ne contiennent aucune partie de sel marin, quoique l'homme fasse un usage habituel de cette substance, il est certain aussi que son urine en contient en assez grande quantité ; on sait aussi qu'on en trouve dans le lait des vaches, dans la chair et dans les os des bœufs. Il résulte nécessairement des deux premières expériences que le sel marin, pris avec les aliments, disparaît entièrement des matières fécales, parce qu'il passe dans les voies circulaires avec les substances nourricières, soit en tout, ce qui n'est prouvé par aucune expérience, soit en partie, et en ce cas la portion qu'on ne retrouverait pas serait devenue partie intégrante des sucs nourriciers et des matières excrémenteuses ; quant aux dernières expériences, elles montrent que le sel marin entre dans la composition intime du lait, des os et des chairs.

Comment le sel est-il parvenu dans ces parties ? S'est-il formé dans le corps ? Les animaux en qui on l'a trouvé étaient-ils à l'usage de ce minéral ? C'est ce qu'on ignore ; mais, quoi qu'il en soit, ces faits prouvent incontestablement la compatibilité de la perfection animale avec l'existence du sel marin dans leur substance, et l'introduction de ce minéral, des premières voies, dans le torrent circulaire, dans les organes des sécrétions et dans le tissu intime des parties. Le sel marin, étendu en dissolution dans le mélange des humeurs animales et des parties nourricières extraites des aliments, est donc repompé avec elles ; ainsi, la quantité admise dans l'estomac diminue nécessairement à mesure que la masse alimenteuse s'éloigne de cette poche et qu'elle perd elle-même de ses sucs nutritifs ; ainsi, les effets immédiats du sel sur le canal intestinal son moindres, en raison de la diminution de la quantité de cette substance, par le repompement successif qui s'en fait.

Si nous considérons maintenant que le sel est une substance qui se dissout en entier dans les liquides et qui s'y divise en parties infiniment petites, on voit pourquoi il est une des parties renfermées dans le canal alimentaire qui sont absorbées les premières ; on voit encore que, constamment lié aux liquides, et dès lors aussi facilement absorbé qu'eux, il n'est pas étonnant, en supposant qu'il ne s'en digère aucune partie, que les résidus des substances prises pour nourrir n'en contiennent plus au moment où ils sont évacués. Cette matière, excitante lorsqu'elle était placée sur les surfaces extérieures sensibles, a-t-elle la même propriété lorsqu'elle est parvenue dans les voies circulaires, et opère-t-elle sur les parois des vaisseaux, dans lesquels elle est sans cesse agitée avec les liqueurs où elle nage, les effets que nous lui avons reconnus sur les premières ? Le peu de connaissances que nous avons sur la sensibilité de ces parties intérieures, par des effets directs ou par l'analogie, ne nous conduit à aucune donnée certaine à cet égard : mais ce qu'on ne peut contester, c'est que les parties salines sont très-délayées dans la masse de fluide qui les contient ; qu'une très-petite partie de ces fluides, en comparaison de leur volume total, s'applique aux parois des vaisseaux ; qu'ils y roulent avec une rapidité qui varie à la vérité des artères aux veines, mais qui dans celles-ci même est assez grande pour annihiler, pour ainsi dire, l'effet du contact du sel contre leurs parois ; d'ailleurs les fluides s'épurent à mesure qu'ils parcourent le corps à la faveur des filtres destinés de toutes parts à cet usage, et ils perdent successivement ce qui pourrait, comme le sel, s'y être introduit qui fût capable de trop exciter la sensibilité des parois vasculaires, ou qui sous tel autre rapport lui est étranger.

C'est ainsi que le sel marin sort par les voies urinaires, comme le prouve l'analyse de l'urine. Il sort peut-être aussi avec la sueur, et le goût salin qu'on lui connaît est sans doute l'effet de la présence de ce minéral.

Il faut convenir cependant que le fluide circulant chargé de sel, parvenu dans les organes sécrétoires ou dans les réservoirs qui contiennent les liqueurs que les organes ont séparées, y exerce, par l'effet de la présence de ce minéral, une action plus décidée, eu égard à la sécrétion qui s'opère, qu'il ne ferait sans ce secours ; que dans les voies urinaires, par exemple, il y excite un ressort très-marqué qui s'oppose à la formation et à la stagnation des matières glaireuses dans le bassinet, ainsi qu'à la séparation des différentes parties de l'urine arrêtée dans la vessie ; il est prouvé que, dans le cas de l'usage immodéré du sel, il en résulte des ardeurs d'urines très-vives qui sont en grande partie dues à l'action de cette substance sur le système urinaire.

Outre les effets que le sel produit par l'action qu'il imprime sur les solides, il en produit encore d'essentiels sur les fluides, en favorisant dans l'estomac la dissolution des parties alimenteuses que les sucs digestifs n'attaqueraient qu'imparfaitement sans lui ; en liant entre elles les parties animales, et par exemple en combinant la partie aqueuse avec toutes celles dont la nature ne se prête que difficilement à leur combinaison avec elle, et de ces effets résultent nécessairement des sécrétions plus parfaites ; on aperçoit aussi que le sel, étant mêlé en trop grande quantité avec les humeurs, doit en séparer les molécules les unes des autres, et nuire dans ce cas à leur cohérence naturelle.

En résumant tout ce que nous avons exposé sur la manière dont le sel agit dans l'économie animale, il est facile de rendre raison des effets qu'on lui attribue.

DES EFFETS SECONDAIRES DU SEL.

Il porte à mâcher davantage, parce que la salive est plus abondante ; parce que l'action des muscles est plus excitée et les effets de la mastication plus efficaces ; parce qu'aussi, lorsque le sel est mêlé avec les aliments, le plus de goût que les animaux y trouvent les invite encore à cette action. Il favorise la digestion en la rendant et meilleure et plus prompte par l'augmentation de la sécrétion de la salive et du suc gastrique, parce qu'il facilite leur combinaison avec les substances alimentaires : par-là il rend la dissolution plus facile et plus complète ; il la rend telle aussi en déterminant le ressort de l'estomac.

Ce ressort devient une qualité inhérente à toutes les parties voisines sur lesquelles le sel agit immédiatement. Ces parties, et surtout le canal alimentaire, constamment sollicitées à exercer leur ressort par la présence du sel dès que l'usage en est habituel, se conservent ensuite par elles-mêmes au degré de force et de jeu qu'elles ont acquis par son action ; car par le genre de titillation qu'y établit cette substance elles s'avivent, elles acquièrent réellement plus de masse et une force intrinsèque plus grande. Il en résulte une diminution réelle du diamètre du canal alimentaire, celle du volume du ventre, un moindre travail de la part des muscles de cette capacité, et plus d'avantage pour leur contraction.

Cette disposition ne peut devenir permanente dans les lieux où nous en reconnaissons l'existence, que dès lors elle ne se répande de proche en proche ; qu'elle ne s'étende à tout ce qui en est susceptible ; que le ressort de tous les vaisseaux, de tous les réservoirs qui contiennent des fluides, ne soit nécessairement augmenté, et que l'action qui leur est particulière ne soit par conséquent complète.

Il n'est plus étonnant, d'après la réalité de ces effets, que l'usage du sel assure la perfection des sécrétions soit par rapport à la quantité, soit eu égard à la qualité ; que dès lors les urines ne soient plus colorées, plus abondantes, plus épuratives ; que la crasse qui s'amasse toujours sur la peau à la suite de la sueur, de la transpiration insensible, soit moins tenace, plus savonneuse ; que le poil soit plus brillant ; qu'il y ait plus de souplesse et plus de finesse dans la peau, plus de vivacité dans les facultés, plus de force, plus de légéreté : d'où il suit que l'animal acquiert tout l'embonpoint dont il est susceptible, et qu'en un mot il contient dans un moindre volume une plus grande quantité de substance charnue ou graisseuse.

Le plus d'activité des digestions, qui est une suite de l'usage du sel, ne peut que s'opposer au séjour des vers dans les intestins, à la formation ou à la conservation des matières glaireuses, qui abondent toujours dans les parties du canal où se tiennent les strongles ; peut-être aussi les sucs dans lesquels ils nagent alors ne leur conviennent-ils plus ; le sel lui-même leur cause une sensation incommode, et c'est à raison de ces effets que ce minéral a pu détruire les vers dans les animaux à qui on en a donné pour les débarrasser de ces ennemis, et qu'il détruit la disposition qui en permet le développement et la conservation dans les voies alimentaires. C'est par ces mêmes causes qu'il fait disparaître les douves qui habitent le foie et les canaux biliaires dans les moutons.

En suivant avec attention tout ce que nous venons de dire sur la manière d'agir du sel, on voit qu'à partir du moment où on commence à le donner, jusqu'à celui où il établit un ordre de choses permanent, il produit divers changements qui sont successifs ; et c'est à mesure que ces changements surviennent qu'on voit disparaître certaines dispositions qui en dépendent : dispositions qui disparaissent lorsqu'elles donnent lieu elles-mêmes à un nouvel ordre de choses. C'est ainsi que de l'usage du sel résultent plusieurs effets qu'on a regardés comme permanents, et qui cependant ne durent qu'un certain temps, et dont quelques-uns même sont contradictoires.

Dans les premiers temps de son administration il excite l'appétit : cela résulte de l'afflux plus abondant de la salive ; de ce que les papilles du goût, arrosées par une liqueur plus fluide, sont plus à découvert, et de ce que la digestion est plus prompte. Les animaux qui sont à l'usage du sel boivent davantage, parce qu'il résulte de l'action du sel dans le canal alimentaire un état d'irritation que les humeurs animales, aussitôt imprégnées de sel que versées dans ce tube, ne sauraient détruire, et que l'eau tempère. Cet état d'irritation produit aussi l'altération, en ce qu'elle conduit au desséchement des surfaces lorsque les premiers moyens de sécrétion n'existent plus ; parce qu'aussi les organes sécréteurs fatigués ont besoin de repos, et que, d'ailleurs, il s'opère une plus grande perte de fluide par l'accélération de la sécrétion à laquelle il a donné lieu.

Le lavage causé par une abondante boisson est infiniment salutaire ; l'eau, parvenue dans l'estomac, le lave, coule bientôt dans les intestins, et y entraîne la bile en la délayant. Si l'estomac est vide, cet effet est moins rapide ; mais s'il est rempli d'aliments, il a lieu avec plus de célérité, comme le prouvent les expériences sur le mécanisme de la digestion. L'eau lave les aliments ; elle passe avec eux dans les intestins grêles, qu'elle vide en agissant comme nous venons de le dire ; on voit, enfin, que cette eau, introduite dans le sang, forme un lavage qui dissout de préférence les sels et qui les entraîne, en devenant un des moyens des sécrétions auxquelles elle fournit en les favorisant, en même temps que les liqueurs circulantes s'épurent et que celles qui, telles que la graisse et les autres, plus consistantes à la vérité, mais qui sont néanmoins de la nature des humeurs, sont interposées entre les solides, parviennent au degré de perfection dont elles sont susceptibles. Ces animaux acquièrent par ce concours d'effets salutaires une constitution plus robuste, l'équilibre s'établit et les besoins exagérés cessent ; car il n'est pas douteux que les animaux habitués au sel doivent finir par manger moins que les autres.

Cette présomption est fondée sur ce que du plus de force des organes digestifs, du plus d'activité des sucs destinés à extraire ce que les aliments contiennent de nourricier, de l'action du sel de ces substances, de celle des boissons plus abondantes pour seconder cette dernière opération, il s'ensuivra nécessairement qu'une masse donnée d'aliments fournira plus de matière nourricière et suffira, par conséquent, pour un plus long espace de temps ; il s'ensuivra encore que les sécrétions seront moins abondantes, puisque les sucs transmis aux voies circulaires, étant plus épurés, auront moins de déperdition à faire pour achever de se purifier ; et parce qu'aussi les animaux fournissant plus aisément à ce qu'on exigera d'eux, ils consommeront essentiellement moins.

Indépendamment de ce que ces inductions évidentes démontrent, les faits répétés qui ont confirmé l'opinion des habitants de Saint-Michel-en-Lerme me paraissent en fournir une preuve péremptoire ; car s'il est vrai que dans les temps de sécheresse on y redoute moins le manque de pâturage que le défaut d'eau, et que les bestiaux s'entretiennent pourvu qu'en léchant la terre imprégnée de sel ils boivent de l'eau pure, il est également vrai que les deux véhicules dont il s'agit attirent les sucs gastriques dans l'estomac ; que ces substances y sont travaillées comme matières nourricières, et que, parvenues dans la partie du canal alimentaire où est la masse des aliments qui a déjà été élaborée, ils lui font subir une nouvelle préparation et ils en obtiennent encore du chyle.

Au surplus, rien ne prouvant ici la décomposition du sel dans les humeurs, et des faits irrévocables démontrant au contraire, ainsi que nous l'avons vu, qu'il y existe comme partie hétérogène portée successivement au dehors ; quoique par les effets que nous venons de mentionner il tienne d'une substance alimentaire, on ne peut cependant le regarder comme tel , et dans cette circonstance , ainsi que dans toutes les autres, il n'est qu'un véhicule alimenteux. Mais s'il en a les avantages, il en a les inconvénients ; la quantité qu'on en peut donner, les dispositions dans lesquelles il convient de le donner, ne sauraient être indifférentes.

Le sel étant donné à une dose trop forte, tous les liquides versés dans les premières voies ne suffisent pas ou suffisent à peine pour le délayer ; les intestins, trop excités par sa présence, éprouvent bientôt un état fâcheux d'irritation , d'inflammation et de spasme, suivi d'une altération très-grande ; il s'introduit avec les humeurs une trop forte quantité de sel ; les organes sécrétoires ne peuvent en séparer ce surplus, qui finit par entrer dans la composition des parties où l'action de sa présence, jointe à l'état violent des premières voies, occasionne un embrasement et un agacement général. Il n'est pas étonnant alors que, suivant les dispositions du corps, il produise des constipations opiniâtres, des éruptions, des vertiges ; on voit aussi comment il peut donner lieu à l'avortement, à des dysuries ou ardeurs d'urine, à des pissements de sang ; comment il peut opérer la décomposition des humeurs et produire , par exemple , la pourriture dans les moutons , comme il produit le scorbut muriatique dans les hommes.

Observons cependant ici que les mauvais effets qu'on attribue à l'usage excessif du sel ne sauraient en dépendre essentiellement, puisqu'on le donne à plus forte dose sans qu'il en résulte un effet sensible, et que les accidents divers qu'on lui attribue dans ce cas tiennent à des dispositions vraiment maladives qui s'y compliquent. C'est pourquoi, dans le cas de pléthore, dans celui de viscères trop volumineux par la stase et l'amas de liqueurs, et lorsqu'il y a âcreté dans les humeurs, disposition naturelle à l'irritabilité, au spasme, à l'inflammation ; dans l'usage des aliments aromatiques, ou sucrés, ou qui, par d'autres qualités, sont d'une digestion facile ; à la suite de chaleurs excessives, de sécheresses longues et qui embrasent, d'un très-grand ressort dans l'air , de travaux accompagnés de grandes déperditions et de l'éréthisme, il faut être circonspect dans son usage ou le proscrire entièrement.

En suivant les conséquences qui naissent de ce que nous avons dit jusqu'ici sur les effets du sel, on voit que l'usage de cette substance conduit successivement à l'état qui constitue la parfaite santé ; que dès lors les animaux qui en jouissent ou naturellement, ou par le sel qu'on leur a administré, ne sauraient en avoir besoin davantage ; et qu'à cette époque son emploi, même à une très-petite dose, aurait les inconvénients du sel donné en trop grande quantité ; et que si dans ces circonstances, où la santé ne laisse rien à désirer, on peut permettre d'en user, c'est lorsque l'expérience prouve que cela est nécessaire pour l'entretenir, comme par exemple lorsqu'on le donne mêlé au fourrage, ou seulement à certaines époques, pour porter l'animal à boire, et que le corps se débarrasse à mesure de ce qu'il en reçoit, que les organes ont une force qui les met au-dessus de l'impression de ce minéral administré à une si faible dose.

Au surplus, s'il est des cas où le sel est inutile, il faut en convenir, ils sont rares encore parmi nous ; il n'est que trop commun d'y voir les animaux de toute espèce souffrir par la qualité de la nourriture, par sa quantité, par les effets des intempéries , etc. On pourrait citer, sous ce rapport, tous les moutons du royaume, le plus grand nombre des cochons, des vaches, et beaucoup de volailles.

INDICATIONS DE L'USAGE DU SEL.

Toutes dispositions tendantes à ramollir et à relâcher sans accroître la chaleur, à augmenter la rapidité du cours des liquides, à faire languir les sécrétions, à accroître inutilement le travail des digestions, ce qui a lieu lorsque les animaux sont nourris d'aliments dont la substance extractive est difficile à obtenir, indiquent l'usage du sel. Ainsi, cette substance est plus nécessaire le printemps et l'automne que l'été et l'hiver ; dans les pays tempérés que dans les climats chauds ou froids ; dans les pays bas et humides que dans ceux qui sont secs et élevés ; dans les tempéraments humides, froids, peu irritables , où les sécrétions sont peu abondantes, que dans ceux qui sont secs, ardents, irritables.

Le sel est utile dans les sujets sains, mais délicats, où l'on ne doit pas craindre d'augmenter le ressort et d'exciter les sécrétions, mais où il serait dangereux de relâcher le ventre ; dans les circonstances où les liqueurs se portent à la tête, par rapport au dégorgement qu'il occasionne , par l'abondante sécrétion de la salive qu'il provoque ; lorsque les urines sont sans qualité, très-abondantes ; lorsque les sueurs sont trop liquides et ne laissent qu'une crasse glutineuse, ou qu'elles paraissent après le plus léger effort ; lorsque la fiente est trop humectée, qu'elle exhale une odeur acide ou de matières corrompues ; lorsque des animaux ont des borborygmes, des flatuosités, et qu'ils rendent fréquemment des vents par l'anus ; dans les cas d'inappétence sans fièvre, sans fatigue, sans mouvement des humeurs ; lorsque la bouche est sèche, pâteuse, visqueuse ; dans toutes les dispositions cachectiques ; dans le gonflement de la rate, lorsque préalablement le relâchement qui en résulte est général ou lorsqu'on juge que celui existant peut se détruire par l'action que produit le sel.

Ainsi, il convient dans les jeunes sujets dont le ventre est volumineux et qui mangent beaucoup sans que la nourriture qu'ils prennent leur profite, à l'époque où la dentition se fait et qu'il en résulte des gonflements à la tête ; il convient également dans les dispositions des moutons à l'œdème, à la pourriture, au farcin, au charbon blanc, à la maladie rouge de la Sologne, en y joignant les précautions que nous avons indiquées contre cette maladie (1) ; dans les animaux qui ont des vers, comme détruisant les dispositions qui en permettent le développement et la conservation. Il n'est pas moins utile lorsque la fiente est d'une couleur pâle, qu'elle n'est pas homogène, qu'elle renferme des parties entières d'aliments nullement attaquées par les sucs digestifs ; lorsqu'en même temps que l'animal l'évacue, il sort une petite quantité de suc intestinal qui en est distincte ; lorsque les crottins s'en séparent après qu'elle est rejetée, etc.

L'usage du sel est encore indispensable dans les ci-devant con-

____

(1) *Almanach vétérinaire*, 1782-1790, p. 320.

trées de la Bresse, de la Sologne, de la Flandre et de l'Artois ; dans les montagnes de l'Auvergne, où les intempéries et les brouillards rendent le charbon enzootique (1).

On conçoit de là que le sel peut être nuisible dans les chevaux, les ânes et les mulets, doués naturellement de beaucoup de ressort, très-disposés au spasme, faciles à irriter, en qui la digestion est rapide, qui sont soumis à des exercices capables d'occasionner de grosses déperditions , surtout par les sueurs, espèce de sécrétion qui ne peut augmenter sans diminuer celle des autres humeurs, et surtout de l'urine, avec laquelle il paraît que les sels étrangers sortent de préférence. Il ne saurait donc y avoir que du danger à donner le sel à grande dose, ou à le donner dans des dispositions où son emploi n'est nullement indiqué.

L'âne et le mulet, naturellement plus vigoureux, plus sobres, exposés à moins de maladies, paraissent avoir moins besoin de ce véhicule que le cheval ; on sait à peine si on en a tenté l'usage en eux.

Il convient encore d'étudier jusqu'à quel point il peut être salutaire aux chevaux fins ou aux chevaux grossiers ; à ceux soumis à des exercices violents et auxquels on donne une nourriture plus choisie, ou aux chevaux condamnés à des travaux pénibles, qui mangent du foin grossier, de la luzerne, du trèfle, des légumineux et de l'avoine.

Les ruminants, tels que le bœuf, la chèvre, le mouton, étant d'une constitution moins sujette aux excès que nous venons de reprocher aux solipèdes, les digestions étant en eux plus composées, le sel qu'on leur donne pouvant se perdre longtemps et en plus grande partie dans la masse énorme des aliments renfermés dans la panse, ces animaux sont essentiellement moins sensibles à l'impression de ce minéral ; leur nature les rend spécialement accessibles aux maux violents qui naissent des stases et des compressions auxquelles donne lieu la masse énorme des sucs alimentaires ; par-là même ils sont encore exposés aux maux qui résultent d'une élaboration complète des matières nourricières dans une organisation animale très-

____

(1) Voyez le mémoire de M. Petit, vétérinaire, inséré dans les *Instructions vétérinaires*, année 1791, p. 254.

perfectionnée ; car, de tous les animaux, ils sont les plus propres à nous nourrir (1). D'après ces dispositions naturelles, ces animaux sont ceux à qui l'usage du sel marin est peut être le plus nécessaire, ceux en qui une dose trop forte de cette substance entraîne le moins d'inconvénients ; si on considère, de plus, que le mouton est celui des ruminants dont le tempérament est le plus froid et le plus phlegmatique, qu'il est un des plus sensibles aux révolutions quelconques, aux effets funestes de la pléthore, au danger des transitions subites du chaud au froid, de la disette à l'abondance, d'un aliment peu nourricier à un aliment succulent, aux maux provenant de l'affaiblissement des organes, comme les vers, la gale, la pourriture, les golettes, l'altération de la toison, on reconnaîtra la possibilité et même la nécessité de lui donner le sel à plus forte dose, et l'importance d'en étudier spécialement en lui les effets.

Le lapin, qui ne se conserve sain qu'autant qu'il vit de plantes sapides, austères, aromatiques, sur un sol sablonneux, et qui, comme le mouton, est très-exposé à la pourriture, dès qu'il vit dans un ordre de choses contraire à celui que nous annonçons, ne peut que bien se trouver de l'usage du sel ; et comme, par sa nature, il résiste à l'action des substances actives chargées de beaucoup d'huile essentielle dont il fait sa nourriture, il est probable qu'il supportera de fortes doses de ce minéral.

Le cochon, naturellement chaud, en qui les organes digestifs ont beaucoup de force, n'a donc besoin d'user de cette substance qu'avec beaucoup de modération, et seulement toutes les fois que la nourriture qu'on lui donne n'a pas les qualités qu'elle doit avoir, ou qu'elle est disposée, soit par sa nature, soit par l'état des organes de la digestion, à devenir acide ; ou lorsque sa constitution s'éloigne du degré d'énergie qui lui est propre ; lorsqu'on voudra le pousser de nourriture pour le porter à l'engrais, en ajoutant à la force des digestions ; ou lorsqu'on veut le porter à boire davantage.

Les volailles étant des animaux en qui toutes les forces vitales ont

---

(1) Les bœufs, les moutons, les chèvres, sont, de tous les animaux domestiques, ceux qui sont le plus exposés aux morts subites, aux coups de sang, aux dispositions gangréneuses, telles que le charbon, et ceux qui, en général, résistent le moins à un état aigu.

une activité telle qu'il n'est pas nécessaire d'y ajouter, si le sel peut leur convenir, ce n'est qu'autant qu'il est donné à très-petite dose ; ce ne peut être que pour purifier les nourritures de toute espèce qu'elles prennent, pour en aider la digestion, ou pour défendre ces oiseaux des effets dangereux d'un local malsain. C'est par des observations suivies qu'on peut parvenir à connaître jusqu'à quel point il convient de leur donner ce minéral.

Ce qu'on vient de dire pour les volailles doit s'appliquer aux pigeons. On peut ajouter que ces oiseaux étant d'un naturel plus chaud, plus ardent que les autres, le sel devrait, par cette raison, leur être moins nécessaire ; cependant on connaît à quel point ces volatiles en sont avides, et on convient généralement de leur en donner. On n'a rien déterminé encore sur le besoin qu'ils en ont et sur les inconvénients qu'il y aurait de le leur donner en trop grande quantité.

Quoique le chien et le chat mangent des choses salées, celles même qui le sont d'une manière sensible, et qu'ils appètent le goût piquant qui en résulte lorsqu'il est à un faible degré, on ne voit pas jusqu'à quel point cette substance peut leur être nécessaire pour leur conservation, à moins qu'elle n'ait pour objet de prévenir les effets de la putridité des chairs qu'ils mangent, ou de faciliter la digestion du pain.

Les aliments qui abondent en eau, ceux donnés crus sans avoir fermenté, ceux qui sont peu succulents ou dont la partie nourricière est difficile à extraire, ceux qui abondent en parties grasses, ceux qui sont insipides, ceux qui sont viciés parce qu'ils sont mal récoltés, ceux qui, d'après l'expérience, donnent plus de matière nourricière, étant préparés avec le sel, doivent être mélangés avec ce minéral.

L'usage du sel commun convient donc avec celui des navets ou turneps, des choux, des pommes de terre, des cardes poirées, des citrouilles, des laitues ; on peut encore le mêler aux gâteaux de noix, de semences quelconques d'où on a extrait des huiles et qu'on fait manger aux animaux ; on peut aussi en mettre dans le lait caillé, dans le petit lait destiné pour les cochons et pour les volailles ; il corrigera les mauvais effets de la nourriture prise chez les amidonniers et réservée à ces derniers animaux et aux vaches ; uni au son, il le rendra plus facile à digérer ; il conviendra aux cochons nourris de glands, de fèves, de châtaignes, surtout lorsque ces fruits sont véreux, tombés ou altérés par toute autre cause, et il empêchera le développement ou les progrès de la ladrerie à laquelle ces aliments viciés ou même naturels, pris pour toute nourriture, donnent quelquefois lieu ; uni au marc de poires dont on nourrit le bétail et même les chevaux, dans les pays à cidre, il en corrigera les mauvais effets ; le sel convient aussi, allié aux farines d'orge, d'avoine, de seigle, données pures ou après avoir fermenté, étant délayées dans l'eau ; on le donnera aux chiens nourris avec du pain grossier ; il sera un assaisonnement indispensable des foins de bas prés, des balles d'avoines, après qu'elles auront été dépouillées de la poussière dont elles sont surchargées : le sel s'emploie encore dans les bouillies et boissons quelconques par lesquelles on supplée au lait dans les jeunes animaux.

DES DOSES AUQUELLES ON PEUT DONNER LE SEL.

En attendant qu'on ait consulté jusqu'à quel point l'instinct des animaux les porte à manger du sel sans leur nuire, on ne peut que suivre ce que l'expérience a appris pour déterminer la dose à laquelle on doit le leur donner.

En comparant tout ce qu'on a vu à cet égard dans la première partie de ce mémoire, il paraît qu'on peut donner le sel, par jour, à 3 onces, aux vaches ; de 6 gros à 2 onces aux bœufs ; de 2 gros à 1 once au cheval ; de 1 gros à 4 à la chèvre ; de 2 gros à 6 au cochon ; de 1 gros à 4, par livre de nourriture, aux volailles, aux pigeons et aux lapins.

DE L'ADMINISTRATION DU SEL.

La manière la plus facile d'administrer le sel est de le mêler avec les aliments.

Si on distribue séparément la quantité d'aliment auquel on le mêle et qu'on destine à chaque animal, on est sûr de la quantité que chacun en mange ; si les animaux mangent en commun, on est sûr que la dose de sel dont ils usent est proportionnée à celle de la nourriture qu'ils prennent. Ces deux pratiques sont donc bonnes en elles-mêmes ; elles le sont surtout lorsque le sel se trouve répandu sur une grande quantité de la nourriture qui leur est destinée ; car si on mêle ce minéral avec peu d'aliments, comme par exemple lorsqu'on le donne dans du son et de l'avoine, il est à craindre que les moutons les plus forts ou les plus voraces ne mangent la plus grande quantité de ce mélange, et que les plus faibles n'aient rien ; il importe donc, lorsqu'on adopte cette pratique, d'étendre dans les auges le plus également possible la nourriture chargée de sel, et que les auges soient assez longues pour que tous les animaux qui composent le troupeau puissent manger à la fois.

Les méthodes dont on peut faire usage pour mêler le sel aux aliments sont celle proposée par M. Hell ; celle décrite dans les mémoires sur l'éducation des troupeaux, publiés par la Société d'agriculture ; celle qui consiste à mêler le sel à des aliments frais, humides, liquides, en petites parties, comme fourrages hachés, etc. On jette le sel sur ces aliments : on arrose ceux qui sont secs avec de l'eau saturée de sel, soit en les donnant aux animaux, soit quelque temps auparavant.

La pratique de donner le sel délayé dans l'eau n'est pas facile à exécuter partout, ni commode pour tous les animaux ; en l'admettant pour le mouton, il faudrait des auges très-étendues, en état de tenir l'eau ; d'ailleurs on ne remplit pas complétement, en la suivant, tous les effets qu'on a en vue de produire par l'usage de ce minéral. Donné ainsi, il passe rapidement dans la bouche et il n'y excite pas la sécrétion de la salive ; il s'échappe promptement de l'estomac ; l'eau arrive donc dans les intestins chargée de tout ou de presque tout le sel dont elle était imprégnée, et exerce une trop forte action sur leurs membranes. Il peut résulter de ce dernier effet une altération qui surviendra au moment où l'animal ne pourra pas la satisfaire. Il faut donc des expériences faites avec soin pour constater la bonté et le degré d'utilité de cette pratique ; au surplus, je crois que le sel doit être étendu dans une très-grande quantité d'eau.

Le sel de roche ou en masse est désapprouvé par plusieurs personnes, et on lui reproche de trop échauffer l'animal. Puisque ce sel ne diffère point du sel marin, on ne voit pas pourquoi il aurait cet inconvénient, et s'il est vrai qu'il l'ait, cela ne peut dépendre que de ce que les animaux à qui on le présente sont obligés, pour l'obtenir, de lécher la masse qui le leur fournit, ce qui ne peut qu'exciter une grande irritation sur la langue. Il vient peut-être aussi de ce qu'ils en prennent en trop grande quantité.

Le sel est encore donné en poudre dans des sacs ; on voit la difficulté que les animaux ont de le saisir de cette manière, et s'il produit de mauvais effets, c'est par les raisons que nous venons d'exposer.

En effet, dans l'un et dans l'autre cas, le sel offert à tout le troupeau ne présente qu'une très-petite surface, accessible à un petit nombre, dans lequel les plus forts ont toujours l'avantage. La difficulté d'approcher de la masse saline irrite ceux qui y prétendent et ceux qui en sont en possession ; de cet empressement réciproque résulte un plus grand appétit de cette substance, et ceux qui ont l'avantage de s'en repaître à volonté sont, pour l'ordinaire, ceux qui en ont moins besoin et qui en ont certainement pris une trop grande quantité lorsque ceux à qui il est le plus nécessaire en ont à peine goûté.

Le sel donné en gâteaux, mêlé, pétri et cuit avec de la farine, me paraît généralement administré comme il convient ; mais je trouve à cette manière les inconvénients d'être compliquée et dispendieuse. En effet, il faut préparer les gâteaux, les faire cuire, les couper par morceaux, etc., et ces opérations diverses prennent inévitablement un temps considérable. On peut encore observer contre cette méthode que la pâte dans laquelle le sel est mêlé peut émousser l'activité du sel et former une substance difficile elle-même à digérer, et que cette combinaison convient d'autant moins que l'usage du sel est indiqué pour les tempéraments débiles ; j'observerai cependant que la pâte dont il s'agit ici est un pain qui doit être assez cuit ; qu'il n'est pas donné en grande quantité ; que, d'ailleurs, il est certainement plus facile à dissoudre que les sucs contenus dans les fourrages dont se nourrissent habituellement les animaux. Le pain, les farines quelconques, ne sont de difficile digestion, en général, que parce que toutes les parties en sont nourricières et que, dès lors, il faut plus de sucs gastriques et intestinaux pour les dissoudre ; ce dernier inconvénient n'existe pas ici, puisque le pain est donné en petite quantité.

Quand on distribue aux animaux leur nourriture dans les auges ou dans les râteliers, on juge de la facilité de leur donner le sel, soit mêlé continuellement avec les aliments, soit par intervalles. Il n'en est pas ainsi lorsqu'ils sont dans les pâturages, et il est alors indispensable de les rassembler certains jours pour leur administrer ce minéral ou , comme on s'exprime communément, *pour les saler.* Ces animaux, accoutumés à une nourriture agréable qu'ils ont en abondance, n'appéteraient que faiblement des aliments secs , quoique imprégnés de sel ; nous pensons que dans ce cas, pour remplir plus efficacement le but qu'on se propose, il serait bon de donner le sel sur des aliments frais. Ainsi, par exemple, on pourrait, lorsque le fourrage vert à l'usage duquel ils sont le permettrait, en faucher une quantité suffisante, l'arroser de sel en poudre ou d'eau salée, et leur présenter le fourrage après qu'il s'en serait imprégné, c'est-à-dire du soir au lendemain.

Une très-bonne manière d'administrer le sel, mais qui n'est praticable que pour les grands animaux et lorsqu'ils sont en petit nombre, c'est d'en faire des nouets ou billots, en le mêlant avec du son ou quelque végétal en poudre. Ces billots ou nouets se placent dans la bouche moyennant un bridon ou une simple têtière fixée à un mors de bois ; l'animal mâche les paquets dont il s'agit, il en exprime tout le sel à la faveur de la salive ; celle-ci ne le dissout que successivement, en sorte qu'il se fait une grande sécrétion de cette liqueur dissolvante. Ce moyen est très-efficace dans des cas d'inappétence occasionnée simplement par la viscosité des liqueurs, la délicatesse d'organisation et même la fatigue, ou lorsqu'à raison de la qualité grossière ou viciée des aliments, d'une constitution plus humide, plus relâchante qu'à l'ordinaire, ou d'autres circonstances de cette nature, on est obligé de donner par intervalles plus de sel qu'on n'en distribue habituellement, ou lorsqu'on est dans l'usage de ne le donner qu'à plusieurs jours de distance l'un de l'autre.

Dans des circonstances particulières qui se compliquent avec celles qui déterminent l'usage du sel et qu'il importe de remplir, on unit le sel à d'autres substances : c'est ainsi qu'on le joint à des poudres amères, telles que l'absinthe, la centaurée, l'aunée, lors de la faiblesse de l'estomac, de l'imperfection des digestions et de la disposition aux vers ; on l'unit encore aux poudres antispasmodiques, telles que la camomille, les matricaires, la feuille d'orange, lorsqu'il est nécessaire de s'opposer aux dispositions spasmodiques qui suspendent les sécrétions ou les évacuations ; on le mêle avec les aromatiques, telles que les sauges et le calamus, dans les circonstances où il faut réosciller la sensibilité des parties ; on l'associe à l'oxymel dans le cas d'orgasme, ou on l'étend dans l'eau pour le faire prendre à l'animal ; on le joint aussi avec le miel et la mélasse lorsque des embarras de viscères produits par des aliments visqueux exigent l'usage de ces savons alimenteux. Fondu avec le vinaigre pur, ou étendu dans de l'eau, il aide à résister aux chaleurs et aux travaux excessifs ; enfin il peut être admis avec des liqueurs fermentées, comme la bière, le vin de genièvre, de racine d'année, le cidre et le vin, lorsqu'il s'agit de détruire des dispositions venteuses et des faiblesses d'estomac que ces liqueurs combattent avec succès. On mêle le sel avec les unes et les autres de ces substances au moment où on veut les administrer.

PROJET DE TRAVAIL POUR ÉTUDIER LES EFFETS DU SEL DANS LES ANIMAUX ET EN PERFECTIONNER L'USAGE.

On voit par ce qui précède qu'on n'a que des données générales sur les effets du sel administré aux animaux domestiques. S'il paraît certain, d'après l'expérience, qu'il produit des effets salutaires sur plusieurs d'entre eux, on ne sait pas précisément jusqu'où ces effets peuvent l'être sur d'autres animaux, et l'on est à cet égard totalement dénué de renseignements. On ignore si le sel est nécessaire aux volailles, aux canards, aux poissons, aux chiens comme aux chats.

En suivant la marche que nous avons tracée, on peut sans doute profiter de tous les avantages que procure l'administration de cette substance, et même les confirmer de plus en plus ; mais, il faut en convenir, cette conduite est insuffisante pour parvenir aux connaissances exactes qu'il est possible d'avoir sur cet objet, et il faut nécessairement se livrer à des expériences particulières faites sur chacune des espèces que nous considérons. Voici celles auxquelles je me livrerais si j'étais à portée de le faire :

Je prendrais, parmi l'espèce sur laquelle je voudrais faire des essais, des mâles, des femelles, des animaux hongres ; j'en aurais deux de chaque sexe pour les soumettre à ces essais, et deux pour terme de comparaison ; je déterminerais le poids des uns et des autres, j'en observerais et j'en noterais soigneusement toutes les habitudes ; je m'assurerais de la quantité et de la nature de leur appétit, de ce qu'ils mangent ; je les soumettrais tous à la même espèce de nourriture.

Ces préliminaires achevés, je reconnaîtrais la qualité du sel marin dont je me proposerais de faire usage, et je l'emploierais aussi purifié que faire se pourrait, à moins que les animaux ne le mangeassent mieux tel qu'on le retirerait du commerce ; dans ce cas, je connaîtrais du moins la nature des substances avec lesquelles il serait mélangé, et le degré du mélange.

Je séparerais les animaux destinés à servir de terme de comparaison de ceux qui feraient le sujet de mes expériences.

Je présenterais à ceux-ci du sel à discrétion ; j'en ferais de même à l'égard de la boisson ; je m'assurerais préalablement de la quantité de sel et de boisson que je leur donnerais.

J'examinerais chaque jour les différentes excrétions, principalement celles des urines et des excréments, et j'en recueillerais, s'il était possible, pour en examiner la nature, pour reconnaître ce qu'elles contiennent de matière extractive.

Je soumettrais ces diverses excrétions et les parties animales aux travaux chimiques propres à faire distinguer la quantité de sel qu'elles renferment.

Je continuerais ces expériences pendant tout le temps nécessaire pour constater les bons ou mauvais effets du sel relativement à l'engrais, à la gestation, à son utilité pour diminuer la quantité de la nourriture.

Je m'assurerais par d'autres essais de la quantité de sel que mangent les animaux lorsqu'il est combiné avec les aliments, et si cette quantité est plus considérable que celle qu'ils mangent lorsqu'il est donné pur et à discrétion.

Dans le cas où cette quantité serait plus grande, je suivrais également les effets qui en résulteraient, comme je l'ai proposé relativement à l'usage du sel pur donné à discrétion.

Je comparerais les effets du sel dans les animaux nourris au vert et dans ceux nourris au sec sous les divers rapports que j'ai indiqués.

Je m'assurerais de la plus grande quantité de sel que peuvent supporter les animaux.

J'examinerais à quel point le sel, accompagné seulement de la boisson, maintient les animaux en bon état, gras, et d'ailleurs habitués à l'usage de ce minéral.

Je verrais à quel point il rend substantielles des nourritures qui le sont peu, et s'il prévient les mauvais effets des luzernes, des trèfles, etc.

Je remarquerais aussi les effets nuisibles qui résultent ou qui peuvent résulter de son usage immodéré.

J'étudierais le besoin du sel pour les animaux suivant les saisons, suivant les températures sèches ou humides, et suivant l'âge.

Je reconnaîtrais jusqu'à quel degré il supplée à l'usage du lait dans les jeunes sujets.

Je m'assurerais des bons effets du sel en comparant les viscères des animaux que j'aurais soumis aux expériences avec ceux des animaux destinés à servir de point de comparaison ; je considérerais ces parties eu égard à leur état sain ou malade, relativement à leur volume, relativement aux vers dont elles peuvent être le siége.

Je reconnaîtrais comment l'usage du sel préserve de la pourriture les animaux placés dans des lieux et vivant sur des pâturages qui causent cette maladie ; je constaterais si cet usage garantit de la maladie rouge.

J'étudierais encore les effets du sel relativement au goût de la viande, à sa conservation, à son poids spécifique.

Il n'importerait pas moins de s'assurer si la terre et les végétaux des marais salés contiennent du sel, si on peut y en introduire, ou s'il est possible de les en pénétrer par l'arrosement.

Je suivrais les effets de la terre salée que lèchent les animaux dans certains endroits, et les effets des différents mélanges terreux qu'on leur donne dans d'autres.

Enfin, je répéterais autant qu'il me serait possible les épreuves et les procédés de tous genres qui sont indiqués dans les auteurs ou qui sont mis en pratique par les agriculteurs régnicoles et étrangers, et je tiendrais des notes exactes et comparatives de toutes mes opérations.

Traité des accidents qui arrivent dans le sabot du cheval;

Par LAFOSSE PÈRE.

(1754.)

AVERTISSEMENT.

Il est de l'intérêt public de procurer aux sciences le degré de perfection dont elles sont susceptibles ; la carrière est ouverte, mais il reste encore bien du chemin pour arriver au but. On ignore jusqu'à présent la cause de la plupart des maladies habituelles de l'homme ; on est encore moins éclairé sur celles des chevaux. La nature nous a caché les principes de ces maux, nous ne les connaissons que par leurs tristes effets.

Un maréchal dans la science de guérir devrait, j'ose le dire, être plus instruit qu'un médecin; dans la cure d'une maladie on trouve des indices qui augmentent les lumières qu'on tire des symptômes apparents; mais quels secours les maréchaux trouvent-ils ? Obligés de parler la plupart du temps à des gens grossiers et ignorants, ils ne peuvent prendre d'eux des connaissances exactes sur le genre de la maladie ; ils faut qu'ils prévoient, devinent, jugent d'après des notions imparfaites, au-lieu que le médecin a la double ressource d'être guidé par sa propre pénétration et par les indices qu'il tire de ses malades.

J'ai voulu montrer que ma profession n'était pas bornée au seul art de ferrer les chevaux et qu'il fallait en être le médecin. Le désir d'être utile au public m'a encouragé. J'ai étudié les différentes parties de la médecine et surtout l'anatomie, qui est nécessaire pour devenir bon maréchal.

On a reçu favorablement le Traité de la morve des chevaux que j'ai donné en 1749. M. de Bracken, médecin anglais, l'a traduit dans sa langue en 1751. Il dit dans sa préface qu'il croit mon livre utile ; il ajoute à sa traduction quelques notes critiques que M. de Ch., connu par ses talents et par son goût pour les arts, a extraites

de l'anglais, et qui m'ont été d'un très-grand secours dans cet ouvrage, pour lequel il faut des connaissances de plus d'un genre par
la multiplicité des objets qu'il embrasse.

M. de Bracken prétend que la morve et la maladie connue sous
le nom de mal de Naples existaient en Europe avant le retour des
Espagnols de leur premier voyage de l'Amérique ; mais le siége de
cette ville peut être regardé comme l'époque de ces deux maladies,
et je crois qu'on aurait peine à prouver le contraire. La morve n'a
paru en Europe que vers l'an 1494. Les auteurs qui ont le mieux
écrit sur les maladies des chevaux, tels que Cassianus, Columelle,
Bassus, Pline le jeune et Absyrthus, n'en ont point parlé.

Parazzez, Espagnol, est le premier qui dans le xve siècle ait écrit
sur cette maladie.

Je n'ai pas voulu m'étendre sur la manière d'opérer : les gens de
l'art sont supposés en savoir les détails ; quant aux autres, s'ils
n'avaient pas quelques connaissances sur cette matière, ce que je
dirais ne leur serait d'aucune utilité.

Je parlerai d'abord des maladies que j'ai nouvellement découvertes dans le sabot et de la manière d'y remédier. Je donnerai un
extrait de M. Bracken et des raisons qui m'éloignent de son sentiment. J'y joindrai le supplément du Traité de la morve, imprimé en
1749, avec quelques nouvelles observations qui m'ont paru intéres-
santes. Je donnerai dans la suite un Traité des organes servant à la
digestion et des différents viscères nécessaires à la circulation du
sang.

—

DESCRIPTION DE DIVERS ACCIDENTS DU SABOT DU CHEVAL QUI LE FONT BOITER SUBITEMENT.

Quand on réfléchit sur différents mouvements que fait un cheval
et sur la construction de son pied, on ne doit pas être surpris de
trouver cette partie sujette à tant de sortes d'accidents ; la pratique
fait voir que pour un cheval qui boite de la hanche ou de l'épaule
il y en a cent qui boitent du pied, et que la connaissance de cette
dernière partie mérite toute notre attention.

Entre plusieurs maladies considérables qu'une chute, un effort,
un seul faux pas peuvent occasionner en dérangeant l'organisation

du pied, il y en a six qui paraissent avoir échappé aux auteurs qui ont écrit sur ces matières :

1° La fracture de l'os coronaire en vingt morceaux ;

2° La fracture de l'os coronaire en trois morceaux, accompagnée de la rupture du tendon d'Achille ;

3° La fracture de l'os coronaire et celle de l'os de la noix, le tendon d'Achille conservé ;

4° La fracture de l'os du pied en deux parties ;

5° La compression sur la sole charnue, qui produit l'inflammation ;

6° L'ankylose du pied et la suite de cette inflammation.

Lorsqu'on presse un cheval de partir par un coup de fouet, sans qu'il en soit averti, un simple faux pas est capable de lui fracturer l'os coronaire.

J'ai remarqué que cet accident n'arrive qu'à des chevaux de trait, et non aux chevaux de monture : le cheval de selle est toujours d'aplomb sur ses jambes, même lorsqu'il veut faire effort pour marcher; cette attitude, qui est celle de la nature, empêche qu'il ne soit sujet à la fracture de l'os coronaire ; mais le cheval de trait, lorsqu'il veut entraîner le fardeau qui est à sa suite, s'appuie nécessairement sur la pince du sabot. La partie supérieure et antérieure de l'os coronaire se trouve alors dans une position oblique, et il est obligé, pour entraîner la charge en avant, de baisser antérieurement et de lever par la partie postérieure.

Je remarquai le premier, en 1749, la fracture de l'os coronaire et celle du tendon d'Achille, qui est le tendon fléchisseur du pied ; je donnai sur cette découverte un mémoire à l'Académie des sciences ; je fis voir à l'assemblée plusieurs pieds disséqués dont les os coronaires étaient fracturés de même que les tendons d'Achille.

———

FRACTURE DE L'OS CORONAIRE.

Premier exemple. — Un cheval attelé au carrosse, le cocher prêt à marcher, je vis, comme il partait, le cheval boiter subitement; je lui tâtai le pied, je sentis certains cliquetis qui me firent connaître qu'il avait l'os coronaire et le tendon fracturé à son attache sur l'os du pied : ce mal est sans remède.

Deuxième exemple. — Un cheval qui était tranquille reçut un coup de fouet du cocher, il fit un mouvement de trépidation dont il boita subitement ; le cocher s'en aperçut, il visita le pied, n'y trouva rien et rentra le cheval à l'écurie ; on m'appela en consultation : je m'aperçus qu'il avait l'os coronaire fracturé ; on en douta, parce qu'on ne lui avait vu faire aucun effort. Ce cheval ne guérissant pas, on s'en défit. Je disséquai ce pied, pour montrer que je ne m'étais pas trompé ; je trouvai en effet l'os coronaire fracturé en trois ; je fus surpris de voir l'os de la noix cassé en deux et le tendon d'Achille entier, parce que, dans le nombre de dissections que j'avais faites, je n'en avais point encore vu de cette espèce.

Troisième exemple. — Après avoir examiné un cheval qu'on m'avait amené, je décidai que son mal était dans le sabot et qu'il venait d'un effort de l'os coronaire qui presse l'os de la noix contre la sole charnue ; par cette compression l'inflammation s'y porte et la dilate, alors elle est resserrée contre la sole de corne. Il faut dans ce cas promptement dessoler. On voulut différer ; mais, comme le cheval ne guérissait pas, on s'y détermina à la fin. Je trouvai qu'il avait une petite grosseur à la couronne ; j'y appliquai le feu, mais ni le feu ni le dessolement ne guérirent ce mal invétéré.

Le cheval resta huit mois sur la litière ; on s'en défit au bout de ce temps : je trouvai que l'attache du tendon d'Achille s'était ossifiée avec l'os du pied ; l'os de la noix était soudé avec l'os du pied, et l'os du pied soudé avec l'os coronaire, autour duquel le cartilage était aussi soudé, de sorte que toutes ces parties ne faisaient plus ensemble qu'un seul et même corps. Ces exemples montrent que la compression de la sole charnue, faute d'y remédier promptement, devient incurable.

Quatrième exemple. — Un cheval se laissa tomber ; on crut, comme il avait peine à se soutenir, qu'en se relevant il s'était donné un tour de reins. On essaya de le faire marcher, mais il resta tout proche de l'endroit où il s'était abattu ; je le trouvai en nage, se soutenant sur les deux talons des jambes de derrière, la pointe du sabot relevant en l'air. Il me parut sans ressource ; on l'abandonna : je disséquai ses deux pieds, je trouvai l'un des deux os coronaires cassé en trois, l'autre en quatre, et le tendon d'Achille des deux pieds fracturé.

Cinquième exemple. — Un cheval qui n'avait fait aucun effort se fractura en vingt parties l'os coronaire, sans que l'os de la noix, l'os du pied ni le tendon d'Achille fussent endommagés ; c'est le seul à qui j'aie vu cette singularité.

Sixième exemple. — Un autre cheval boitait, on ne savait si c'était du pied ou de l'épaule. Je jugeai le mal sans remède, et j'assurai qu'il avait l'os coronaire fracturé. Je disséquai le pied de ce cheval, je trouvai l'os coronaire fracturé en quatre et l'os de la noix en deux, le tendon d'Achille sain et entier, comme au premier exemple.

Septième exemple. — On m'envoya chercher pour un cheval qui boitait depuis quatre mois ; je jugeai son mal incurable et l'on s'en défit. Je trouvai l'os du pied rompu en deux ; l'os coronaire traversait diamétralement l'article de l'os où aboutit l'os du pied vers le milieu de sa pince, en sorte qu'elle paraissait de ce côté diviser l'os du pied en deux parties inégales ; sans doute que le cheval n'avait appuyé le pied que d'un côté, ce qui occasionna une fracture oblique dans l'os du pied, quoiqu'il fût sur un terrain uni.

Huitième exemple. — Un cheval avait une petite grosseur à la couronne qui augmenta pendant deux ans, faute d'y avoir remédié. Je trouvai l'os de la noix et du pied réunis par l'épanchement du suc osseux ; à peine pouvait-on distinguer les deux articulations, tant la forme du pied était changée par la poussée de l'os coronaire sur l'os de la noix.

Le dessolement de la sole de corne permet au sabot de s'étendre ; il s'élargit et ne resserre plus avec la même violence la sole charnue, que nous avons dit que l'on pouvait regarder comme l'épanouissement des muscles et des tendons du pied ; la sole charnue ne se trouvant plus comprimée, l'inflammation cesse et le pied revient dans son état naturel.

Lorsque l'on dessole, il faut observer de laisser saigner le pied, ce qui dégorge les vaisseaux sanguins et lymphatiques ; on a peine à comprendre comment les articulations s'ossifient aussi vite ; mais, en faisant attention à la formation des os, on voit qn'ils prennent leur accroissement du sang et surtout de la lymphe.

Le pied, qui, comme nous l'avons déjà dit, est rempli de vaisseaux lymphatiques qui nourrissent les os de cette partie de même que leur périoste, a beaucoup de facilité à s'ossifier. On sait que les plus habiles anatomistes prétendent que les os ne sont qu'une continuation du périoste durci par le temps ; on voit donc qu'une partie où abonde la lymphe, où il y a beaucoup d'os couverts de leur périoste, doit tendre continuellement à s'accroître par la facilité que les liqueurs ont à descendre et la difficulté qu'elles ont à monter ; le séjour qu'elles y font leur fait prendre un séjour analogue aux os du pied. L'expérience nous fait voir que le périoste est un commencement d'ossification ; d'abord il enveloppe les os et leur est intimement uni, et on sait que si l'os d'un jeune sujet est macéré dans l'eau quelque temps, il se dépouille de son périoste, qui paraît au travers du jour de la même texture que les os.

Après qu'on a dessolé, il faut mettre de la térébenthine et de son huile sur la sole charnue ; il faut observer de ne guère presser la sole charnue par l'appareil.

La pression de l'appareil sur cette partie enflammée pourrait faire presque autant de mal que celle qui est occasionnée par la sole de corne qu'on a enlevée. Il faut frotter la couronne de résolutifs et envelopper le sabot d'émollients et de matières grasses, ce qui distend et ramollit les parties.

Le sabot du cheval peut être comparé à une éponge : lorsqu'elle est sèche elle se resserre jusque dans l'intérieur, lorsqu'elle est mouillée elle s'ouvre et se ramollit en se dilatant.

Les chevaux, qui, comme l'on voit, ont la corne susceptible de dilatation et de resserrement, peuvent, comme je l'ai vu souvent, avoir par sécheresse la corne resserrée au point de les faire boiter par la seule compression ; mais la corne étant humectée, elle se dilate et redonne au sang la liberté de circuler.

Neuvième exemple. — Il se forme quelquefois des espèces de tumeurs dans les muscles ou dans leurs interstices ; elles ont une consistance ferme, elles vont en augmentant et diminuent le jeu des muscles, qu'elles raccourcissent en raison de leur volume. Ces tumeurs sont à craindre, parce qu'on ne peut les guérir que dans leur commencement et qu'alors elles sont presque insensibles.

On m'amena un cheval boiteux depuis trois mois ; il n'appuyait son pied que sur la pince ; son talon était si fort rapproché de la jambe qu'il marchait sur la couronne, au lieu d'appuyer le pied d'aplomb ; il avait au-dessus du jarret un gonflement de la grosseur d'une noix, d'une consistance ferme, situé entre le muscle fléchisseur du pied et le fléchisseur de l'os coronaire qui sert de gaîne au tendon d'Achille. J'appliquai sur cette glande de l'huile de laurier, connue pour être un puissant résolutif; la grosseur se ramollit, se dissipa, et l'articulation du pied reprit sa flexibilité ordinaire. J'ai guéri avec ce remède plusieurs chevaux que ces tumeurs faisaient boiter.

Un cheval traînait une charrette fort chargée; il appuya son pied sur un morceau de fer qui lui fendit l'os du pied : je le déferrai et le dessolai dans le moment, et je le guéris parfaitement. Cet os tranché par le fer fait croire que la partie fracturée par le seul effort du cheval pourrait se réunir, en y remédiant sur-le-champ. Le baume de Fioraventi et l'essence de térébenthine sont ce qu'il y a de meilleur pour les blessures des parties tendineuses; il faut envelopper le sabot d'émollients pour toutes les inflammations, ce qui relâche les parties et facilite la circulation. On sent bien la nécessité de la saignée dans tous les cas d'inflammation.

On connaît s'il y a fracture en soulevant le pied par sa partie inférieure : il faut le tirer en avant et appuyer le pouce sur la couronne. Quand le tendon d'Achille n'est point cassé, il soutient les os, et, leur servant de point d'appui, le cliquetis des os fracturés est moins sensible; mais quand ce tendon est rompu on s'en aperçoit aisément, parce qu'il ne reste que la peau pour contenir les os du pied.

On distingue facilement au tact, comme nous l'avons déjà dit, les parties fracturées; mais l'on distingue aussi les fortes compressions en appuyant le pouce sur la couronne, ce qui fait ordinairement sentir au cheval une douleur plus vive que dans la fracture: lorsque la compression n'est pas violente, il suffit de parer le pied jusqu'à la rosée; pour la reconnaître, on appuie le pouce sur la couronne, on sonde le pied avec les triquoises (1) et on les serre très-près de la fourchette, ce qui rend la corne assez flexible pour connaître par le degré de sensibilité si c'est une compression.

J'ai réussi à guérir la compression de ce cheval, mais ce fut l'effet du hasard, parce qu'on me l'avait amené trop tard. On connaît en dessolant l'ancienneté d'un mal, par l'adhérence de la sole de

______

(1) **Triquoises,** tenailles du maréchal.

corne à la sole charnue, et parce que le cheval saigne peu après l'opération à cause de l'interruption de la circulation des liqueurs. J'ai trouvé aussi des chevaux qui avaient les os du pied totalement réunis.

On ne peut espérer de joindre les os coronaires et de la noix, de même que le tendon d'Achille, lorsqu'ils sont fracturés. Toutes ces articulations sont dans un mouvement continuel, et si le hasard les réunissait, le cheval boiterait nécessairement par le calus formé dans l'article.

La fracture concave de l'os du pied, qui n'a d'autre mouvement que sur la partie convexe de l'os coronaire, se peut réunir, parce qu'elle n'a qu'un mouvement imperceptible entre la sole charnue et celle de corne sur laquelle il est assis.

On doit conclure de tout ceci :

1° Que la réunion des fibres des parties supérieures, dont la tension et l'élasticité sont prodigieuses dans le sabot, doit le rendre fort susceptible de toutes les suites de la compression ;

2° Qu'il est inutile de garder les chevaux lorsqu'on s'est assuré qu'il y a quelques parties du pied fracturées ; il n'y a que l'os du pied dont la fracture soit susceptible de réunion à cause de son peu de mouvement et parce qu'il est contenu par la muraille ;

3° Lorsque l'effort du cheval n'est pas assez violent pour fracturer les articulations du pied, la poussée de l'os coronaire sur l'os de la noix doit, à cause de la violence de l'effort, occasionner une forte compression entre la sole de corne et la sole charnue, qu'on peut regarder comme l'épanouissement des houpes nerveuses des muscles et des tendons du pied ;

4° Que, dans tous les cas où la compression aura été violente, l'inflammation doit ossifier les articulations du pied par la stagnation des liqueurs, si on n'y apporte un prompt remède ;

5° Que toutes les fois que l'os de la noix, l'os coronaire ou le tendon d'Achille seront offensés, il n'y aura point de remède ; mais que toutes les autres parties seront susceptibles de guérison, en y appliquant les remèdes dont nous avons parlé.

La fracture qui arrive aux articulations du pied des chevaux, sans qu'ils aient fait d'efforts, parut si singulière, lorsque j'eus fait cette découverte, qu'il m'en fallut plusieurs exemples pour en convaincre quelques anatomistes : ils ne concevaient pas comment un simple mouvement de trépidation pouvait occasionner ces fractures.

Je présume que ces différents accidents peuvent venir en partie de la construction du pied. Le sabot où se réunissent toutes les articulations des parties supérieures a de plus des mouvements qui lui sont particuliers, il a besoin d'une grande solidité pour que tout le poids du corps qui porte sur les pieds ne puisse faire varier ni les os ni les tendons.

La nature, qui a prévu tous les efforts que cette partie doit supporter, a fait entrer ces os les uns dans les autres à tenons et mortaises, si je puis ainsi m'exprimer, de façon que ces os ne sont, pour ainsi dire, qu'un seul corps et se cassent plutôt que de changer de situation.

L'os du pied, exactement contenu par la muraille, a vers le haut une avance qui s'emboîte dans la partie concave inférieure de l'os coronaire. L'os du paturon emboîté de même dans la partie supérieure de l'os coronaire, cette conjonction des os les uns dans les autres les contient. Mais cette disposition, qui empêche ces os de varier, peut aussi contribuer à leur fracture. Un tenon dans une mortaise chassé avec violence y fait l'effet d'un coin et écarte les parties avec effort.

L'os de la noix, qu'on peut regarder comme la rotule chez les hommes, quoiqu'on puisse lui contester cette fonction, sert à remplir le vide de la partie inférieure et postérieure de l'os coronaire, et à le faire tourner sur un corps doux qui lui soit analogue.

L'os de la noix, qui est très-petit, sur lequel, comme on voit, porte l'os coronaire, entre dans ce dernier par une rainure qui le rend invariable ; ce dernier est aussi affaibli par une autre rainure formée par l'os du pied, qui doit tendre continuellement à l'écarter par sa partie extérieure et intérieure ; cette conjonction fait l'effet d'un coin chassé avec violence, l'os coronaire appuie fortement sur l'os du pied : l'os coronaire n'est à l'abri de la fracture que par l'adhésion de ses parties, tandis que l'os du pied avec l'adhésion qui lui est propre est encore contenu par la muraille, qui le rend presque invariable.

L'os de la noix est percé de part en part par une infinité de petits trous où aboutit la lame du tendon, qui fait une partie de sa solidité.

Tout semble donc contribuer à la fracture de cet os : 1° la force de l'os du pied ; 2° la profondeur de la rainure qui s'emboîte dans cet os ; 3° la multitude de trous dont il est criblé ; 4° sa dureté, car on sait que les corps les plus durs sont les plus frangibles ; la structure et la position de l'os de la noix devrait l'écraser aisément, si elle n'était contenue dans toute son étendue par le tendon d'Achille, qui dans cet endroit a beaucoup de force, parce que son attache, qui est son point d'appui, est tout proche l'os de la noix qui est sa résistance. Mais ce tendon est encore soutenu par la sole charnue et par celle de corne. L'os de la noix soutient une partie de la poussée de l'os coronaire ; il est soutenu par le tendon, qui est lui-même appuyé par la sole de corne.

L'os coronaire et l'os de la noix, lorsque le cheval fait un effort, sont sujets à se fracturer, à cause de ces espèces de tenons et de mortaises, qui, comme nous l'avons déjà dit, font l'effet du coin.

L'os de la noix, sur lequel roule et appuie en partie l'os coronaire, répercute l'effort qu'il reçoit au tendon d'Achille et à la sole de corne, qui, lorsqu'elle est épaisse, soutient fortement le tendon ; l'os de la noix, pressé par l'os coronaire soutenu invariablement par la force de la sole de corne, est fracturé nécessairement, comme s'il était entre le marteau et l'enclume ; aussi ai-je toujours remarqué que l'os de la noix restait entier lorsque la sole de corne était mince, parce que le tendon se fracturait. *Vice versa*, lorsque la sole est épaisse, le tendon se casse et l'os de la noix reste entier.

Il pourrait cependant arriver que, quoique la sole fût mince, l'os de la noix se cassât. Mais il faudrait alors qu'il se rencontrât sous le pied quelque pierre sur laquelle appuierait la sole de corne, qui, comme l'on sait, n'appuie jamais sur le pavé, à cause de l'épaisseur du fer. Cette pierre se trouvant donc sous la sole de corne lui donnerait un degré de solidité capable de soutenir la poussée du tendon et de fracturer l'os de la noix.

Voici la fracture expliquée suivant le mécanisme des parties. On peut aussi y joindre d'autres causes, comme le vice du sang et l'altération du suc nourricier des parties osseuses et tendineuses. N'at-on pas vu des gens qui jouissaient d'une santé apparente se casser la jambe dans leur lit, sans autre effort que de changer de situation ? Je connais un homme qui, en voulant lever une glace de son carrosse, se cassa le bras ; il se portait assez bien à l'extérieur, mais il avait le sang vicié. Est-il impossible qu'il y ait dans les chevaux quelques levains qui leur occasionnent des accidents ? Ne pourrait-on pas croire aussi que les esprits animaux n'auraient pas eu le temps de se porter jusqu'à ces articulations éloignées, et que le cheval, n'étant pas prévenu du coup de fouet donné lorsqu'il est tranquille, peut, par l'effort qu'il fait pour se rassembler, se fracturer les articulations qui par leur éloignement n'auront pas permis aux esprits animaux d'y arriver assez vite ? On sait de plus que différentes causes produisent souvent les mêmes effets ; mais je n'en dirai pas davantage, y ayant trop de choses qui nous sont inconnues et l'esprit humain ayant en tout genre de connaissances des bornes où il est forcé de s'arrêter.

Après avoir pansé un cheval qui avait été dessolé et à qui on avait coupé une partie de la fourchette pour un clou de rue qui lui était entré dans le pied , comme il était presque guéri, étant couché on lui donna un coup de fouet : il se leva ; mais par l'effort qu'il fit il boita subitement ; je crus d'abord que c'était l'effet de l'os coronaire poussé sur l'os de la noix, mais j'étais dans l'erreur. Dix jours après cet accident parut une tumeur dans le milieu du pied ; je crus alors que l'os de la noix pouvait être fracturé ; mais cette tumeur perça et je sentis l'os de la noix entier et le tendon cassé ; le bout supérieur de ce tendon s'était retiré et la partie inférieure était restée à son attache ; au bout de cinq ou six jours la partie inférieure de ce tendon se détacha par partie de son attache et laissa voir l'os de la noix découvert ; pendant trois mois qu'a duré le pansement je me suis servi du baume de Fioraventi, qui m'a très-bien réussi. Ce qui m'avait donné l'espérance de la guérison, c'était d'avoir vu quelques chevaux à qui on avait coupé par ignorance le tendon transversalement et qui avaient guéri. Je désirais savoir comment la partie supérieure du tendon aurait pu se rejoindre à son attache sur l'os du pied, car le cheval était guéri ; mais un accident dont il mourut me donna la facilité de disséquer le pied, et je trouvai le tendon ossifié avec l'os de la noix, et l'os de la noix avec l'os du pied, de sorte que ces trois parties étaient réunies. L'os coronaire avait conservé la liberté du mouvement de son article ; le cheval ne boitait point, il avait seulement la pince un peu relevée et marchait sur le talon.

Un cheval, à qui on avait fait l'opération du fil (1) en lui coupant la fourchette, eut le tendon offensé. Je n'ai pu savoir si cet accident venait soit d'avoir extirpé le fil, soit de la corrosion des topiques. J'ai trouvé l'os de la noix couvert d'une espèce de ligament qui occupait toute la partie de l'os de la noix qui s'était liée avec la partie supérieure de ce tendon ; ce nouveau ligament était adhérent à l'os de la noix qui s'y était ossifié ; mais ce ligament était plus du double épais qu'il ne l'est dans l'état naturel; reste à savoir si cette excroissance venait du tendon ou de la gaîne du tissu cellulaire, ou d'autres membranes : c'est ce que les observations et le temps découvriront.

J'ai dit que c'était dans les articulations du sabot et du boulet, et non dans les épaules, qu'il fallait chercher les causes qui faisaient soupçonner les chevaux d'avoir les épaules froides ou chevillées ; ce qui ne laisse pas lieu de douter que l'origine de cette maladie soit uniquement dans les articulations, c'est qu'après avoir disséqué des pieds de chevaux qu'on croyait chevillés des épaules, j'ai trouvé que la synovie des jambes était diminuée et altérée. Lorsque le cheval a chaud, la sueur descend des épaules et du cou jusque sur les jambes ; mais à mesure qu'elle s'éloigne du tronc elle se refroidit sur les extrémités, qui d'ailleurs ne peuvent être aussi chaudes que le centre, 1° parce que le sang et les liqueurs perdent, par l'espace qu'ils ont à parcourir, la chaleur qu'ils reçoivent du cœur; 2° parce que les jambes, qui ne sont composées que de nerfs et de fibres, ne peuvent jamais acquérir la température des parties musculeuses. C'est à cette distance, à cette organisation et au refroidissement de la sueur sur ces parties qu'on peut attribuer la diminution et l'altération de la synovie, qui d'abord fait feindre le cheval et ensuite boiter au point de n'en tirer aucun service. On peut éviter ce mal en laissant refroidir les chevaux petit à petit ; on obviera par cette précaution aux chauds refroidis, à la fourbure et même à la morve.

Après une course qui les a mis en nage, il faut les faire marcher

---

(1) Le fil est une humeur qui attaque et pourrit la fourchette.

tout doucement : on ranime ainsi les parties fatiguées ; on pourrait même, lorsque l'eau n'est pas froide, les baigner, quoique en nage, en observant de les faire promener après pour qu'ils ne se refroidissent pas subitement. Il faut aussi leur frotter les jambes avec du linge et de la paille, parce qu'en essuyant la sueur les pores s'ouvrent et la circulation se rétablit. On dit que les chevaux anglais sont plus sujets que d'autres à cette incommodité ; mais je crois que c'est parce qu'ils sont communément plus hauts sur jambes, qu'ils ont plus déliées que beaucoup d'autres chevaux, et qu'ainsi leurs nerfs et leurs fibres étant peu recouverts sont très-susceptibles des impressions extérieures ; de plus, leurs extrémités étant fort éloignées du centre, la sueur, refroidie par la distance, intercepte dans ces parties la transpiration et la circulation, qui ne peuvent que très-difficilement s'y rétablir à cause du peu de chaleur dont elles sont susceptibles, parce que la jambe, près le sabot, est presque toute osseuse et tendineuse, et qu'il n'y a que les parties musculeuses susceptibles d'un certain degré de chaleur.

Considérations anatomo-physiologiques sur les cornes frontales de l'espèce bovine;

Par M. NUMAN,
Directeur de l'Ecole royale vétérinaire d'Utrecht.

(1847.) (1)

MÉMOIRE ANALYSÉ

PAR

M. VERHEYEN,

Professeur à l'Ecole vétérinaire de Bruxelles,
vice-président de l'Académie royale de médecine de Belgique, membre correspondant de l'Académie nationale de médecine de Paris et de la Société nationale et centrale de médecine vétérinaire.

Malgré la simplicité apparente de leur organisation, malgré l'inutilité de leur concours à l'entretien des fonctions vitales, les cornes qui garnissent le front des animaux offrent, sous le rapport du développement, de la croissance et de la structure, ainsi que sous celui des relations dynamiques avec les organes sexuels, sinon chez toutes, du moins chez certaines espèces, plusieurs particularités dignes des méditations du naturaliste.

M. Numan (2) a soumis les cornes de l'espèce bovine à de nouvelles investigations. Ses recherches n'ont pas eu la science pure pour but ; il arrive par la physiologie à des indications dont l'économie rurale profitera peut-être un jour. Avec cette circonspection con-

______

(1) Nous interrompons l'ordre chronologique pour donner place dans notre collection aux remarquables recherches physiologiques sur l'accroissement des *cornes frontales*, de M. Numan, dont nous devons la traduction et l'analyse à notre savant collaborateur Verheyen. L'importance et la nouveauté de ce sujet pour les vétérinaires français seront à leurs yeux une excuse suffisante de cette déviation à la marche que nous nous étions tracée.

(2) *Bydrage tot de ontleedkundige en physiologische Kennis der Horens van het Rundvee; met vier Plaaten;* Amsterdam, 1847.

sciencieuse caractérisant le véritable savant qui ne croit pas nécessaire de préconiser des innovations hasardeuses, M. Numan se contente de poser un jalon, appelant des études et des expériences nouvelles avant de donner une valeur pratique au résultat de ses recherches.

Les races, les individus de l'espèce bovine présentent dans la forme et la direction des cornes des différences qui ne sauraient échapper à l'attention de celui qui jette un coup d'œil comparatif sur un groupe de bêtes bovines. Ces différences ne sont pas exclusivement déterminées par l'âge et le sexe ; elles se rattachent surtout à la force de formation innée ; viennent ensuite le climat, le sol, l'alimentation (1), qui à leur tour exercent une influence marquée sur le développement des cornes frontales et en modifient la forme ainsi que la direction.

Quelques individus les ont volumineuses, épaisses et grossières, d'autres les possèdent minces et fines ; courtes chez celui-ci, longues chez celui-là, elles sont tantôt écartées et s'étendent latéralement, tantôt recourbées l'une vers l'autre, tandis que la pointe se dirige en bas, en avant, en haut ou en arrière.

Des races, des individus isolés sont dépourvus de cornes ou n'en présentent que de rudimentaires. Ces dernières, fixées par la peau

---

(1) Consultez, relativement à l'influence de la nourriture sur les cornes : Le Francq van Berkhey, *Naturalyke Historie van Holland*, 4ᵉ D. Blz. 294 ; Leiden, 1805. Le comte de Mellin avait déjà démontré cette influence sur le bois du cerf. Il cite le fait d'un cerf dont le bois fut arrêté dans sa croissance par suite d'une lésion accidentelle de la mâchoire postérieure, et qui rendait difficile la préhension des aliments. A en juger par le développement des tubercules frontaux, l'animal devait avoir porté un bois volumineux, qui ne se régénéra plus. *Merkwürdige Beobachtungen am Hirschgeschlecht*, dans les *Beobachtungen und Entdeckungen aus der Naturkunde ; von der Gesellschaft naturforschender Freunde zu Berlin* ; Berlin, 1792, B. X, S. 365. Sandifort, *Over de vorming en ontwikkeling der horens van zogende dieren in het algemeen, en van die der hertenbeesten in het byzonder*, dans les *Nieuwe Verhandelingen der eerste klasse van het koninklyk nederlandsche Instituut* ; 2ᵉ D. Blz. 87. Quant aux effets de l'alimentation sur la corne du mouton, voyez A. Numan, *Handleiding tot de inlandsche Schaapsteelt, inzonderheid nat opzigt tot de verbetering der wol* ; Harlem, 1845, St. 1, Blz. 163.

seule, en conservent la mobilité lorsque leur poids ne les fait pas incliner et pendre de chaque côté de la tête.

Si ces différences se remarquent déjà dans les familles, elles deviendront d'autant plus sensibles que l'on comparera les races des diverses contrées. La race suisse, mais principalement la race hongroise et podolienne, se distinguent par le volume, la longueur, l'écartement et la direction de leur coiffure; on la retrouve, quoique moins forte, dans les races anglaises des comtés de Devon, d'Hereford, de Lancaster et de Shrop. Les longues cornes du gros bétail irlandais descendent sur les côtés de la tête et se rapprochent du fanon; cette particularité appartient aussi à la race de Dishley ou New-Leicester, créée par Bakewell. Les cornes des taureaux de cette race, relativement plus courtes, ont une longueur de 15 pouces à 2 pieds; quelques bœufs en portent qui atteignent 2 pieds 1/2 à 3 pieds 1/2. Celles qui ornent la tête des vaches ont à peu près la même dimension, mais elles sont beaucoup plus fines et se terminent par des pointes effilées qui, naturellement, se dirigent en avant (1). Le mélange des races à longues et à courtes cornes de l'Angleterre a donné naissance à des variétés nouvelles (2).

Les bêtes hollandaises peuvent être rangées parmi les races à

---

(1) Le Francq van Berkhey (*loc. cit.*) donne des figures des différentes formes et directions des cornes des bêtes hollandaises. Quant aux principales races européennes, on consultera avec fruit l'ouvrage de Alesson et Wekherlin : *Abbildungen der Rindvieh— und anderen Hausthierracen, auf den Privatgütern Seiner Majestæt des Kœnigs von Wurtemberg, nach dem Leben gezeichnet und lithografirt;* Stuttgart, 1827. Pour les races anglaises, le livre assez complet de Youatt: *Cattle, their breeds, management and diseases;* London, 1834.

(2) Le nombre des bestiaux à courtes cornes le plus anciennement connus dans les comtés de Durham et d'York a considérablement augmenté en Angleterre aux dépens des races à longues cornes; ils ont même fait disparaître la variété créée par Bakewell. Suivant Youatt, l'Irlande en possède vingt de la première espèce contre seize de la seconde. On compte en Angleterre que le total du gros bétail se compose d'environ un tiers de bêtes à courtes cornes, d'un tiers de la race à longues cornes de Cumberland, et d'un tiers de races diverses dans lesquelles celle d'Hereford domine. Le huitième du bétail écossais appartient aux courtes cornes; le restant est formé de la race sans cornes, les *Galloways* et les *Highlanders* de conformation variée.

courtes cornes ; leurs appendices frontaux sont dirigés en avant et courbés en dedans. Suivant Sturm , les cornes du gros bétail des plaines pointent en avant ; celles des races des montagnes, comme en Suisse et dans le Voigtland, ont une terminaison latérale (1).

A l'aide de certains procédés l'on modifie à volonté la forme des cornes. Il est des pays où leur direction entre pour beaucoup dans la valeur commerciale des bêtes bovines ; le Voigtland est dans ce cas ; les marchands en profitent ; ils enveloppent les cornes, et par le secours du calorique ils leur impriment la forme recherchée. M. Laffarade a publié les procédés orthopédiques auxquels il a recours pour rectifier la direction vicieuse des cornes. Il les ramollit avec un pain chaud , et en se refroidissant elles prennent la forme des moules en bois dans lesquels on les introduit. Le tissu corné ne se laisse plus pétrir ainsi au delà de quinze mois d'âge ; M. Laffarade y supplée au moyen d'un joug en bois fixé aux cornes par des courroies qu'il serre chaque jour davantage (2).

Quel but s'est proposé la nature en ornant le sommet de la tête des bêtes bovines et de plusieurs autres espèces animales ? quelle est l'utilité de ces appendices frontaux ? sont-ce des instruments naturels d'attaque et de défense ? sont-ils destinés en même temps à agrandir la capacité des cavités nasales et des sinus frontaux, et à étendre, à fortifier ainsi le sens de l'odorat ? La dernière hypothèse est la moins probable ; les sinus et les anfractuosités des supports sont, à la vérité, tapissés par une membrane qui peut être considérée comme un prolongement de la muqueuse nasale, mais dans les supports osseux elle a une structure différente et l'on n'y rencontre

---

(1) *Andeutungen der wichtigsten Racen-Zeichen bei den verschiedenen Hausthieren*; Jena, 1812, S. 23. *Ueber Racen, Kreuzungen und Veredlung der landwirthschaftlichen Hausthiere;* Elberfeld, 1825, S. 24.

(2) Ces procédés ne sont pas d'invention moderne , les anciens en avaient une connaissance parfaite. *Cornua vaccæ calefacta facile in quamvis partem flectuntur. Cornua juniorum tepefacta in cera flectuntur, ducunturque facile ubi volueris* (Aristote). *Adeo sequax natura est, ut in ipsis viventium corporibus fervente cera flectuntur, atque incisa nascentium in diversis partibus torqueantur ut singulis capitibus quaterna fiant* (Pline). Le Francq van Berkhey, *Natuurlyke Historie van het Rundvee* , D. 1, Blz. 292, fait aussi mention de ces manœuvres.

pas de ramification du nerf olfactif. L'opinion que ces cavités allègent la tête et ménagent la puissance musculaire destinée à la soutenir et à la mouvoir n'est pas inadmissible ; convenons cependant que cette interprétation téléologique est loin de satisfaire ; car la pesanteur du bois du cerf comparée à la taille et à la force de l'animal l'emporte considérablement sur les ornements frontaux dont d'autres espèces sont pourvues ; puis vient la simple objection que si la nature avait voulu alléger la tête de la bête bovine, elle serait plus facilement arrivée à ses fins en supprimant les cornes (1).

Les sinus occupent toute l'étendue du frontal ; ils se prolongent dans les pariétaux et l'occipital, l'air circule librement autour de l'organe de l'ouïe. Cette disposition contribue peut-être avec les cavités des supports osseux à favoriser la perception des ondes sonores et à donner plus de finesse au sens de l'audition (2).

Après ces considérations générales, M. Numan entre en matière ; il a divisé son sujet en trois parties, comprenant :

1° Le développement, la croissance et la structure des cornes frontales ;

2° Les rapports physiologiques entre les organes sexuels et l'évolution des cornes ;

3° Les effets de l'extirpation du germe des cornes frontales sur la bête bovine.

I.

DÉVELOPPEMENT, CROISSANCE ET STRUCTURE DES CORNES FRONTALES.

Il est superflu de rappeler que les cornes frontales du bœuf sont creuses, de même que celles de la chèvre, du mouton et de l'antilope. Le tissu corné enveloppe, comme un étui, une cheville osseuse qui lui sert de base. Malgré les assertions de Buffon (3) et de Wes-

---

(1) Bailly, *Usage des cornes chez les divers animaux*, lu à l'Académie des sciences de Paris dans la séance du 12 janvier 1824.

(2) Relativement à la sensibilité plus grande que les os de la tête sont susceptibles de communiquer au sens de l'ouïe, voyez : Rudolphi, *Grundriss der Physiologie*; Berlin, 1823, Bd. 11, S. 142 ; Valentin, *Handleiding tot de Physiologie von den mensch*; Amsterdam, 1846, Blz. 322.

(3) Elles (les cornes) tombent également à trois ans au taureau, au bœuf et à la vache, et elles sont remplacées par d'autres cornes qui,

ley (1), qui prétendent que les cornes bovines sont caduques et remplacées à l'âge de trois ans, on sait qu'elles ne tombent pas annuellement pour se régénérer, comme le bois du cerf ; elles sont permanentes. L'erreur de Buffon a été reproduite par Weber (2).

Le prolongement épidermique qui recouvre la surface externe de la corne est la seule partie caduque ; il commence à s'écailler à l'âge de quinze ou seize mois. La sécheresse, les frottements, peuvent faire éprouver le même sort aux couches cornées sous-jacentes, mais la totalité de l'étui ne se détache qu'à la suite d'une violence externe (3). Les faits de chute spontanée sont exceptionnels et fort rares ; il faut les considérer comme conséquence d'un acte pathologique, de l'inflammation de la membrane productrice du tissu corné. Dans les collections de l'Ecole d'Utrecht se trouve la corne d'une vache vivant en 1840 à Nykerk-sur-la-Veluwe ; elle les perdit pendant trois années consécutives ; chaque fois la régénération fut complète. Peu de temps avant la chute, un mouvement fluxionnaire s'établissait au pourtour de la base des appendices frontaux ; une tuméfaction circulaire s'y formait, la tige cornée se détachait et était frappée de caducité. Ce phénomène se manifestait à une époque rapprochée du vélage, soit avant, soit après ; le support ne tardait pas à se couvrir d'un tissu corné de nouvelle formation (4).

Si l'on demande une preuve évidente de l'influence de la nourriture sur les cornes, nous citerons le gros bétail de l'Islande, des Orcades septentrionales, du nord du Danemark et de la Suède, qui,

---

comme les secondes dents, ne tombent plus. *Histoire naturelle ;* Paris, 1753, t. Ier, p. 459.

(1) Reinders, *Over zekere hoedanigheden van het Rundvee,* dans les *Verhandelingen der Maatschappy ter bevordering van den landbouw,* te Amsterdam, D. III, Blz. 9.

(2) *Theoretisches und practisches Handbuch der grœssern Viehzucht ;* B. II, S. 3, 22 ; Leipzig, 1811. Weber s'appuie sur un mémoire de Duhamel du Monceau.

(3) M. Rynders, vétérinaire attaché à l'Ecole d'Utrecht, ayant replacé immédiatement sur son support une corne qui venait d'être violemment arrachée en entraînant un lambeau de peau, pratiqua quelques points de suture. L'adhésion des deux parties réussit d'une manière complète et durable.

(4) Numan, *Mémoire sur les vaches stériles, traduit du hollandais ;* Paris, Bouchard-Huzard.

entretenu avec du poisson, perd les cornes et les supports osseux sans que ces parties se régénèrent(1).

Quand on suit l'évolution des cornes, on remarque, chez le fœtus de six semaines à deux mois, deux points calleux à la peau du sommet de la tête et correspondant à la place que les cornes doivent occuper (2). En séparant cette portion de peau du crâne, l'on s'aperçoit qu'elle est plus adhérente à l'os sous-jacent que la partie voisine, mais l'os encore cartilagineux présente une surface unie, dépourvue de toute trace des supports futurs. Ils ne deviennent pas plus évidents après quelques mois, quoique le point calleux gagne en étendue et en épaisseur. Au moment de la naissance du veau parvenu à terme, l'on sent de légères élévations très-distinctes ; l'os commence à proéminer, ou du moins il s'y forme un noyau osseux. Malgré l'union plus intime du point calleux de la peau et du périoste, il a conservé sa mobilité, qui persiste durant quelques semaines ou jusqu'à l'époque vers laquelle le cornillon est parvenu à la hauteur de 2 à 3 centimètres. Le support, non encore complétement ossifié, partage cette mobilité ; l'un et l'autre acquièrent de la fixité, et avec le progrès de l'âge ils semblent devenir parties intégrantes du crâne.

Les poils prennent, au pourtour du point saillant, une direction particulière ; ils se réunissent par bouquets redressés. Les vaisseaux artériels, dont la peau est abondamment pourvue, croissent en nombre et en diamètre ; ils s'anastomosent avec ceux du périoste crânien et contribuent à la formation des apophyses frontales aussi bien qu'au développement des supports. Les surfaces de contact de

---

(1) A.-G. Camper, *Abhandlung von Hebell;* Lingen, 1794, S. 121; P. Camper, *Natuurkundige Verhandeling over den Rhinoceros;* Blz. 158; Reinders, *loc. cit.*, Blz. 9.

(2) Ce fait s'accorde avec les observations de Heusinger. « Au centre « de cette surface (les points où s'élèvent les cornes) surgit la première « trace de la corne ; j'y remarque une légère éminence qui paraît être formée par un épaississement de l'épiderme, et un petit point au milieu « de l'éminence. Je ne parvins pas à en distinguer davantage. Ce point a « tout à fait l'aspect d'une verrue qui survient aux doigts. Je ne sais pas « encore comment celles-ci se forment ; je crois cependant connaître tout « ce qui a été écrit sur cet objet. » *Ein paar Bemerkungen ueber Pigment-absonderung und Haarbildung,* dans le *Deutsches Archiv fuer die Physiologie;* B. VII, S. 408.

la peau et du périoste adhèrent entre elles au point qu'il n'est pas facile de les séparer et que les deux membranes semblent se confondre. La face inférieure de cette membrane, simple en apparence, mais réellement composée de deux couches différentes et par la structure et par les fonctions, sécrète la matière osseuse destinée à l'accroissement du support ; la face supérieure, véritable matrice de a corne frontale, produit du tissu corné.

La peau unie au périoste recouvre le support dans toute son étendue. A mesure que ce support prend de l'accroissement, la peau éprouve une extension aux dépens de son épaisseur et se modifie jusqu'à perdre son aspect habituel. A la base de la cheville elle conserve encore ses caractères physiques ; elle s'amincit toujours davantage en s'avançant vers l'extrémité, et, au lieu de sécréter de l'épiderme et du poil, elle produit un tissu corné massif.

Cette double membrane est abondamment pourvue de vaisseaux, ainsi que le constate l'injection de l'artère auriculaire. Nombreux à la face inférieure du périoste, ils se ramifient sur la cheville osseuse et y pénètrent en couvrant sa superficie de rugosités, de sillons, de dépressions multipliées, comme les parties molles en impriment sur des tissus durs aux dépens desquels elles prennent l'espace nécessaire à leur développement.

La membrane tapissant la cavité du support n'est pas moins vasculaire ; une injection heureuse fait voir plusieurs artérioles qui percent la partie osseuse et se ramifient dans la membrane externe.

Les nerfs de cet appareil sont tout aussi nombreux : ils se composent de deux cordons principaux fournis par la première et la seconde branche de la cinquième paire, d'une branche du nerf frontal, d'un rameau du nerf lacrymal et de deux rameaux du sympathique, qui entourent l'artère sous forme de ganse. Ces nerfs donnent naissance à un plexus qui, passant sur le muscle temporal, se rend sous l'étui corné ; des branches assez fortes s'en détachent et se divisent dans la couche membraneuse externe du support.

L'appareil sécréteur de la corne est le siége d'une grande activité ; son système nerveux et vasculaire très-développé ne peut laisser aucun doute à cet égard ; il renferme aussi la raison des variations de température si distinctes aux cornes dans les affections fébriles des bêtes bovines.

On peut conclure de ce qui précède que la peau est le point de départ de la formation des cornes frontales.

Les supports ne doivent pas être envisagés comme de simples prolongements, des apophyses du frontal ; ils sont le produit du périoste qui les recouvre ; l'ossification du crâne ne prend aucune part à leur formation. Tendre et cartilagineux à l'origine, le support s'ossifie en prenant la forme d'une cheville qui s'allonge par la suite. La cheville finit par se confondre avec l'apophyse circulaire du frontal, et ces deux parties osseuses constituent un tout continu. La genèse des supports est analogue à l'évolution des apophyses. Les éminences osseuses du front ont la même destination que les protubérances de la tête du cerf : elles servent de base ou de siége à la corne qui s'y attache. Tous les individus ne les présentent pas d'un prolongement égal : elles sont plus longues et d'un diamètre moindre chez la vache que chez le taureau ; les races offrent aussi sous ce rapport des différences.

Pendant la plus grande partie de l'année qui suit la naissance, la cheville osseuse est compacte ; l'on n'y remarque pas les cavités que la nature y creuse à un âge ultérieur. La disjonction des lames du frontal s'étend aux apophyses ; la résorption les excave, et il s'y établit un sinus communiquant avec celui qui se forme dans les supports. Le diploé existant entre les deux tables du frontal disparaît également par absorption ; la table externe continue à s'étendre ; elle contribue seule à la formation de la caverne ; la table interne y prend part pour autant qu'elle suit la progression de la tête dans son accroissement. Le travail de résorption se poursuit dans les deux chevilles et leur donne une configuration interne semblable à celle des sinus frontaux, avec toutes leurs anfractuosités.

Le support commence à se creuser quelques semaines après la naissance ; vers l'âge de six à sept mois la cavité a une étendue d'environ 3 centimètres sur une longueur de 8 à 9 centimètres que possède la cheville, dont l'extrémité continue à être compacte. Le diamètre transversal de la cavité est de 8 millimètres, et son ouverture de communication avec les sinus frontaux reste relativement fort étroite. Les parois de la cheville, beaucoup plus épaisses que le frontal, mesurent en moyenne 1 centimètre 1/2. Cette différence tend à confirmer l'opinion que le support n'est pas un simple prolongement du frontal. A un âge plus avancé l'absorption s'active davantage, la caverne gagne en étendue, les anfractuosités se forment. L'acte physiologique qui se passe peut être comparé à la formation du canal médullaire des os longs et à la consolidation des fractures osseuses.

Le cornillon commence à poindre au bout de deux à trois semaines ; il s'annonce par un point lisse, dépourvu de poils et visible à l'œil nu ; après plusieurs mois il tend à se courber, et à la fin de la première année, abstraction faite des races, sa longueur varie, d'après quelques mesurages, de 10 centimètres 7 à 8 millimètres à 15 centimètres. Dans aucun des âges subséquents la croissance n'est aussi active que pendant l'enfance.

La couche externe du cornillon, d'une nature particulière, est formée par l'épiderme, qui, avec le derme, s'est étendu sur le support ; cette couche épidermique a entraîné, par un arrachement lent et insensible, les poils dont elle était surmontée. Ces poils s'agglutinent au pourtour de l'étui corné et en constituent l'enveloppe externe ; on aperçoit distinctement ce mode de formation sur un jeune cornillon, car il arrive d'y rencontrer des poils non encore agglutinés. La corne d'un an acquiert, par une semblable enveloppe, un aspect terne et rugueux. Cette couche est caduque ; vers dix-huit mois elle commence à s'écailler, et après sa chute la corne sous-jacente apparaît lisse et luisante. L'on retrouve ici le phénomène que l'on observe au sabot du poulain.

La faculté que possède la couche dermoïde du support de sécréter de la corne au lieu d'épiderme est également dévolue à la peau qui entoure la base de l'appendice frontal ; le mode de production ne diffère pas de la genèse de la couche externe ou caduque du cornillon. Les poils les plus rapprochés de la racine suivent la direction perpendiculaire de la cheville et se disposent régulièrement à son pourtour. Leurs extrémités s'insinuent sous le bord de l'étui ; la membrane dermoïde sécrète de la matière cornée qui agglutine les poils et se transforme en un tissu compacte ; insensiblement ils sont arrachés, et parfois l'on parvient encore à découvrir leurs racines. Tel est le mécanisme de la formation des anneaux ou cercles annuels qui s'ajoutent à la corne frontale.

L'adjonction d'un nouvel anneau à la base a fait admettre par quelques physiologistes (1) que le mode de croissance de la corne consistait en un allongement mécanique, la portion sous-ajoutée chassant celle qui lui est supérieure. Cette opinion est erronée: le support seul s'allonge et entraîne l'étui; l'espace vide qui en résulte à la racine se remplit par le cercle que produit la peau. Ce phénomène se répète tous les ans; il cesse quand la nature met un terme à la croissance de la cheville osseuse.

La longueur des anneaux varie suivant la taille des bêtes bovines et selon qu'elles appartiennent aux races à longues et à courtes cornes; elle diminue graduellement, les derniers cercles formés étant plus courts que les précédents. Chez les vaches hollandaises, le premier anneau, celui de la deuxième année, mesure de 3 à 3 centimètres 1/2; l'anneau de la troisième année est de 1 centimètre 8 millimètres, et ainsi de suite en décroissant; mais la paroi cornée prend en même temps plus d'épaisseur, et elle l'acquiert aux dépens des cercles subséquents.

La règle de décroissance des anneaux comporte des exceptions, du moins pendant l'adolescence. A cette période de la vie ils ne présentent parfois aucune différence sous le rapport de la longueur, et il arrive qu'un nouvel anneau dépasse son aîné en étendue. Ces diverses circonstances sont en relation directe avec l'alimentation, la nutrition de l'animal et la croissance du support. En général, les cercles se rétrécissent et se rapprochent toujours davantage avec les années; après dix ans ils se confondent; à un âge plus avancé ils ne présentent plus que des rugosités irrégulières; enfin leur formation cesse. Les derniers cercles prennent parfois un aspect aride, comme s'ils étaient imprégnés de matières calcaires; alors les cornes s'amincissent à la base et semblent s'atrophier (2). Ces modifications, en rapport avec la reproductivité générale qui décline, s'aperçoivent

---

(1) « A la base des cornes des bêtes bovines il se forme à cinq ans chez « le taureau, dès la naissance du premier veau chez la vache, un bourrelet « annulaire annuel. Ce bourrelet n'est peut-être qu'un débris de l'épi- « derme exfolié, que chaque anneau subséquent chasse pour le rappro- « cher de l'extrémité de la corne. » Burdach, *Die Physiologie als Erfah- rungswissenschaft;* Leipzig, 1830, B. III, S. 525. Ce passage de Burdach contient autant d'erreurs que de mots.

(2) Girard, *Traité de l'âge.*

distinctement chez les vaches vêlant tous les ans et constamment entretenues comme laitières.

Le support osseux n'atteint pas avec la même rapidité le terme de sa croissance chez tous les individus ; peut-être que l'alimentation fait encore sentir son influence à cet égard, et probablement que les races à longues et à courtes cornes offrent aussi des différences sous ce rapport. Le squelette d'une vache conservé dans les collections de l'Ecole d'Utrecht tend à confirmer le fait de l'époque indéterminée vers laquelle la cheville cesse de croître. Cette bête, entrée comme veau dans les étables de l'Ecole, y mourut à l'âge de seize ans, et à cause de deux membres supplémentaires qu'elle portait sur le garrot on la soumit à une stabulation permanente ; elle donna trois veaux bien conformés. Sur la corne on ne compte que neuf anneaux, dont le dernier offre évidemment un aspect calcaire ; la cheville ayant atteint de bonne heure son entier développement, il ne se forma plus de nouveaux anneaux.

Quoique M. Numan n'admette pas l'allongement de la tige cornée par le déplacement mécanique des anneaux dans le sens que des naturalistes y attachent, il ne prétend pas que ce phénomène ne puisse avoir lieu, alors même que la cheville osseuse est parvenue au terme de sa croissance. Cet allongement tombe entièrement sous l'empire des lois de la physiologie. La sécrétion du tissu corné ne s'arrête pas ; la couche papillaire de la membrane cutanée qui s'étend sur le support ne reste pas inactive. Il est probable que ce travail sécrétoire non interrompu a pour conséquence un allongement de la corne frontale : effet analogue à la croissance de l'ongle de l'homme, de celui du cheval et d'autres animaux. L'épaisseur variable des parois de la tige cornée à différents âges, cette épaisseur augmentant de la base vers l'extrémité, rendent incontestable la sécrétion continue de tissu corné. L'accroissement annuel doit cependant être fort restreint, si l'on prend en considération la finesse des couches cornées. En admettant que plusieurs couches s'ajoutent annuellement à la corne frontale, ce que leur nombre autorise à supposer, leur extrême finesse explique l'absence de fissures longitudinales qu'une sécrétion abondante devrait amener, car l'élasticité du tissu corné est fort restreinte ; elle ne permet qu'une petite dilatation sans se rupturer.

Pendant toute la vie il se dépose proportionnellement plus de matière cornée à la pointe qu'aux autres parties, de sorte que la plus grande croissance a lieu vers l'extrémité et que la couche papillaire ou la matrice de la corne y est douée d'une activité plus forte. Le total des couches cornées, s'y accumulant en plus grand nombre, donne la raison de l'allongement des appendices frontaux. Cette pointe n'est pas creuse ; elle reste également massive chez les individus dont les cornes, dépourvues de supports, sont pendantes.

On remarque parfois une différence entre les anneaux, la direction et la courbure des deux cornes ; cette anomalie dépend ou de la forme et de la position que prend la cheville, ou d'une irrégularité dans la production du tissu corné. M. Girard observe que le dépérissement que subissent les cornes à un âge avancé ne se manifeste presque jamais au même degré à toutes les deux. Cette différence n'est pas exclusive à la vieillesse. La bête bovine morte à seize ans, et dont il a déjà été fait mention, portait à la corne droite des bourrelets circulaires plus forts et mieux dessinés qu'à celle de gauche. Cette dernière, mesurée sur la face convexe, surpasse l'autre en longueur de 1 centimètre 2 millimètres. La stabulation étant permanente et les onglons n'éprouvant pour ainsi dire pas d'usure, ceux de droite mesurent 44 centimètres, et ceux de gauche, quoique soumis aux mêmes conditions, ont conservé leur taille naturelle. Il semble donc que la production cornée peut être latérale.

Les considérations qui précèdent conduisent à cette conclusion : la corne frontale est formée suivant deux modes, d'abord par sécrétion non interrompue de la couche dermoïde étendue sur le support, ensuite par adjonction d'anneaux annuels à la base et autour de la cheville, où la peau offre un bourrelet comme à la couronne de l'ongle du cheval (1).

Les anneaux, dont l'étendue égale l'accroissement annuel de la cheville, se confondent intimement avec le tissu corné sécrété par la membrane du support, et ils contribuent ainsi à former les couches longitudinales qui composent la corne frontale. Sa face interne est parsemée d'élévations et de dépressions alternatives, dues à des

____

(1) Gerber, *Handbuch der allgemeinen Anatomie des Menschen und der Haussæugethiere;* Bern, 1840, S. 85.

côtes longitudinales ; cette disposition donne un aspect ondulé aux couches internes que l'on découvre par la section.

La régénération de la corne démontre que la membrane du support est susceptible de la reproduire sans le concours de la peau entourant la base. L'accroissement ne part donc pas exclusivement de la racine. La membrane dénudée se recouvre d'un tissu corné de nouvelle formation ; il ne tarde pas à se durcir et à présenter une tige plus ou moins régulière. La couche épidermique qui s'était annexée, sous forme d'anneaux, à la corne primitive, fait défaut à la corne nouvelle ; celle-ci doit donc tout à fait être considérée comme un produit de la membrane de la cheville. Le fait de la vache dont les cornes tombaient annuellement vient confirmer ce mode de reproduction. Le professeur Sandifort (1) donne la figure d'une corne appartenant à une vache de sept ans ; vers l'âge de cinq ans une cheville s'était dénudée, et après la régénération de l'étui un nouvel anneau était venu s'ajouter à la base. La formation des cercles ayant marché régulièrement à la corne opposée, on y compte sept sillons distincts.

La genèse du sabot du cheval est fondée sur les mêmes principes. Deux membranes sont intimement unies : la première dermoïde, le tissu feuilleté, produit de la corne ; la seconde, le périoste, nourrit le dernier phalangien. La couronne ou la peau fournit son contingent, la couche qui recouvre la corne sécrétée par le tissu feuilleté. Dans le sabot de fœtus et de très-jeunes poulains on peut se convaincre que les poils contribuent à la formation de la couche externe, en les soumettant à la macération.

Si la paroi des cornes frontales éprouve une lésion, la trace n'en disparaît pas, comme on la voit s'effacer dans l'ongle de l'homme et celui des animaux, qui, sujets à l'usure, se terminent par une surface épanouie et réparent bien vite les pertes partielles qu'ils éprouvent. Les couches des cornes frontales convergent vers un point auquel elles aboutissent, et, en supposant qu'elles continuent à croître pendant toute la vie, elles ne sont ni expansibles ni sujettes

____

(1) *Nieuwe Verhandelingen van het Koninklyk-Nederlandsche Instituut;* D. II, Blz. 80.

à une usure régulière ; elles doivent, par conséquent, conserver les empreintes qu'elles reçoivent.

La production et l'accroissement de la corne ont lieu dans deux directions : de bas en haut et de dedans en dehors. Par la fusion du tissu corné que fournissent ces deux sources, il se forme des cornets perpendiculaires qui s'emboîtent exactement les uns dans les autres ; leur nombre correspond à celui des anneaux annuels que l'on compte à la base. La corne, de même que l'épiderme, est un produit exclusif de la peau ; le tissu corné n'est qu'un épiderme modifié (1).

Lorsque l'on soumet la corne frontale à une section longitudinale ou transversale, et surtout si l'on fait subir une forte dessiccation aux fragmens, les couches dont elle est composée deviennent évidentes. Par la dessiccation les cornets semblent avoir une tendance à se séparer ; cette séparation peut encore être tentée sur une corne non divisée, et l'on parvient alors à obtenir les cornets dans leur totalité. La disjonction des cornets n'est pas une *opération* facile ; M. Numan n'a réussi ni par une longue macération, ni en soumettant la corne alternativement au ramollissement et à une forte dessiccation. Il est parvenu, après une décoction prolongée et réitérée, à séparer partiellement les cornets en introduisant la pointe d'une feuille de sauge entre les sillons. Dans le cabinet de feu le professeur Brugmans, à Leiden, on conserve une corne bovine dont un cornet, correspondant au sixième anneau, a été entièrement séparé. M. Sandifort, directeur du cabinet, a mis cette corne à la disposition de M. Numan ; il pense que Brugmans a obtenu une disjonction aussi parfaite par la putréfaction.

Les cornets, solidement emboîtés les uns dans les autres, sont des produits annuels qui forment autant de subdivisions de la corne frontale ; la matière cornée dont ils sont composés se laisse diviser à

---

(1) Il y a plusieurs siècles que les anciens ont indiqué cette origine de la corne bovine ; le rappel en paraîtrait donc superflu, si une foule d'observations des temps antérieurs ne tombaient dans l'oubli pour être ressuscitées comme découvertes modernes.

Pars cava cornuum in bobus, ut aliis fere omnibus, ex cute potius oritur, quam solidum quiddam osse enascens subit, impletque totam ; in mucronem tamen solidum exeunt, et simplici parte extrema constant. **Aristote,** *De historia animalium,* lib. II, p. 557, 581.

son tour et fournit un grand nombre de lamelles très-minces. Elles adhèrent fortement les unes aux autres, mais on les sépare en suspendant pendant quatre jours un fragment de corne dans un vase non hermétiquement fermé et contenant de l'acide chlorhydrique d'une pesanteur spécifique de 1,180. L'acide, par son action sur la protéine, se colore d'abord en violet, puis il prend une teinte indigo. Après la décantation du liquide, le fragment de corne se présentait très-gonflé; lavé avec soin à l'eau pure et suspendu de nouveau dans de l'acide chlorhydrique très-faible, le côté interne se sépare en lamelles légèrement flexueuses, d'une finesse extrême. Disposées les unes sur les autres, comme les feuillets d'un livre, elles se désagrégent en y introduisant une lame très-mince, mais elles ne tardent pas à se rapprocher du moment que la force qui les tenait écartées cesse. Suspendues dans de l'alcool à 44°, elles cèdent leur eau et se contractent un peu ; la séparation alors reste permanente.

Ces expériences confirment la remarque ingénieuse de Malpighi (1) que la corne bovine est formée dans sa totalité de lamelles couchées les unes sur les autres comme les écailles d'un ognon.

La coloration des cornes frontales est subordonnée à la faculté que possède la peau de produire des poils d'une nuance plutôt que d'une autre. S'ils sont blancs, foncés, noirs ou mélangés, la corne prendra des teintes analogues (2). Les poils, ne contribuant qu'à la formation de la couche externe, ne peuvent transmettre leur couleur qu'à cette couche ; la membrane dermoïde de la cheville conserve la propriété de sécréter de la corne blanche ou foncée, de même qu'elle aurait produit des poils de ces nuances si elle n'avait subi aucune modification. Telle est la raison pour laquelle la corne frontale, souvent blanche à la pointe, a une autre teinte au centre et à la base.

Passons à l'anatomie microscopique de la corne, qui a été étudiée par M. le professeur Harting, sur la demande que lui en a faite M. Numan.

---

(1) *Lamellis cæparum instar intra se positis. Opera omnia,* t. II, p. 215.

(2) *Colores cornuum, unguium, ungularum pro cutis, pilorumque colore sequuntur, etenim cutis nigræ, cornua nigra et ungulæ nigræ oriuntur, et candidæ pari modo respondent et cornua, et ungues, et ungulæ, mediis etiam medium eamdem colorem proferunt.* Aristote, *loc. cit.,* 581, 853.

On distingue dans l'ensemble de l'appareil frontal de l'espèce bovine quatre couches principales de tissus superposés :

1° La couche cornée ou la corne proprement dite ;
2° La couche membraneuse ;
3° La couche osseuse ;
4° La couche membraneuse qui tapisse la cavité du support.

Couche cornée. — Elle est entièrement composée de cellules, changeant de forme et de nature selon leur âge. Celle de dernière formation, à la base, près de la tête, présente une masse amorphe, transparente, avec des noyaux épars, composés de petites molécules groupées. Un peu plus haut, les parois des jeunes cellules entourant ces noyaux deviennent distinctes ; elles doivent évidemment leur origine à la masse amorphe (blastème). Plusieurs noyaux, au nombre de deux ou trois dans quelques cellules, sont transformés en globules graisseux d'un assez fort diamètre. Ces jeunes cellules ont une forme irrégulière, ronde ou ellipsoïde ; leur membrane, très-délicate, est à peine perceptible. A une plus grande distance de la base, la membrane se dessine plus distinctement et les cellules vont en s'aplatissant ; leurs parois se rapprochent, en conservant un diamètre proportionnel à celui de la surface de la corne. Les noyaux ont disparu, et les globules graisseux dans lesquels ils se sont métamorphosés sont devenus beaucoup plus petits.

A mesure que les cellules vieillissent, leur contenu disparaît de plus en plus, les parois se rapprochent, se touchent et semblent adhérer entre elles ; les globules graisseux ont disparu. En humectant avec de l'eau, l'on n'aperçoit plus de trace cellulaire, mais on voit un grand nombre de stries assez parallèles, entrecoupées à de rares intervalles, et qui semblent être les lignes de démarcation des couches cornées. On compte trente-huit de ces couches sur une superficie d'un dixième de millimètre, et comme la paroi de laquelle le fragment soumis à l'examen avait été enlevé mesurait 5 millimètres en épaisseur, elle devait être composée de 1,900 couches. Si l'on étudie un fragment de corne qui n'est pas encore trop âgé, l'on demeure convaincu, en y ajoutant de l'acide acétique concentré, que la forme des cellules a changé, mais qu'en réalité elles existent encore. Au bout de peu d'instants les cellules aplaties et humectées

gonflent, et, à l'exception des noyaux et des globules graisseux qui
ne laissent pas de traces, le tissu reprend l'aspect d'une période antérieure. Sur du tissu corné très-vieux l'acide acétique n'opère plus
ce changement, alors même que son action se prolonge pendant
quarante-huit heures ; le séjour dans une solution concentrée de
potasse caustique et l'humectation subséquente avec de l'eau les
font reparaître. Ces réactifs indiquent que les couches de la pointe
et de la circonférence externe de la corne sont les plus vieilles, et
les couches de la surface interne de formation plus récente. A la
base, les jeunes cellules sont les plus nombreuses, la sécrétion y possède, par conséquent, la plus grande activité ; mais, à mesure que
l'on remonte vers l'extrémité ou que l'on se rapproche de la portion
la plus âgée, la corne gagne en épaisseur. On peut en conclure que
sa sécrétion a lieu sur toute l'étendue de la membrane tapissant le
support.

L'addition d'acide acétique à la solution potassique, ayant agi sur
les cellules cornées, donne un précipité de petites molécules qui, selon toutes les probabilités, ne sont que de la protéine. Mulder et
Donders (1) ont, dans de semblables circonstances, obtenu de la
protéine de l'ongle humain. L'acide azotique y détermine une couleur jaune qui gagne en intensité par l'ammoniaque ; il se forme de
l'acide xanthoprotéique et du xanthoprotéate d'ammoniaque. Cette
opération fait peu gonfler les cellules ; mais, comme elles renferment
de la protéine, on reste dans le doute relativement à la part que
prennent les parois cellulaires à cette coloration.

Dans les cornes colorées, les cellules renferment la matière colorante sous forme de très-petites molécules noires ou brunes, qui
prennent la place occupée antérieurement par le noyau.

Couche membraneuse. — Elle est composée de trois couches différentes sous le rapport histologique :

a. La couche papillaire ou la matrice de la corne ;

b. Le derme ;

c. Le périoste.

Cette couche membraneuse a le plus d'épaisseur à la base, elle

---

(1) *Versuch einer allgemeinen physiologischen Chemie ;* Braunschweig,
7ᵉ Lieferung, S. 555.

s'amincit insensiblement vers l'extrémité ; l'amincissement porte principalement sur la couche moyenne.

a. La couche papillaire ou la matrice de la corne a de grands rapports, dans sa texture, avec la couche papillaire sous-épidermique, et anciennement connue sous le nom de *réseau de Malpighi*. Elle est tout à fait composée de cellules rondes à noyaux ; on les aperçoit le plus distinctement lorsque la membrane sèche, coupée longitudinalement, est humectée et traitée par l'acide acétique ; il faut avoir la précaution de ne pas trop prolonger l'action de l'acide. A la base et jusqu'à une certaine distance cette couche est immédiatement unie au tissu corné ; elle fournit des prolongements qui y pénètrent à quelque profondeur. Plus haut cette disposition cesse, les deux surfaces cornée et membraneuse sont planes et unies.

De même que dans la couche sous-épidermique et la matrice des ongles, les papilles de la matrice de la corne offrent une grande analogie de structure avec les papilles primaires de la langue du bœuf. Ce sont des excavations très-étroites, tubiformes, qui se présentent sous l'aspect de canalicules en cul-de-sac, dont l'intérieur est tapissé de cellules à noyaux se distinguant par leur capacité et leur forme allongée des autres cellules de cette couche.

Une ganse vasculaire, composée d'une artériole et d'une veinule, pénètre dans chacune de ces papilles ; elle est fournie par les vaisseaux qui se ramifient dans le derme ; il est probable qu'il s'y trouve aussi une ganse nerveuse, que l'on ne parvint pas à découvrir. La direction des papilles, et par conséquent aussi celle des ganses vasculaires, varient suivant la portion de la membrane sur laquelle on les examine. Près de la base elles s'élèvent perpendiculairement sur le derme, et comme toute la couche y contracte une union avec la corne et pénètre dans celle-ci, les papilles avec leurs ganses vasculaires suivent la même route et s'enfoncent dans la couche cornée, où on les voit à une profondeur d'environ 1 millimètre. A mesure que l'on s'éloigne de la base, les papilles se rapprochent de la direction oblique, l'angle qu'elles forment avec l'axe de la corne est plus aigu ; enfin, les papilles et leurs capillaires deviennent parallèles à cet axe ainsi qu'à la surface de la membrane.

b. Le derme a la texture ordinaire ; il est composé de forts faisceaux de fibres cellulaires, entourés de fibres élastiques. Ces faisceaux forment un réseau dont les mailles, à la base de la corne, présentent un carré régulier ; en s'approchant de la pointe, elles s'allongent toujours davantage et finissent par disparaître. Une section perpendiculaire démontre le parallélisme des faisceaux, mais par une coupe transversale on reconnaît encore la structure réticulaire.

Cette couche est riche en vaisseaux ; les mailles de leurs ramifications réticulées prennent dans leur marche ascendante la direction des faisceaux. On ne rencontre nulle part entre les mailles des faisceaux les groupes de cellules graisseuses si fréquentes à d'autres régions.

c. Le périoste ou la partie de la membrane qui en tient lieu se distingue à peine, sur plusieurs points, de la couche précédente. Il semble, à la section longitudinale, que les faisceaux du derme, à certains endroits, pénètrent jusqu'à l'os. La distinction est d'autant plus difficile que les éléments constitutifs, les fibres cellulaires, sont les mêmes ; la différence se tire uniquement de ce que ces fibres sont réunies en faisceaux dans le derme, et non dans le périoste. Sur d'autres points la distinction n'offre plus de difficulté, mais les deux couches membraneuses ont contracté une union si intime qu'il est presque impossible de les isoler. Les fibres composant le périoste ne sont pas agglomérées comme dans les faisceaux du derme ; elles ne donnent pas non plus naissance à un réseau ; dans leur marche légèrement flexueuse, elles suivent l'axe de la corne. Toute la couche se tuméfie extraordinairement par l'acide acétique qui fait disparaître les fibres cellulaires, en ne laissant que des traces rares et disséminées de fibres élastiques.

Les vaisseaux de cette couche sont des ramifications fournies par le derme ; ils pénètrent avec les prolongements du périoste dans les sillons et les canalicules médullaires de la surface externe de l'os.

Couche osseuse. — La forme du support est tout à fait analogue à celle de la corne, avec cette différence qu'il est un peu moins conique. A la surface externe l'on remarque de nombreux sillons dans lesquels se rendent les vaisseaux et les prolongements du périoste. La direction de ces sillons, perpendiculaire sur presque toute la surface de la cheville, est en partie transversale et oblique à la base.

Ils sont donc conformes, sous ce rapport, à la direction du réseau vasculaire déjà décrit.

Le support creux ne renferme pas de substance spongieuse, mais la surface interne de la paroi, surmontée de bords rentrants, représente des cavités superficielles d'une configuration irrégulière. Elles continuent les sinus frontaux, avec lesquels le support est en communication directe.

La structure de la paroi osseuse est semblable à celle du frontal; une coupe transversale, prise au point d'union du frontal et de la cheville, ne permet pas de découvrir la moindre différence entre les deux os. La substance compacte et les canalicules médullaires de l'un se continuent sans interruption dans l'autre. Un peu au-dessus de la base, les canalicules médullaires commencent à s'élargir; à l'extrémité ils ont un diamètre double de ceux de la base; leurs mailles sont aussi plus petites, et la cheville contient d'autant moins de substance osseuse compacte que l'on se rapproche de son sommet. Un fragment sec, dans lequel l'air a remplacé les sucs naturels, flotte à la surface de l'eau; pris au centre ou à la base, il gagne le fond.

Sur quelques points, mais principalement à une petite distance de la racine, le cours des canalicules médullaires est des plus réguliers; une coupe perpendiculaire fait voir qu'ils représentent des mailles assez exactement quadrangulaires. Près du sommet leur forme, ainsi que celle du réseau qu'ils constituent, est, au contraire, fort irrégulière. Les parois externe et interne, comparées entre elles, n'offrent de différence sensible quant à ces canicules, ni sous le rapport de la direction, ni sous celui du diamètre et du nombre. Leurs ouvertures, aux deux surfaces, donnant passage aux vaisseaux sanguins, sont régulièrement circulaires; quelques-unes sont disposées par séries longitudinales.

Les canalicules médullaires sont entourés, ainsi que cela se rencontre toujours, de rangées concentriques de cellules osseuses, connues sous le nom de *corpuscules osseux*. Le nombre de ces rangées varie de trois à douze. Les cavités cellulaires sont petites, mais les canalicules rayonnés, qui en partent et qui mettent les cellules en communication entre elles et avec les canalicules médullaires, sont extraordinairement multipliés et distincts. Aussi, lorsque l'on a

extrait les matières inorganiques par l'acide chlorhydrique, restent-
ils encore fort perceptibles, ainsi que les couches concentriques renfermant les cellules.

Couche membraneuse interne. — Cette membrane qui tapisse la
paroi interne du support, qui en suit toutes les anfractuosités, est
formée de deux couches, entre lesquelles se trouvent les branches
principales des nerfs et des vaisseaux ; elles s'accompagnent mutuellement presque partout ; elles vont en ligne droite, nulle part on
ne remarque de coude. Les capillaires réticulés y présentent, ainsi
que dans le derme, des mailles d'autant plus allongées qu'elles se
rapprochent de l'extrémité. Les nerfs ont la structure ordinaire ;
leurs tubes primitifs, assez épais, offrent des lignes de démarcation
doubles.

La portion de la membrane immédiatement en contact avec la
paroi osseuse, et qui constitue un véritable périoste interne, est
composée de fibres cellulaires, longitudinales, et légèrement
flexueuses pour la majeure partie ; elles sont entremêlées d'un petit
nombre de fibres élastiques. Cette couche mince s'épaissit partiellement ; elle donne des prolongements qui, entourant ou enveloppant
les vaisseaux sanguins, pénètrent avec ces derniers dans les sillons
et les ouvertures de la paroi osseuse : c'est absolument la disposition propre au périoste externe. Le réseau capillaire, très-serré,
forme des mailles à angles droits, qui varient du reste suivant la
partie de la membrane que l'on examine.

La seconde couche, la plus externe, se sépare facilement de la
sous-jacente ; elle fournit quelques duplicatures qui, renfermant
une branche nerveuse ou vasculaire d'un calibre plus fort, se présentent comme membrane spéciale, tendue entre les bords saillants de
la cavité. La structure de cette membrane est celle des séreuses,
abstraction faite des fonctions, c'est-à-dire qu'elle est composée de
fibres cellulaires ondoyantes, entrelacées à quelques endroits. A sa
surface libre elle est recouverte d'un épithélium lamellaire. Les cellules pentagones ou hexagones constituent une couche unique ; elles
sont plus petites que la plupart des cellules des autres formes de l'é-
pithélium lamellaire. Leur diamètre mesure un peu moins que le
double des globules sanguins de l'animal. En l'humectant on y dis-

tingue à peine quelques noyaux ; l'acide acétique les met à nu ; ils ont une forme longitudinale arrondie.

Le réseau vasculaire est généralement conforme à celui des membranes séreuses. La plupart des vaisseaux situés entre les deux couches se rendent dans le périoste, pour pénétrer dans la paroi osseuse ; quelques-uns se dirigent vers la surface opposée et se ramifient dans la couche supérieure. Partout où l'on rencontre des ramuscules d'un certain calibre, ils sont accompagnés de fibres cellulaires prenant la même direction et qui les enveloppent. Ces fibres y forment plusieurs couches, tandis que dans les intervalles on en compte une, tout au plus deux. Les capillaires se ramifient dans ces intervalles ; la largeur des mailles de leur réseau les distingue des capillaires de l'autre portion de la couche membraneuse ; ces mailles ne sont pas angulaires, de petits vaisseaux coudés et flexueux les dessinent. Si l'on ajoute de l'acide acétique concentré à l'eau dans laquelle la membrane est étendue, les fibres cellulaires disparaissent et elle devient transparente ; alors on reconnaît très-bien le réseau tel qu'il vient d'être décrit, et qui est tout à fait semblable à celui que l'on obtient par injection.

II.

RAPPORTS PHYSIOLOGIQUES ENTRE LES ORGANES SEXUELS ET L'ÉVOLUTION DES CORNES.

L'évolution et le développement des cornes frontales dans les deux sexes sont soumis aux mêmes lois ; leur organisation est la même, et cependant l'on remarque une différence notable entre les cornes du mâle et de la femelle bovine. Celles de la vache restent plus délicates et plus fines que les cornes du taureau et du bœuf. Courtes, mais proportionnellement plus grosses chez le taureau, elles diminuent de volume, s'allongent et s'écartent davantage chez le bœuf (1). Les anneaux et les sillons des cornes du bœuf et du tau-

---

(1) *Cornua tauris robustiora quam vaccis.* Aristote, lib. V, p. 609. *Quo in loco Albertus Magnus contrariam habet hisce verbis : Cornua vaccarum fortiora et majora et longiora sunt cornubus taurorum ; deceptus forte Plinii verbis, qui taura minora quam bubus, tenerioraque esse cornua scribit, cum Plinius boum nomine non vaccas sed boves exsectos intelligat. Similiter Rasis errat cornu robustius vaccis attribuens.* (Gesner.)

reau ne sont pas aussi bien dessinés ; il arrive assez fréquemment qu'elles présentent une surface externe assez unie, et l'on distingue à peine les cercles.

Il faut chercher l'interprétation probable de ce fait dans la régularité de la sécrétion, qui chez les mâles n'éprouve pas d'arrêt temporaire. Malgré l'addition d'anneaux annuels, la tige continue à s'élargir uniformément, et conserve son contour et sa surface unie. Le même phénomène se présente jusqu'à la troisième année dans la corne de la vache. Les anneaux qui se forment de la première à la seconde année et de celle-ci à la troisième sont aussi peu distincts que sur la corne du taureau et du bœuf ; ils se confondent insensiblement avec le corps principal de l'étui corné. Pendant cette première période, la femelle bovine n'est pas livrée à la reproduction ; elle mène une vie calme, uniforme ; son économie, y compris les appendices frontaux, n'éprouve pas de trouble dans la nutrition. Quand, vers la fin de la seconde année, elle reçoit le mâle et que l'accouplement est fécond, il en résulte un nouvel acte vital. Le sang et la force de formation, soustraits aux autres parties du corps, et par conséquent aussi aux cornes, se portent vers la matrice pour le développement du fœtus (1). Les cornes, par suite de ce travail, cessent de croître avec la régularité que l'on remarque durant les deux premières années et que conservent les cornes du taureau et du bœuf. La production de chaque nouvel anneau laisse des traces profondes ; les sillons, les dépressions dessinant les bourrelets, sont autant de preuves que pendant la gestation la nutrition de la corne languit, si elle n'est suspendue.

Le total des anneaux fait conclure au nombre des parturitions. Ils servent aussi à déterminer l'âge, et l'on sait que, sous ce dernier rapport, il faut ajouter deux ans au premier anneau distinct qui se forme à l'âge de trois ans.

---

(1) Le Francq van Berkhey avance que les gens de la campagne tirent des démangeaisons que les vaches éprouvent aux cornes, et qui les poussent à se frotter la tête contre des corps étrangers, le pronostic qu'elles sont ou qu'elles vont être en chaleur. Ce signe est appelé en Hollande *rage* ou *démangeaison des cornes* (*horen-dol, horen-jeuk*). On ne trouve la raison de ce phénomène que dans un rapport sympathique entre les organes sexuels et les cornes.

L'influence de la gestation sur la croissance des cornes est confirmée par ce fait que, si la vache reste stérile une année, il se forme un anneau confus, peu distinct, et, quand elle avorte, il est aussi moins bien marqué (1). L'étude du développement des cornes des vaches qui ne sont pas livrées à la reproduction serait d'autant plus intéressante qu'elle mettrait ce problème physiologique hors de doute.

La lactation paraît aussi ne pas être sans effets sur la croissance des cornes ; celles des vieilles vaches, et surtout si elles sont bonnes laitières, dépérissent à la base et semblent s'atrophier. Lorsque le dépérissement gagne toute l'étendue de la tige cornée, elle se courbe et devient cassante, mais il est rare que ce phénomène se présente au même degré dans les deux cornes à la fois (Girard). L'appendice frontal du taureau et du bœuf conserve son épaisseur et son volume naturels ; il ne faut cependant pas perdre de vue que les besoins économiques ne permettent pas à ces animaux d'atteindre un âge aussi avancé que la vache laitière.

Les cornes des vaches stériles, connues sous le nom d'hermaphrodites, sont longues, écartées ; les cercles s'y trouvent faiblement dessinés. Cette monstruosité dépendant d'un développement incomplet des organes sexuels, l'on a une preuve de plus des rapports dynamiques existant entre les cornes et les parties génitales. Chez les hermaphrodites, où le système générateur est inactif, la corne pousse régulièrement comme chez le bœuf, elle n'éprouve pas des arrêts périodiques.

La castration du taureau rend l'influence des organes sexuels sur la corne encore plus évidente. Alors que, par la castration, l'évolution et le développement des appendices frontaux s'arrêtent chez le cerf et le bélier, la mutilation du taureau imprime une énergie nouvelle à la croissance des cornes et leur donne une forme et une direction autres ; leur longueur, leur finesse sont en raison directe de l'âge auquel les testicules ont été enlevés. C'est dans ce but que des éleveurs rapprochent le plus qu'ils peuvent la castration de l'époque de la naissance ; ils pratiquent l'ablation du scrotum et des

----

(1) Comparez Burdach, *Physiologie*, Th. III, S. 529, où il invoque **un** passage de **Thaer.**

testicules afin de transmettre au bœuf le germe de cornes belles et fines. Si la castration est pratiquée à une période où les appendices frontaux ont acquis leur développement, ils ne subissent que peu de modifications, et les gens de la campagne appellent ces animaux *taureau-bœuf (bul-os)*. Quelques personnes prétendent avoir remarqué que les taureaux livrés jeunes à la reproduction, et dont on a abusé, acquièrent des cornes plus petites et plus fines que ceux soumis, sous ce rapport, à un régime régulier (1).

La stérilité artificielle de la femelle bovine, comme conséquence de la castration (2), donne aux cornes une configuration qui les rapproche de celles des vaches naturellement stériles.

M. Numan, voulant s'assurer des effets que produirait une mutilation partielle sur la croissance de la corne, fit enlever, en 1833, le testicule gauche à un veau, et le droit à un autre. L'un de ces veaux ayant péri accidentellement plusieurs mois après l'opération, le mesurage des cornes, pratiqué pendant trois années consécutives et dont le détail suit, ne s'applique donc qu'au sujet qui survécut :

---

(1) Les anciens connaissaient la cause du grand développement que prennent les cornes après la castration ; ils avaient même à cet égard des idées physiologiques qui, quoique incomplètes, n'en méritent pas moins d'être rappelées.

Gerunt autem boves ectomiæ, id est castrati, cornua majora, eadem ratione qua spadones calvi effici nequeunt. Nam coïtus cerebrum maxime debilitat et imminuit.

Bubulo pecori castrato Democritus ait tortuosa, gracilia, longa nasci cornua. Contra testibus prædito enasci secundum radicem, crassa, recta, multo minus prolixa, eosdemque latiori quam alteros fronte esse. Nam hic ibidem cum multæ venæ sunt, ab iis ossa dilatantur, simul et cornuum eruptio, quoniam crassior existat, frontem huic in latitudinem proferunt. Castrato vero, quod sedes cornuum et initium enascendi perparvum habeat circulum, minus dilatantur. (Gesner.)

(2) Numan, *Mémoire sur les vaches stériles;* Paris, veuve Bouchard-Huzard.

Mesures prises le 19 *février* 1836, *à l'âge d'un an.*

	Corne gauche (*taureau*).	Corne droite (*bœuf*).
Longueur de la face convexe . .	0,141	0,146
Longueur de la face concave . .	0,116	0,119
Circonférence de la base. . . .	0,191	0,187
Circonférence du centre.. . . .	0,133	0,128

Mesures du 6 *mars* 1837.

		Accroissement.		Accroissement.
Longueur de la face convexe . .	0,215	0,974	0,237	0,091
Longueur de la face concave . .	0,165	0,049	0,171	0,052
Circonférence de la base. . . .	0,246	0,055	0,230	0,043
Circonférence du centre.. . . .	0,155	0,022	0,146	0,018

Mesures du 20 *mars* 1838.

Longueur de la face convexe . .	0,260	0,045	0,279	0,042
Longueur de la face concave . .	0,186	0,021	0,195	0,024
Circonférence de la base. . . .	0,260	0,014	0,240	0,010
Circonférence du centre	0,171	0,016	0,161	0,015
Circonférence entre les deux mesures précédentes	0,223	»	0,210	»

Ces faits démontrent que la corne du côté où fut enlevé le testicule mesurait, à l'âge de trois ans, 0,019 de plus que celle du côté opposé ; cette dernière, comparée à l'autre, avait au contraire gagné 2 centimètres à la base. On peut en conclure que la *corne-bœuf* acquiert en longueur ce que la *corne-taureau* conserve en largeur. Quoiqu'une seule expérience doive paraître insuffisante pour ériger un principe, elle n'en prouve pas moins l'influence de la castration sur la croissance de la corne frontale, et elle établit que dans l'espèce bovine l'action n'est pas transversale, ainsi que des observateurs prétendent l'avoir vu relativement au bois du cerf, à la suite d'une castration partielle. Le fait d'une poule sur la tête de laquelle poussa une corne, du côté où elle portait un ovaire squirrheux (1), vient à l'appui de l'opinion de ceux qui veulent généraliser l'action latérale.

---

(1) Kop, *Dissertatio de mutatione sexus* ; Berolini, 1828, p. 23.

III.

EFFETS DE L'EXTIRPATION DU GERME DES CORNES FRONTALES SUR LA BÊTE BOVINE.

Déjà il a été question des races bovines sans cornes et de celles qui ne portent que des cornillons rudimentaires, mobiles et pendants. Le royaume-uni de la Grande-Bretagne, où cette race s'est naturalisée, en compte plusieurs variétés, connues sous les noms de *Galloways* et de *polled cattle*. Quelques-unes de ces variétés s'appellent du nom des éleveurs qui ont amélioré la race primitive, ou de celui de la contrée où elles se caractérisent par une particularité quelconque.

La race des bêtes bovines sans cornes est connue de temps immémorial (1) dans d'autres pays que la Grande-Bretagne; en Hollande,

____

(1) Hippocrate, *De aere, locis et aquis*, édit. Foësii, vol. I, p. 291, fait mention de bêtes bovines sans cornes, que l'on rencontre en Europe dans le pays des Scythes, près de la mer Noire ; il en attribue la cause au froid, et Hérodote, lib. IV, exprime la même opinion. Ælien, *Hist. animal.*, lib. II, cap. 20, cite plusieurs exemples de bœufs sans cornes en Mysie; Schneider remarque, dans ses *Commentaires sur Ælien*, p. 75, que l'on rencontre des bœufs sans cornes non-seulement en Arabie et en Bulgarie, mais encore en Angleterre et en Islande. Ælien n'attribue pas cette imperfection à la rigueur du climat. *In Mysia*, dit-il, *boves onera vehunt et cornubus carent. Dicuntur autem eorum greges sine cornubus esse neutiquam propter frigus, verum ab eorum peculiarem naturam : atque argumentum in promtu est*; *in Scythia enim non carent.*

Aristote parle de cornes mobiles : *In Phrygia et alibi boves sunt, qui cornua perinde ut auriculas movent. Loc. cit.*, p. 581.

Dans la description que donne M. Hering des collections de l'Ecole de Stuttgart, il mentionne une vache des Indes orientales dont les supports sont attachés au crâne par du tissu cellulaire. Cette attache était si peu fixe, que les cornes suivaient les mouvements de la tête, comme les oreilles. *Die kœniglich württembergische Thierarznei-Schule;* Stuttgart, 1847, S. 59. Peut-être que cette bête appartenait à la race dont parle Aristote. Quoi qu'il en soit, le fait de la mobilité des supports confirme l'opinion de M. Numan que cet appendice osseux n'est pas un prolongement du frontal, mais qu'il se forme en dehors et indépendamment des os du crâne.

Suivant Walther, le gros bétail sans cornes aurait été la race généralement répandue du temps de Tacite. *Das Rindvieh in seinen verschiedenen Racen und Spielarten;* Giessen, 1816.

les exemples d'individus dépourvus de cornes frontales ne sont pas fort rares. Le Francq van Berkhey, citant une variété irlandaise nourrie de plantes marines et de tourteaux fabriqués avec des débris de poisson, et qui n'a que des cornes avortées, ajoute que sur la limite de la province de Groningue, du côté de Munster, les bêtes bovines portent de très-petites cornes, et que dans le pays de Munster même la majorité du gros bétail ou n'a pas de cornes, ou n'en possède que des rudiments; les vaches de cette race sont appelées *béguines*. Berkhey pense que cette disposition est artificielle et que les cornes ont été raccourcies jusque près du frontal. Les femelles, d'un tempérament vif et bonnes laitières, sont très-estimées. En Gueldre et dans d'autres provinces hollandaises, on rencontre également des bêtes bovines sans cornes. Deux veaux, nés en 1836, près de Myns-Heerenland, dans la Hollande méridionale, et issus de pères et mères portant des cornes, ne présentèrent par la suite que de très-petits appendices frontaux, dépourvus de supports et attachés à la peau. Une vache sans cornes, achetée, en 1831, dans la province d'Utrecht, et que l'on croyait originaire de Groningue, donnait un lait abondant; sa tête dégarnie avait diminué sa valeur commerciale.

La description que Thaer (1) donne des *polled cattle* (2) leur est tout à fait favorable. Quelques individus portent de très-petites cornes mobiles. Cette race est originaire de Galloway, dans l'Ecosse méridionale; les bêtes grasses se vendent à un prix fort élevé au marché de Smithfield.

Les opinions ont été longtemps partagées en Angleterre et peut-être n'est-on pas encore unanime sur la question de savoir si, dans un but économique, il faut préférer les races coiffées ou non coiffées; les unes et les autres comptent de chauds partisans. Les races sans cornes ont aussi été introduites en France, mais elles ne semblent pas avoir justifié la réputation qui leur avait été faite. (Girard.)

Jusqu'à présent l'on ignore si les races sans cornes sont primitives en Angleterre; leur origine a été suivie, et l'on sait seulement qu'elles sortent du Galloway.

---

(1) *Englische Landwirthschaft;* **Th. I, S. 521.**
(2) Littéralement: *bétail ras* ou *rasé.*

M. Numan a voulu s'assurer par la voie expérimentale si la privation artificielle des cornes deviendrait héréditaire, et quelle influence une semblable mutilation exercerait sur la lactation.

Les exemples de mutilations accidentelles ou artificielles ayant revêtu le caractère de l'hérédité, tout aussi bien que les défauts et les qualités naturelles, ne manquent pas. Des chiens dont on abat la queue donnent souvent une progéniture qui a cet appendice raccourci; une chatte ayant perdu accidentellement la queue eut une portée de jeunes chats à courte queue. On prétend encore avoir remarqué en Angleterre, où l'habitude de courtauder les chevaux est générale, que des poulains naissent avec un nombre moindre de vertèbres coccygiennes. Des chevaux privés accidentellement de la vue ont engendré des poulains prédisposés à la cécité, et cette prédisposition s'est transmise aux générations subséquentes. Ces faits, qu'il est inutile de multiplier, étaient bien de nature à faire espérer que de jeunes sujets chez lesquels on empêche les cornes de se développer pourraient donner naissance à une variété dépourvue d'appendices frontaux. Cet espoir paraissait d'autant plus fondé que de toutes les qualités physiques il n'en est pas dont l'hérédité soit aussi constante que celles qui se rapportent aux cornes.

En 1770, au rapport d'Azara (1), il naquit au Paraguay un taureau sans cornes qui devint la souche d'une race nouvelle; tous ses descendants restèrent privés d'appendices frontaux, quoique les mères en fussent pourvues. Thaer demande si ce n'est pas à une circonstance semblable que les Galloways doivent leur origine. Sa question est encore appuyée sur le fait d'un veau dont la corne gauche fut éliminée par suppuration : cet accident devint héréditaire dans la première génération. Les trois descendants de cet animal portaient du côté gauche une petite corne avortée, attachée à la peau. Sturm (2) cite un troupeau entier qui, à la fois, se trouva privé de cornes. Longtemps il se reproduisit dans la consanguinité la plus intime; le hasard voulut que l'on dut avoir recours à un taureau étranger; à la première génération, neuf veaux sur dix récupérèrent les appendices frontaux.

____

(1) *Reise nach Süd-Amerika ;* Berlin, 1820, S. 161.
(2) *Ueber Racen und Kreuzungen, u.s.w.*

7

Parmi les descendants des individus appartenant aux races sans cornes, il en est qui portent de petits cornillons pendants (1). Ce même phénomène se présente exceptionnellement chez des bêtes bovines dont les parents avaient la tête parfaitement ornée. La cause prochaine de cette anomalie réside dans le défaut d'anastomose des vaisseaux des deux couches membraneuses, productrices de la corne et de la cheville. Il en résulte un arrêt de développement : les éminences du front n'apparaissent pas, le sommet de la tête s'élargit, et les cornillons mobiles et pendants qui se forment sont un produit exclusif de la peau, une extension du point que l'on remarque de bonne heure chez le fœtus.

Cette union vasculaire peut néanmoins encore se produire plus tard ; M. Numan cite à l'appui deux bêtes bovines qu'il a connues ; leurs cornes pendantes et simples annexes de la peau finirent par se fixer et prendre une direction régulière.

Nous arrivons aux expériences tendant à résoudre le problème double que M. Numan s'est posé, à savoir : l'influence de la privation artificielle des cornes sur l'hérédité et la lactation.

A six veaux des deux sexes, encore à la mamelle ou ayant dépassé l'âge de l'allaitement, l'on pratiqua une incision cruciale à la peau et, après avoir extrait le périoste sous-jacent, l'on enleva à l'aide du trépan la rondelle osseuse qui sert de base aux supports. Sur d'autres sujets, tant mâles que femelles, l'on se borna à râcler le périoste. Il ne leur vint des cornes ni aux uns ni aux autres.

----

(1) Ælien, comme Aristote, fait mention de ces cornes mobiles : *Erythræi boves mobilia similiter cornua ut aures habent. Idem alii de Phrygis scribunt.*

« La plus singulière espèce de cornes est celle que l'on voit de temps à « autre appendue à la tête de la race sans cornes. Elles ne sont fixées ni « au frontal, dont elles ne forment pas par conséquent un prolongement, « ni à un autre os de la tête ; ces cornes sont un produit de la peau. Nous « avons traité la question de savoir si le bétail sans cornes appartient aux « races primitivement indigènes, ou bien s'il constitue une variété acci- « dentelle introduite à une époque éloignée. Ces cornes avortées donnent « beaucoup de probabilité à la dernière opinion, et il faut les considérer « comme un effort isolé de la nature pour revenir, après un laps de temps « aussi considérable, à la race originelle. » Youatt, *The Cattle,* etc., p. 282.

La dernier procédé est celui auquel on doit donner la préférence, mais il demande comme condition de réussite l'ablation des lambeaux de la peau disséqués pour mettre le périoste à découvert. Si l'on néglige cette précaution, les divisions de la peau se réunissent, se cicatrisent, l'anastomose se rétablit, et il y a production d'une corne irrégulière.

Les tissus détruits se régénèrent rapidement, mais ils perdent la faculté de sécréter de la corne.

Lorsque ces animaux eurent atteint l'âge adulte, ils furent accouplés entre eux ; tous se coiffèrent à l'époque ordinaire ; leurs cornes ressemblaient exactement à celles des grands-parents. Les vaches saillies en assez grand nombre par les taureaux opérés donnèrent des produits ne présentant pas d'anomalies des appendices frontaux.

Ainsi, l'extirpation du germe de la corne sur de très-jeunes sujets n'est pas héréditaire.

Les résultats de cette opération sur la lactation sont plus favorables. Il ne répugne pas d'admettre *à priori* que les appendices du front, doués d'une vie végétative fort active, consomment des sucs nourriciers que l'économie pourrait utiliser à la fabrication du lait et de la viande. Dans l'achat des vaches laitières, les cultivateurs prêtent une grande attention aux cornes ; ils choisissent celles qui les ont petites et fines et rejettent les bêtes dont les cornes ont quelque analogie avec la coiffure du taureau ou du bœuf. Pline disait déjà, en parlant des chèvres : *Non omnibus cornua, sed quibus sunt, in his et indicia annorum per nodorum incrementa. Mutilis major lactis ubertas.* A l'appui de cette assertion de Pline, M. Numan cite une chèvre sur laquelle on pratiqua, jeune encore, la mutilation qu'il fit subir à ses veaux, et qui, à la première parturition, se montrait meilleure laitière qu'une autre chèvre de stature plus forte, mais portant des cornes. Il indique encore l'exemple des races ovines hollandaises, parmi lesquelles les moins aptes à la lactation ont la tête ornée de cornes.

Les femelles bovines privées artificiellement des appendices frontaux devinrent, sans exception, d'excellentes laitières. Peut-on conclure de là que la lactation eût été moins abondante si la mutilation

n'avait pas eu lieu ? Cette objection, M. Numan se la pose ; il ajoute
que, les termes d'une comparaison exacte faisant défaut, l'incertitude continuera à planer sur cette question. Si cependant l'on prend
pour point de comparaison des vaches de la même race, de la même
taille, du même âge, soumises à un régime analogue, et tout en
faisant abstraction des différences individuelles qui parfois sont
énormes, l'on arrive à des données approximatives.

Le lait que les vaches hollandaises donnent en moyenne est estimé
de 12 à 15 litres par jour ; quatre vaches sans cornes en fournirent
chacune 18 à 19 litres, et encore fréquentaient-elles un pâturage
médiocre, couvert en partie d'*equisetum arvense*. Celle qui a été
conservée donna cet été (1847), quatorze jours après le vêlage,
24 litres 1/2. Le lait fourni par les bêtes à cornes fréquentant alternativement, au nombre de cinq à sept, le même pâturage, n'ap-
procha pas de cette quantité.

Les produits en lait de cette vache sans cornes ont été exactement mesurés depuis 1844 jusqu'à ce jour, et comparés à ceux de
deux autres bêtes portant des appendices frontaux ; toutes les trois
se trouvaient dans des conditions identiques sous le rapport du régime, de la taille, de l'âge et de l'époque du vêlage. Le tableau des
annotations journalières indique que la première surpassait les autres de 2 à 3 litres par jour. En calculant la période de la lactation
annuelle à trente-quatre semaines ou deux cent trente-huit jours,
et en réduisant à 2 litres ce que la vache sans cornes donnait en
plus par jour, nous arrivons pour toute la période au chiffre de
476 litres. Le lait, quant à la qualité, équivalait à celui des deux
bêtes qui fournissaient le meilleur ; la dose de crème était de 17 à 20
pour 100. Le lait de la vache sans cornes était aussi plus riche en
caséum, sous l'influence des navets et du foin.

M. Numan croit enfin avoir remarqué qu'en mettant obstacle au
développement des cornes, les bêtes acquièrent plus de docilité ; du
moins celles qu'il a suivies se montraient beaucoup plus calmes dans
le pâturage et à l'étable que les autres. Les chaleurs utérines ne
s'annonçaient pas par l'inquiétude, les mugissements, que l'on observe généralement chez les vaches, et elles conservèrent la fécon-

dité (1). Ce naturel calme, apathique, doit nécessairement exercer une influence favorable sur la lactation et l'engraissage.

Les faits qui précèdent sont-ils suffisants pour introduire dans la pratique la suppression des cornes frontales? M. Numan laisse cette question indécise, ses expériences ayant eu un but physiologique plutôt qu'économique ; il abandonne à d'autres la tâche de les répéter et d'en établir les avantages et les inconvénients.

Il est certain que la suppression des cornes enlève un caractère essentiel pour la connaissance de l'âge et qu'elle prive l'homme d'un instrument de sujétion. L'éruption, le changement et l'usure des dents fournissent jusqu'à une certaine époque de la vie des signes aussi certains que les cornes pour distinguer l'âge, et dans la vieillesse les cercles des cornes donnent des indices plus douteux, abstraction faite du poli qu'on leur donne à l'aide de la lime et de l'*equisetum hyemale,* manœuvre que les Français appellent *refaire les cornes.* (Girard.) La docilité de l'animal répond à la seconde objection ; d'ailleurs, il n'est pas de force humaine capable de maîtriser un taureau d'un naturel sauvage en le maintenant seulement par les cornes ; il faut donc également avoir recours à l'anneau.

Les bêtes sans cornes sont dépourvues d'un instrument dangereux aux animaux de leur espèce et à ceux d'espèces différentes avec lesquels elles fréquentent des pâturages communs.

-----

(1) Columelle fait la même remarque à l'égard du bouc ; *De re rustica,* lib. VII, p. 239 :

Mutilum probabimus (arietem) marem : quoniam illud est incommodum in cornuto, quod cum sentiat se velut quodam naturali telo capitis armatum frequenter in pugnam procurrit et fit in feminas quoque procacior, nam rivalem (quamvis solis admissuræ non sufficit) violentissime prosequitur, nec ab alio tempestivam patitur iniri gregem, nisi cum est fatigatus libidine. Mutilus autem, cum se tanquam exarmatum intelligat, nec ad rixam promptus est, et in venere mitior. Itaque capri vel arietis petulci sævitatem pastores hac astutia repellunt. Mensuræ pedalis robustam tabulam configunt aculeis, et adversum fronti cornubus religant. Ea res ferum prohibit a rixa, cum stimulatum suo ictu ipsum se sauciat.

Epicharmus autem Syracusanus, qui pecudum medicinas diligentissime conscripsit, affirmat pugnacem arietem mitigari terebra secundum auriculas foratis cornibus qua curvantur in flexu. P. 290.

Les cornes de la bête bovine, dit l'économe Ribbe (1), pas plus que celles du mouton et de la chèvre, n'ont un but réellement utile ni pour les animaux qui les portent ni pour leurs propriétaires. Aussi n'est-il pas difficile de créer des races sans cornes dans les espèces ovine, caprine, et jusqu'à un certain point dans l'espèce bovine. Les éleveurs doivent même les considérer comme nuisibles, car les cornes sont des instruments dangereux et elles soutirent à l'économie des sucs nourriciers qu'elles ne consomment pas entièrement pour leur propre nutrition. Si les cornes sont lourdes, volumineuses, la masse osseuse du frontal devra être proportionnée et le poids de la tête réclamera une plus grande dépense de force musculaire, le tout aux dépens des parties utiles. On arrive donc à la conclusion que, sous le point de vue économique, les cornes sont nuisibles aux animaux et contraires aux intérêts des éleveurs.

---

(1) *Ueber die Kœrpergestalt und Bildung der Haus- und Nutzthiere;* dans le *Land- und Hauswirth,* 1827, S. 13.

Recherches sur les causes des maladies charbonneuses dans les animaux; leurs caractères, les moyens de les combattre et de les prévenir;

Par F.-H. GILBERT,

Professeur vétérinaire et membre d'agence de la commission d'agriculture et des arts de la Convention nationale.

(1795.)

Une maladie charbonneuse d'un caractère très-alarmant vient de se déclarer sur les chevaux de quelques communes des environs de Paris. Déjà plusieurs de ces animaux, que leur rareté rend de plus en plus précieux, ont péri victimes du fléau qui parcourt quelquefois ses périodes avec une telle rapidité que l'animal est mort avant qu'on ait pu lui administrer aucun secours.

Pour parvenir à la connaissance des moyens les plus propres à le combattre avec succès, et, ce qui est bien plus important encore, à en prévenir le développement dans les individus qui n'en portent encore que le germe, le premier pas à faire, sans doute, doit être dirigé vers la découverte des causes qui ont pu le produire.

Les informations que j'ai prises sur les lieux, les recherches que j'ai faites en d'autres temps sur les circonstances qui avaient précédé les maladies du même genre qui ont trop souvent dévasté les troupeaux, tout me force à rapporter cet accident aux pluies qui régnèrent constamment l'année dernière, pendant tout le temps de la récolte dont elles altérèrent les produits, et plus particulièrement les avoines, à raison de la dangereuse pratique de les laisser longtemps sur le sol pour les faire javeler (1).

---

(1) Jamais je n'ai pu faire croire à des cultivateurs étrangers, d'un très-grand mérite, que, dans quelques cantons de la France, des laboureurs, très-éclairés d'ailleurs, laissaient sur terre leurs avoines coupées pendant quinze jours, un mois, et même plus, pour les faire mouiller. Ils ne pouvaient voir dans cette pratique qu'un moyen de perdre beaucoup de grain et d'altérer considérablement le reste. Il y a quelques années que je fis,

Si, comme il me le paraît démontré, c'est à l'altération des aliments par l'humidité que doivent être attribuées et cette maladie et presque toutes celles qui, à diverses époques, ont désolé l'agriculture, il me semble d'autant plus intéressant de bien établir cette vérité, que cette année encore la majeure partie des foins se trouve détériorée par les pluies qui n'ont cessé de tomber à l'époque de la fauchaison, et que cette source trop féconde de maladies, venant à agir sur des corps qu'elle y trouve déjà disposés, doit nécessairement produire les effets les plus désastreux.

Cette cause n'a point échappé à la plupart des écrivains vétérinaires, mais ils l'ont confondue avec tant d'autres, qu'elle s'y trouve en quelque sorte noyée ; ce qui prouve qu'ils n'avaient qu'une idée imparfaite de l'influence de son action dans la formation et le développement des épizooties.

Comment supposer, par exemple, que des écuries, des étables, des bergeries trop étroites, trop basses, trop hermétiquement fermées, que l'usage habituel du produit des prairies artificielles, comme sainfoin, trèfle, luzerne, que les eaux bourbeuses dont s'abreuvent les animaux, soient les causes de ces maladies ; comment comprendre que des causes continuelles et sans cesse agissantes produisent des effets qui heureusement ne se montrent que périodiquement et à d'assez longs intervalles ; comment, dans cette hypothèse, expliquerait-on pourquoi les écuries, les étables les mieux tenues, sont souvent les premières affectées, tandis qu'on voit échapper aux atteintes de la maladie, ou leur résister, des animaux soumis à l'action de tous les vices de régime auxquels on voudrait l'attribuer !

Je ne nierai pas cependant que quelques-unes de ces circonstances ne soient capables de disposer les humeurs des animaux à recevoir

---

avec les précautions les plus rigoureuses, et contradictoirement avec le citoyen Charlemagne de Baubigny, partisan enthousiaste du javelage, une expérience comparative sur les effets de cette pratique. Cette expérience lui démontra, sans le corriger, que l'avoine non javelée rendait plus de grain ; qu'à volume égal ce grain était plus pesant, plus net, de meilleure odeur, et que sa farine absorbait une plus grande quantité d'eau au pétrissage.

le germe des maladies charbonneuses ; mais ce ne sont là que des causes indirectes et très-accessoires.

On doit bien moins encore admettre celles auxquelles on les attribue le plus souvent dans les campagnes, et qui varient souvent d'un département, d'un district, et même d'une commune à l'autre.

Dans les départements du Calvados, de l'Orne, de la Seine-Inférieure, j'ai vu attribuer les tumeurs charbonneuses à la piqûre du *mouron*, espèce de grosse salamandre qu'on trouve communément dans les herbages de ces départements. Je me suis assuré que cet animal, que j'ai souvent manié, est fort doux et ne peut faire aucun mal.

C'est la musaraigne qu'on inculpe dans le département de la Somme ; or, ce petit rat, assez semblable au mulot, est organisé de manière à ne pouvoir mordre les grands animaux ; sa morsure n'a d'ailleurs rien de vénéneux.

Dans les départements d'Indre-et-Loire, Mayenne, Mayenne-et-Loire, j'ai vu attribuer les tumeurs charbonneuses à la morsure du crapaud ; mais qui ne sait pas aujourd'hui que cet animal n'a aucun des moyens qu'on lui suppose pour faire le mal dont on l'accuse ; qu'il n'a ni dents, ni venin !

Dans le département de l'Indre, c'est à la morsure de la couleuvre que sont dus les engorgements charbonneux. Mais la couleuvre n'est pas plus vénéneuse que le crapaud. On en accuse aussi l'aspic, qui est tout aussi innocent ; mais je me suis assuré que c'est la vipère qu'on désigne sous le nom d'aspic : or la morsure de la vipère est bien capable de produire des engorgements considérables, mais il m'est bien démontré par les expériences de *Fontana*, et par ce que j'ai vu moi-même, que cette morsure ne peut jamais être mortelle dans les grands animaux, et qu'elle l'est beaucoup moins communément qu'on ne le pense dans les petits.

Une grosse chenille verte, à laquelle on donne le nom de *vermois*, passe, dans le département de la Vienne, pour être la cause de cet accident, que dans la plupart des départements du midi on attribue à une araignée ; d'où vient que cette maladie est connue dans le premier lieu sous le nom de *vermois* ou *vrimois*; et, dans le second, sous celui d'*araignée, d'areigne*. Mais *Lalande*, et plusieurs autres après lui, ont prouvé que la morsure de l'araignée n'était aucunement dangereuse, et qu'on pouvait l'avaler impunément. Il en est sans doute ainsi des chenilles, et quand elles seraient venimeuses, ce que ne prouve point, comme on le croit, l'inflammation légère que leur passage laisse sur la peau, combien ne faudrait-il pas de ces insectes pour qu'ils pussent causer la mort à un bœuf dont les estomacs contiennent toujours plus de cent vingt livres d'aliments !

C'est avec tout aussi peu de fondement que l'on attribue les maladies charbonneuses à des plantes vénéneuses avalées dans les pâturages ; un homme dont tous les pas dans une carrière longue et laborieuse ont été marqués par des services rendus aux sciences et à l'humanité, *Daubenton*, a prouvé, par une suite d'expériences très-bien faites, que les bestiaux ne touchaient point aux plantes qui pouvaient les incommoder ; et que si, par l'effet d'un appétit vorace, il en passait quelques-unes avec les plantes salubres, jamais elles n'étaient en assez grand nombre pour porter une altération sensible dans la santé des animaux, et surtout des ruminants, dont je me suis assuré que les estomacs ne se vidaient jamais entièrement, lors même qu'on les laisse mourir de faim.

Cherchons donc d'autres causes aux maladies charbonneuses : de ce que certaines circonstances ont précédé certains effets, en conclure qu'elles en sont nécessairement la cause, c'est sans doute une très-mauvaise manière de raisonner. *Après cela ; donc à cause de cela,* est un argument qui, pour être assez général, n'en est pas moins très-sujet à induire en erreur. Mais s'il arrivait que les mêmes effets eussent toujours et constamment paru à la suite des mêmes circonstances, il faudrait bien se résoudre à les y rapporter comme à leur véritable cause. S'il se trouvait, par exemple, que toutes les maladies du genre de celles qui nous occupent, qui, à diverses époques, ont dévasté les troupeaux, se fussent toujours montrées après une certaine température de l'atmosphère, il faudrait bien en conclure que cette température renferme en soi les conditions nécessaires pour produire les germes de ces maladies et en favoriser le développement : ce n'est donc qu'en comparant les circonstances qui ont accompagné ou précédé l'invasion des accidents qui nous affligent, avec celles qui, dans tous les temps, précédèrent ou accompagnèrent les mêmes maladies, que nous nous assurerons de leur véritable cause.

L'une des épizooties les plus anciennes que nous connaissions, et qui des animaux passa aux hommes, qu'elle fit périr en très-grand nombre, c'est, sans contredit, la maladie putride, maligne et gangréneuse qui dévasta l'île d'Égine l'an 1215 avant l'ère chrétienne. *Ovide*, qui en a donné la description, met au nombre des causes auxquelles il l'attribue la chaleur excessive qui succéda à une constitution très-humide, et régna pendant quatre mois.

Un fléau de la même nature exerça trois ans après ses ravages dans le camp des Grecs ; ce fut encore à la chaleur qui se montra après de longues pluies qu'*Homère* attribua son invasion. Les traits lancés par *Apollon* sur le camp des Grecs ne sont que l'image poétique sous laquelle il désigne cette cause.

Plutarque rapporte à l'an 753 avant l'ère chrétienne une sécheresse excessive qui succéda à une humidité qui ne le fut pas moins, et qui fut suivie d'une mortalité générale sur les animaux, et même sur les hommes. Les premiers expiraient presque aussitôt qu'ils étaient frappés ; caractère qui ne permet pas de méconnaître l'espèce de charbon auquel on a donné le nom d'*intérieur*.

Tite-Live regarde comme l'effet d'une sécheresse générale une épizootie qui, immédiatement après la prise d'Agrigente par *Marcellus*, l'an 212 avant J. C., régna dans la Sicile, et fit périr beaucoup d'hommes et d'animaux. Il attribue à la même cause celle qui, environ deux siècles auparavant, avait presque entièrement dépeuplé l'Italie de ses animaux.

L'année 190 de l'ère chrétienne fut célèbre par un orage qui inonda la campagne de Rome, et qui fut tel que de mémoire d'homme on n'en avait vu de semblable. *Suétone* rapporte qu'à la suite de cette inondation il parut une épizootie qui dévasta toutes les espèces d'animaux domestiques.

Ce fut encore une sécheresse extraordinaire qui, au rapport de *Grégoire de Tours*, donna lieu à une mortalité générale des animaux dans la Touraine en 558 et 592.

On trouve dans la chronique saxonne qu'en 820 il se manifesta en France une épizootie très-meurtrière après de longues pluies; qu'une autre parut en Lorraine en 889 à la suite d'une inondation.

Il régna en 994, après de très-longues pluies, une chaleur excessive qui se fit sentir pendant six mois ; elle fut suivie d'une épizootie qui commença ses ravages au mois de novembre, et qui bientôt devint générale dans toute l'Europe, où elle fit d'horribles ravages sur les animaux de toute espèce.

André Duchesne rapporte, dans son histoire d'Angleterre, qu'en 1316, sous le règne d'*Édouard II*, la constitution de l'air fut si humide, les pluies si abondantes, qu'elles inondèrent les campagnes et altérèrent les fruits, les grains, les herbages, ce qui occasionna une dysenterie cruelle sur les hommes et les animaux (1).

En 1441, sous le règne de *Frédéric III*, il régna en Allemagne une épizootie très-désastreuse à la suite de débordements qui infectèrent tous les pâturages.

La même cause produisit en 1617, au rapport de *Kircher*, une esquinancie gangréneuse qui des animaux passa aux hommes qui s'étaient nourris de leur chair. C'est du moins la cause que *Kircher* assigne à cette transmigration ; mais il est bien plus probable que la même cause produisit les mêmes effets sur toutes les espèces.

Après un été très chaud et très-sec, on observa en Danemarck en 1661, au rapport de *Bertholin*, une sorte de frénésie sur les bestiaux qui les rendait comme enragés (2).

En 1690 et 1691, il régna sur le territoire de Padoue une épizootie qui dévasta les bestiaux de toutes les espèces : les hommes, et jusqu'aux abeilles et aux vers à soie, en ressentirent les effets. *Ramuzzini*, médecin de Padoue, qui la traita, observe que les années 1689 et 1690 furent extrêmement pluvieuses, que les campagnes furent inondées, qu'on voyait des barques sillonner les flots dans les mêmes lieux où peu de temps auparavant on eût pu voir la charrue sillonner la terre ; que tous les végétaux furent rouillés et couverts d'insectes dont la corruption porta les fourrages de toute espèce au dernier degré de détérioration. Ce fut surtout en 1691 que la maladie sévit avec le plus de fureur. La constitution de cette an-

---

(1) Au moment où je traitais une épizootie charbonneuse qui, pendant l'été et l'automne de 1793, faisait des ravages affreux sur les animaux de toute espèce du département de l'Indre et quelques autres environnants, il régnait sur les hommes une dysenterie épidemique, qui en fit périr un grand nombre.

(2) J'ai souvent vu, en traitant le charbon, des chevaux, et surtout des chevaux de poste, attaqués du vertige frénétique.

née fut aussi sèche, aussi brûlante, que celle des deux précédentes avait été froide et pluvieuse.

La Hesse vit, en 1693, périr ses bœufs d'une péripneumonie maligne ; *Valentini*, qui rapporte ce fait, assure que l'hiver très-pluvieux avait été suivi d'un printemps et d'un été extrêmement chauds. Quelques chaleurs subites ayant, en 1695, succédé à une été pluvieux, on vit encore paraître une épizootie.

En 1712 il régna en Hongrie une épizootie très-meurtrière ; *Gensel*, qui l'observa, a remarqué qu'elle avait paru pendant les chaleurs extrêmes des mois de juin et juillet, qui avaient succédé à un débordement qui avait inondé toutes les campagnes.

L'année 1729 fut célèbre par ses pluies, qui durèrent depuis le mois de septembre 1728 jusqu'en mai suivant, sans aucune interruption ; elles furent suivies d'une épizootie contre laquelle échouèrent les talents de *Law* et de *Goelicke*.

Les chevaux et les bœufs du Bourbonnais et de l'Auvergne furent en proie, en 1731, aux ravages d'une épizootie désastreuse qui ne tarda pas à se propager dans toutes les parties de la France. *Sauvages*, qui l'observa en Languedoc, lui donna le nom de *glossanthrax* ou *charbon sur la langue*. On remarqua que cette année une sécheresse extraordinaire avait succédé à une humidité qui ne l'était pas moins.

L'une des épizooties qui ont laissé les plus longs et les plus tristes souvenirs, c'est, sans contredit, celle qui se montra en 1745, et qui, pendant les deux années suivantes, parcourut successivement presque toutes les parties de l'Europe. Plusieurs millions d'animaux de toute espèce, mais surtout de bœufs et de chevaux, tombèrent sous ses coups. On l'attribua, dans le temps, aux feuilles pourries dont on fut obligé de nourrir les animaux lors du siége de Prague, tous les fourrages ayant été enlevés par l'armée française : cause qui rentre dans celle des températures pluvieuses, dont l'effet est de couvrir les pâturages d'un limon qui les altère, ou de les imprégner d'une humidité qui ne tarde pas à les corrompre.

Quoique le foyer une fois établi à Prague ait bien pu suffire pour porter l'incendie dans toute l'Europe, je ne puis cependant m'empêcher de croire qu'il ne put produire cet effet désastreux qu'à la faveur d'une disposition préexistante tenant à la température de l'atmosphère.

Cette conjecture me paraît d'autant mieux fondée, que *Hens*, qui, en 1746, observa cette maladie à Halberstad, dans la basse Saxe, remarqua que pendant le mois d'août les pâturages avaient été couverts d'eau descendue des montagnes voisines, qui avait laissé sur les plantes un dépôt limoneux.

En 1757, *Audouin de Chaignebrun* traita une épizootie qui s'étendit sur environ soixante paroisses de la Brie, et attaqua toutes les espèces d'animaux sans aucune distinction, et l'homme même par communication. Les cerfs de la forêt de Crécy en furent les premières victimes. Tous les caractères que *Chaignebrun* assigne à cette maladie ne permettent pas de douter qu'elle ne fût charbonneuse : il observe que le printemps de 1757 avait été très-pluvieux, les chaleurs de l'été suivant subites et excessives ; que le foin et l'avoine de 1756 avaient été altérés par l'humidité.

Une épizootie absolument semblable à cette dernière se montra en Finlande en 1758 ; *Hartmann*, qui l'observa, l'attribue aux chaleurs violentes de deux étés consécutifs : il remarqua que la maladie fit beaucoup plus de ravages et se communiquait bien plus rapidement dans les lieux où les eaux stagnaient et où les plantes étaient chargées de limon, d'insectes morts ou pourris. J'ai eu souvent occasion de faire la même remarque.

La paroisse de Mézieux, dans la ci-devant province de Dauphiné, ressentit en 1762 les effets d'une esquinancie gangréneuse, qui fit périr une grande quantité de bœufs, de vaches, de chevaux, de mulets ; les chaleurs excessives et le dessèchement subit des terrains inondés furent regardés comme la cause de ce fléau.

Dans les premiers jours de mai 1763, il se déclara dans les environs de Brouage, de la ci-devant généralité de la Rochelle, une maladie qui attaqua toutes les espèces d'animaux, et qui ne se termina que vers la fin de l'automne. La description qu'en donna le docteur *Nicolau* ne permet pas de méconnaître une maladie charbonneuse de la même nature que celle qui se montre depuis quelques jours dans les environs de Paris. *Nicolau* observe que l'année 1782 avait été très-pluvieuse ; que toutes les prairies de ce canton avaient été inondées ; qu'une grande partie des foins resta dans les prés ; que ceux qui furent serrés se corrompirent; que les fruits d'été et d'automne manquèrent absolument.

L'année 1790 est encore une année malheureusement célèbre par des épizooties désastreuses ; celle qui se montra dans les Provinces-Unies y fit périr plus de soixante mille bêtes à cornes. Elle ne tarda pas à gagner la Flandre, où elle exerça d'affreux ravages. L'école vétérinaire de Charenton, qui la combattit et l'arrêta, tout en avouant sagement que la cause ne lui en était pas connue, soupçonna cependant la température de l'atmosphère, qui fut constamment humide et pluvieuse ; ce qui donna lieu à des dépôts d'eau qui croupirent sur la terre, se putréfièrent, et exhalèrent, en se desséchant, des vapeurs fétides et empoisonnées.

Peu d'épizooties sont faites pour laisser de plus longs, de plus cruels souvenirs que celle qui dévasta les provinces méridionales en 1774 et 1775. On n'en a jamais bien connu la cause ; mais l'opinion la plus générale est qu'elle fut apportée à Bayonne avec des cuirs verts qui venaient de la Zélande hollandaise, où avait régné une maladie semblable à la suite d'inondations.

La Beauce fut en proie, dans le courant de 1776, aux ravages d'une épizootie charbonneuse qui attaqua toutes les espèces d'animaux. Le citoyen *Barrier*, qui la combattit avec un succès qui lui valut les éloges les plus flatteurs de *Turgot*, qui alors gouvernait les finances avec des principes qu'il n'avait point empruntés de ses prédécesseurs, et qu'il ne légua point à ses successeurs ; *Barrier* reconnut pour cause de cette maladie la sécheresse qui mit à sec tous les terrains couverts d'eau, et torréfia, en quelque sorte, tous les pâturages.

L'année 1780 fut remarquable par ses pluies abondantes et la chaleur brûlante qui leur succéda sans transition. Cette année fut féconde en épizooties : un vétérinaire qui commençait à jeter les fondements de la réputation méritée qu'il s'est faite depuis, *Huzard*, eut à combattre une maladie charbonneuse qui emportait les poules d'Inde et les autres volailles de l'hôpital des enfants-trouvés. La cause de cette maladie se trouvait dans le grain altéré par l'humidité dont elles étaient nourries.

Les bêtes à cornes et les chevaux n'échappèrent point à l'action de cette même cause ; le charbon affecta les troupeaux de Puicolet et Montmirail, et fut arrêté par le vétérinaire *Lauzerat*. *Habert* combattit avec succès la même maladie dans un grand nombre de communes de la généralité de Bourges : *Mayeux*, à Maubert-Fontaine, dans la province de Champagne; *Flaubert*, à Villeguy, de la même généralité; *Marillier*, dans les marais de Saint-Michel en l'Herme; *Richard*, à Fontainebleau; *Volpi* et *Fredenzi*, sur le territoire de Mantoue.

Peu d'années ont été plus constamment pluvieuses que 1792. Aussi, dès la fin de cette année, vit-on le charbon se manifester en divers endroits de la France. Un des vétérinaires les plus éclairés qui soient sortis des écoles, le citoyen *Dorfeuille*, la traita dans le département de Lot-et-Garonne : il observe, dans une instruction très-bonne sur cette maladie, qu'elle est endémique dans quelques communes de ce département, dont les pâturages sont traversés par deux gros ruisseaux dont les bords mal entretenus sont souvent surmontés par les eaux qui submergent tous les terrains environnants.

Les chaleurs excessives et subites de l'été de 1793 vinrent développer les germes de corruption qu'avaient portés dans les animaux les fourrages vaseux, humides, moisis, récoltés en 1792. Dès l'apparition des premières chaleurs, on vit éclore des maladies charbonneuses dans les départements de la Nièvre, des Haut et Bas-Rhin, de la Haute-Vienne, de l'Indre, et dans plusieurs départements du Midi : le citoyen *Godine*, qui traita avec beaucoup de succès cette maladie dans les districts de Bellac et de Saint-Junien, et qui a publié un rapport très-bien fait de ses opérations, observe que les animaux sur lesquels la maladie se montra d'abord, et qui périrent presque tous, avaient été nourris pendant tout l'hiver avec des fourrages vaseux, rouillés, et de la plus mauvaise qualité; ce qui me fut confirmé dans le temps par le citoyen *Lacroix*, artiste vétérinaire de Poitiers, qui, après avoir combattu cette maladie, indiqua, dans un bon mémoire, le traitement le plus propre à en triompher.

J'ai eu cent occasions de faire la même observation dans le district d'Argenton, du département de l'Indre, où j'allai combattre cette épizootie qui y exerçait des ravages affreux, attaquait tous les animaux sans aucune distinction, faisait périr les dix-neuf vingtièmes de ceux qu'elle affectait, et se communiquait aux

hommes par la seule piqûre des mouches qui avaient pompé le
sang des cadavres.

Je m'assurai que tous les animaux dans lesquels elle se déclarait
spontanément avaient été nourris de fourrages vasés, moisis, cor-
rompus ; je m'attachai à reconnaître les signes auxquels on pouvait
reconnaître qu'un animal avait mangé de ces fourrages ; j'y réussis
au point que, souvent dans une étable de vingt à vingt-cinq bêtes à
cornes, toutes parfaitement saines en apparence, j'indiquais un
bœuf, une vache qui avaient été achetés dans une ferme dont le foin
avait été altéré par les pluies ; et ce n'est qu'en faisant connaître aux
propriétaires de ces bestiaux les caractères qui déterminaient mon
jugement que je parvenais à leur persuader qu'on pouvait faire
cette distinction sans être sorcier (1).

Sur plusieurs milliers d'animaux affectés de cette maladie que je
traitai, je ne crois pas qu'il en soit mort dix ; et il en serait mort
bien moins encore si, dans un foyer fort étendu, il ne m'eût pas été
impossible de porter toujours les secours assez tôt. Je fus puissamment secondé par les talents du citoyen *Guyot*, artiste vétérinaire à
Châtillon-sur-Indre, dont le désintéressement ne me paraît pas
moins propre à servir de modèle aux artistes vétérinaires que son
infatigable activité.

Si aux faits nombreux que je viens de rapporter, et qui le seraient bien plus encore si tous ceux qui ont écrit sur les maladies
épizootiques avaient moins négligé de parler des circonstances qui
en avaient précédé l'invasion ; si à ces faits on ajoute que l'É-
gypte, la Hongrie, et généralement les pays les plus sujets aux
inondations et aux chaleurs qui les suivent, sont les foyers les plus
ordinaires des maladies épidémiques et épizootiques, on ne pourra
s'empêcher de reconnaître ces inondations pour la cause première,
et peut-être même la cause unique de ces fléaux désastreux.

On a pu remarquer, parmi les observations que j'ai rapportées,
des maladies charbonneuses et autres épizooties qui se sont montrées après des sécheresses excessives qu'on ne dit point avoir été

---

(1) Je ferai plus bas l'exposé de ces caractères, qui servent merveilleusement à distinguer les animaux qu'il convient de soumettre à un
traitement préservatif, de ceux qui peuvent s'en passer.

précédées par des pluies abondantes : mais, pour peu qu'on y réfléchisse, on reconnaîtra que des sécheresses extraordinaires, en mettant à sec des terrains habituellement inondés, doivent produire le même effet que si elles succédaient à des inondations accidentelles.

C'est donc à cette cause qu'on doit rapporter la maladie charbonneuse qui, en ce moment, affecte les chevaux de plusieurs communes du district de Gonesse ; et il doit y avoir d'autant moins de doute à cet égard, qu'on n'a pas oublié combien de grains furent altérés l'année dernière par les pluies qui survinrent à l'époque de la récolte ; et que le citoyen *Boulanger*, cultivateur à Vemars, le premier chez qui la maladie s'est manifestée, et qui a perdu la plus grande partie de ses chevaux, m'a avoué que l'avoine dont il les avait nourris était très-échauffée.

Si quelque chose a pu empêcher que l'on ne reconnût toute l'influence que me paraît avoir cette cause sur les épizooties en général, et particulièrement sur celles du genre charbonneux, c'est sans doute la lenteur avec laquelle elle semble exercer son action. Il n'est pas rare qu'elle soit suspendue pendant une année entière et même plus, ou plutôt qu'elle le paraisse ; car il est hors de doute qu'elle imprime sur l'animal des caractères qui ne frappent point le cultivateur, mais que des yeux exercés peuvent aisément apercevoir. Ce sont surtout ces signes précurseurs qu'il est important de connaître, c'est par eux aussi que je commencerai ; leur exposé sera suivi de celui des symptômes qui accompagnent et suivent l'invasion : les altérations, les désordres intérieurs reconnus à l'ouverture des cadavres viendront ensuite et me conduiront à ce qui doit être l'objet principal de ces recherches, à l'examen des moyens les plus propres à étouffer le germe de cette maladie, avant et après son développement.

Caractères précurseurs des maladies charbonneuses.

Le plus grand nombre des animaux que j'ai vus affectés du charbon l'étaient, depuis plus ou moins longtemps, d'une toux suffocante, dans les accès de laquelle ils jetaient, par les narines, une humeur glaireuse.

La plupart avaient plus d'embonpoint que les autres, mais cet embonpoint n'avait pas les caractères que présente celui qui est le produit de la santé. Dans celui-ci le poil est doux, uni, brillant ;

dans celui-là il est dur, sec, hérissé. Dans le premier, la peau est fine, souple, moelleuse, bien détachée ; dans le second, elle est épaisse et tellement adhérente aux chairs, qu'on ne peut l'en détacher que très-difficilement. Elle fait entendre sous la main qui la saisit, la double et la roule, un bruit semblable à celui du parchemin qu'on comprime et froisse entre les doigts.

Si l'on coule la main le long de l'épine du dos en pressant un peu fortement, l'animal ainsi palpé témoigne une sensibilité si grande, que, pour peu qu'on continue la pression, on le fait tomber sur ses genoux. Et cette sensibilité m'a toujours paru d'autant plus grande, que l'animal jouissait d'un embonpoint plus brillant.

Ce caractère, que je regarde comme un des plus sûrs pour reconnaître l'existence d'une maladie funeste dans des individus dont toutes les fonctions semblent annoncer l'intégrité de la santé, se rencontre cependant aussi quelquefois dans des animaux qui jouissent réellement de cet heureux état, et surtout dans les jeunes dont l'épine n'a pas encore acquis toute sa force. Mais il est à cet égard une différence très-sensible, qu'il est facile et sans doute très-important de remarquer. Dans les jeunes animaux, et dans ceux plus âgés, également sains, dont l'épine ne laisse pas que de fléchir à la plus légère compression, la sensibilité réside dans tous les points de l'épine dorsale, en sorte que la flexion a lieu, sur quelque partie du dos que se porte la main. Il en est bien autrement des animaux dans lesquels cette sensibilité est le produit d'un état maladif. Elle ne réside que dans une seule partie ou dans un petit nombre de points de l'épine, ce qu'on reconnaît très-aisément en faisant couler la main ou seulement deux doigts sur toute sa longueur. Lorsqu'ils passent sur les points douloureux, la flexion s'opère sur-le-champ, et si on les comprime un peu fort, l'animal se laisse souvent tomber pour se soustraire à la douleur.

J'ai remarqué encore que ces points douloureux présentent, à la main qui les palpe, un degré de chaleur bien supérieur à celle de tous les autres points de l'épine dorsale.

Il n'est pas rare que, quelque temps avant l'invasion, on reconnaisse sous la peau de petites tumeurs aplaties, et souvent assez multipliées pour offrir une surface raboteuse à la main qui la parcourt.

Il est une autre remarque que j'ai eu occasion de faire un grand nombre de fois en 1793, dans le département de l'Indre ; c'est que les bestiaux, dans lesquels existe le germe de la maladie, éprouvent des espèces de terreurs paniques qu'on ne leur connaissait point auparavant ; le moindre objet qu'ils aperçoivent, leur ombre même, leur causent des frayeurs qui les font courir comme s'ils étaient égarés.

Ce caractère au reste n'est pas particulier aux maladies charbonneuses ; il a été observé dans les épizooties les plus désastreuses qui aient ravagé la terre : il le fut par *Lancisi* dans l'épizootie de 1711, qui dans l'espace d'environ cinq mois enleva plus de trente mille bêtes à cornes dans le seul État ecclésiastique ; il le fut par *Sauvages* dans celle de 1745, qui, dans le cours d'à peu près dix années qu'elle mit à parcourir toute l'Europe, la dépeupla presque entièrement de ses bestiaux.

Quoique le charbon puisse se montrer sur toutes les parties du corps, il affecte cependant de préférence les parties précordiales, telles que l'encolure, le poitrail, les épaules ; ce sont celles aussi qu'il importe d'inspecter avec le plus de soin. Sur les points qui doivent être le siége des tumeurs charbonneuses, on voit, quelques jours avant leur éruption, le poil se hérisser ; on peut même juger jusqu'à un certain point, par l'étendue de ce hérissement, de celle qu'occupera la tumeur.

Le nez du bœuf est, comme on sait, toujours couvert d'une rosée séreuse ; cette rosée diminue quelques jours avant que la maladie ne se déclare, et quelquefois même elle se supprime entièrement. On voit aussi moins souvent le bœuf engager sa langue dans ses narines pour se moucher ; ce qui prouve que l'humeur qui arrose continuellement la membrane pituitaire est aussi moins abondante : mais ces derniers caractères sont pour l'ordinaire si voisins de l'époque de l'invasion, qu'ils lui appartiennent presque autant qu'à celle qui la précède.

Caractères qui accompagnent et suivent l'invasion
des maladies charbonneuses.

Il n'est presque aucun de ces caractères qui n'ait été observé par les praticiens éclairés qui ont écrit sur ces maladies ; mais les divisions et subdivisions qu'ils ont faites des maladies charbonneuses, au lieu de jeter plus de jour sur leur diagnostic, comme ç'a été sans doute leur intention, me paraissent au contraire l'avoir beaucoup obscurci. Ils ont distribué le charbon en presque autant d'espèces qu'il présente de symptômes différents dans les divers individus qu'il attaque. Selon que la fièvre qui accompagne l'éruption est plus ou moins violente, que les tumeurs sont ou ne sont pas accompagnées d'autres symptômes alarmants, qu'elles se montrent à l'extérieur ou se forment sur les viscères, qu'elles sont grosses ou petites, rondes ou plates, étendues ou circonscrites, saillantes ou superficielles, situées sur une partie ou sur une autre, on a distingué le charbon en *simple* et en *composé*, en *bénin* et en *malin*, en *contagieux* et *non contagieux*, en *interne* et en *externe*, en *essentiel* et en *symptomatique*, en *phlegmoneux* et en *œdémateux*, en *charbon blanc* et en *charbon noir*, en charbon de la langue ou *glossanthrax*, charbon du poitrail ou *avant-cœur*, *anti-cœur*, charbon des cuisses, *noir cuisse*, *rouge cuisse*, *trousse-galant*, charbon des pieds, *piétain*, etc., etc.

J'ai vu toutes ces prétendues espèces de charbon régner dans le même temps, dans un foyer assez borné; toutes étaient le produit de la même cause, et je me suis bien assuré que toutes n'étaient elles-mêmes que les symptômes d'une fièvre putride gangréneuse, dont les caractères offraient des modifications différentes à raison des dispositions qu'elle trouvait dans les divers individus qu'elle affectait : il m'a paru que c'était fort mal à propos qu'on donnait indistinctement le nom de *charbon* aux tumeurs qui se montraient à l'extérieur. Si quelques-unes avaient ce caractère, il manquait dans le plus grand nombre; la plupart étaient œdémateuses; les bubons m'ont aussi paru beaucoup plus communs que les charbons : mais dans ces éruptions, quel qu'ait pu être leur caractère, bien loin d'apercevoir la maladie, je n'ai vu au contraire que le produit d'une crise plus ou moins salutaire, que l'effet des efforts de la nature pour se débarrasser d'une humeur délétère qui l'opprime. Lorsque la nature a assez de force, d'énergie pour pousser au dehors la totalité de cette humeur, la crise est ordinairement salutaire; si elle en a moins, on voit souvent, après un effort imparfait, la tumeur rentrer et l'animal périr : en a-t-elle moins encore ! l'humeur reste déposée sur quelque viscère, et l'animal meurt sans qu'on aperçoive aucune éruption à l'extérieur.

De ce que les individus les plus forts, les plus robustes, sont souvent ceux dans lesquels ces sortes de crises s'effectuent le plus imparfaitement, ou ne s'effectuent point du tout, il n'en faut pas conclure que l'éruption des tumeurs ne peut être l'effet des efforts de la nature : car bien loin que ses efforts, son énergie, soient en raison de la force de l'organisation, elle est au contraire le plus souvent en raison inverse ; et l'on a remarqué, dans toutes les maladies épidémiques, que les sujets les plus faibles étaient presque toujours ceux qui se défendaient avec le plus d'avantage contre leurs atteintes.

Si l'on voit souvent après l'éruption d'une tumeur l'animal boire, manger, reprendre sa gaieté, n'éprouver aucun mouvement de fièvre, ce n'est pas une raison pour regarder cette tumeur comme la maladie essentielle ; ce n'est qu'un symptôme qu'il ne faut pas négliger sans doute ; ce n'est que le produit d'une crise qu'il faut favoriser : on peut bien dans la pratique ne plus s'attacher qu'à la terminaison de cette tumeur ; mais il n'en est pas moins vrai que, bien loin d'être la maladie, elle est le moyen dont s'est servie la nature pour en triompher.

On sent bien que tous les caractères que nous avons indiqués comme précurseurs de l'invasion prennent à cette époque, et après elle, bien plus d'intensité ; que la peau est plus dure, plus adhérente, plus crépitante ; le poil plus sec, plus hérissé ; le nez moins humide ; la sérosité qui découle par les naseaux, plus rare ou entièrement supprimée.

L'animal est triste, dégoûté ; la rumination devient plus rare, et est bientôt entièrement interrompue ; les oreilles et les cornes sont alternativement froides et brûlantes; le pouls est petit, dur, concentré, accéléré ; toutes les parties du corps éprouvent un frisson considérable ; les yeux sont rouges, enflammés, larmoyants ; les dents se froissent les unes contre les autres, et produisent un craquement qu'on entend à une assez grande distance ; les tumeurs qui se montrent sur différentes parties du corps paraissent *dans la bouche* sous la forme de petites vessies qui, ne tardant pas à s'ouvrir, laissent échapper une humeur extrêmement corrosive qui détruit toutes

les parties sur lesquelles elle s'épanche, et produit des ulcères dont
les progrès sont effrayants si l'on ne s'empresse de les arrêter ; sur
la surface du corps, sous la forme de vrais *charbons* dont la gangrène s'empare presque aussitôt qu'ils sont formés , et dont le caractère propre et particulier est de ne pouvoir être amenés à une
suppuration louable ; ou de *bubons* qui ont leur siége le plus ordinaire dans les glandes des aisselles et des aines, et qui acquièrent
en quelques heures un volume énorme si l'on ne se hâte de les ouvrir et de les brûler ; ou enfin de *tumeurs lymphatiques*, *emphysé-
matiques* qui s'étendent sous la peau avec une telle rapidité qu'elles
n'ont souvent besoin que de fort peu de temps pour la soulever
dans toute son étendue.

Il n'est pas rare que la maladie se termine par des diarrhées colliquatives, quelquefois séreuses, d'autres fois sanguinolentes, qui
exhalent une odeur putride et d'une extrême fétidité.

Ce qui me paraît distinguer surtout cette maladie de toutes celles
avec lesquelles elle peut avoir quelque analogie, c'est la facilité
avec laquelle elle passe d'une espèce à l'autre ; c'est une vérité
qu'il est d'autant plus important d'établir, qu'il est peu d'années
que son ignorance ou son oubli ne coûtent la vie à plusieurs hommes et à un très-grand nombre d'animaux : mais je dois exposer
d'abord l'état des viscères dans les animaux qui succombent sous
ses coups, d'autant plus que la nature des altérations qu'elle produit jettera un grand jour sur l'article de la contagion.

Altérations intérieures.

Tous les viscères, et ceux de la poitrine surtout, offrent des traces d'un état gangréneux ; le sang dont ils sont gorgés est noir, pu-
tréfié, sans liaison, sans consistance. Gorgée de ce sang corrompu,
la rate offre presque toujours un volume très-considérable, et si peu
d'adhérence entre ses parties , qu'elle tombe en quelque sorte en
morceaux sous la main qui la touche. Sous la peau et dans les interstices des muscles on aperçoit un épanchement d'une humeur
jaunâtre quelquefois lymphatique, quelquefois sanguinolente. Dans
les cadavres des animaux qui sont morts subitement et sans éruption
de tumeurs extérieures, on en trouve de très-noires dans le mésentère, dans le foie, la rate et plusieurs autres viscères ; le cerveau, le

cœur et les poumons sont aussi assez souvent parsemés de petites taches noires et charbonnées.

De la contagion de la fièvre putride gangréneuse.

J'ai vu beaucoup d'hommes, d'ailleurs très-instruits, refuser de croire à la contagion, et regarder comme le produit d'une cause générale la rapidité avec laquelle certaines maladies semblent se propager sur tous les animaux de la même étable, de la même commune, du même canton. Quelques individus restés intacts et comme invulnérables dans le foyer même de la contagion les confirment dans cette opinion.

Je n'en connais point dont les conséquences soient plus funestes ; elle inspire une sécurité qui trop souvent a laissé envahir des pays immenses par des maladies qu'avec quelques précautions on aurait pu éteindre dans le lieu même où elles avaient pris naissance.

Personne n'est plus disposé que moi à reconnaître dans les maladies générales les effets d'une cause générale aussi; mais qui sait si, dans le plus grand nombre d'individus, cette cause ne resterait pas inactive si elle n'était développée par un virus communiqué de la même manière que la petite vérole se développe par l'introduction dans le sang de quelques parcelles du virus varioleux !

C'est à un seul bœuf amené de Hongrie à Padoue qu'on attribua, en 1711, la maladie qui dans l'espace de trois ans fit périr plus de quinze mille bœufs.

On a prétendu que ce fut encore un seul bœuf qui, en 1745, communiqua l'épizootie qui dans le cours de dix ans emporta trois millions de bêtes à cornes.

C'est à un cuir apporté de la Zélande hollandaise à Bayonne qu'a été attribuée la maladie qui dévasta les provinces méridionales en 1774 et 1775.

J'ignore jusqu'à quel point ces faits sont exacts, mais je suis certain du moins qu'ils sont possibles, et c'est bien assez sans doute pour qu'on ne doive négliger aucune des précautions propres à prévenir les dangers de la communication.

Après la petite vérole des moutons, à laquelle on donne les noms de *claveau, clavelée, picote,* je ne sais aucune maladie des animaux aussi contagieuse que la fièvre putride gangréneuse. Je ne connais pas une seule espèce qui soit à l'abri de ses atteintes, et elle passe avec une extrême facilité de l'une à l'autre : elle ne règne presque jamais qu'elle ne coûte la vie à quelques hommes cupides ou imprudents qui la contractent, soit en enlevant la peau, soit en introduisant le bras dans le fondement des animaux pour les vider.

Lorsqu'en 1793 j'arrivai dans le district d'Argenton pour y combattre cette maladie, déjà un assez grand nombre de citoyens avait été affecté de véritables charbons, et plusieurs en étaient morts. J'eus la satisfaction de sauver tous ceux qui eurent quelque confiance à mes conseils (1). Le seul séjour sur ma main, pendant moins d'un quart d'heure, d'une goutte de sang qui avait passé à travers la couture du gant dont je me servais pour faire l'ouverture d'un bœuf mort de la maladie, suffit pour produire un petit ulcère que je n'arrêtai sur-le-champ qu'en le brûlant très-profondément avec un fer rouge. Le cheval que je montais fut aussi attaqué, malgré mes précautions de ne le laisser toucher immédiatement à aucun animal malade, et fut guéri de la même manière.

J'ai vu une truie et huit jeunes cochons périr presque tous à la fois, pour avoir flairé les traces sanglantes du cadavre d'une vache que je faisais traîner dans le lieu où elle devait être enfouie. Des poules, des dindons, des canards, et jusqu'à des merles et des étourneaux, sont morts après avoir becqueté du sang d'animaux affectés de cette maladie.

Dans une métairie appartenant au citoyen *Godeau*, maître de forges d'Ablon, le colon ayant perdu quelques bœufs, s'avisa, pour arrêter la maladie, d'en enterrer un dans l'étable. Le bœuf placé immédiatement sur la fosse, et les deux bœufs les plus voisins, ne tardèrent pas à être affectés ; je ne pus désinfecter cette étable qu'en faisant enlever le peu de terre qui couvrait ce bœuf, en y faisant éteindre une assez grande quantité de chaux vive, et faisant élever sur l'animal un monticule de terre assez considérable pour ne lais-

---

(1) J'ai vu des malheureux s'obstiner à ne faire usage d'autre traitement que des ablutions avec de l'eau bénite, et mourir victimes de leur fanatique crédulité. Je leur demandais s'ils s'en rapporteraient à la Providence, s'ils avaient un bras ou une jambe cassée? ils avouaient qu'ils auraient alors recours à l'art; mais ils ne pouvaient comprendre qu'il dût en être ainsi pour le charbon.

ser échapper aucunes émanations putrides. On sent bien que l'exhumation eût été le moyen le plus sûr; mais la décomposition étant très-avancée , cette opération eût pu produire de bien plus grands maux encore que ceux auxquels je voulais remédier (1).

Un cultivateur de Saint-Benoît-du-Sault, district d'Argenton, après avoir perdu ses bœufs de la maladie, les avait remplacés par d'autres qu'il avait tirés d'un domaine éloigné de plus de vingt lieues où la maladie n'avait point régné. Au bout de quinze jours de séjour dans la même étable, ces bœufs furent attaqués et ne durent leur conservation qu'au secours que je leur donnai sur-le-champ.

Rien ne contribue autant à la dissémination de ces sortes de maladies que le peu de profondeur qu'on donne aux fosses dans lesquelles on enfouit les cadavres. Les chiens, les loups, les ours viennent les déterrer, périssent presque toujours infailliblement, mais le plus souvent après avoir communiqué la maladie à d'autres animaux, et l'avoir quelquefois portée à de très-grandes distances. J'ai vu périr le même jour, du charbon, deux ours et un loup auxquels on avait donné de la chair d'un cheval mort de la même maladie. Après m'être assuré que de la chair d'un bœuf avait donné la mort à plusieurs chiens, je voulus savoir si la cuisson ne lui enlèverait pas cette propriété délétère; le chien auquel je donnai cette viande cuite n'en fut point affecté; mais cette expérience unique ne suffit pas pour rassurer sur le danger de manger les animaux morts de cette maladie, puisque j'ai vu aussi, quoique rarement, des chiens rester

---

(1) Ce n'est pas malheureusement dans ce pays seulement que règne l'opinion funeste que, pour arrêter ce fléau, il faut enterrer les cadavres dans l'étable, l'écurie ou la bergerie; on la trouve partout où il y a des maiges, des charlatans; et où n'y en a-t-il pas? Il y a quelques années que j'ai vu, dans la commune de Maisons, près Charenton, un fermier perdre tous les chevaux d'une écurie dans laquelle il avait ainsi enterré un cadavre, par les conseils d'un guérisseur à secrets. Ce qu'il y a de singulier, c'est qu'une opinion aussi absurde ait sa source dans la plus haute antiquité. Dolus Mendesius, l'un des plus anciens auteurs agronomiques qu'on connaisse, Égyptien d'origine, donne, au rapport de Columelle, le conseil de tuer la première brebis attaquée du feu sacré, et de l'enterrer à l'entrée de la bergerie, afin d'en écarter la contagion. Il est bien étonnant et bien honteux en même temps pour la pauvre humanité qu'une pratique aussi désastreuse soit parvenue jusqu'à nous à travers tant de siècles.

intacts après s'être nourris de la chair crue d'animaux morts du charbon. Je me propose de répéter cette expérience sur un p'us grand nombre d'individus, et j'invite tous ceux qui sont à portée de le faire de s'occuper de ces essais, dont les résultats, quels qu'ils soient, ne peuvent être que de la plus grande importance.

J'ai vu un cheval attaqué d'une tumeur charbonneuse sur la hanche, quelques heures après avoir porté en croupe une peau fraîche de bœuf, engagée dans un sac.

Cette maladie a été trop souvent funeste aux artistes vétérinaires chargés de la combattre. Il y a quelques années que l'un d'eux, le citoyen *Perret*, établi à Angers, ayant eu le malheur de se couper en faisant une ouverture, fut attaqué d'un charbon si malin, qu'il résista à tous les secours de l'art, et emporta le malade en vingt-quatre heures.

Il serait superflu, sans doute, d'accumuler un plus grand nombre de faits pour prouver une vérité qui ne peut être contestée que par ceux qui s'obstinent à fermer les yeux à la lumière ; j'ajouterai seulement à ce tableau une observation rapportée par *Hartmann*, et d'après lui par *Paulet*, celui de tous les auteurs vétérinaires qui me paraît avoir écrit les choses les plus raisonnables sur les épizooties; cette observation offrant les caractères les plus propres à triompher de l'incrédulité la plus obstinée.

Un malheureux paysan d'une paroisse du territoire de Wibourg trouve un ours qui était mort après s'être gorgé de la chair d'un bœuf mort du charbon qu'il avait déterré; il dépouille cet ours, porte la peau chez lui, tombe malade, et meurt le lendemain. Les magistrats de Wibourg, instruits de cet accident, donnent l'ordre de faire brûler cette peau ; mais le curé, qui n'avait trouvé autre chose pour se payer de son enterrement, et qui, comme tous ses confrères, ne voulait pas perdre ses droits, refuse d'obéir à cet ordre ; il fait préparer la peau par un paysan, qui meurt dans les vingt-quatre heures, ainsi que deux hommes par qui il s'était fait aider. Nouvel ordre des magistrats de brûler la peau, la maison dans laquelle elle avait été préparée, et jusqu'au presbytère, si cela était jugé nécessaire. Comment peut-on croire, s'écrie le curé, furieux de voir échapper sa proie, comment peut-on croire que cette peau soit capable de donner la mort? En même temps il s'en frotte les mains, la flaire, tombe malade, et meurt bientôt après.

Traitement préservatif.

D'après l'exposé des causes et des caractères de la fièvre putride gangréneuse, il est facile de sentir que le traitement préservatif doit porter sur trois points également essentiels ;

1° Ecarter des animaux la cause la plus générale, si elle n'est pas la seule de cette maladie ;

2° En prévenir le développement, lorsqu'il n'a pas été possible de l'éloigner ;

3° Préserver les animaux des dangers de la communication.

On remplira la première indication en écartant ses bestiaux de tous les pâturages vasés, rouillés, chargés d'insectes, ou à la suite d'une inondation accidentelle, ou par l'effet d'un desséchement extraordinaire, en ne donnant aux animaux que des fourrages sains, et ne perdant jamais de vue qu'il y a infiniment plus d'avantage à ne leur donner que la moitié de la ration ordinaire en fourrage de bonne qualité qu'à la doubler lorsqu'il porte quelque principe de corruption ; et c'est malheureusement le contraire qui se pratique chaque jour; autant on est avare des fourrages salubres et substantiels, autant on est prodigue des fourrages altérés. J'ai vu même beaucoup de cultivateurs entendre assez mal leurs intérêts pour vendre tout ce qu'ils avaient de bons fourrages, et garder pour la consommation de leurs animaux des foins naturellement mauvais, ou accidentellement détériorés.

On la remplira surtout en bannissant pour jamais la funeste pratique de laisser les avoines sur la terre, après les avoir coupées, jusqu'à ce qu'elles aient mouillé ; des expériences faites avec soin, et que j'invite tous les cultivateurs zélés à recommencer, m'ayant convaincu qu'on perdait par cette méthode, et sur la quantité, et sur la qualité, et sur le poids du grain. Je ne connais point en France d'avoines comparables à celles de nos départements de l'Ouest; on aurait certainement plus de peine encore à déterminer les cultivateurs de ces départements à javeler leurs avoines qu'à désabuser ceux des départements qui entourent Paris de cette méthode dangereuse.

C'est surtout à la paille que le javelage est funeste ; il lui donne une couleur rouge, brune, assez souvent même tout-à-fait noire, et une odeur repoussante; les animaux la mangent cependant, parce que la faim triomphe de la répugnance, qu'affaiblit d'ailleurs bientôt l'habitude.

Je sais fort bien qu'on n'est pas toujours le maître d'éviter ces inconvénients; que les pluies qui surviennent quelquefois à l'époque des récoltes altèrent et les foins et les avoines, et qu'on est bien obligé alors de les faire consommer tels qu'ils sont, sous peine de voir ses animaux mourir de faim.

Si, dans ce cas, il est impossible de les soustraire entièrement au danger qui les menace, il est possible au moins de l'affaiblir. On y parvient en ne donnant jamais de fourrage aux animaux qu'après l'avoir bien secoué ; en l'aspergeant d'eau dans laquelle on a fait dissoudre du sel marin à raison d'environ une once par pinte ; ce qui, dans les temps ordinaires, n'occasionne presque aucune dépense, une pinte d'eau pouvant aisément suffire à asperger dix livres de foin ou d'avoine.

Les expériences de *Pringle* ne laissent point de doutes sur les propriétés antiputrides du sel marin , et *Néedham* assure dans un mémoire sur les maladies contagieuses des bêtes à cornes, inséré dans le Journal de physique pour 1772, que le sel n'est pas seulement un excellent préservatif des épizooties , mais qu'il joue encore un très-grand rôle dans le traitement curatif (1).

Je préfère à toutes les autres cette méthode d'administrer le sel aux animaux. Dans les pays où règne cet excellent usage, j'ai vu beaucoup de cultivateurs unir le sel à de la craie, du plâtre cru, de l'argile, de la marne, et en former des gâteaux qu'ils suspendaient dans les écuries , ou seulement à la porte, où les animaux s'arrêtent à les lécher avec une sorte d'avidité en revenant du pâturage.

Je ne blâme point cette composition , qui présente aux animaux, et surtout au bœuf, des aspérités sur lesquelles il aime à exercer sa langue, et qui donnent lieu à une excrétion de salive dont l'expérience a démontré les avantages; mais ce que je blâme, c'est la ma-

---

(1) On trouve de fort bonnes observations sur les propriétés du sel pour le régime des animaux, dans une *Instruction sur les bêtes à laine*, par le citoyen Flandrin. A Paris, chez Huzard, rue Montmartre.

nière dont ces gâteaux leur sont offerts. C'est par la déglutition du virus morbifique que se communiquent le plus ordinairement les maladies contagieuses. Qu'un seul animal affecté vienne à lécher le gâteau de sel, il n'en faut pas davantage pour infecter tous les autres animaux qui viennent le lécher après lui : ces gâteaux ne sont donc réellement utiles qu'autant qu'on les fait petits, qu'on en attache un à chaque place, et qu'on a soin que les animaux occupent toujours la même.

Ce sont presque toujours les animaux les plus gras qui sont attaqués les premiers, et le sont le plus dangereusement ; ce qui tient sans doute à ce que, mangeant plus que les autres, ils ont recueilli une plus grande quantité des éléments qui produisent la maladie. Il est donc prudent, lorsqu'on est forcé de donner des fourrages altérés, d'empêcher les animaux d'engraisser, et d'affaiblir à cet effet la ration de ceux dans lesquels on aperçoit cette disposition.

Dans presque tous les pays où l'on s'occupe de l'éducation des bêtes à cornes, et où on les emploie à la culture des terres, on a une époque invariable pour les faire sortir des étables et pour les y faire rentrer : on n'a aucun égard à la température, et la fête du Saint qui détermine ordinairement cette époque, arrivée, les bestiaux sont mis dans les herbages pour y passer la nuit, y fussent-ils dans l'eau jusqu'à mi jambe ; et depuis cette époque jusqu'à celle fixée pour leur rentrée, il n'y a point de température qui puisse déterminer le métayer à les faire passer une seule nuit dans l'étable. C'est ainsi qu'en 1792 les bœufs couchèrent dans l'eau pendant une partie du temps qu'ils restèrent au pâturage. On sent aisément les conséquences funestes de cette régularité routinière.

Je sais bien que le désir d'économiser un peu de fourrage y entre pour beaucoup ; mais combien il coûte cher au cultivateur le fourrage qu'il économise dans cette circonstance !

En refusant de reconnaître l'origine des maladies charbonneuses dans les erreurs de régime auxquelles on les attribue si souvent, j'ai observé cependant que ces abus, toujours très-dangereux, pouvaient augmenter la disposition de ces animaux à les contracter, et en favoriser le développement : on tiendra donc les étables parfaitement propres : on les nettoiera donc chaque jour du fumier que le préjugé, l'ignorance ou la paresse de beaucoup de cultivateurs y laissent trop souvent accumuler (1). On en éloignera autant qu'il sera possible les dépôts de fumier qui, presque partout entassés à la porte, exhalent des vapeurs putrides qui corrompent l'air des étables qui souvent n'ont d'autre ouverture que la porte, ou, si elles en ont d'autres, il est rare que le pâtre ou le bouvier ne les ferme pas hermétiquement pour empêcher l'air de s'y introduire. On ne peut trop insister sur la nécessité de tenir constamment ouvertes toutes les fenêtres, d'en pratiquer de nouvelles lorsqu'elles ne sont ni assez grandes ni assez nombreuses, de les placer surtout de manière que, se correspondant, elles puissent établir des courants et opérer le renouvellement de l'air sans cesse altéré et par la transpiration, et surtout par la respiration des animaux. On diminuera aussi les dangers de cette altération en ne tenant dans chaque étable que le nombre d'animaux qui peuvent y séjourner sans être gênés.

Rien ne nuit autant à la qualité des fourrages que ces émanations excrémentitielles dont ils sont imprégnés dans l'espèce de grenier provisoire que les cultivateurs sont dans l'usage de pratiquer avec des perches au-dessus des étables, pratique qui offre le double inconvénient d'accélérer la décomposition de l'air des étables qui se trouve en moins grande masse, et d'altérer les fourrages à travers desquels il pénètre (2).

L'effet des grandes sécheresses est de mettre à sec presque toutes

---

(1) C'est là un des points sur lesquels j'ai toujours vu les cultivateurs le moins disposés à céder. Comment se fait-il qu'ils ne puissent comprendre que des animaux ne peuvent jamais être sainement sur leurs excrements, que les vapeurs qui s'en exhalent doivent leur rendre le séjour des étables insupportable, puisque la nature a donné à tous les animaux une répugnance invincible pour leurs excrements ? Le cochon, qui a la réputation d'être le plus sale de tous, ne fiente jamais que dans l'endroit le plus écarté de son toit. Le bœuf, le cheval, ne touchent à l'herbe qui a poussé sur leur fiente que lorsque de fortes gelées ont dissipé ou enchaîné l'odeur qui lui est propre.

(2) Il y a quelques années que, voyageant avec l'un des plus célèbres vétérinaires de ce siècle, le citoyen *Chabert*, à qui je dois le peu de connaissances que j'ai acquises dans cet art, nous fîmes une expérience pour convaincre les officiers d'un régiment de cavalerie des inconvénients des soupentes sur lesquelles ils faisaient déposer la provision de trois jours. Une botte de foin, pesant dix livres avant d'être placée sur cette soupente, en pesait près de onze et demie vingt-quatre heures après.

les mares où l'on est dans l'usage d'abreuver les bestiaux. Lorsque l'eau s'y trouve réduite à un petit volume, elle se corrompt promptement : on n'en continue pas moins d'y faire boire les animaux. C'est un abus auquel il faut renoncer, et du moment que la couleur, l'odeur et le goût de l'eau annoncent quelques signes d'altération, on doit en éloigner soigneusement les animaux, quelle que puisse être leur répugnance à s'abreuver d'une autre eau que celle à laquelle ils sont accoutumés. On doit se conduire dès ce moment comme on le ferait dans le cas où les mares viendraient à se dessécher entièrement; il en peut résulter quelques soins de plus, de la dépense même : mais qu'on les compare avec la valeur des animaux, et qu'on juge.

La grande chaleur ayant été reconnue pour être l'agent qui développe le germe produit par l'humidité, il faut éviter d'exposer les animaux aux ardeurs du soleil, leur procurer par conséquent des abris capables de les défendre, et ne les envoyer au pâturage que le matin et le soir. On sent bien qu'un travail forcé et excessif doit produire les mêmes effets que la grande chaleur.

Le pansement de la main est certainement un très-bon préservatif à opposer à l'invasion des maladies épizootiques : il prévient la stagnation et la perversion des humeurs, et ouvre les couloirs qu'a établis la nature pour leur évacuation. Qui croirait que dans les départements de l'Indre, de la Haute-Vienne, du Cher, de la Creuse, et beaucoup d'autres, on ne pratique ce pansement que pendant l'hiver, et qu'on le regarde comme inutile dans la saison où la matière perspirable, étant très-abondante, s'attache à la surface du corps, y forme cette poussière grasse que l'on connaît sous le nom de crasse, bouche et obstrue les pores, et s'oppose à l'évacuation des humeurs que la nature tend à expulser !

C'est surtout pour remplir la seconde indication, *prévenir le développement du germe une fois introduit dans le sang, et l'y étouffer avant son explosion*, qu'il est nécessaire de prendre toutes les précautions que je viens d'annoncer, dans le cas où elles auraient été négligées; mais elles ne suffisent plus si l'on reconnaît dans les animaux quelques-uns des caractères que j'ai indiqués comme précurseurs des maladies charbonneuses.

Tous ceux qui ont écrit sur ce genre de maladie ont regardé la saignée comme un des plus puissants préservatifs ; je l'ai souvent conseillée et pratiquée moi-même, et c'est précisément ce qui m'a appris à m'en défier.

1° La saignée ne diminue la quantité du sang que momentanément ; les vaisseaux n'en contiennent pas moins vingt-quatre heures après, et peut-être même en renferment-ils davantage ; l'un des effets de la saignée étant d'augmenter les dispositions à la pléthore, ce que n'ignorent point quelques nourrisseurs qui, pour accélérer l'engrais de leurs bestiaux, leur font faire des saignées très-rapprochées.

2° La saignée exige que tous les animaux soient rentrés à l'étable, qu'ils soient soumis quelque temps à la diète ; or, c'est ce qu'il est impossible d'obtenir de presque tous les cultivateurs, naturellement ennemis de tout ce qui contrarie leur routine, fort peu disposés d'ailleurs à soumettre à un traitement des animaux qui leur paraissent jouir de la meilleure santé, ne se prêtant qu'avec peine à tout ce qui peut leur donner quelque embarras, et, il faut le dire, presque toujours écrasés d'occupations à l'époque où se déclarent les maladies des bestiaux.

3° La saignée ne m'a point paru répondre aux espérances que j'en avais conçues d'après les promesses de ses partisans. Lorsque j'arrivai dans le département de l'Indre, vers la fin de l'été de 1793, pour y combattre la maladie charbonneuse qui y exerçait d'affreux ravages, je trouvai que la crainte avait déterminé la plupart des propriétaires à soumettre leurs bestiaux au traitement préservatif que leur avait indiqué un artiste vétérinaire qu'ils avaient fait venir. Ce traitement consistait en une saignée copieuse, et une boisson acidulée et nitrée pendant quelques jours. La plupart des animaux qui avaient été soumis à ce traitement furent les premiers attaqués, ce qui discrédita absolument et l'artiste et son prétendu préservatif.

Une espèce de charlatan appelé dans le même temps se flattait aussi de préserver les animaux ; il est certain du moins qu'un grand nombre de ceux auxquels il appliquait son remède échappait aux effets de la maladie. Tout son procédé consistait à engager un petit morceau d'hellébore blanc sous une partie quelconque de la peau. Cette plante et ses effets étant bien connus d'un grand nombre d'habitants des campagnes, il ne pouvait guère leur en imposer à cet

égard; aussi n'était-ce ni dans la plante ni dans ses effets que consistait, suivant lui, le merveilleux de ses connaissances, mais dans
le choix de la partie de l'animal où il était à propos de l'appliquer,
choix dont dépendait absolument tout le succès. C'est en cela que
résidait le charlatanisme, mais son moyen n'en était pas moins conforme aux vrais principes, et, avec quelques connaissances de plus,
cet homme eût pu avoir la gloire de terminer une maladie si désastreuse.

Quel est en effet le vœu de la nature dans la curation de cette maladie ! n'est-ce pas de porter sur une partie quelconque de la circonférence l'humeur morbifique qui tend à l'opprimer; c'est-là sans
contredit l'objet de ces dépôts, de ces tumeurs énormes, dont l'éruption, lorsqu'elle se fait bien, paraît toujours soulager l'animal qu'elle
tue au contraire pour l'ordinaire lorsqu'elle est imparfaite; c'est
donc seconder les efforts de la nature que d'établir à la circonférence
une irritation assez forte pour y déterminer ces humeurs dont elle
prépare l'évacuation, et c'est agir utilement que de faire cette opération dans un temps où l'animal jouit encore de toute l'énergie de
son organisation (1).

Je crains bien qu'on ne regarde ce que je vais dire comme un pa-
radoxe; mais il ne me serait peut-être pas impossible de le prouver,
presque tous les succès qu'on a obtenus dans tous les temps dans le
traitement des maladies épizootiques sont dus surtout à ce moyen
ou à d'autres du même genre.

Lorsque plusieurs moyens sont employés à la fois, il est difficile,
sans doute, de déterminer avec précision quel est celui qui a le plus
contribué à la guérison; mais s'il arrivait cependant qu'il y en eût
un qui joint aux autres eût toujours réussi, et qu'employés sans lui
au contraire les autres n'eussent jamais obtenu aucun succès, ce
serait, sans doute, une bien forte présomption que ce serait à lui et
à lui seul que ce succès serait dû. Cette présomption acquerrait encore une nouvelle force si ces moyens célébrés par les uns étaient
regardés par les autres comme inutiles et même dangereux dans les
circonstances mêmes où les premiers les avaient regardés comme
miraculeux.

____

(1) *Quo natura verget eo ducendum.* Je ne connais point de principe
aussi fécond que celui-là; j'y vois toute la médecine.

C'est bien moins là une supposition que l'histoire des exutoires dans le traitement des maladies épizootiques. Il est d'autant plus intéressant de bien établir cette assertion, que le résultat de sa démonstration serait d'écarter des animaux un fatras de médicaments dont le moindre inconvénient est le plus souvent d'absorber leur valeur (1).

La connaissance des effets du séton, tant pour préserver des maladies épizootiques que pour les guérir, remonte à une époque très-reculée. *Columelle*, qui vivait dans le premier siècle de l'ère chrétienne, assure qu'on préserve les bœufs, et qu'on les guérit même de la péripneumonie épizootique en leur passant dans l'oreille un morceau de racine de coudrier en forme de séton. Il vante les effets du même moyen dans la cure d'une maladie qu'il caractérise par un engorgement à la gorge, qui rend la respiration extrêmement laborieuse; caractères qui semblent indiquer une angine gangréneuse, d'autant plus qu'il annonce cette maladie comme très-contagieuse. Enfin, après avoir indiqué des remèdes particuliers pour chaque genre de maladie, *Columelle* en indique un général qu'il assure convenir à toutes, c'est de *passer un morceau d'hellébore blanc dans un trou pratiqué à l'oreille avec un instrument pointu;* c'est à son avis le plus puissant secours qu'on puisse opposer aux maladies pestilentielles.

Un exutoire de cette nature était sans doute bien imparfait, mais cette imperfection même n'est qu'un argument de plus en sa faveur.

Le cardinal *Baronius* rapporte à l'année 376 une maladie qui exerça des ravages affreux sur tous les troupeaux de bêtes à cornes de l'Europe. Le seul moyen qui parut produire quelque effet fut l'application sur le front d'une croix de fer bien bénite et surtout rougie

____

(1) Dans une instruction sur la maladie charbonneuse qui régna dans le département de la Haute-Vienne pendant l'été et l'automne de 1793, le citoyen *Dodet*, médecin à Limoges, prescrivit, entre autres préservatifs pour les grands animaux, une potion faite avec deux onces de quina, deux gros de camphre, deux gros de myrrhe, deux gros d'esprit de vitriol dulcifié et une once et demie de thériaque. Il fallait donner ce remède tous les jours, jusqu'à ce qu'il n'y eût plus rien à redouter ; je prouvai qu'au prix où étaient les drogues, il coûterait plus de soixante-dix livres par jour; et l'on avait, à cette époque, une belle paire de bœufs pour douze cents livres.

au feu. Les prêtres et les imbéciles crièrent au miracle, mais la vérité est que les bons effets de ce procédé furent dus à l'irritation
qu'il produisit dans le lieu de son application et à la suppuration
qu'il y établit.

Le poëte *Cœcilius Sévère*, qui a donné la description de cette maladie, assure que les vaches laitières périssaient bien plus rarement
que les bœufs et les veaux, observation que l'expérience a confirmée
dans presque toutes les épizooties, et qu'on doit attribuer à l'évacuation du vice contagieux par cet émonctoire, ce qui revient encore à l'effet des sétons.

Végère, qui vivait l'an 380, fait le plus bel éloge du séton et des
cautères, qu'il regarde comme le premier moyen pour arrêter les
maladies pestilentielles et en préserver l'invasion. Il traite d'imbéciles ceux qui, attribuant les maladies des bestiaux à la colère cé-
leste, se reposent tranquillement sur la Providence du soin de les
faire cesser ou d'en préserver leurs bestiaux (1). Par quelle fatalité
se fait-il qu'après un laps de quinze siècles il se trouve encore tant
d'hommes imbus d'un préjugé dont il est si facile d'apercevoir les
funestes conséquences ?

Les ténèbres qui couvrirent l'Europe depuis la fin du quatrième
siècle jusqu'au dix-septième semblent s'être en quelque sorte épaissies
sur l'art de traiter les maladies des animaux, et on ne trouve presque
aucun observateur éclairé entre *Végèce*, *Ramazzini* et *Lancisi*. Ces
deux hommes célèbres, qui portèrent dans le traitement de l'épizootie désastreuse de 1690, et de celle bien plus désastreuse encore de
1711 et 1712, des connaissances qu'on n'avait point encore appliquées à la médecine des animaux ; ces deux hommes assurent que
tous les remèdes qui furent employés ne produisirent aucun effet, que
les sétons seuls et les ouvertures faites à la peau avec un fer chaud
furent suivis de quelque succès ; aucun bœuf ne guérissait, dit *Ramazzini*, sans quelque éruption de pustules qui suppuraient, ou quelque ulcère à la peau, dû à *l'art* ou à la nature.

L'origine qu'on donna à cette maladie est encore un argument
bien puissant en faveur des sétons. On assure qu'un bœuf, venant

---

(1) *Ne contagione sua omnibus periculum generet, et negligentia domini,
sicut solet à stultis fieri, divinæ imputetur offensæ.*

de Hongrie à Venise, s'égara dans la campagne et fut trouvé par un domestique du comte *Boromée*, qui le mit dans une étable où il s'en trouvait plusieurs autres qu'il infecta tous, à *l'exception d'un seul qui portait un séton au cou.*

Drouin, qui traita cette maladie en France, où elle dépeupla les provinces septentrionales, après avoir donné le détail de tous les moyens employés pour la combattre, tant par lui que par ses confrères, convient que ceux qui eurent le succès le moins douteux furent d'*herber* les bœufs et de leur passer *des sétons au cou* (1).

Une maladie du genre charbonneux se montra en 1712 dans une grande partie de la France; *Herment*, qui l'observa à Fontainebleau, prétend qu'on préserva et qu'on guérit même un grand nombre de bestiaux au moyen d'un morceau de viorne que les paysans mettaient au bas du fanon, entre cuir et chair, et qu'ils entretenaient quelque temps. *Herment* conseilla les sétons, qui produisirent d'heureux effets.

Goelicke, qui combattit l'épizootie qui, en 1729, régna en Italie et dans une grande partie de l'Allemagne, a eu le bon esprit de reconnaître que les bœufs qui guérirent durent bien plutôt leur salut aux efforts de la nature qu'à ceux de l'art, *si ce n'est peut-être*, dit-il, *aux sétons et aux vésicatoires*, qui parurent produire de très-heureux effets.

Aucune épizootie, dans aucun temps, ne fut traitée avec plus de soins et de véritables lumières que celle qui, en 1745 et 1746, sembla menacer l'Europe entière d'une dépopulation générale. *Sauvages*, qui l'observa dans le Vivarais, assure que, malgré les remèdes les mieux indiqués, sur vingt bœufs malades, il en mourait dix-neuf. Ce fut surtout aux environs de Paris que furent tentées un nombre infini d'expériences par les médecins les plus célèbres, *Bouvart, Cochu, Malouin, Bertin, de l'Épine, Chomel, le Moine, le Monnier, le Thuillier, Ferrein, Procope* et autres. On essaya, et toujours inutilement, toutes les recettes qu'une maladie aussi meur-

---

(1) On appelle *herber*, dans la plupart des départements, et *brocher*, dans d'autres, le procédé qui consiste à engager sous la peau un morceau d'hellébore noir, ou autre plante irritante; l'hellébore est connu dans beaucoup d'endroits sous le nom de *plante à herber*, d'*herbe à la brochure.*

trière ne manqua pas de faire pleuvoir de toutes parts : **on essaya**
sans succès tous les fébrifuges ; les sudorifiques n'en eurent pas davantage ; la saignée, pratiquée jusqu'à extinction de forces, n'eut
d'autre effet que d'accélérer la mort des animaux ; les purgatifs, les
antiputrides, les cordiaux ne firent qu'augmenter l'inflammation ;
l'immersion dans le fumier de quelques bêtes affectées ne les sauva
pas. On alla jusqu'à administrer à une vache des frictions mercurielles, qui ne la sauvèrent pas.

On s'aperçut enfin que tous les efforts de la nature paraissaient
se diriger du côté de la peau ; et on en tira la conséquence que des
dépôts déterminés à l'extérieur pourraient très-bien être critiques,
et éloigner du centre l'humeur morbifique dont la nature tendait à se
délivrer. On pratiqua en conséquence des orties avec la racine
d'hellébore, qu'on rendit plus active en la roulant dans un mélange
de basilicum et de mouches cantharides : plutôt on déterminait
ce dépôt, plus il était volumineux, plus il y avait d'espoir de guérison. Si l'application de l'ortie n'attirait point ce dépôt, ou qu'il vînt
à se flétrir, l'animal était perdu. *Chomel* assure que ce traitement
fut le seul suivi de quelques succès ; que tous les autres accélérèrent
plutôt qu'ils ne retardèrent la perte des bestiaux.

Les habitants de Bezu-la-Forêt, près Gournay en Bourbonnais,
qui se trouvaient dans le centre de la contagion, en furent garantis
par le soin qu'ils eurent d'*herber* tous leurs bestiaux.

Leclerc, qui traita cette maladie en Hollande, assure n'avoir vu
périr aucun des animaux auxquels on avait placé des sétons au cou.

Les médecins danois, qui la combattirent avec plus d'avantage que
les médecins français, commencèrent par faire placer des sétons à
tous les animaux, tant sains que malades, et j'ai de bonnes raisons
pour croire que c'est bien plutôt à cet exutoire qu'ils durent leurs
succès qu'aux remèdes antiputrides, antivermineux et cordiaux,
qui faisaient la base de leur traitement.

Bucard-Mauchard, qui combattit dans le même temps cette maladie à Tubingen en Suabe, éprouva de très-heureux effets du séton placé au bas du fanon ; et il y a bien lieu de croire que les délayants et les antiphlogistiques qu'il employait, et dont il célèbre
les effets, ne méritaient pas plus ses éloges que les opiats, la thé-

riaque, et les astringents, contre lesquels il s'élève avec force, ne méritèrent ceux des médecins danois.

Il régna en 1760 dans quelques cantons de la Suisse une maladie épizootique très-meurtrière, à laquelle on donnait le nom de *louvet* ou *louvat*. *Regnier,* qui la traita, assure que le séton placé au fanon ou sous le ventre produisit de très-heureux effets. Les sudorifiques, les purgatifs, les diurétiques, les saignées, furent généralement nuisibles.

Plenciz, médecin de Vienne, qui, en 1761, observa la même maladie, recommande les sétons comme un excellent moyen auxiliaire; je suis persuadé que c'est la simplicité de ce moyen qui a empêché de reconnaître toute l'étendue de son influence dans la guérison des épizooties ; c'est ainsi qu'*Huxham* attribue aux antiputrides, aux cordiaux, aux diaphorétiques et aux vésicatoires réunis, les succès qu'il avait obtenus dans la cure d'une maladie semblable sur les hommes, succès auquel on ne peut douter que les vésicatoires n'aient la plus grande part, si même il ne leur est dû tout entier; *Huxham* s'élève contre les antiphlogistiques et les délayants tant vantés par *Mauchard* et par d'autres.

En 1771, *Dufot* traite dans le Laonais une épizootie qui avait tous les caractères de celle de 1745; il employa avec le plus grand succès les purgatifs, les mucilagineux, les délayants avec des sétons au cou. *Néedham* traite la même maladie dans le même temps, et obtient des effets admirables des spiritueux, des antiseptiques avec des sétons au cou : que conclure de ce rapprochement ? que dans des circonstances semblables les succès de l'un n'étaient pas plus dus aux antiphlogistiques que les succès de l'autre ne l'étaient aux spiritueux. A quoi donc les attribuer? sans doute au moyen commun qu'ils avaient employé tous deux, aux sétons.

Dans la trop célèbre épizootie des provinces méridionales de France, en 1774, *Doazan, Vicq-d'Azyr, Bellerocq* et plusieurs autres observèrent que le pronostic n'était favorable que dans une seule circonstance, celle où il paraissait une tumeur : la guérison alors était assurée.

Il est bien étonnant, après une pareille observation, que des hommes aussi éclairés n'aient pas dirigé tous leurs efforts vers les moyens de déterminer ce dépôt extérieur, non-seulement dans les animaux affectés, mais dans ceux surtout qui étaient menacés de l'être; et qu'ils aient reconnu si tard que, pour y parvenir, c'était bien moins des remèdes internes qu'il fallait employer que l'application sur la peau des escharotiques les plus puissants. *Vicq-d'Azyr* s'assura par un très-grand nombre d'épreuves, non-seulement de l'inutilité, mais encore des dangereux effets des purgatifs drastiques qui exercent leur action sur la partie droite de la panse qu'ils enflamment et gangrènent, tandis que les minoratifs ne produisent aucun effet; de toutes les préparations mercurielles, des résines, des bois sudorifiques, des esprits aromatiques, du camphre, du quinquina, de tous les sels neutres, des alcalis fixes et volatils; observations qui ne firent que confirmer celles faites dans le traitement des épizooties de 1711 et 1745, et déterminèrent *Vicq-d'Azyr* à recourir au moyen extrême que *Lancisi* avait fait adopter en Italie en 1712, *de Courtivron* en France en 1748, *Layard* en Angleterre en 1758, l'École vétérinaire en Hollande en 1770, et en Flandre en 1771; *Dufot* en Picardie en 1773, celui de faire assommer tous les animaux affectés de la maladie.

C'est aux sétons qui font presque toujours partie du traitement des artistes vétérinaires dans les maladies épizootiques que j'attribue les succès constants qu'ils ont obtenus depuis un assez grand nombre d'années, surtout dans le traitement des maladies charbonneuses (1).

Pour combattre celle qui, en 1793, faisait des ravages affreux dans le département de l'Indre, je m'étais muni d'une assez grande quantité de quinquina, de camphre, d'alcali volatil, et les premiers animaux qui me tombèrent sous la main furent forcés d'en avaler d'assez fortes doses. Étonné de voir qu'ils ne produisaient aucun effet bien sensible dans l'économie animale, je commençai à soupçonner leur nullité; je ne tardai pas à m'en convaincre en réfléchissant sur le volume énorme d'aliments contenus dans les quatre estomacs des ruminants, mais surtout dans la panse, même après trois ou quatre jours de la diète la plus sévère. Je compris que deux onces de quinquina, deux gros de camphre et quelques gouttes d'alcali volatil pré-

----

(1) Voyez les observations qui sont à la suite du Traité du charbon, par le citoyen *Chabert.*

cipités dans une aussi grande capacité ne devaient pas produire plus d'effet qu'un verre de vinaigre qu'on jetterait dans un puits pour en aciduler l'eau. Je renonçai donc à toute administration de remède interne, et je m'en tins exclusivement aux externes, dont j'obtins des effets miraculeux tant pour préserver que pour guérir.

Je ferais un très-gros volume si j'entreprenais de donner, même en abrégé, l'historique de tous les animaux qui durent leur salut à ce moyen ; je me bornerai à une seule observation, parce qu'elle me paraît de nature à triompher de l'incrédulité la plus obstinée, et qu'elle convertit un très-grand nombre de cultivateurs qui jusque-là s'étaient refusés à soumettre leurs animaux au traitement préservatif que j'avais indiqué.

Un bœuf était mort du charbon dans la métairie de Chazelai, appartenant au citoyen *Lacoste*, alors maire d'Argenton, qui, inquiet sur le sort de sept qui restaient, me pria de les examiner. Tous jouissaient en apparence de la santé la plus vigoureuse ; il y en avait même de très-gras. Je reconnus dans tous les sept le principe de la maladie qui avait fait périr le huitième, et j'annonçai qu'ils seraient infailliblement attaqués si l'on ne se hâtait de les sétonner. Le métayer à qui ils appartenaient par moitié était en retard pour sa culture ; il observa que cette opération, qui le priverait du travail de ses bœufs pendant près de quinze jours, le mettrait dans l'impossibilité de faire son ensemencement. Il me pria de lui en laisser au moins une partie, il en demanda quatre ; nous composâmes, j'en accordai deux. Je choisis ceux dans lesquels je crus que le principe de la maladie avait fait le moins de progrès, et je ne les lui accordai que sur la promesse qu'il me fit qu'il les sétonnerait lui-même aussitôt que les cinq autres seraient en état de travailler ; je lui appris en conséquence à pratiquer cette opération extrêmement facile.

Les quinze jours expirent, les cinq bœufs sétonnés sont en état de travailler, les deux autres continuent de jouir de la santé la plus brillante. Le métayer se persuade qu'il en eût été de même des cinq premiers, et il se reproche la facilité avec laquelle il avait cédé à mes conseils ; quinze autres jours s'écoulent, et le voilà bien persuadé, et tous ses voisins comme lui, que les sétons ne sont bons qu'à faire souffrir les bœufs, les faire maigrir et les empêcher de travailler pendant quinze jours. Ce petit triomphe auquel il donna beaucoup d'éclat, en fortifiant la répugnance des cultivateurs du canton, fut la cause de la perte d'un assez grand nombre de bœufs qui, sans cet événement, auraient certainement été préservés. Le malheureux le paya cher. Un des deux bœufs est attaqué du charbon ; la crainte d'être grondé empêche le métayer de venir me chercher, il traite son bœuf lui-même par la méthode qu'il m'avait vu employer ; mais, soit que la maladie fût plus forte que tous les secours, soit, ce qui est bien plus probable, que l'opération fût mal faite, l'animal meurt en fort peu de temps.

Deux jours après, le second bœuf est attaqué ; la crainte de le perdre l'emporte cette fois sur celle d'être grondé : le métayer vient me chercher à course de cheval ; il me fait sa confession : on s'imagine aisément que je ne m'amusai pas à le sermonner ; je vole chez lui, où j'arrive assez tôt pour sauver son bœuf, dont l'état était si alarmant, qu'on l'avait déjà fait sortir de l'étable pour qu'il n'y mourût pas.

Le métayer ne douta plus dès lors qu'il ne me dût et ce bœuf et les cinq premiers qui avaient été préservés. De cette époque je ne pus plus suffire à toucher tous les bœufs qu'on m'amenait sur mon passage, pour reconnaître s'ils seraient affectés de la maladie ; et je puis assurer que je ne me suis trompé que très-rarement, surtout dans les bêtes à cornes, dans lesquelles la présence du germe de la maladie s'annonce d'une manière bien plus marquée que dans les chevaux ; ce qui tient peut-être aussi à ce que j'ai eu des occasions bien moins fréquentes de l'observer dans cette dernière espèce.

Je n'assurerai point que l'application des sétons suffise toujours pour prévenir l'invasion de la maladie ; j'ai vu quelquefois, très-rarement cependant, le contraire ; mais ce que je n'ai point vu, c'est les animaux mourir lorsqu'ils venaient à être affectés du charbon après avoir été sétonnés (1), à moins d'erreurs de régime bien marquées, et seules capables de donner la mort ; ce qui prouve que si l'évacuation produite par les sétons ne suffit pas toujours pour débarrasser la masse du sang de l'humeur morbifique, elle en dimi-

---

(1) Je veux dire sétonnés à ma manière, qui me paraît plus propre que celle des autres à remplir l'objet qu'on doit se proposer dans cette opération. J'indiquerai plus loin le procédé que j'emploie.

nue du moins la quantité, ou en atténue la qualité, au point de la rendre peu dangereuse ; ce qui remplit suffisamment la seconde indication que présente le traitement préservatif.

Il reste à prévenir les dangers de la communication.

On y parvient 1° en séparant soigneusement les animaux sains d'avec les malades ; c'est le contraire qu'on fait le plus souvent : dès qu'un animal est malade, on le sépare des sains ; il est aisé de concevoir qu'en laissant ces derniers dans une écurie ou une étable qui peut être infectée, on les expose à contracter la maladie : j'avoue que le défaut de bâtiments ne permet pas toujours d'en agir autrement ; il faut dans ce cas, aussitôt qu'on a retiré l'animal malade, s'occuper de la désinfection de l'étable, ou, tout au moins, de la place qu'il y occupait (1) ;

2° En éloignant les animaux sains de tous les lieux fréquentés par des animaux infectés, ou qui seulement ont été exposés à l'être, tels que les pâturages, les abreuvoirs, etc. ;

3° En n'introduisant point dans les écuries ou les étables des animaux nouveaux qu'on ne soit bien assuré qu'il ne règne aucune maladie contagieuse dans le lieu dont ils sortent ;

4° En se tenant soigneusement en garde, dans les circonstances, contre les maiges, les guérisseurs, les charlatans qui parcourent les campagnes, entrent dans toutes les étables : j'ignore si leurs habits peuvent se charger de miasmes virulents et les transmettre ; mais ils ouvrent la bouche des animaux, y introduisent leurs mains, qu'ils négligent le plus souvent de laver ; et je suis certain que la plupart des maladies contagieuses peuvent être communiquées par cette voie. Elles peuvent l'être encore par l'instrument dont ils se servent pour préserver des animaux sains, après l'avoir employé à opérer des animaux malades ;

5° En ne recevant pas trop légèrement dans les étables les passants, qui peuvent avoir logé dans des étables infectées ;

6° En éloignant de ses animaux les chiens étrangers, et en renfermant soigneusement les siens pour empêcher qu'ils n'aillent dé-

---

(1) On trouvera plus loin la méthode la plus sûre pour opérer cette désinfection.

terrer des bêtes mortes de la contagion, et ne la rapportent avec eux ; ce qui n'est arrivé que trop souvent ;

7° En faisant enfouir les cadavres des animaux morts de la maladie dans des fosses de huit pieds au moins de profondeur, l'expérience m'ayant prouvé que quand elles en avaient moins, les chiens, les loups et autres animaux voraces parvenaient à enlever la terre qui les recouvrait, et qu'elle était facilement pénétrée d'ailleurs par l'odeur qui s'exhale des cadavres, odeur que les animaux semblent rechercher, qui les attire de très-loin, et qui suffit peut-être pour les infecter (1) ;

8° En n'employant jamais à l'usage des animaux sains des instruments servant à des animaux malades ;

9° En faisant brûler exactement le fumier qu'on retire des écuries infectées, ainsi que la paille sur laquelle on a abattu les animaux pour les opérer. J'ai vu périr toutes les volailles d'une basse-cour, par l'effet de l'oubli de cette précaution.

La facilité avec laquelle plusieurs des maladies des animaux, et surtout celles du genre charbonneux, se communiquent à l'homme, exige aussi de sa part des précautions dont l'omission n'a été que trop souvent funeste.

Elles consistent à éviter de fouiller avec le bras les grands animaux pour les vider des gros excréments qui s'opposent à l'introduction des lavements ; à ne point dépouiller les bêtes mortes de la contagion ; à taillader même leur peau avant de les enfouir, pour empêcher que des hommes cupides ne les déterrent pendant la nuit pour l'enlever ; à ne jamais manger de viande d'un animal affecté ou seulement soupçonné de l'être ; l'expérience ayant prouvé que si cette chair ne donnait pas toujours, après la cuisson, la même maladie, elle en occasionnait d'autres quelquefois non moins dangereuses (2);

---

(1) J'ai souvent vu des bœufs s'attrouper sur la fosse d'un bœuf mort de la contagion, flairer la terre et faire retentir l'air de leurs mugissements.

(2) *Schenkius*, *Cogrossi*, *Mercurialis*, et plusieurs autres, rapportent des observations de maladies très-graves survenues à des hommes qui avaient mangé de la chair d'animaux infectes. *Bertin*, correspondant de l'Académie de chirurgie à la Guadeloupe, rend compte d'une maladie qui fit périr dans cette île un très-grand nombre de bestiaux, dont la chair

à s'abstenir enfin de faire usage du lait des vaches attaquées de la maladie, ou placées dans le foyer de la contagion, lorsqu'elle affecte à la fois un très-grand nombre d'animaux.

Traitement curatif.

D'après l'exposé que j'ai fait des causes des maladies charbonneuses, de leurs caractères, des désordres qu'elles produisent dans l'économie animale, et du but vers lequel tendent tous les efforts de la nature, il est aisé de prévoir que c'est sur les applications et les opérations extérieures que je fonde le succès du traitement curatif; il est seulement quelques modifications particulières à observer à raison des différents aspects sous lesquels se présentent ces maladies, et des diverses parties qui sont le siége des tumeurs.

Sous quelque appareil qu'elles se montrent, qu'elles soient ou non accompagnées d'éruptions extérieures, quelles que soient et la nature et la forme et le siége de ces éruptions, je commence toujours par faire vider l'animal, et lui donner quelques lavements (1). J'établis aussitôt un cautère; dans les bêtes à cornes je préfère le fanon que dans plusieurs pays on appelle aussi *la nape, la lampe*. Dans les chevaux, je choisis les deux éminences charnues qui se montrent en avant du poitrail de chaque côté.

Les raisons de cette préférence sont que c'est le plus souvent sur les parties précordiales que la nature porte les dépôts critiques par lesquels elle s'efforce de se débarrasser de l'humeur délétère qui menace la vie de l'animal ; et qu'on fait toujours mal lorsqu'au lieu de suivre la marche qu'elle indique, on veut la forcer à en prendre une autre.

---

mangée par les nègres leur occasionnait une fièvre ardente et des coliques de miséréré qui les emportaient très-promptement. *Berlin* assure en avoir guéri deux cents, au moins, avec la limonade à grande dose.

(1) J'ai déja indiqué les suites trop souvent funestes de l'introduction du bras dans le fondement des grands animaux pour les vider. On les prévient en se servant d'une cuiller de bois, de la longueur de dix-huit à vingt pouces, dont la surface soit parfaitement unie et ne présente aucune aspérité. On l'enduit, avant de l'introduire, d'un corps gras, tel que de la graisse douce ou de l'huile ; on l'insinue très-doucement et peu à peu, et on la tourne et retourne dans le fondement pour extraire les excréments, avec beaucoup de précaution, pour ne pas blesser ou irriter l'intestin, qui est d'une très-grande sensibilité.

On peut m'objecter que je m'écarte moi-même de cette loi en plaçant un cautère au poitrail , lorsque la nature établit ses dépôts sur d'autres parties du corps.

Je réponds que , sur vingt dépôts, dix-huit se montrant aux parties antérieures , le vœu de la nature est assez clairement manifesté pour qu'on doive regarder l'éruption sur d'autres parties comme une espèce d'écart , comme l'effet de quelque résistance dans les parties précordiales , ou d'une altération dans celles où s'est formé le dépôt. Et dans ce cas , c'est encore seconder le vœu de la nature que de chercher à détruire cette résistance qui l'a détournée de ses voies ordinaires.

Au reste , le cautère que j'établis au fanon ne m'empêche point de chercher à augmenter l'irritation de la partie où paraît l'éruption. Et , quoiqu'on regarde comme un principe sacré de ne jamais ouvrir deux portes à la fois , je me suis toujours si bien trouvé de cette double évacuation , que je crois ce principe susceptible au moins d'exceptions. Il ne serait peut-être pas impossible d'expliquer comment cet effort partagé produit une évacuation plus complète , et la produit en accablant moins l'animal qu'un effort unique ; mais je laisse là l'explication pour m'en tenir au fait : j'ai sauvé un grand nombre de bœufs en ouvrant à l'humeur cette double issue ; peut-être les aurais-je également sauvés avec une seule , mais peut-être aussi seraient-ils morts ; et, dans le doute , c'est au parti le plus sûr qu'il faut toujours s'en tenir.

J'ai déjà dit que la manière d'établir les cautères n'était point indifférente ; elle l'est si peu que c'est d'elle en grande partie que dépend le succès du traitement.

Que se propose-t-on en plaçant un cautère ? de débarrasser la masse du sang d'une humeur viciée qui y circule ; qu'y a-t-il à faire pour y parvenir ? l'amener à la circonférence , et en procurer l'évacuation.

La manière dont on place les cautères ne remplit point ou ne remplit que bien rarement ce double objet.

La plupart des maréchaux de campagne , des maiges, des guérisseurs , savent *herber* les animaux , et connaissent les avantages de cette pratique, et plût à Dieu qu'ils n'en connussent aucune autre ; leur ignorance ne ferait pas , chaque jour, tant de victimes : mais leur opération trompe assez souvent leur attente , parce qu'elle ne remplit qu'une partie de l'objet qu'on doit se proposer. Après avoir établi au fanon ou ailleurs , mais ordinairement au fanon , un dépôt très-considérable, ils ne s'en occupent plus , ils l'abandonnent à la nature. Qu'arrive-t-il? que le plus souvent la tumeur se résout, que l'humeur rentre après avoir acquis par sa stagnation un nouveau degré de malignité. Quelques-uns , après avoir retiré le morceau d'hellébore noir dont ils se sont servis pour établir le dépôt, ont le bon esprit d'engager dans l'ouverture quelques brins de genêt ou un brin d'osier. Ces corps étrangers entretiennent dans la tumeur une suppuration bien utile , mais trop souvent insuffisante.

Beaucoup d'artistes vétérinaires se bornent à placer au cou ou au fanon , ou à l'épaule, ou aux cuisses , des sétons avec des mèches de ruban de fil ou de cordes. Ces sétons entretiennent une bonne suppuration, mais elle s'établit lentement, mais ils n'excitent qu'une faible irritation , et n'attirent point brusquement ces dépôts énormes dont la formation , et surtout la formation subite , paraît si conforme au vœu de la nature. Quelques artistes rendent ces sétons plus actifs en les enduisant d'un onguent chargé de substances caustiques et vésicantes ; c'est certainement une excellente pratique , mais elle ne suffit pas toujours pour imprimer à la machine cette action rapide sans laquelle l'éruption est le plus souvent imparfaite.

D'autres , et ceux-là sont les plus habiles, commencent par engager sous la peau un trochisque de sublimé corrosif , d'arsenic ou de vitriol , ou simplement un morceau d'hellébore noir. Ils l'y laissent jusqu'à ce qu'il ait produit un engorgement très-volumineux, ce qui demande ordinairement vingt-quatre heures. Ils le retirent et traversent la tumeur d'un séton.

Cette double opération remplit très-bien la double indication de former le dépôt et de procurer l'évacuation de l'humeur, et j'ai moi-même longtemps pratiqué cette méthode avec le plus grand succès.

Elle avait cependant de grands inconvénients ; elle m'obligeait à revenir dans tous les lieux où j'avais placé les trochisques. L'engorgement se faisant toujours avec plus ou moins de rapidité à raison de la constitution des animaux et de leur état, j'arrivais trop tôt pour les uns, dont la tumeur n'était pas encore formée, trop tard pour les autres, dans lesquels elle avait acquis un volume excessif.

Les animaux, qui se rappelaient la douleur qu'ils avaient éprouvée la veille pour l'introduction du trochisque , se laissaient approcher difficilement ; quelques-uns se défendaient à outrance ; ils jetaient des cris épouvantables lorsque l'aiguille à séton traversait la tumeur, qui avait souvent de huit à dix pouces de diamètre, et les cultivateurs, à qui ils appartenaient, criaient presque aussi fort qu'eux.

Ces difficultés me firent imaginer une méthode qui les levait toutes , et remplissait absolument le même objet. Sur une mèche de ruban de fil ou de corde, ou de chanvre natté, d'environ deux pieds de long , je fixais, précisément sur le milieu, deux morceaux de tige d'hellébore noir, un de chaque côté, je l'y maintenais avec **un** brin de fil, j'amincissais les bords afin qu'ils ne présentassent pas un épaulement qui se serait opposé à leur introduction. J'éraillais légèrement la peau de l'hellébore avec la pointe d'un couteau pour le rendre plus actif.

Pour passer ce séton ainsi disposé , je me plaçais du côté gauche de l'animal. Je saisissais le fanon en avant du poitrail, à l'endroit où il présente un enfoncement qui semble le partager en deux portions. Je détachais avec ma main gauche la peau de ce côté d'avec celle du côté opposé. Je l'empoignais de toutes mes forces, et de l'autre main je la traversais de haut en bas avec une aiguille à séton, de manière que les deux ouvertures de la peau se trouvaient écartées l'une de l'autre d'environ quatre à cinq pouces , plus ou moins : j'avais soin d'incliner mon instrument de derrière en devant, dans la crainte qu'il ne blessât la jambe de l'animal , si elle venait à se porter en avant. Lorsque l'aiguille est bien tranchante, l'animal ne la sent pas, et il n'y a pas une goutte de sang de répandu , ce qui est très-précieux pour les propriétaires. L'aiguille passée, on engage le séton dans l'ouverture pratiquée derrière ce tranchant, et on la retire brusquement. Pour que la partie du séton à laquelle est attaché l'hellébore reste sous la peau , on place au-dessous un petit morceau de bois qui empêche le séton d'aller plus loin qu'on ne voudrait dans le mouvement brusque qu'on fait pour le passer.

La peau du fanon étant très-dure, il faut, pour cette opération, une aiguille courte, large et terminée par une poignée olivaire comme le manche d'une vrille , ou par un anneau aplati dans lequel la main puisse s'engager.

Le séton passé , on noue les deux bouts , en laissant une anse assez grande pour loger la tumeur qu'il doit établir. Lorsqu'elle a acquis le volume d'une tête humaine , ou à peu près , le propriétaire n'a autre chose à faire qu'à tourner le séton , et couper avec un couteau , ou des ciseaux , le fil qui retient l'hellébore. On peut, si l'on veut, et il est nécessaire de le faire lorsque la tumeur s'est formée difficilement et qu'elle est restée petite , on peut augmenter l'action des sétons , en les enduisant d'onguent basilicum , auquel on a incorporé de la poudre de cantharides et de sublimé corrosif. Il est bon de les retourner et de les laver tous les jours avec de l'eau chaude.

Ces sétons doivent rester en place jusqu'à ce que la maladie ait absolument cessé dans le pays ; c'est ce qu'il y a de plus difficile à obtenir des cultivateurs. Lorsque le séton vient à se perdre , ce qui arrive souvent , ils négligent d'en replacer un autre, ce qui est très-facile , mais moins cependant que de le renouveler quand il est prêt à se perdre : il suffit , dans ce cas , d'attacher avec une pointe d'aiguille , ou seulement avec une épingle , le séton nouveau à l'ancien ; en tirant celui-ci , l'autre suit. Quand on se sert d'une épingle, on a soin de l'attacher de manière qu'elle présente sa tête à l'ouverture de la peau , autrement elle pourrait s'accrocher et blesser l'animal.

On peut éviter les inconvénients de la perte et du remplacement des sétons en se servant, au lieu de mèche, d'un morceau de bois de la grosseur du doigt , et de sept à huit pouces de longueur ; il doit être pointu par un bout , pour enfiler la route tracée par l'aiguille : au-dessus de la pointe, ainsi qu'à l'autre bout, doit se trouver un trou destiné à recevoir une cheville pour qu'il ne puisse se perdre. On enlève circulairement un peu de bois dans le milieu , qu'on remplace avec un morceau d'hellébore que l'on dispose autour, et qu'on fixe de la même manière que sur les mèches de fil ou de chanvre.

Au défaut d'hellébore noir, qu'on ne trouve pas partout, on peut employer l'écorce de garou ou bois saint, les tiges des titimales , des ésules, l'écorce des jeunes pousses de figuier, des branches de clématite, que dans quelques cantons on nomme *viorne,* et dont les tiges sarmenteuses servent à faire des paniers.

On peut encore employer le sublimé, l'arsenic, le vitriol, en mettant ces substances en poudre, et en les engageant dans un petit sac de toile très-fine, ou plutôt très-claire, qu'on fixe sur le séton, de la même manière que les plantes dont nous avons parlé.

J'ai vu arriver quelquefois que le dépôt formé par ces sétons s'endurcissait, et restait un temps considérable sans se résoudre. On prévient cet inconvénient ou on y remédie en fendant l'engorgement par-dessous, de devant en arrière, et en passant ensuite un fer rouge dans cette ouverture, qui doit être longue et profonde.

Il est facile de concevoir qu'une crise aussi forte ne s'établit point sans une fièvre violente, et qu'il y aurait par conséquent du danger à ce que les estomacs fussent trop chargés d'aliments : on fait donc bien, lorsqu'on le peut, de mettre les animaux à la diète avant de leur passer les sétons ; mais ce qu'on peut toujours, et ce que malheureusement on a bien de la peine à obtenir des cultivateurs, c'est de laisser les animaux sans manger pendant les cinq ou six premières heures qui suivent l'opération, ou du moins de leur retrancher la plus grande partie de la ration ordinaire. Les palefreniers, pâtres, bouviers, et généralement tous ceux qui prennent soin des animaux, les font périr d'indigestion, pour les empêcher de mourir de faim (1).

---

(1) Les animaux ruminants peuvent rester un temps considérable sans manger. Les bouchers gardent ordinairement les bœufs trois jours entiers sans leur rien faire prendre que de l'eau ; et, après ce temps, leurs estomacs contiennent encore une quantité énorme d'aliments. J'ai laissé un mouton dans une chambre dont j'avais la clé dans ma poche, pour savoir combien de temps il vivrait sans manger ; il ne mourut qu'à la fin du huitième jour. Il serait bien à souhaiter que cette vérité fût plus connue.

J'ai vu, auprès de Saint-Benoît-du-Sault, périr deux vaches vingt-quatre heures après avoir été sétonnées, parce que, contre mon avis, on les avait bourrées d'aliments. Le bouvier niait le fait ; mais l'ouverture que j'en fis devant les citoyens *Dubrac,* à qui l'une d'elles appartenait, mit en évidence le foin, l'herbe, la balle de blé, et surtout le son qu'on leur avait donnés. Je ne puis parler de la famille *Dubrac* sans rappeler que c'est à elle que je dus, en 1793, le bien que j'eus le bonheur d'opérer dans le district d'Argenton. Après des pertes considérables, elle eut la

J'ai déjà dit qu'il ne fallait pas se presser de retirer les sétons. On doit toujours attendre que l'animal soit parfaitement guéri ; on fait même très-bien de les laisser quelque temps après pour éviter des rechutes (1).

La température n'est pas non plus indifférente pour cette opération ; elle ne doit jamais être faite par un temps froid et humide : il doit être sec, chaud, et, autant qu'il est possible, annoncer une suite de beaux jours. On sent le danger qui pourrait résulter de la suppression subite d'un égout par lequel l'humeur a pris son cours depuis longtemps, et cette suppression trop brusque serait l'effet certain du froid ou de l'humidité de l'atmosphère.

Dès qu'on a placé les sétons on s'assure bien en passant la main sur toute la surface du corps, et en inspectant soigneusement toutes les parties, s'il n'existe point de tumeurs.

S'il en paraît, le traitement doit varier à raison de leur forme et de leur siége.

Sont-elles placées dans la bouche, sur la langue, on s'empare de cet organe avec la main gauche, on le tire hors de la bouche, on ampute avec le bistouri les bords et le fond de l'ulcère, ou des ulcères quand ils sont multipliés, on les touche avec quelques brins d'étoupes imbibés d'acide vitriolique et attachés au bout d'un petit bâton en forme de pinceau ; on seringue dans la bouche, trois ou quatre fois par jour, une décoction de feuilles de ronces.

On a soin, dans ces opérations, de tenir la tête le plus bas qu'il est possible, afin d'éviter que le sang et l'humeur des ulcères ne soient entraînés dans l'estomac.

Il est aisé de sentir que des aliments très-durs, tels que le foin et

première le bon esprit de demander des secours ; la première, elle soumit ses animaux au traitement préservatif que j'indiquai, et c'est à l'impulsion que donna son exemple, que ce pays doit peut-être la conservation de ses bestiaux, menacés d'une dépopulation générale.

(1) Quelques auteurs ont prétendu que le charbon n'attaquait jamais les animaux qu'une fois, et ils ont conclu de cette supposition qu'on pouvait l'inoculer, et que cette méthode sauverait beaucoup d'animaux. J'en ai vu plusieurs attaqués deux fois de cette maladie, et je l'ai traitée jusqu'à trois fois dans un bœuf appartenant au citoyen *Maréchal*, près Saint-Benoît ; ce qui renverse ce système contre lequel s'élèvent d'ailleurs une foule d'autres considérations majeures.

la paille, irriteraient continuellement ces ulcères, et occasionne-
raient à l'animal des douleurs très-aiguës, et même la fièvre. On
doit donc le nourrir avec des aliments liquides, ou du moins ayant
peu de consistance, tels que des espèces de bouillies, des augées
avec la farine, le son, etc., encore doit-on seringuer de l'eau
dans la bouche après le repas, pour détacher les particules de son
qui pourraient s'être arrêtées dans les ulcères.

On est dans l'usage, dans les campagnes, de les ratisser avec une
cuiller d'argent, et de les frotter avec un mélange de poivre, d'ail
et d'autres plantes âcres hachées ; ce procédé est fort bon, et peut
être conservé, mais la cautérisation avec l'acide vitriolique est préférable.

Si la tumeur ou les tumeurs occupent d'autres parties du corps,
elles sont petites ou grosses, rondes ou aplaties.

Si elles sont petites et rondes, il ne faut point hésiter à en faire
l'extirpation ; ce qui se pratique en fendant la peau en croix, en dis-
séquant la tumeur et la cernant par-dessous ; ce qui est très-facile
lorsqu'on a eu l'attention de la traverser avec une corde à l'aide
de laquelle on la tire de la main gauche pendant que la droite la
détache.

S'il arrivait que la tumeur intéressât des parties dont la section
serait dangereuse, alors on s'abstiendrait d'en faire l'extraction ; on
se bornerait à enlever tout ce qui peut l'être sans inconvénient, et
on détruit ensuite, par le feu, ce qu'on n'a pu enlever avec l'instrument, ayant toujours soin de ménager son feu de manière à ne pas
offenser la partie qui n'a pas permis l'extirpation (1).

On recouvre l'ulcère de plumasseaux chargés d'un onguent fait
avec partie égale de basilicum et d'essence de térébenthine, et la

---

(1) Je ne connais point d'instrument plus commode pour cautériser les
tumeurs, et détruire toutes les parties gangrenées qu'on ne peut pas toujours enlever avec l'instrument tranchant, que la cheville de fer dont on
se sert dans les pays à bœufs pour les atteler, et à laquelle, pour cette
raison, on donne le nom d'*atteloire*. C'est un morceau de fer rond, de la
grosseur du pouce, recourbé deux fois, à angle droit, comme la poignée
d'une broche à rôtir ; ce qui donne une grande facilité pour l'engager
dans des cavités très-enfoncées. La tige n'est guère que de six à sept pouces,
ce qui est suffisant.

moitié seulement de mouches cantharides et de sublimé corrosif en poudre.

Si la tumeur est très-volumineuse ou de forme aplatie, on ne doit point songer à en faire l'extirpation. On se contente alors de la taillader très-profondément, et sur plusieurs points de son étendue; on la comprime fortement pour procurer le dégorgement du sang noir, dissous, corrompu, dont elle est infiltrée. On la traverse par des sétons disposés de manière que l'écoulement soit facile ; on multiplie ces sétons si la tumeur est très-étendue, on les recouvre de l'onguent dont je viens d'indiquer la composition : on en enduit aussi les plumasseaux dont on remplit les incisions ; aussitôt que la suppuration est établie, car il s'en établit une, et très-copieuse, quoi qu'en aient pu dire beaucoup d'écrivains, on panse les plaies avec l'essence de térébenthine, et même tout simplement avec de l'eau salée, qui m'a paru produire constamment les mêmes effets ; il est bon que cette eau soit tiédie, à moins qu'elle n'ait été exposée quelque temps au soleil.

Il est rare qu'après l'extirpation de la tumeur l'engorgement ne continue pas de s'étendre et de fuser sous la peau. Les maréchaux et guérisseurs de campagne prétendent arrêter la marche de l'engorgement et le resserrer dans des bornes étroites en le cernant avec une raie de feu, qui doit pénétrer jusqu'au-dessous du tégument. Cette pratique, qu'on trouve conseillée dans des ouvrages estimés, m'a paru très-vicieuse. Elle ne remplit point son objet, l'humeur franchissant presque toujours ces limites dans lesquelles on prétend la renfermer, et elle occasionne de très-grandes déperditions de peau, qui, comme tous les autres organes ne se régénérant point, laisse à découvert des plaies énormes pendant un temps très-considérable, et ne les recouvre à la fin qu'en présentant des cicatrices hideuses.

Les boutons de feu dont on sème l'intérieur du cercle produisent tout autant d'effet que la ligne circulaire, et ils n'offrent pas les mêmes inconvénients.

J'ai toujours trouvé un excellent auxiliaire dans les masticatoires. On pile ensemble de l'ail, du poivre, de l'assa-fœtida, du poivre long, de la racine d'arum ou pied de veau, du poivre d'eau, des feuilles et des racines de grand raifort ou autres plantes irritantes (1). On en forme un nouet qu'on roule autour d'un bâton de quatre à cinq pouces de la grosseur du doigt, percé des deux côtés pour recevoir deux montants de ficelles qui, en s'attachant au-dessus de la nuque, servent à le fixer dans la bouche de l'animal.

Ce masticatoire détermine une excrétion salivaire très-abondante, après laquelle il m'a toujours paru que l'animal était moins triste, moins abattu.

Je ne puis partager l'avis de ceux qui veulent que les animaux attaqués soient mis à une diète absolue, et qu'on remplace les aliments par des cordiaux. S'il y a quelques cas où cette diète soit nécessaire, ils sont très-rares, et, dans ce cas, l'animal l'observe de lui-même; dans tous les autres il faut lui supprimer une partie de sa ration, et suppléer la quantité par la qualité; des aliments bien choisis, bien appétissants, bien substantiels, aspergés d'un peu d'eau salée, de l'eau blanchie avec le son de froment pour boisson, voilà mes cordiaux, mes opiats, ma thériaque, mon mithridate, ceux-là soutiennent et augmentent même réellement les forces sans causer d'inflammation. J'ai vu souvent faire avaler une ou deux bouteilles de vin à des animaux affectés d'une fièvre ardente. En général, le vin est dans les campagnes la panacée universelle; s'il fait quelque bien, il fait encore plus de mal, et surtout dans les maladies des animaux de travail, qui sont presque toutes inflammatoires.

Il n'entre pas dans mon plan d'indiquer tous les autres abus que j'ai découverts dans le traitement des maladies des bestiaux; les recettes absurdes que j'ai vu employer contre le charbon formeraient seules un volume : qui croirait, par exemple, que dans une étendue de pays assez considérable on regarde le charbon de bois pilé et donné dans du lait ou dans du vin (ce qui cependant ne devrait pas être la même chose) comme un excellent spécifique contre le charbon ; et le tout à cause de l'identité de nom ? Quand donc les hommes cesseront-ils de rejeter l'évidence pour courir après le merveilleux, et de croire d'autant plus facilement les choses qu'elles leur paraissent plus incroyables ?

____

(1) Il n'est pas nécessaire d'employer toutes ces plantes ; je n'en indique autant que comme supplément les unes des autres.

La dureté, la sécheresse, la rigidité de la peau qui la fait crépiter sous les doigts, son adhérence aux os, indiquent le besoin de la ramollir. Je ne sais rien d'aussi propre à remplir cette indication que les bains de vapeurs. On place un chaudron ou baquet rempli d'eau bouillante sous le ventre du malade, on le couvre d'un drap qui retienne les vapeurs et les force à se déposer sur toute la surface du corps. On continue cette fumigation pendant une demi-heure en remuant de temps en temps le chaudron pour empêcher de se refroidir l'eau dont l'animal est couvert ; alors on le découvre et on le bouchonne jusqu'à ce qu'il soit bien sec. Il ne faut pas s'éloigner de l'animal pendant ce bain de vapeurs, et l'on doit veiller à ce qu'il ne vienne pas engager ses jambes dans l'eau bouillante, ce que j'ai vu arriver.

Des lavements émollients donnés deux fois par jour pendant tout le temps de la maladie m'ont toujours paru produire de forts bons effets. Ils préviennent ces diarrhées colliquatives par lesquelles les maladies charbonneuses se terminent malheureusement trop souvent.

Comme on n'a pas toujours des seringues dans les campagnes, on peut se servir d'une vessie de cochon, ou, ce qui est plus simple encore et plus commode, d'un tuyau de bois de quinze à dix-huit pouces de long, bien arrondi par un bout et échancré par l'autre en bec de flûte, afin qu'il puisse recevoir la liqueur qu'on verse dans l'échancrure. Quoique l'eau simple tiède puisse être donnée en lavements avec avantage, on en trouvera cependant bien plus encore à se servir d'une décoction émolliente quelconque, telle que de graine de lin, de feuilles de mauve, de violettes, de guimauve, de mercuriale, de seneçon, de la seconde écorce d'orme, etc.

Quelle que soit ma répugnance pour les drogues administrées intérieurement, que je regarde comme presque toujours nulles quand elles ne sont pas funestes, et surtout dans les ruminants, ce dont on se convaincra aisément si l'on prend la peine de réfléchir sur la capacité de leurs estomacs (1), je ne désapprouve cependant pas,

______

(1) Les ruminants en ont quatre, dont le premier seul contient, même après une diète de plusieurs jours, une quantité d'aliments égalant en poids le quart de l'animal, s'il n'est pas gras. Il en contient encore une assez grande quantité dans les animaux qu'on a laissés mourir de faim.

mais seulement pour le cheval et les autres animaux à un seul estomac, l'administration d'une potion faite avec une pinte d'infusion
de sauge, ou de pouliot, ou de sarriette, ou d'absinthe, ou de toute
autre plante aromatique à laquelle on ajoute quatre gros de camphre
dissous dans un peu d'eau-de-vie ou d'essence de térébenthine, six
gros de quinquina en poudre et vingt-cinq à trente gouttes d'alcali
volatil. Et cette potion même ne me paraît utile que dans un seul cas,
celui où la nature accablée paraît faire des efforts impuissants pour
chasser au dehors l'humeur morbifique ; ce qu'annoncent très-clairement et la lenteur avec laquelle se forment la tumeur ou les tumeurs, et surtout l'état de faiblesse du pouls.

D'après les caractères de contagion que nous avons reconnus dans
les maladies de ce genre, il est aisé de sentir qu'il ne suffit pas de
les guérir, qu'il faut encore anéantir toutes les traces de leur existence, en un mot désinfecter tous les lieux et les objets qui pourraient être chargés de quelques particules du virus contagieux.

De la désinfection des écuries, étables, ustensiles, etc.

On tombe, pour la désinfection des objets qui peuvent avoir reçu
les miasmes contagieux, dans deux excès également funestes : les
uns, attribuant à la chaux une propriété caustique assez puissante
pour détruire les virus les plus actifs, croient qu'une couche de lait
de chaux et quelques fumigations suffisent pour anéantir toutes les
particules virulentes, et se livrent, après cette opération, à la plus
entière sécurité.

D'autres au contraire entraînés par une frayeur excessive croient
que la contagion ne peut être éteinte que par la destruction entière
de tout ce qui s'est trouvé dans l'atmosphère des animaux malades.
Cette opinion a sans doute des suites moins funestes que la première, et il est certain qu'il vaut mieux prendre vingt précautions
inutiles que d'en négliger une essentielle. Cependant, comme ce
procédé ajoute une nouvelle perte, quelquefois très-considérable, à
celle des animaux, il est bon de le renfermer dans ce qu'il offre
réellement d'utile.

Je dirai aux premiers que la chaux, et surtout en lait, n'a point
cette propriété caustique qu'ils lui supposent assez active pour dé-

truire les principes contagieux (1) ; qu'elle ne fait que les recouvrir, les masquer, et peut-être augmenter leur activité en les enchaînant pour quelque temps ; que la chaux, pour laquelle les animaux ont assez souvent du goût, est léchée par eux, bientôt détruite par conséquent, ce qui met à nu les particules virulentes qu'elle recouvrait, et les expose à passer d'autant plus vite dans le corps des animaux, qu'ils sont plus avides de lécher les murs sur lesquels elles sont déposées (2).

Je leur dirai que leurs fumigations si vantées sont encore moins propres que la chaux à annuler les levains contagieux. Ce n'est pas qu'il faille les négliger, mais ce moyen ne doit être regardé que comme accessoire. De toutes les fumigations, la plus active, sans contredit, c'est celle dont *Guitton de Morveau* a donné le procédé : il consiste à faire dissoudre dans une terrine remplie d'eau une livre de sel de cuisine, et à verser dessus une demi-livre d'acide vitriolique, en ayant l'attention de se retirer promptement, et de ne rentrer que lorsque la vapeur est entièrement dissipée.

Je dirai aux partisans d'une destruction générale que les parties virulentes ne pouvant s'attacher qu'aux surfaces, c'est elles seules qu'on doit attaquer, et qu'il suffit d'attaquer.

Or, il est dans la nature deux grands agents capables, l'un et l'autre séparément, de détruire ou d'entraîner ces particules, c'est l'eau et le feu, dont l'action est bien plus forte encore quand elle est combinée : on peut donc être assuré de purifier toutes les parties infectées en les inondant d'un torrent d'eau bouillante qui entraîne au moins tout ce qu'elle ne détruit pas, surtout si à mesure qu'on la verse on a le soin de ratisser avec des brosses ou un balai tous les objets qu'on inonde.

Si l'on ne veut pas se contenter de ces ablutions que je crois suffisantes lorsqu'elles sont bien faites, on peut décrépir les murs de

---

(1) *Paulet* rapporte qu'un morceau d'étoffe imprégné du virus pestilentiel, soumis à l'action des acides minéraux les plus forts, même fumants, au point d'en être corrodé, insinué sous la peau d'un animal sain, lui communiqua la maladie.

(2) Voyez, sur les dangers de la chaux, comme moyen préservatif, une instruction sur la morve, rédigée par *Huzard*, et publiée par ordre du Comité de salut public.

face jusqu'à la hauteur de six pieds, et les recrépir de nouveau ; on peut également racler et même varloper les mangeoires et les râteliers.

Si le sol est en terre, il est prudent d'en enlever trois à quatre pouces qu'on remplace par de nouvelle terre : celle qu'on aura retirée doit être enfouie dans une fosse, et recouverte de huit à dix pouces de terre.

Si l'écurie est pavée, il suffira de laver le pavé avec des torrents d'eau bouillante, et de bien ratisser les interstices.

Quant aux ustensiles, tout ce qui sera en fer sera passé au feu, tout ce qui sera en bois sera varlopé ; le cuir sera raclé, passé à l'eau seconde et à l'huile grasse ; la toile sera lessivée.

On promènera des brandons de paille allumés sur tous les objets dont ils pourront être approchés sans risques ; on ne détruira enfin que ce qui ne vaudrait pas la peine d'être conservé.

On laissera les écuries ouvertes jour et nuit pendant quelque temps ; on ouvrira même des trous dans les murs, pour établir des courants d'air, s'il n'y avait pas de fenêtres correspondantes ; enfin on n'y remettra des animaux que lorsqu'elles seront parfaitement sèches.

PRÉCIS ANALYTIQUE DE CES RECHERCHES.

I.

Toutes les maladies du genre de celles auxquelles on a donné le nom de *charbonneuses* ne sont autre chose qu'une véritable fièvre putride gangréneuse, éminemment contagieuse, passant avec une extrême facilité d'une espèce à une autre, dont les désordres, reconnus à l'ouverture des cadavres, annoncent la perversion, la décomposition du sang et des humeurs, et dont les effets sont plus ou moins graves, plus ou moins foudroyants, à raison des dispositions qu'elle trouve dans s les individus qu'elle affecte, et de l'intensité des causes qui l'ont produite.

II.

Ces causes se réduisent presque toutes à l'altération des nourritures par l'effet des longues pluies, des inondations, et des sécheresses et chaleurs excessives qui leur succèdent trop souvent. Toutes les erreurs de régime auxquelles on les attribue peuvent bien augmenter la disposition qu'ont les animaux à contracter cette maladie; mais elles sont certainement insuffisantes pour la produire. Cette proposition explique très-bien pourquoi les maladies charbonneuses règnent tous les ans dans quelques cantons, puisqu'il n'est point d'années qu'il n'arrive quelques inondations locales.

III.

Tous les efforts de la nature dans cette maladie tendent à déposer sur une partie quelconque de la surface du corps, mais de préférence sur les parties précordiales, l'humeur morbifique qui circule dans la masse. C'est donc aussi de ce côté que doivent se diriger tous les efforts de l'art.

IV.

Tous les remèdes cordiaux tant vantés comme propres à seconder les efforts de la nature sont constamment funestes quand on les emploie à grandes doses, et d'un effet nul ou insuffisant à petites doses, dans les ruminants surtout, à raison de la capacité de leurs estomacs et de la masse d'aliments qu'ils contiennent toujours.

V.

Ce n'est donc que par les applications extérieures qu'on peut espérer d'obtenir ces dépôts si conformes au vœu de la nature; et, parmi ces applications, le séton armé d'un caustique doit obtenir la préférence, parce qu'il remplit parfaitement le double objet d'attirer au dehors l'humeur morbifique et d'en opérer l'évacuation.

VI.

L'effet des sétons est merveilleusement secondé par les incisions, les scarifications profondes des tumeurs, leur extirpation dans certains cas, leur cautérisation dans d'autres, la destruction des parties gangrenées, ou par le fer, ou par le feu, ou par l'application des substances caustiques.

VII.

En joignant à ces moyens le secours des lavements émollients, des masticatoires, des fumigations d'eau chaude sous le ventre, des frictions longtemps continuées avec le bouchon de paille, des bains, des lotions, des aliments de bonne qualité donnés avec modération, des précautions les plus sévères pour écarter des animaux sains tout ce qui a été exposé au contact des animaux malades, et pour détruire et annuler les levains contagieux sur tous les corps qui ont pu être exposés à les recevoir, on aura certainement les vrais, les seuls moyens de prévenir les maladies charbonneuses, et généralement même toutes les maladies épizootiques ; d'en étouffer le germe lorsqu'il existe ; d'en réparer les effets lorsqu'on l'a laissé se développer ; d'en prévenir enfin pour jamais le retour.

Expériences sur l'absorption des vaisseaux lymphatiques dans les animaux ;

Par M. FLANDRIN,
Directeur adjoint, professeur d'anatomie et des opérations à l'Ecole
vétérinaire d'Alfort.

(1790.)

J'ai fait depuis fort longtemps des recherches sur la faculté absorbante des vaisseaux lymphatiques, et je n'ai pu, par cette raison, que lire avec beaucoup d'intérêt les observations sur ce sujet important que M. Des Genettes a publiées dans le cahier de septembre du *Journal de médecine* de cette année. Il y a plus de dix ans que j'en ai tenté de semblables, et d'autres relatives à la fonction dont il s'agit ; mais le désir de présenter quelque ensemble intéressant sur ce point m'a toujours porté à différer de les faire connaître. Cependant, le temps fuit dans cette attente, et je ne vois pas le terme où les circonstances et la foule d'expériences qui me restent à faire me permettront de suivre mes idées sur ce point. Néanmoins, parmi les résultats que j'ai obtenus en me livrant à ces recherches, il en est de quelque importance et qui pourront être utiles à ceux qui parcourent la même carrière ; ce motif me détermine à les faire connaître.

INJECTIONS DE MATIÈRES COLORÉES DANS LE CANAL ALIMENTAIRE.

Mes recherches sur les vaisseaux lymphatiques ont d'abord eu pour objet de reconnaître leur usage, eu égard à la fonction dont on les a chargés, depuis Hecquet et Asellius, de repomper des intestins les sucs nourriciers, et d'être exclusivement chargés de cette importante opération.

Je répétai à cet effet les expériences du docteur Hunter, telles qu'il les a proposées sur le chien et le chat, à plusieurs reprises et sans succès, c'est-à-dire sans voir les vaisseaux lymphatiques des intestins transporter les matières colorées qu'il avait introduites dans ces tuyaux. Je fis plus, je donnai l'indigo, qui est une des substances qu'a employées l'auteur que je viens de nommer ; je le donnai, dis-je, à des chiens vivants, à des doses très-fortes ; je les tuai à différents intervalles du temps où je le leur avais donné, et je ne vis rien dans les vaisseaux lactés qui m'annonçât la présence de cette matière, dont les sucs digestifs ne détruisent pas la couleur, et qui, comme nous le verrons, passe telle dans les secondes voies, et même dans les dernières, pour être évacuée au dehors.

J'espérai des effets plus sensibles dans les grands animaux; je fis prendre, à cet effet, à un cheval dont je pouvais disposer, 2 onces d'indigo délayé dans de l'eau simple et du miel. Je tuai l'animal quatre heures après, temps où les matières contenues dans l'estomac lors de l'administration de cette substance devaient être passées avec elle depuis quelque temps dans les intestins grêles, et dont il devait nécessairement s'être fait quelque absorption. Les vaisseaux lymphatiques du mésentère, faciles à apercevoir parce qu'ils sont naturellement très-volumineux, ne me présentèrent rien de bleu, quoiqu'on vît cette couleur à travers les membranes de la partie du tuyau intestinal qui contenait la portion de la substance alimentaire colorée ainsi. Je répétai plusieurs fois la même expérience, et je pris pour objet de comparaison, lorsque cela me fut possible, des chevaux que je tuai en même temps que ceux qui étaient en expérience.

Les mêmes résultats suivant toujours les mêmes essais, je doutai, contre l'autorité du docteur Hunter, que l'indigo ne se décolorât point pour passer dans les voies de la circulation ; et, pour vérifier la chose, je me livrai à de nouvelles expériences, différentes à quelques égards de celles que je viens de décrire.

Je ne tuai d'autres chevaux à qui j'avais donné l'indigo que douze, seize, vingt-quatre heures après le leur avoir administré. Il avait alors pénétré fort avant dans les gros intestins. Je visitai très-soigneusement le système lymphatique, très-étendu et très-apparent, de cette partie du canal alimentaire, et j'espérais que les effets que je recherchais y seraient plus apparents que dans le mésentère des intestins grêles ; mais je ne trouvai pas que la couleur de ces tuyaux, non plus que leur transparence, fût différente de celle qu'ils ont pour l'ordinaire.

Je ne me bornai pas, à chaque expérience, à ne visiter que le système lymphatique des intestins ; je le suivis jusqu'au canal thoracique ; je retirai chaque fois de la liqueur que contenait le canal ; j'en obtenais quelquefois près d'une once ; j'examinai avec soin cette quantité, réunie dans un vase, croyant pouvoir y reconnaître plus aisément la teinte bleue de l'indigo, dans le cas où elle en serait chargée.

Je la trouvai en général, il est vrai, d'un jaune moins foncé que dans l'état naturel. Lorsqu'elle était rouge, ce qui arrive quelquefois (c'est ce que je considérerai dans la suite d'une manière particulière), la nuance de cette couleur tirait sur le rose. J'observai aussi la couleur de la bile ; elle était changée, et, dans les animaux tués deux heures après l'usage de l'indigo, je trouvai cette humeur d'un vert foncé ; elle contenait encore une matière déliée, en qui la couleur dont il s'agit était plus marquée et qui y nageait en petites parties.

Cette couleur verte était bien différente de celle que la bile a naturellement dans un cheval sain, car elle forme en lui un liquide transparent et de couleur citrine.

Cet effet, inconnu jusqu'à ce jour, qui eut lieu toutes les fois que la matière colorée avait séjourné de quinze à vingt heures dans les premières voies, me décida à l'expérience suivante.

Je donnai pendant vingt jours de suite à un cheval 2 onces d'indigo tous les matins à jeun ; il fut nourri et soigné à l'ordinaire pendant l'usage de cette substance ; j'observai exactement ses excrétions, et je trouvai que le second jour les excréments avaient acquis la couleur bleue de l'indigo. Cette couleur était très-vive au moment de la déjection, quoique beaucoup moins forte que celle de l'indigo ; elle s'éteignait ensuite et se changeait en un vert bien différent de celui particulier aux excréments du cheval. Le quatrième jour de cette expérience les urines prirent une couleur verte très-distincte ; cette couleur se reconnaissait d'autant plus aisément que l'excrétion où elle se manifestait est naturellement jaune et chargée d'un sédiment blanchâtre. Les jours suivants, la couleur dont il s'agit devint successivement plus marquée, ce dont on jugeait aisément par le jet qui résultait de leur évacuation, et à commencer du dixième jour elle est constamment restée au même degré.

J'ai pris plusieurs fois de ces urines dans un vase, et alors on trouvait que le sédiment était entièrement vert et très-considérable, et la liqueur qui était au-dessus paraissait avoir sa couleur naturelle.

N'ayant plus de doute, à raison des changements dont je viens de parler, que l'indigo ne conservât en plus grande partie sa couleur en pénétrant dans les voies de la circulation, je me décidai à sacrifier le cheval qui faisait le sujet de mon expérience, espérant, après un si long usage de l'indigo, trouver dans les vaisseaux lymphatiques des intestins des traces sensibles de cette matière, puisque, selon l'opinion adoptée dans les écoles, ils doivent être les premières voies de leur introduction dans le sang. J'espérais encore que les glandes de ces vaisseaux, au travers desquelles la matière colorante dont j'avais fait usage devait passer avec le chyle, et où elle devait nécessairement parcourir des tuyaux très-déliés pour arriver dans les vaisseaux lymphatiques du second genre, auraient pris une couleur bleuâtre et verdâtre, par les raisons que je viens de donner.

Pour éviter toute incertitude dans l'examen que je faisais de ce sujet, je fis tuer en même temps un cheval qui n'avait été l'objet d'aucune expérience, afin de servir de terme de comparaison.

Après un examen scrupuleux, je reconnus dans le système lymphatique du canal alimentaire sa couleur ordinaire ; j'ouvris les glandes de ces vaisseaux, et je n'y trouvai rien qui annonçât le passage continuel d'une matière colorante. Je retirai des tuyaux lymphatiques du premier genre des intestins grêles, et du dernier, dans les gros, la liqueur que je pus en obtenir ; j'étendis cette liqueur sur du papier blanc, et elle ne le teignit ni en bleu ni en vert. Cette liqueur, au surplus, me parut transparente comme à l'ordinaire.

Je trouvai la liqueur que je retirai du canal thoracique d'un rose tel que je l'ai indiqué précédemment, ne pouvant en juger que par réminiscence ; et d'ailleurs, cette liqueur tirant sur le jaune dans le cheval qui me servait de comparaison, je n'assurerai pas qu'elle était plus vive, mais du moins elle me parut telle. Les bords de sa surface qui portaient contre les parois du vase, qui était un bocal de verre blanc, offraient une aréole bleuâtre ; cependant cette liqueur ne teignit qu'en rose le papier et le linge que j'y trempai.

La bile était d'un vert brun très-foncé ; elle était plus épaisse qu'à l'ordinaire ; elle contenait aussi une fécule d'un vert qui avait la même nuance qu'elle ; on trouvait la bile, comme je viens de le dire, dans les tuyaux biliaires, le canal cholédoque, et dans les intestins.

Je visitai ensuite les voies urinaires; la substance rayonnée interne des reins, ainsi que le bassinet, étaient légèrement teints en vert; les parois des uretères ne me firent rien apercevoir de semblable, et l'urine contenue dans la vessie était comme celle que l'animal évacuait.

Je crois inutile de parler de la couleur des matières contenues dans les intestins, puisque les déjections étaient entièrement teintes en bleu, les particularités que j'y remarquai n'ayant aucun rapport avec le résultat que je cherchais, et étant relatives avec la fonction de la digestion.

Je saignai plusieurs fois l'animal qui fait le sujet de l'expérience précédente pendant qu'il y fut soumis, et je tirai, soit du sang artériel, soit du sang veineux. Ayant laissé reposer l'un et l'autre, les parties qui s'en séparèrent me parurent être dans l'état naturel.

Immédiatement après avoir tué l'animal, je tirai du sang de la veine porte, et je n'y observai rien d'extraordinaire; il était un peu plus noir, moins consistant, et avait plus de sérosité que l'autre.

Je dois observer qne, pour avoir les résultats que je viens de faire connaître, il faut avoir étudié précédemment, et sur divers sujets, la couleur des vaisseaux lymphatiques dans leur état naturel. Dans les animaux maigres, les vaisseaux sont très-transparents et sans couleur; dans les animaux gras, ou dans ceux même qui ont quelque embonpoint, la graisse qui les enveloppe et le reflet qui résulte de sa couleur, ainsi que la lucidité du mésentère et des tuyaux dont nous parlons, donnent à ceux-ci une teinte bleuâtre qui pourrait en imposer si on administrait l'indigo à un animal dans cet état.

Avant de faire aucune réflexion sur ces expériences, je crois convenable d'en indiquer une foule d'autres, qui ont eu pour objet la ligature du canal thoracique, l'absorption des liqueurs répandues dans la cavité abdominale dans les animaux vivants, des injections faites pour pénétrer dans le canal intestinal, et les qualités du sang veineux de la veine porte : expériences qui tiennent au sujet dont il s'agit.

Le passage des sucs extraits des aliments dans les voies de la circulation est une fonction trop importante à la conservation de la vie pour que sa suppression ne produise pas des dérangements très-marqués.

Cette observation n'a point échappé aux anatomistes, qui ont trouvé dans leurs dissections le système des vaisseaux lactés incapable de remplir ses fonctions absorbantes, à raison de l'obstruction des glandes mésentériques, et de celles des vaisseaux lymphatiques eux-mêmes.

C'est ainsi, sans doute, qu'a pensé Duverney, qui fit dans un chien la ligature de la veine où se rend le canal thorachique ; il observe que le chien sur lequel il avait fait cette expérience n'y survécut que quinze jours.

Reconnaissant l'insuffisance des expériences dont j'ai rendu compte, et voulant m'assurer de la propriété qu'on accorde aux vaisseaux lymphatiques des intestins d'absorber les sucs extraits des aliments, je tentai l'expérience de Duverney ; je ne voulus point la faire sur les petits animaux, parce qu'elle eût été trop difficile, et que d'ailleurs cette manière d'empêcher l'introduction de la lymphe et du chyle dans les voies de la circulation pouvait être trop infidèle ; j'entrepris sur le cheval la ligature du canal thorachique.

Ce canal sortant de la poitrine pour se rendre à la veine axillaire gauche, et ne s'y ouvrant qu'à environ un pouce du bord antérieur de la première côte, il est aisé de le lier, lorsqu'on l'a mis à découvert ; mais l'opération préliminaire exige un délabrement très-grand, et les gros vaisseaux qui se trouvent sur le passage, et dont on est forcé de lier quelques-uns, la rendent assez difficile.

Je crois à propos de placer ici les principaux détails de cette opération. Après avoir abattu l'animal sur le côté droit et l'avoir fixé dans cette position par les entraves, comme on le pratique ordinairement, on porte la jambe de devant du montoir, qui se trouve en dessus, sur celle de derrière du même côté, comme cela se fait pour l'opération du javart encorné, ou pour mettre le feu à la face interne de la jambe droite (1). On met le cheval dans cette situation pour porter l'épaule en arrière et découvrir la première côte. J'ai essayé

---

(1) Voyez ABATTRE UN CHEVAL, dans le *Dictionnaire de médecine de l'Encyclopédie méthodique*, article rédigé par M. Huzard.

l'opération dont il s'agit, sans cette précaution, et j'ai éprouvé plus de difficulté.

Les choses ainsi disposées, on fait une incision longitudinale de huit à neuf pouces sur la partie de la peau qui répond au milieu du muscle commun, suivant la longueur de ce muscle, et de manière que la partie la plus basse de cette incision soit à peu près au niveau de la première côte. On fait une seconde incision transversale de six pouces d'étendue.

On dissèque ensuite les lambeaux de peau formés par la section cruciale, et on coupe transversalement, au point qui répond à la deuxième incision, le muscle commun que l'on a mis à découvert. Il est rare que dans cette manœuvre on ne soit pas obligé de couper quelques rameaux de la cervicale inférieure, dont il faut le plus souvent faire la ligature.

On arrive après cette division, et à travers de gros vaisseaux et quelques glandes lymphatiques qu'on évite aisément, pour peu qu'on soit exercé dans la pratique des opérations, au muscle scalène qu'il faut mettre très à découvert, au lieu de son attache à la première côte.

C'est le plus près possible de cette attache qu'il faut faire la section de ce muscle, dont la partie supérieure, en se contractant, met à découvert une aponévrose ligamenteuse qu'il faut aussi couper. Après cette dernière incision, on voit le canal thorachique appliqué immédiatement par un tissu cellulaire assez court contre ce ligament. Dans la séparation qu'il faut faire du canal et de ce tissu, on doit apporter beaucoup de précaution pour éviter de l'atteindre, ainsi que la veine axillaire, qui alors, étant très-tendue, devient facile à endommager.

Le canal thorachique se distingue avec assez de facilité des veines sanguines qui l'avoisinent, 1° par sa direction qui est de haut en bas, et en devant pour gagner l'axillaire ; 2° parce qu'il est en général moins rempli que les veines ; 3° parce qu'il a moins de force et qu'il présente une sorte de diaphanéité ; cependant il est des cas où on pourrait le confondre avec elles, car le sang de l'axillaire y reflue quelquefois. J'observe ici, en passant, que j'ai attribué cet effet à l'agitation qui résultait de l'opération. Mais, quoi qu'il en soit, cela prouve qu'il peut en être de même dans des cas semblables. Au surplus, il semblerait que, dans l'état naturel, ce canal devrait contenir une liqueur transparente et blanchâtre, comme celle que l'on voit dans les vaisseaux lymphatiques ; mais la lymphe qu'il contient est toujours diaphane et d'un rouge plus ou moins foncé.

Lorsqu'on a reconnu le canal thorachique, on le dégage des parties qui l'environnent pour pouvoir en faire la ligature. Cette partie de l'opération demande beaucoup de précautions ; et lorsqu'on a enlevé les portions ligamenteuses qui entourent ce vaisseau, il faut achever de le dégager avec les doigts ; il est facile à rompre et se déchire quelquefois au point de son insertion, l'hémorrhagie qui survient alors ne peut être arrêtée, et j'ai manqué deux fois mon expérience par cet accident. Dans mes premières tentatives, j'ai fait la ligature avec des fils cirés ; j'ai préféré un fil de plomb dans les dernières.

Dès que l'opération est achevée, on réunit les lambeaux par quelques points de suture, et on fait des lotions d'eau fraîche. Le premier cheval sur lequel je fis cette expérience était destiné aux expériences anatomiques de l'école. Cet animal était vieux, excessivement maigre, exténué par le travail, et avait peu de forces.

Je fis heureusement la ligature du canal thorachique, et, après que l'animal fut remis de l'agitation qu'avait occasionnée l'opération, j'observai avec beaucoup d'attention tous les changements qui auraient pu en résulter, je ne trouvai de particulier que l'état du pouls, qui était devenu dur et concentré. J'attribuai cet état au spasme causé par les souffrances précédentes et par l'irritation que produisait la plaie.

L'animal but de l'eau blanche, il mangea avec avidité le peu de nourriture qu'on lui donna.

Le lendemain il fut triste et éprouva une difficulté générale de se mouvoir ; il ne marchait qu'avec une peine extrême et faisait seulement quelques pas. Les urines et la fiente me parurent dans l'état naturel. Ce cheval fut dans le même état le troisième jour et mourut la nuit suivante.

Je procédai le lendemain à l'ouverture du cadavre ; je visitai avec soin le tube intestinal, les vaisseaux lactés, les glandes où ils se rendent, ainsi que le canal thorachique depuis le réservoir du chyle jusqu'à la ligature. Je ne trouvai rien d'extraordinaire dans ces parties ; les vaisseaux lactés du mésentère ne me parurent pas plus remplis de lymphe que lorsque ce fluide y circule librement. Je recherchai aussi les vaisseaux lymphatiques qui viennent des organes extérieurs de la génération, et des extrémités postérieures qui se rendent aux glandes lymphatiques, situées dans la région lombaire ; vaisseaux qu'on aperçoit aisément dans les sujets un peu gras, et qu'à raison de la ligature j'espérais trouver plus sensibles dans l'animal qui faisait le sujet de mon expérience.

Le seul phénomène digne de remarque qui ait suivi cette opération est la raideur qui survint le lendemain.

Je répétai l'expérience sur un cheval de six ans, très-vigoureux, en bon état d'ailleurs et condamné à être tué, parce qu'il était atteint de la morve. Cette seconde expérience eut le même succès qu'avait eu la première ; mais la grande sensibilité du sujet, les agitations qui en furent la suite, la quantité du sang, l'impétuosité de son cours, et dès lors la tension des vaisseaux, rendirent l'opération plus difficile.

Excepté les symptômes d'irritation, je n'aperçus aucun effet extraordinaire ; je ne vis point la raideur que j'avais observée sur le cheval qui avait servi à la première expérience ; l'appétit, le besoin de boire, les déjections, restèrent les mêmes. Je ne reconnus au dehors aucune tuméfaction dans les parties où on sait que sont situés les vaisseaux lymphatiques, non plus que dans les glandes qu'on aperçoit sous la peau.

L'animal vécut quinze jours dans cet état sans perdre de son embonpoint. La suppuration s'était parfaitement établie dans la vaste plaie faite pour atteindre le vaisseau lié. Elle prenait sensiblement la voie de la guérison. Je fis tuer l'animal à cette époque et j'en fis sur-le-champ l'ouverture.

Les vaisseaux lymphatiques étaient dans l'état naturel, le canal thorachique n'était pas plus rempli qu'à l'ordinaire. Il y avait autour de son extrémité antérieure un engorgement que j'attribuai à l'irritation qui suivit la dilacération des parties.

J'ai cherché à m'assurer si les deux chevaux sur lesquels j'avais fait mes expériences n'avaient point un double canal thorachique, ce qui arrive quelquefois. Je n'ai trouvé cette disposition ni dans l'un ni dans l'autre.

J'ai répété cette expérience sur dix chevaux, et j'ai eu constamment les mêmes résultats. La plupart de ces animaux ont été tués quinze jours après qu'on leur a eu fait la ligature, et j'ai toujours observé un engorgement considérable autour du canal lié. Cet engorgement s'étendait assez avant dans la poitrine. On a conservé deux mois et demi un de ces chevaux : à cette époque, la plaie était réduite à une petite ouverture assez profonde, et qui se serait sans doute complètement guérie si on y eût fait des injections détersives et qu'on eût conservé l'animal ; le canal s'était cicatrisé et la ligature était tombée. On a conservé assez longtemps ce canal dans le cabinet de l'École vétérinaire d'Alfort.

Après avoir répété tant de fois cette expérience, je résolus d'adapter un tuyau au canal thorachique, au lieu même où j'en avais fait précédemment la ligature, afin de voir la quantité, la couleur et les autres propriétés de la liqueur qu'il fournirait.

Je préparai à cet effet un tube de fer-blanc bien uni, long d'environ sept pouces, légèrement courbé, et dont l'extrémité, destinée à être introduite dans le canal thorachique, avait un rebord qui devait servir à fixer la ligature. J'avais placé deux fils sur la longueur ; ils devaient être passés dans les chairs environnantes pour maintenir le tube dans une position convenable.

Après avoir ouvert le canal, j'y introduisis le tube et le fixai au moyen de la ligature. Je recueillis la liqueur qui en sortait par jets, et ce que j'en obtins, estimation faite de ce qui s'en perdit, n'excédait pas deux onces.

L'animal était couché, et cette position n'étant point favorable à l'écoulement de la lymphe, je retirai le tube et je fis relever le cheval. J'observai que pendant ce temps il ne sortit rien par l'ouverture du canal thorachique que je n'avais point bouchée.

Dès que l'animal fut debout, et que la plaie eut été nettoyée par des ablutions d'eau fraîche, je plaçai de nouveau le tube en lui donnant la direction la plus propre à faciliter la sortie du liquide. Malgré ces précautions, il ne vint que par jets et en petite quantité comme auparavant, en sorte que je n'en pus retirer que trois onces.

J'attribuai l'interruption subite de cet écoulement au spasme occasionné par la douleur qu'avait éprouvée et qu'éprouvait l'animal ; je tentai de diminuer ce spasme par une forte saignée pratiquée à la jugulaire, et par des fomentations d'eau tiède autour de la partie malade ; ce fut inutilement et les choses restèrent dans le même état ; je crus alors que la liqueur coagulée dans le tube en avait fermé l'ouverture ; j'y introduisis une sonde, mais la liqueur ne coula pas davantage. Je retirai le tube, il ne sortit que quelques gouttes de lymphe qui s'arrêtèrent en partie à l'ouverture du canal qu'elles bouchèrent. Je fis plusieurs autres tentatives qui furent également infructueuses. J'abandonnai enfin l'animal et je revins quelques heures après. J'introduisis dans le tube un stylet que je fis pénétrer assez avant dans le canal thorachique ; je ne sentis, dans l'espace que je parcourus, aucune matière coagulée, il ne sortit rien au dehors ; alors je retirai le tube et j'abandonnai la plaie à elle-même.

Je tuai le cheval le lendemain de l'expérience, afin de reconnaître ce qui avait pu s'opposer à l'écoulement de la liqueur qui devait revenir par le canal thorachique. Je trouvai autour de ce canal une tuméfaction sensible qui commençait au lieu de l'opération, et s'étendait six pouces au delà. J'en conclus que la suspension de l'écoulement de la liqueur lymphatique, peu après l'ouverture du canal, avait été produite par la compression qui avait dû résulter de cet engorgement.

Les phénomènes qui ont accompagné cette dernière expérience paraissent démontrer que de légers obstacles suffisent pour arrêter entièrement le cours des fluides qui arrivent au cœur par le canal thorachique ; que ces fluides n'y sont pas portés en grande quantité et que le cours n'en est pas d'ailleurs fort rapide. Cette suspension si subite et si remarquable du cours de la lymphe me fit soupçonner que l'état variqueux du canal thorachique et de quelques parties du système lymphatique que j'avais observées assez fréquemment dans divers animaux domestiques, spécialement dans le cheval, reconnaissait pour cause les compressions qu'avait éprouvées ce canal, lesquelles sans doute avaient subsisté assez longtemps pour arrêter totalement ou en partie la circulation ; la suspension du cours de la lymphe dans le tuyau a pu aussi avoir lieu parce que le versement de cette liqueur dans la veine axillaire a été interrompu à raison du défaut de dégorgement du sang qu'elle contient ; cette disposition n'est pas rare dans l'homme, comme l'ont observé quel-

ques pathologistes ; elle se rencontre souvent dans les animaux domestiques.

J'ai eu dans le cours de ma pratique plusieurs exemples de l'état
variqueux dont je viens de parler. Le plus extraordinaire s'est présenté à moi sur un cheval tué pour cause de morve ; je lui trouvai
les glandes lymphatiques, du mésentère, et celles situées sous les
vertèbres lombaires, quatre fois plus volumineuses que dans l'état
naturel, et d'une couleur rouge ; les vaisseaux lymphatiques qui se
rendaient à ces glandes, soit des intestins grêles, soit des gros,
étaient extrêmement dilatés, et plusieurs avaient au delà de quatre
lignes de diamètre ; ces vaisseaux n'étaient pas d'une force proportionnée à leur épaisseur, et ils paraissaient rouges comme les glandes ; mais cette couleur dépendait de la liqueur qu'il contenaient ;
car celle que j'en ai retirée était d'un rouge assez foncé et cependant transparente ; les vaisseaux vidés étaient d'un blanc diaphane.

Le canal thorachique était aussi très-dilaté à commencer de la
citerne lombaire ; mais, parvenu dans la poitrine, il se rétrécissait
peu à peu jusqu'au delà du milieu de cette cavité. Dans cet endroit
il avait à peine une demi-ligne de diamètre ; après quoi, il se dilatait de nouveau et graduellement jusqu'à son ouverture dans la veine
axillaire.

A l'endroit où le canal était ainsi resserré, les parties environnantes, et le canal lui-même, étaient tuméfiés et engorgés ; le corps
de la colonne vertébrale, qui répondait à cet espace malade, était
exostosé et le suc osseux épanché. Cette tumeur faisait une saillie
de la moitié du volume d'un œuf.

Il paraît incontestable que, dans cette circonstance, les ruptures
de l'enveloppe osseuse ont été suivies de l'épanchement du suc osseux dont l'endurcissement a produit les exostoses. Il est certain
que, lors de cet accident, il y a eu une inflammation et une tuméfaction auxquelles le canal thorachique a participé, et que, pendant
l'existence de ces phénomènes maladifs, le retour de la lymphe a été
interrompu, comme dans l'expérience dont j'ai rendu compte. L'altération qu'a éprouvée le canal en a successivement produit le rétrécissement ; le retour du fluide lymphatique au cœur étant inter-
cepté en partie par ce rétrécissement, cette liqueur s'est accumulée
daus les vaisseaux et les a dilatés. Mais quelle a été la cause de

cette accumulation dans ce cas et dans d'autres de la même espèce, tandis que je n'en ai aperçu aucune trace dans mes expériences? Se trouve-t-elle dans l'ordre naturel de la vie, des temps et des situations où le retour de la lymphe est plus indispensable que dans d'autres, et où elle afflue en plus grande abondance ? Quoi qu'il en soit, l'état variqueux, dans ce cas, ne peut qu'être la suite du défaut de circulation totale ou partielle de la lymphe, à raison des obstacles reconnus dans le canal thorachique ; dès lors le retour de ce fluide au cœur par la voie ouverte par la nature est donc de quelque importance. En effet, ce ne peut pas être pour des fins indifférentes qu'est préparé l'appareil très-compliqué de ces vaisseaux. De plus, une dilatation aussi extraordinaire que celle dont je viens de parler, en supposant une grande résistance du côté du cœur, et un défaut d'issue par d'autres routes, prouve aussi l'existence d'une force assez grande qui chasse la liqueur lymphatique dans les vaisseaux qui lui sont propres ou qui l'y retient une fois qu'elle y est introduite. Si, dans les expériences que je viens de rapporter, les vaisseaux dont il s'agit n'ont pas été plus gonflés qu'à l'ordinaire à la suite de la suspension entière du retour de la lymphe au cœur, à raison de la ligature que j'ai faite du canal thorachique, et si les expériences ne sont pas favorables à l'explication que je donne, c'est probablement parce que les animaux qui en ont été le sujet n'ont pas vécu assez longtemps pour que la lymphe ait pu être portée en assez grande abondance dans ces vaisseaux et en occasionner la distension. Pour avoir une démonstration complète à cet égard, il faudrait conserver un animal sur lequel on aurait fait la ligature du canal thorachique, et le soumettre, la plaie étant guérie, à ses travaux accoutumés.

On voit au surplus, par ces expériences, que je n'ai pas atteint le but que je m'étais proposé ; la lymphe, ainsi que les sucs extraits des aliments, ont d'autres voies que celles du canal thorachique pour revenir au cœur ; ces voies existent dans l'état de perfection des individus, et peuvent être considérées comme naturelles, puisque le tuyau auquel on a attribué ce double usage étant bouché, le fluide qui devait y passer n'arrive pas moins dans le torrent de la circulation sans paraître éprouver de retard, et sans qu'il se fasse aucun changement sensible dans l'économie animale.

L'insuffisance des essais dont j'ai jusqu'ici offert les détails, relativement aux moyens destinés à opérer l'absorption des sucs alimentaires, me porta à faire de nouvelles expériences par lesquelles je cherchai à reconnaître l'état du sang dans les différentes parties de la veine porte.

Les aliments renfermés dans l'estomac et dans le tube intestinal diffèrent selon l'endroit où ils sont parvenus ; les caractères qu'ils prennent dans chaque partie sont constants : les différences les plus frappantes sont celles qui existent entre les aliments contenus dans l'estomac, les intestins grêles et les gros intestins. Les matières amassées dans le cœcum, dans les divisions du colon et dans le rectum, sont aussi très-distinctes ; elles ne commencent à acquérir le goût et l'odeur excrémenteuse que dans les gros intestins, et ces qualités sont essentiellement graduées ; l'odeur fétide et le goût piquant qui leur est propre s'accroissent du premier au dernier. Dans l'estomac et les intestins grêles les matières alimenteuses conservent une partie de leur odeur et de leur goût primitif.

Pour s'assurer de ces faits, il suffit d'ouvrir le canal intestinal dans toute sa longueur chez un animal digérant bien. Immédiatement après l'avoir tué, on voit que dans la moitié des intestins grêles, à partir de l'estomac, le suc intestinal est mucilagineux, verdâtre, et qu'il a un goût amer ; ce qui sort de l'estomac nage dans le suc sans y être mêlé. Dans l'autre moitié des intestins grêles, les aliments commencent à se mêler avec le suc intestinal , qui perd insensiblement son goût amer, et devient moins glaireux. Ce que contient le cœcum, quoique cet intestin soit une continuation des intestins grêles, est essentiellement différent ; le liquide et les aliments sont d'un vert homogène. Le premier est une purée extrêmement fluide ; on n'y trouve aucune trace de mucilage ; il a d'ailleurs, ainsi que les aliments qu'il tient en dissolution, une odeur herbacée légèrement fétide. Ce qui est contenu dans la partie du colon qui suit immédiatement le cœcum est d'un vert plus pâle, un peu moins liquide ; les parties dures des aliments sont plus déliées, et le tout a une odeur plus forte que dans le cœcum. Dans la seconde portion du colon les changements sont encore plus sensibles ; l'odeur fétide y est plus forte ; le liquide est moins abondant et la couleur plus pâle. Enfin, dans la troisième partie, les matières ont plus de consistance, et les crottins

commencent à se former dans les derniers contours ; de là, et lorsqu'ils sont réunis au nombre de quatre ou cinq, ils sont poussés dans
le rectum ; dans cet intestin, ils s'amassent, se pressent et forment
un cylindre de neuf à douze pouces de longueur, sur six à huit pouces
de diamètre ; ainsi accumulés, ils distendent fortement le canal qui
les renferme, et, par l'espèce d'irritation qu'ils occasionnent, ils excitent l'animal à *fienter*.

L'abondance de la liqueur dans laquelle nagent les substances alimenteuses, dans toutes les parties du canal intestinal, et la diminution progressive de la quantité de cette liqueur du cœcum au rectum, démontrent incontestablement qu'il s'en fait une absorption
très-considérable ; ce que laissent aisément concevoir les lames très-
minces des intestins : or, les liqueurs dont il s'agit ayant les qualités
que je leur ai reconnues, il me semble impossible que le liquide absorbé ne participe pas, à un degré sensible, de la nature de celui d'où
il est extrait ; et cette liqueur, ainsi caractérisée par des propriétés
pareilles à celle d'où elle émane, et qui n'en sont différentes que par le
degré, ne peut exister que dans les vaisseaux lymphatiques, ou dans
les veines sanguines des intestins, où j'ai tenté de la reconnaître.

Pour vérifier ces présomptions, je choisis, autant qu'il me fut possible, des animaux en bon état et vigoureux, afin d'avoir des vaisseaux lymphatiques très-remplis de liqueur ; je trouvai un assez
grand nombre d'occasions de répéter mon expérience dans les chevaux morveux que la crainte de la contagion oblige journellement de
sacrifier. Pour me livrer au genre de recherches dont il s'agit ici je
tuai ces animaux, ou en leur soufflant de l'air dans la jugulaire, ou
en leur coupant la moelle allongée, afin de conserver les vaisseaux
pleins de sang, et j'en fis aussitôt l'ouverture.

Le ventre ouvert, je tirai, le plus vite qu'il me fut possible, du
sang des veines de chacune des divisions du canal intestinal ; savoir : de celles des intestins grêles, du cœcum, des deux premières
parties du colon et de la veine splénique ; je mis à part les fluides
retirés de chacune de ces parties.

J'ai constamment trouvé que le sang des intestins grêles avait une
saveur parfaite, et que son odeur, quoique peu sensible, avait quelque
chose d'herbacé ; le sang du cœcum avait un goût piquant et une
odeur urineuse légère ; celui des veines du colon avait ces caractères

à un très-haut degré : le sang retiré de la veine splénique était d'une couleur plus vive que celui des parties précédentes ; son odeur et son goût n'offraient rien de piquant ; et, sous le rapport de ces sensations, j'y trouvai une sorte de suavité, en le comparant aux précédents, et même à celui de la jugulaire, que j'ai d'abord retiré à chaque expérience pour me servir de terme de comparaison.

Ces caractères sensibles, et propres au sang de chacune des parties du système chylopoïétique au moment où on le retire des vaisseaux qui le contiennent, s'y conservent lorsqu'il est coagulé, et ce n'est que lentement qu'ils perdent leur intensité.

Toutes les fois que j'ai fait ces recherches sur les vaisseaux sanguins, je les ai tentées sur les vaisseaux lymphatiques ; mais ces vaisseaux, très-déliés, fournissent à peine quelques gouttes de liqueur. Dans les intestins grêles, j'en ai constamment obtenu des vaisseaux lymphatiques premiers : on ne peut en avoir aux gros intestins que des vaisseaux lymphatiques seconds, les premiers étant fort petits, et échappant, pour ainsi dire, à la vue. J'ai aussi ouvert le canal thorachique, et j'en ai toujours retiré (du plus au moins) plusieurs onces de liqueur.

La lymphe, que je me suis procurée des intestins grêles dans mes diverses expériences, était en si petite quantité que je n'ai jamais pu juger de son odeur ; j'ai reconnu que cette lymphe n'avait aucun goût, qu'elle était fort limpide ; que celle des gros intestins avait quelque chose d'un peu piquant, mais aucune âcreté. A l'égard de la lymphe du canal thorachique, son goût m'a toujours paru douceâtre et son odeur celle de la fleur de l'épine-vinette.

J'ai répété douze fois ces expériences, et j'ai eu constamment les mêmes résultats ; néanmoins, dans la crainte que la prévention n'eût quelque part à mes décisions, sur la saveur et l'odeur des liqueurs retirées des différents vaisseaux de la veine porte, je fis également retirer en mon absence le sang de ces vaisseaux, et je les reconnus exactement aux signes que je viens d'indiquer. J'ai demandé plusieurs fois le sentiment des témoins de mes expériences, sans faire connaître le mien, et ils ont porté le même jugement que moi.

D'après ces résultats, je pensai qu'en faisant avaler à un animal des substances faciles à distinguer au goût, à la couleur ou à l'odeur, de nature d'ailleurs à se digérer difficilement et à perdre leurs qualités spécifiques ; je pensai, dis-je, que je pourrais les reconnaître dans le sang des veines mésentériques : je me livrai en conséquence aux expériences suivantes :

Je donnai à un cheval vigoureux et de bon appétit, qui était attaqué du farcin, une livre d'absinthe ; je le fis tuer treize heures après l'administration de cette substance, et j'en fis sur-le-champ l'ouverture ; je trouvai une partie de l'absinthe dans l'estomac, et j'en reconnus le goût amer jusque dans le cœcum : la liqueur des vaisseaux lymphatiques avait son goût ordinaire ; il en était de même du sang veineux ; j'ai cru m'apercevoir que la bile était plus amère qu'à l'ordinaire.

J'ai fait prendre une livre de sel commun, à la fois, à un vieux cheval, mais encore assez fort et digérant bien ; je lui ai donné cette substance entre deux repas et j'ai continué à le nourrir à l'ordinaire. Je l'ai tué douze heures après.

La matière alimentaire de l'estomac n'avait aucun goût salé ; elle en avait un amer, nauséabond dans les intestins grêles ; dans le cœcum, cette amertume disparaissait, on y distinguait un goût de sel.

Je n'ai rien trouvé de remarquable dans les veines, soit lymphatiques, soit sanguines.

J'ai administré à un troisième cheval une demi-livre d'*assafœtida*, dissous dans une égale quantité de miel ; j'ai nourri ensuite l'animal à l'ordinaire, et je l'ai tué seize heures après lui avoir fait prendre ce mélange.

J'ai distingué l'odeur de l'*assa-fœtida* dans le sang des veines de l'estomac, des intestins grêles, du cœcum, et je ne l'ai pas trouvée dans le sang artériel, non plus que dans la lymphe. Je n'ai rien trouvé dans la bile qui annonçât la présence de cette substance odorante.

Ces expériences ne sont que de faibles ébauches de celles qu'il est possible et qu'il importe de faire en ce genre ; mais il sera nécessaire de continuer l'usage de ces substances plusieurs jours, ou du moins au delà de quinze à vingt heures ; car il paraît que ce n'est qu'à l'une ou l'autre de ces époques qu'il peut s'en faire une séparation dans le foie, et qu'on pourra les retrouver dans la bile ; d'ailleurs, il est d'autres substances propres à fournir des résultats plus piquants et plus décisifs ; par exemple, on peut administrer du sel alcali fixe, ou des sels neutres que, comme le sel d'Epsom, végétal, etc., on peut donner à une grande dose plusieurs jours de suite sans inconvénients, et les rechercher dans le sang de la veine porte et dans le canal thorachique ; on peut aussi administrer le plomb brûlé, l'antimoine et plusieurs de ses préparations pour remplir ces vues.

L'expérience de l'*assa-fœtida*, que j'ai faite en présence d'un professeur de l'art vétérinaire dans une des Ecoles du nord de l'Europe, me paraît offrir une preuve péremptoire de l'introduction de cette substance par les veines sanguines, et nullement par les veines lactées.

A la suite de ces expériences, et pour saisir le plus grand nombre de rapports possible, je cherchai à comparer le sang de la veine porte avec la jugulaire ; l'un et l'autre tirés en même temps de l'animal vivant.

Pour exécuter ce projet, je pénétrai dans le bas-ventre par une ouverture pratiquée sur le flanc droit. Après y avoir introduit la main gauche, je dirigeai le trois-quarts sur la veine porte, que je perçai avec cet instrument.

Je retirai de l'une et de l'autre veine la même quantité de sang. Pour y parvenir je me servis de vases semblables dans lesquels j'avais marqué le lieu où arrivait une quantité d'eau déterminée.

La première fois que je tentai cette expérience je la fis sur deux chevaux en même temps ; le sang de la jugulaire de l'un et de l'autre se coagula plus tôt que celui de la veine porte ; ce dernier présenta cependant avant l'autre de la sérosité à sa surface, les parties rouges et blanches n'étant pas encore séparées. Lorsque le sang des deux veines fut complètement coagulé, la partie blanche, séparée de la partie rouge, était en plus grande quantité d'un tiers à peu près, dans le sang tiré de la veine porte, que dans celui de la jugulaire ; il en était de même de la sérosité. Les parties du sang de la veine-porte coagulées étaient moins consistantes et plus tremblantes que celles de la jugulaire.

Cette expérience faite sur un troisième cheval a eu les résultats suivants :

Le sang de la jugulaire, vingt-quatre heures après avoir été retiré du vaisseau, a donné, sur une livre et demie qui en composait toute la masse, trois onces et demie de sérosité de couleur citrine.

Le caillot était composé de deux parties : la supérieure, d'une couleur rosé, au lieu d'être blanchâtre (ce qui tient sans doute à ce que sa séparation s'est faite imparfaitement par quelque circonstance particulière), était d'une consistance très-ferme ; en la divisant, les surfaces séparées présentaient un rouge foncé qui s'éclaircissait peu à peu. Livrée à elle-même, il s'en est séparé beaucoup de sérosité d'une nuance plus foncée ; une once de ce coagulum a fourni, par un léger lavage, deux gros d'une substance fibreuse semblable à la fibre charnue. La seconde partie du caillot était d'un rouge très-brun et peu consistante. Une once de cette substance lavée, comme l'autre, a donné dix-huit grains de matière fibreuse très-fine.

Le sang tiré de la veine porte, reposé autant de temps que le précédent, a donné quatre onces de serum d'un jaune verdâtre ; le caillot était séparé, comme celui de la jugulaire, en deux parties. La première a présenté les mêmes particularités que celui du sang tiré de ce vaisseau, il nous a seulement paru qu'il était moins considérable d'environ un huitième ; la partie fibreuse y était dans la même proportion ; elle était plus forte et plus grossière. La seconde partie du coagulum était plus consistante que celle du sang de la jugulaire ; et, en lavage, une once de cette portion a donné vingt-quatre grains de partie fibreuse.

J'ai réitéré cette expérience sur plusieurs autres chevaux, et j'ai constamment trouvé que la sérosité était en plus grande quantité dans le sang tiré de la veine porte que dans celui fourni par la jugulaire ; j'observe que les coagulums m'ont, le plus communément, présenté dans ce dernier trois parties distinctes, savoir : une blanche et deux rouges ; les cas où il ne s'en trouve que deux, comme dans le sujet de la dernière expérience, sont rares. Dans un sujet, le sang de la veine porte a donné, sur une livre et demie, quatre onces de sérosité de plus que le sang de la jugulaire.

En me livrant à ces recherches sur un grand nombre de chevaux, j'entrepris, non comme une expérience qui eût un rapport immédiat avec les précédentes, mais comme pouvant y avoir des connexions éloignées, la ligature du canal, qui, dans le cheval, porte la bile du foie au duodénum, et répond, dans les animaux privés de la vésicule du fiel, au pore biliaire et au canal cholédoque. J'employai pour faire cette ligature un fil de plomb dont je tordis les extrémités après en avoir enveloppé le canal. L'animal survécut quatre jours à cette opération : il urina beaucoup le premier jour ; je ne trouvai rien d'extraordinaire dans ses urines ; il devint bientôt triste, dégoûté ; il fut altéré dans les premiers temps, cessa de se coucher dès le second jour, et mourut sans se débattre.

Je ne fis l'ouverture de cet animal que quelques heures après sa mort : le foie avait environ le double de son volume naturel ; il était très-gorgé de sang ; les vaisseaux biliaires étaient très-dilatés, et contenaient une humeur transparente, gélatineuse, sans couleur et sans odeur.

Quoiqu'on ne puisse rien conclure de cette expérience, le résultat m'en a paru assez curieux pour me décider à la rapporter. Je me propose de la répéter et de la suivre avec beaucoup plus de détail.

Je crois qu'au lieu d'arrêter le cours de la bile on retirerait de grandes lumières de son extraction hors du corps, en adoptant au canal hépatique un tube qui aboutirait au dehors, et par lequel on recevrait toute la bile qui se séparerait. Si l'animal résistait quelque temps à cette opération, on connaîtrait ce qui se sépare de cette humeur suivant l'état des digestions, et son effet sur cette fonction ; il serait, d'ailleurs possible dans le cas où on donnerait, soit de l'*indigo,* soit d'autres substances difficiles à attaquer par les forces digestives, de saisir et de déterminer le moment où elles sont charriées par la bile, et de s'assurer enfin si elle n'est elle-même que le produit simple de la dépuration du sang de la veine porte devenu propre à fournir cette liqueur, parce qu'il revient de tous les organes de la digestion, ou si elle n'est pas plutôt le résultat de ce que les sucs extraits des aliments, et mêlés avec le sang de la veine porte, contiennent d'hétérogène, dont la nature forme dans le foie une liqueur propre à favoriser la digestion en même temps qu'elle est destinée à être digérée elle-même.

Cette opinion, qui était celle des anciens, donnerait au foie une destination proportionnée à l'importance qu'indique son volume, sa composition, et le rôle qu'il joue dans le fœtus ; alors la jaunisse reconnaîtrait pour cause l'imperfection de la fonction des intestins, non de celle du foie, dont, en ce cas, l'engorgement ne serait qu'un effet secondaire ; il en résulterait peut-être encore une foule d'autres conséquences pathologiques plus ou moins utiles pour la curation des maladies.

En attendant que je me sois livré aux tentatives de cette dernière espèce, je rendrai compte de celle que j'ai faite encore pour reconnaître les vaisseaux qui opèrent l'absorption, soit dans le canal alimentaire, soit dans la cavité du bas-ventre, par les injections, et en versant la liqueur dans l'abdomen.

Avant que l'on connût des vaisseaux propres à absorber, une foule de faits démontraient l'existence de l'absorption, sur laquelle on n'a peut-être jamais élevé de doute ; mais quels sont les canaux chargés de cette fonction ? voilà le point vraiment difficile à connaître, et sur lequel on est encore en contestation.

Pour résoudre la question , il fallait montrer des tuyaux remplis de la liqueur offerte à l'absorption ; c'est à ce but qu'ont visé tous ceux qui se sont attachés à la décider. On a imaginé une foule de moyens pour y parvenir , soit dans les animaux vivants, soit dans les animaux morts.

Après avoir multiplié les essais en ce genre par les voies alimentaires, je les tentai dans l'animal vivant en versant des liqueurs colorées dans les cavités de l'abdomen, à la faveur d'une ouverture pratiquée à la partie supérieure du flanc.

J'ai introduit plusieurs fois, par cette voie, de l'eau dans cette cavité ainsi que dans la poitrine ; et la résorption s'en est constamment faite, et même en peu de temps.

J'ai versé du sang dans le bas-ventre, immédiatement après l'avoir tiré des vaisseaux du cheval qui était le sujet de mon expérience, et l'avoir traité comme on le fait du sang de cochon , pour en enlever la partie fibreuse : j'ai employé deux livres de ce liquide ; il a excité de l'inflammation à la surface extérieure des viscères, il ne s'est point absorbé et n'a point perdu sa couleur. J'ai tenté cette expérience à plusieurs reprises, et, sur aucun des sujets que j'y ai soumis, je n'ai trouvé aucun signe d'absorption dans les vaisseaux lymphatiques.

J'ai fait usage de la teinture de garance , à la dose d'une pinte , sur deux chevaux ; j'ai fait l'ouverture deux jours après : j'ai trouvé une légère inflammation aux parties qui avaient baigné dans la liqueur ; une portion de cette liqueur existait encore, décolorée, jaunâtre, et je ne voyais rien de remarquable dans les vaisseaux lymphatiques.

J'ai employé sur d'autres sujets une dissolution d'indigo étendue dans de l'eau ; j'en ai versé deux pintes dans le bas-ventre ; j'ai tué les animaux trois jours après : j'ai trouvé de l'eau rougeâtre dans l'abdomen, et toute la surface des viscères de cette cavité exposée à l'action de la liqueur était couverte de vaisseaux déliés remplis d'une liqueur rouge, et se continuaient aux vaisseaux lymphatiques, d'un diamètre assez sensible pour être évidemment reconnus pour tels, et également remplis d'une liqueur rouge ; qui paraissait être du sang dépouillé de sa partie fibreuse : les parties ainsi traitées étaient couvertes d'aspérités formées par les vaisseaux remplis, ainsi que je l'ai dit : cet effet était extrêmement apparent sur les intestins où la couleur rouge contrastait sensiblement avec leur couleur naturelle. Dans les espaces des intestins ainsi gorgés, le tissu cellulaire étendu qui unit la tunique charnue à l'aponévrotique ou dermoïde était plein de sang. Cette dernière tunique l'était aussi, et sa surface veloutée était couverte d'une multitude de points rouges. Les parties rouges les plus déliées de la surface des intestins étaient par points ou par raies très-irrégulières. Il paraît hors de doute que l'absorption s'est faite par ces surfaces ; mais ont-elles cette fonction dans l'état naturel ? J'avoue que leur disposition confuse m'a éloigné de cette opinion, et je doute qu'il se fasse beaucoup d'absorption par la surface des intestins ; je crois que l'état que je viens de décrire est la suite d'un état violent produit par la présence de la liqueur injectée : je ne propose cette idée que comme une conjecture fondée sur ce que je viens d'observer, et sur une observation qui va suivre.

Le diaphragme était remarquable par la rougeur de son centre aponévrotique, surtout dans les interstices des bandes qu'il présente et au bord de ces bandes, où l'on observait une rangée de points rouges qui formaient une frange très-courte.

Les vaisseaux lymphatiques d'un très-grand diamètre, qu'on voit sur le côté pectoral du diaphragme, étaient aussi remplis d'une liqueur rouge.

La liqueur des vaisseaux lymphatiques du foie, de la rate, qui avaient été exposés aux effets de la liqueur, était colorée comme la précédente, et la surface de l'abdomen où cette liqueur avait reposé offrait aussi une multitude de points rouges très-déliés et pareils, au total, à ceux qu'on voit lors de l'inflammation du péritoine.

Les glandes lymphatiques qui communiquaient aux tuyaux lymphatiques remplis de liqueur rouge étaient de la même couleur, ainsi que les tuyaux secondaires qui en partaient, et la liqueur contenue dans le canal thorachique était beaucoup plus rouge qu'à l'ordinaire ; ce qui prouve que toutes les liqueurs colorées y affluaient.

J'ai répété plusieurs fois cette expérience, et j'ai toujours obtenu les mêmes résultats.

J'observe que je n'ai trouvé aucune trace de l'indigo dans l'abdomen, et que cette cavité ne renfermait qu'une très-petite quantité de sérosité roussâtre.

Ce phénomène vraiment curieux est-il le résultat de l'indigo, ou de l'acide vitriolique employé pour le dissoudre ? J'ai cherché à lever ce doute par l'expérience suivante :

J'ai injecté dans l'abdomen de l'eau où j'avais étendu de l'acide vitriolique jusqu'à une agréable acidité, et en même quantité que celle que j'avais employée pour dissoudre l'indigo ; les viscères arrosés de cette liqueur étaient tuméfiés, enflammés ; mais les vaisseaux lymphatiques ne contenaient pas une liqueur rouge. Je n'ai fait, il est vrai, cette expérience qu'une fois rapidement, et je n'ai pas examiné les parties avec tout le soin qu'il était nécessaire d'y mettre. Je n'ai ouvert le sujet que plusieurs jours après sa mort, et cette expérience est à répéter.

Il reste à faire avaler au cheval de la dissolution d'indigo, pour en comparer l'effet dans le canal intestinal avec celui précédemment observé à sa surface extérieure. Ainsi que M. Des Genettes, j'ai employé l'encre plusieurs fois, et j'ai vu constamment les vaisseaux lymphatiques des parties par lesquelles se fait l'absorption remplis de cette liqueur. Quoique j'aie quelquefois laissé vivre l'animal plus de vingt-quatre heures après l'avoir versée dans l'abdomen, j'en ai toujours trouvé quelque peu qui n'était pas absorbé ; l'encre noircit toutes les parties qu'elle touche, et il faut les laver pour bien reconnaître l'état de celles qui en ont absorbé.

On peut comparer cet état avec raison à celui produit par la dissolution de l'indigo, eu égard à l'apparence des vaisseaux lymphatiques, rouges par l'effet de cette substance, et noirs par l'usage de l'encre ; mais ici les vaisseaux n'étaient point gonflés et remplis de la liqueur qu'ils contenaient, comme après avoir employé la dissolution bleue.

En examinant attentivement les parties des intestins où s'est faite l'absorption de l'encre, j'ai reconnu que cette liqueur était infiltrée au delà de la surface du péritoine par laquelle elle était repompée : cette infiltration s'étendait dans l'épaisseur de la membrane charnue et dans le tissu cellulaire qui la lie à la membrane dermoïde sans pénétrer celle-ci. J'ai bien observé des dispositions pareilles après l'usage de la dissolution d'indigo ; mais il y avait de plus l'engorgement des parties : d'ailleurs, ainsi que je l'ai remarqué, la rougeur pénétrait jusqu'à la surface veloutée de la tunique dermoïde ou aponévrotique.

Cette particularité est d'autant plus importante, qu'elle me paraît jeter beaucoup de jour sur l'usage du système lymphatique des intestins ; mais, pour y parvenir plus complètement, il faut faire avaler de l'encre à un animal, et en voir l'effet par cette voie.

L'absorption par les vaisseaux lymphatiques se fait après la mort comme pendant la vie ; je l'ai éprouvé avec l'encre, comme l'a fait M. Des Genettes, et les tuyaux lymphatiques s'en sont remplis. Mais j'ai une multitude de faits qui attestent que cette absorption a lieu tant que les organes restent dans leur entier, qu'ils sont humides et dans l'état de cohérence naturelle, c'est-à-dire jusqu'au moment de leur dissolution par la corruption.

Les animaux qui ont quelque embonpoint et qui sont morts de maladies inflammatoires violentes, avec météorisme, offrent tous le système lymphatique gonflé par l'air, ainsi que le tissu cellulaire, ou bien telle autre substance où ils aboutissent : il me paraît incontestable que l'air dont ces vaisseaux sont remplis vient de ces parties.

Si on prend un viscère quelconque du bas-ventre et qu'on le fasse tremper dans de l'eau froide, on voit, au bout de quelques jours, les vaisseaux lymphatiques pleins d'eau et d'air. Ils ne disparaissent que lors de la dissolution entière de la liqueur.

J'injecte tous les hivers des intestins, de manière à ce que l'injection pénètre dans le canal qu'ils forment, et que les vaisseaux sanguins de ces parties paraissent remplis de la liqueur injectée. Je les conserve dans une eau acidulée avec l'huile de vitriol, et je les garde ainsi plusieurs mois sans qu'ils éprouvent aucune altération, et pendant ce temps les vaisseaux lymphatiques se remplissent d'injection.

La première fois que j'ai aperçu ce phénomène, j'ai cru qu'en préparant ces parties la liqueur céracée avait pénétré dans les derniers tuyaux, et que cette circonstance m'avait échappé : mais je me suis assuré depuis que cette liqueur n'y parvenait que par l'absorption, et seulement quelques jours après la macération dans le mélange que je viens d'indiquer.

J'ai observé la même chose sur le foie, la rate, les reins, la matrice, préparés comme les parties précédentes ; lorsque je mets les unes ou les autres dans l'eau simple, et qu'elles commencent à se décomposer, les vaisseaux lymphatiques se remplissent d'air, ils s'enflent d'autant plus que la décomposition fait plus de progrès. Il semble hors de doute que l'air qui distend ces vaisseaux vient de la substance même des parties qui se désorganisent dans ce cas et par l'effet de la macération, tandis que dans l'état naturel ces parties y envoient la liqueur surabondante qu'ils sont destinés à rapporter dans le torrent de la circulation.

J'ai observé le même effet, dans les mêmes circonstances, chez l'homme, sur des chevaux, dont la peau est très-fine, dans les vaisseaux lymphatiques des extrémités qui sont immédiatement sous cette enveloppe première.

J'ai encore obtenu, par les injections, quelques résultats remarquables.

Après avoir détaché le diaphragme et l'avoir séparé du foie, j'en ai injecté les tuyaux lymphatiques avec de la colle colorée. Pour préparer cette partie à recevoir l'injection je l'ai étendue sur une table creusée pour recevoir un pouce d'eau, la face abdominale contre la table, et je l'ai arrosée de cette quantité d'eau tiède, ayant fixé à un vaisseau lymphatique le tube destiné à s'adapter à la seringue ; j'y ai poussé de l'air, et j'ai été fort surpris de le voir sortir par la face abdominale et la soulever de dessus la table : j'ai répété cette expérience à plusieurs reprises, sur plusieurs diaphragmes, sur différents vaisseaux ; j'ai constamment eu le même résultat. Peut-on en conclure que les vaisseaux dont il s'agit s'ouvrent naturellement sur la face diaphragmatique que l'air qui en sort soulève ?

Après ces essais, j'ai poussé dans ces vaisseaux la colle colorée (et j'observe en passant que j'ai éprouvé qu'ils résistent beaucoup plus que les veines aux efforts qu'on fait pour les remplir); je suis parvenu à faire sortir l'injection comme l'air par la surface abdominale, et à la répandre au dehors ; j'ai aussitôt substitué l'eau froide à l'eau chaude, afin de coaguler la liqueur dans les tuyaux où elle était allée.

Dans les diaphragmes préparés ainsi la surface abdominale est dans l'état que l'on obtient par les injections d'indigo, avec cette différence cependant que, dans ce dernier cas, la surface du diaphragme est salie par l'effet de l'indigo, tandis que dans les autres la partie aponévrotique est d'une blancheur parfaite, et les points rouges multipliés qui en bordent les bandes contrastent à merveille avec la première couleur. Quoique très-fins, ces points colorés sont si distincts qu'on pourrait les compter.

J'ai injecté ainsi des diaphragmes sans en avoir rempli préalablement les tuyaux lymphatiques avec de l'air.

Après que j'eus fait ces essais, il vint à l'École un cheval de cavalier de la garde de Paris, qui avait une hémorrhagie interne, suite de l'ouverture de l'artère spermatique dans une castration mal faite. Le sang se répandait dans la cavité du bas-ventre et ne sortait que goutte à goutte par la plaie. L'animal vécut quatre jours après son arrivée à l'Ecole, et l'on en fit l'ouverture immédiatement après qu'il eut perdu la vie.

Ne doutant pas que le sang ne fût repompé en tout ou en partie à mesure qu'il s'épanchait dans l'abdomen, et présumant qu'il devait se repomper coloré, je me persuadai que je trouverais les vaisseaux lymphatiques chargés d'absorber pleins de cette liqueur, comme je les avais trouvés rougis par l'indigo ou noircis par l'encre : en effet, ceux du diaphragme étaient ainsi, et je ne peux mieux les comparer qu'à ceux de ce muscle injectés avec la colle colorée en rouge. J'examinai avec soin tous les viscères de l'abdomen ; je n'y reconnus aucune trace de l'absorption que j'avais présumé devoir se faire ; je ne vis nulle part que le sang eût pénétré au delà du diaphragme, comme l'avait fait l'encre ou la dissolution d'indigo.

Ce phénomène paraît démontrer que, si le centre tendineux du diaphragme à sa surface abdominale n'est pas le seul endroit par où se fait l'absorption des liqueurs qui s'évaporent dans le bas-ventre, il est le principal , et jusqu'ici le seul où il y ait une organisation reconnue propre à remplir cette fonction.

Indépendamment des orifices que nous y avons reconnus, on en trouve la surface cotonneuse , et le péritoine n'y est pas poli , élastique, comme ailleurs ; de plus, l'aponévrose est divisée, comme nous l'avons observé, par bandes, écartées un peu les unes des autres , et avec régularité ; ce qui paraît avoir été fait à dessein de garantir de toute interruption la fonction dont il s'agit.

Il ne paraît pas que les vaisseaux lymphatiques s'ouvrent à la face pectorale du diaphragme : l'injection ne s'y porte nullement, et c'est de ce côté que rampent les troncs lymphatiques principaux qui vont se rendre au canal thorachique, et qui résultent des ramifications de la surface abdominale du diaphragme.

Cette organisation n'a pas encore, que je sache, été remarquée ; et il en résulte la connaissance d'une fonction nouvelle et importante , réservée à la cloison musculeuse qui sépare le ventre de la poitrine.

J'ai entrepris plusieurs fois d'injecter les vaisseaux lymphatiques des intestins , à l'effet de conduire la liqueur jusque dans le canal intestinal ; mais mes tentatives ont toujours été infructueuses par cette voie : l'air n'y est pas parvenu davantage. J'ai employé le mercure , la colle, soit de poisson , soit anglaise ; j'ai fait usage des injections céracées : je suis, il est vrai, parvenu à remplir du plus au moins la portion de tuyaux lymphatiques qui rampe sur l'intestin. En pressant à plusieurs reprises la liqueur que j'étais parvenu à introduire dans ces tuyaux, j'ai pu quelquefois la conduire dans la membrane aponévrotique, et jusqu'à la surface veloutée ; mais elle ne s'étendait ainsi que par une sorte d'infiltration et par une suite de la rupture du vaisseau , du moins la manière irrégulière dont elle se répandait m'a porté à le penser. Il n'en est pas de même des vaisseaux artériels et veineux de ces parties : l'injection les pénètre très-aisément ; et la sortie de cette liqueur presque à volonté à la face interne du canal qui renferme la masse alimentaire, par les uns et les autres de ces vaisseaux, n'a pas **peu** contribué à me faire regarder les derniers comme les voies d'absorption des sucs extraits des aliments et autres liqueurs animales qui sont dans les intestins.

En effet, les injections pénètrent dans le canal intestinal aussi aisément par les orifices veineux que par les artériels ; ces mêmes injections prouvent aussi que les ouvertures des tuyaux du premier genre sont aussi multipliés que ceux du second.

On s'assure de ces vérités en injectant dans différentes portions d'intestin les artères et les veines seules et séparément ; car on voit que le velouté, formé par les uns ou par les autres, est également multiplié ; mais, pour parvenir à une entière conviction à cet égard, il faut injecter les artères et les veines sur une même portion du tube alimentaire avec des injections différentes ; on voit alors à la face interne de l'intestin les orifices des uns et des autres distincts à raison de la différence de la couleur ; ils sont entremêlés confusément, ils occupent toute la surface. Dans les intestins injectés avec des matières céracées ces matières s'arrêtent à l'extrémité des vaisseaux en forme de rosée, et cet effet constant est une preuve non équivoque de la perforation de ces tuyaux.

Je crois utile d'observer que toutes les injections ne pénètrent pas également tout le système des vaisseaux sanguins ; les céracées sont celles qui réussissent le mieux. La colle a le premier rang après elles ; l'eau pure, l'huile, n'arrivent quelquefois pas jusqu'à l'extrémité des vaisseaux, non plus que les eaux colorées. Ces derniers liquides d'ailleurs traversent plus difficilement les veines que les artères, et cette particularité a sans doute échappé à un célèbre anatomiste anglais, qui a écrit en dernier lieu sur l'absorption ; car il a dit, pour prouver que les veines ne s'ouvrent pas dans les intestins, qu'on ne pouvait pas même faire passer de l'eau colorée injectée par ces tuyaux jusque dans le tube intestinal.

J'ai répété ces expériences sur les intestins du cheval, de l'âne, du mulet, du bœuf, du mouton, du bouc, du cochon, du chien, du chat ; j'ai toujours obtenu les mêmes résultats : il m'a paru que ceux des ruminants s'injectaient plus aisément que les autres.

Je n'ai injecté que peu d'intestins humains, et jusqu'ici je n'ai pas encore pu obtenir de ces parties des préparations semblables aux précédentes.

Les préparations dont je viens de rendre compte présentent des particularités remarquables ; le plus souvent l'injection va des artères dans les veines, et réciproquement ; en même temps elle pénètre par les uns et les autres de ces vaisseaux dans l'intérieur du canal ;

dans d'autres elle communique de l'une de ces espèces de vaisseaux dans l'autre, sans arriver dans l'intestin, et cependant on ne voit qu'un petit nombre de vaisseaux des deux espèces d'injectés ; cela a lieu surtout lorsqu'on injecte avec des eaux teintes.

On injecte cependant quelquefois avec les eaux teintes les artères et les veines séparément, jusque dans les plus petites ramifications, sans que l'injection passe de l'un à l'autre, quoiqu'elle sorte par le canal intestinal.

Quelque nombreuses qu'aient été les préparations que j'ai faites (j'en ai conservé plusieurs qui sont déposées dans le cabinet de l'Ecole vétérinaire d'Alfort), je n'ai pu parvenir à faire pénétrer l'injection des vaisseaux sanguins dans les lymphatiques : je possède, il est vrai, une pièce préparée avec de la colle où il existe un vaisseau lymphatique rempli comme les veines et les artères ; mais cet effet est-il dû à la communication naturelle de ces vaisseaux, ou à l'infiltration qui s'est faite dans cet endroit, comme cela a lieu dans les intestins injectés et mis en macération ; c'est en répétant ces expériences, et peut-être par des procédés nouveaux, qu'on peut espérer d'acquérir un jour des notions claires sur ce point.

Il est hors de doute qu'il existe des communications entre ces divers genres de vaisseaux ; mais on ne les a pas découvertes dans les viscères membraneux, tels que l'estomac, les intestins, la vessie urinaire, la matrice (1), et beaucoup d'autres viscères encore, tandis qu'on la reconnaît presque à volonté dans les reins et le foie du cheval. Toutes les fois que j'ai injecté les reins avec de la colle, j'en ai injecté les vaisseaux et les glandes lymphatiques ; j'ai injecté également le bassinet et l'uretère (2). Si vous injectez la veine porte,

______

(1) Les artères et les veines s'ouvrent à la face interne de ces deux viscères comme dans les intestins ; du moins je l'ai constamment observé dans le cheval et le mouton.

(2) L'anatomiste anglais déjà cité a obtenu par ses injections le dernier résultat, et il en a conclu que la liqueur injectée, parvenue dans le bassinet, avait été reprise par les orifices des vaisseaux lymphatiques: indépendamment des objections dont cette opinion est susceptible, j'observerai que nous avons dans le cabinet de l'École des bassinets injectés, et dans lesquels la liqueur a pénétré jusque dans les tuyaux sécrétoires : l'injection forme des pinceaux dont la base est au bassinet ; mais on ne voit aucun tuyau qui augmente à partir du bassinet ; ce qui cependant devrait,

vous remplissez tous les vaisseaux lymphatiques du foie à un point dont les injections mercurielles n'approchent pas : vous parvenez à ce résultat sans infiltration.

Ces expériences, et toutes celles déjà publiées, prouvent sans doute la difficulté de découvrir la terminaison et le véritable usage des vaisseaux lymphatiques (1); mais si, de l'absorption évidente par les tuyaux lymphatiques de liqueurs colorées répandues dans le bas-ventre, on est en droit de conclure que ces vaisseaux pompent, dans l'état naturel, l'humidité qui se répand dans l'abdomen, il est, ce me semble, conséquent de dire que l'ouverture des veines dans les cavités où on la démontre prouve incontestablement qu'il se fait une résorption par les vaisseaux, et que c'est celle des liqueurs contenues dans les voies alimentaires : une foule de raisons viennent à l'appui de ces faits. Est-il douteux que, pour une fonction aussi importante que l'est celle dont il s'agit, la nature ait dû disposer un appareil de moyens proportionné au besoin, et dont l'effet ne pût être suspendu par des circonstances légères, et telles que celles qui suspendent la circulation lymphatique? Or, cette disposition existe dans le centre tendineux du diaphragme, qui jusqu'ici paraît réunir le plus grand nombre des conditions nécessaires pour l'absorption des vapeurs exhalées dans le bas-ventre ; et dès lors on est fondé à le regarder comme spécialement destiné à exécuter cette fonction : par la même raison, les orifices des veines dans les intestins étant les moyens les plus évidents, les plus faciles à découvrir, et réunissant d'ailleurs toutes les qualités requises pour absorber les sucs contenus dans le canal intestinal, on doit leur reconnaître cette faculté.

En s'arrêtant à ces dernières considérations il se présente une

---

je pense, avoir lieu en admettant des vaisseaux lymphatiques émanés de cette cavité.

(1) La transparence et la finesse des vaisseaux lymphatiques, la facilité avec laquelle on les confond, par cette raison, avec les autres parties blanches, est un grand obstacle à ce qu'on en découvre la terminaison autrement que par les injections. J'en ai suivi plusieurs fois dans le tissu cellulaire, où il m'a bien paru qu'ils se perdaient; j'ai cru en voir se terminer au cordon nerveux de la huitième paire à son passage le long de l'encolure.

foule de réflexions qui paraissent d'un très-grand poids : on voit que les sucs digérés dans le canal alimentaire ne peuvent être séparés assez purs, assez homogènes, pour former la liqueur transparente, douceâtre, qui coule dans les vaisseaux lymphatiques : cette liqueur, dit-on, est dépurée dans les glandes lymphatiques ; mais alors que devient le résidu qui, nécessairement, est hétérogène ? Pourquoi les glandes d'ailleurs sont-elles absolument semblables à toutes celles des autres parties du corps, lorsqu'elles ont la fonction de ces glandes, et de plus une fonction tout autrement importante à remplir ? Pourquoi les veines s'ouvrent-elles en si grand nombre et si aisément dans les intestins, tandis qu'on ne peut y conduire, pour ainsi dire, les tuyaux lymphatiques ? Pourquoi l'estomac, où certainement il se fait une grande absorption, a-t-il si peu de vaisseaux lymphatiques qu'on en a longtemps ignoré l'existence ? Pourquoi ne les a-t-on longtemps reconnus que dans les intestins grêles, tandis qu'il se fait une absorption plus considérable peut-être dans les gros ? D'ailleurs, quelle que soit la partie des intestins où l'on recherche ces vaisseaux, y sont-ils proportionnés à l'usage qu'on leur attribue de reprendre tout le liquide des intestins ? Ce liquide est d'une abondance qu'on n'a jamais cherché à estimer, et qui me paraît étonnante et bien supérieure à ce que les voies lymphatiques peuvent reprendre. En effet, il faut ajouter à la masse des aliments solides et liquides les sucs salivaire, gastrique, intestinal, biliaire, pancréatique, dont la quantité nous est inconnue sans doute, mais que nous devons apprécier d'après la rapidité de la circulation, la quantité incalculable des vaisseaux sanguins qui y aboutissent, l'étendue des surfaces ou des masses où ils se répandent : tous ces sécrétoires que j'indique versent sans cesse des sucs dans le canal intestinal, et ce tube en serait bientôt gorgé s'il ne se faisait un repompement continuel proportionné, et même très-rapide ; observons, sous ce dernier point de vue, que la surface destinée à absorber est également semée de points exhalants et absorbants, et que cependant ces derniers reprennent et la liqueur fournie par ces points exhalants intestinaux, et tout ce qui arrive au canal intestinal par les voies connues et désignées. L'absorption, quel qu'en soit le moyen, est donc, je le répète, bien plus considérable que ne l'est l'évaporation de toute la surface interne du canal intestinal : cependant, comparerons-nous le volume des artères au volume et au nombre des vaisseaux lymphatiques ? Comparerons-nous la rapidité du fluide qui circule dans les uns ou dans les autres, tandis qu'il est prouvé que la circulation qui se fait dans les tuyaux blancs est plus lente que celle qui se fait dans les veines, où la marche du fluide est plus embarrassée ? Comparerons-nous la facilité de reconnaître les orifices des veines qui s'ouvrent dans les intestins avec la difficulté d'en découvrir des vaisseaux lymphatiques, en admettant la nécessité néanmoins que les voies de résorption soient très-multipliées ? Enfin , comme nous l'avons déjà observé , est-il possible qu'un suc séparé si promptement, différent dans chaque partie du canal, fétide en quelque sorte dans les dernières, repris dans des parties si minces, que le canal alimentaire où les vaisseaux sont nécessairement très-courts, où aucun tissu spongieux n'est entre l'amas d'où il faut séparer et le moyen qui sépare ; est-il possible, dis-je, que ce suc soit assez pur pour entrer dans le torrent de la circulation , et former la matière nourricière sans avoir subi aucune élaboration ? Est-il possible, en un mot, que cela soit ainsi, tandis que le sang qui circule dans le système intestinal est supposé s'y dépraver assez en y passant rapidement et sans une communication immédiate avec ce qu'il renferme, cette partie essentielle des corps animés, pour produire la liqueur âcre que fournit le foie, et en si grande abondance ?

Ces réflexions, par lesquelles je termine l'exposé de mes expériences sur l'absorption, sont autant d'objections que je me suis faites en étudiant le système d'absorption alimentaire enseigné dans les écoles : elles m'ont déterminé à me livrer aux recherches dont j'ai rendu compte dans ce mémoire. Si les expériences que j'ai faites ne suffisent pas pour prouver que les veines absorbent les sucs contenus dans le canal alimentaire, il est certain au moins qu'elles sont des arguments de quelque poids à opposer au système de repompement de ces sucs par les voies lymphatiques, et qu'il reste à y répondre.

Expériences et observations sur les effets de l'if (*taxus baccata*) ;

Par Eric Viborg,

Professeur à l'Ecole vétérinaire de Copenhague (1).

(1788 et 1792.)

Les recherches qui conduisent à la connaissance des propriétés des végétaux de nature vénéneuse ou suspecte méritent l'approbation générale. C'est en effet une vérité irréfutable que les plantes auxquelles on attribue des propriétés nuisibles, convenablement utilisées, nous fournissent souvent les remèdes les plus actifs. Comme preuve de ce que j'avance, je rappelle la ciguë et la belladone.

Si, dans son expérimentation, l'on n'est pas assez heureux pour découvrir le côté utile et salutaire d'une substance, que ses propriétés délétères, au contraire, se confirment, il devient encore possible d'en tirer un parti avantageux, ne l'employât-on qu'à la destruction des animaux nuisibles.

Ces considérations me déterminèrent à étudier une plante suspecte, à préciser ses effets par des expériences rigoureuses, et à en consigner soigneusement les résultats. Mon choix tomba sur l'if (*taxus baccata*).

L'if occupant le premier rang parmi les végétaux suspects, j'ai consacré plusieurs années à l'étude de son action sur la plupart de nos animaux domestiques ; mes derniers essais ayant sanctionné mes précédentes recherches, je les livre au domaine public.

Je commencerai par exposer l'opinion émise par mes prédécesseurs ; je ferai ensuite connaître mes expériences ; je tâcherai enfin d'arriver à quelques conclusions.

---

(1) Ce travail fait l'objet de deux mémoires qui ont été publiés en 1788 et 1792, dans les Mémoires de la Société économique de Leipzig. Viborg en a donné une seconde édition dans le deuxième volume de sa collection de mémoires à l'usage des vétérinaires et des agronomes. (*Sammlung von Abhandlungen für Thierœrzte und Oekonomen*, B. 11 ; Copenhagen, 1797.)

Les auteurs sont si peu d'accord, relativement à l'action délétère attribuée à l'if, que l'on serait presque tenté de suspecter leur véracité. Théophraste, Pline, Dioscoride et Galien considèrent l'if comme plus ou moins vénéneux (1); non-seulement les feuilles et les fruits sont mortels pour l'homme et les animaux, mais ils prémunissent contre l'ombre et les émanations de cet arbre. Matthiole, Jean Bauhin et plusieurs autres partagent l'opinion des anciens; ils démontrent, par les faits qu'ils rapportent, que l'if est un poison; ils le regardent comme l'arbre le plus vénéneux et en recommandent l'entière destruction.

Lobel et Camerarius furent les premiers à douter de l'exactitude de ces assertions; des écrivains postérieurs augmentèrent le doute en affirmant n'avoir jamais vu des effets nuisibles résulter de l'usage de l'if, ils poussèrent le scepticisme jusqu'à le déclarer tout à fait inoffensif. Il en est même qui le recommandèrent comme un excellent fourrage, et qui en conseillèrent la culture.

Telles sont les opinions contradictoires avancées par des hommes également dignes de foi, par des hommes doués d'esprit d'observation, sincères et ne recherchant que la vérité. Combien ne rencontre-t-on pas de circonstances induisant les sens en erreur, aveuglant les grands hommes les plus clairvoyants; circonstances qui les trompent dans leurs observations et rendent fausses les conclusions qu'ils en déduisent! Tantôt un accessoire devient l'effet réel de la cause principale; tantôt on généralise un fait isolé; d'autres fois un accident modifie la force primitive, la couvre d'un voile impénétrable, masque la vérité et conduit l'observateur à des conséquences erronées.

En appliquant ces considérations aux idées émises sur les pro-

---

(1) L'expression *plus ou moins* qu'on lit dans le texte, et que nous avons reproduite, ne semble pas concorder avec le membre suivant de la phrase. Nous croyons que Viborg a voulu faire allusion au passage de Théophraste où il est dit que les grands animaux, tels que chevaux, ânes, mulets, et en général les animaux à crinière (λόφυρα ζῶα), meurent lorsqu'ils ont mangé des feuilles d'if; tandis que les bœufs, les vaches et les *ruminants* (μηρυκάζοντα) les prennent impunément. Théophraste ajoute que les baies de taxus sont inoffensives, et que l'homme les recherche à cause de leur saveur douce.   S. VERHEYEN.

priétés toxiques de l'if, il ne faut plus s'étonner des contradictions qui surgissent à chaque pas. Le mot poison est une dénomination si relative, des causes éventuelles rendent l'action des poisons si incertaine, que l'homme et les animaux parviennent à en supporter de fortes doses sans en éprouver des effets bien funestes ; il arrive même qu'ils prennent ces doses avec impunité. L'opium procure à l'Asiatique des sensations agréables ; la dose qui l'assoupit, administrée à l'Européen non habitué à l'usage de ce suc narcotique, le plongerait dans le sommeil éternel. Des malades habitués graduellement à l'arsenic, à la belladone et à d'autres poisons, en tolèrent des quantités mortelles pour celui qui les prendrait une première fois. Des substances peuvent encore être mélangées à des poisons violents, de manière à en neutraliser les propriétés toxiques et à leur enlever leurs qualités vénéneuses.

C'est ainsi que je m'explique l'incertitude, l'équivoque jetées sur l'action toxique de l'if ; une semblable interprétation faisant varier l'activité d'un poison, selon les circonstances sous l'empire desquelles il est administré, reste l'unique moyen de concilier deux partis qui comptent également des hommes aussi remarquables que véridiques.

Je passe à la relation de mes expériences ; toutes ont eu les animaux domestiques pour objet. Voici le fait qui les provoqua et par lequel l'if me devint suspect. Deux chevaux employés au printemps au râtelage des allées du parc royal de Friedsberg, près de Copenhague, avaient travaillé toute la matinée sans manger. Poussés par la faim, ils broutèrent, vers l'heure de midi, les ifs longeant les avenues ; ils ne tardèrent pas à succomber. Prévenu par le jardinier Peters, je me rendis sur les lieux : l'un des deux cadavres était déjà enfoui, tandis que la putréfaction de l'autre se trouvait si avancée que l'autopsie ne m'apprit rien de positif sur les lésions des organes. Je me convainquis seulement que l'animal avait mangé de l'if, car l'estomac contenait encore des feuilles non digérées.

Malgré le fait analogue observé par l'écuyer Schæfer, dans son parc, à Sillerod, tous mes doutes n'étaient pas dissipés, d'autres causes pouvant amener une mort aussi instantanée. Mon illustre maître, le professeur Abilgaard, accorda une grande importance à ces faits isolés ; il m'engagea à vérifier les propriétés vénéneuses de l'if dans le local de l'Ecole vétérinaire.

Chevaux. Des feuilles d'if, recueillies dans le parc où avaient péri les deux animaux dont il vient d'être question , furent données à un cheval hongre, âgé de huit ans, atteint d'un mal incurable.

Je voulus m'assurer d'abord si , instinctivement, le cheval refuse l'if, et s'il ne dépouille cet arbre que poussé par la faim. Après lui avoir fait administrer un repas copieux, je lui présentai de jeunes branches d'if couvertes de leur feuillage. L'animal s'en empara avec avidité , mais , à peine en avait-il mâché une bouchée, qu'il les rejeta, se refusant d'y toucher de nouveau. La saveur amère et nauséeuse des feuilles de l'if me fit présumer ce que me confirma l'observation , c'est-à-dire que le cheval n'ayant pas l'estomac vide éprouve pour ce fourrage une répugnance instinctive.

Me trouvant fixé sur ce point, je soumis l'animal à une abstinence de quatre heures ; alors il mangea spontanément huit onces d'if sur douze qui lui furent présentées. Il conserva sa gaieté ordinaire, refusant ce qui restait de la dose première, tout en manifestant un appétit prononcé pour d'autre fourrage , qui ne lui fut pas accordé , afin de pouvoir d'autant mieux suivre les effets de l'if sur un estomac à jeun. A peine s'était-il écoulé une heure que l'action du poison devint évidente. Le cheval tomba tout à coup, fit entendre une espèce de mugissement, et expira, sans que la mort fût accompagnée de signes de douleur ou d'autres phénomènes précurseurs.

L'autopsie, pratiquée à l'instant même, ne laissa pas découvrir une lésion expliquant la mort d'une manière satisfaisante. Les viscères abdominaux , ceux du thorax se présentaient à l'état normal, si l'on excepte, pour ces derniers, le ventricule gauche du cœur, qui paraissait contenir une plus forte dose d'un sang extraordinairement fluide. Les sinus du cerveau se trouvaient engorgés, et, à certains endroits, la colonne sanguine était divisée par des bulles d'air.

Quoique cette expérience me convainquît des propriétés délétères de l'if , elle ne me parut pas assez décisive pour me permettre de détruire les observations contraires d'hommes dignes de confiance. Je cherchai une autre interprétation ; j'expliquai la différence des effets par les qualités variables dont l'arbre pouvait être doué et par l'état actuel de l'animal ayant servi à l'expérience. La botanique nous offre assez d'exemples de l'influence que le sol et les saisons exercent sur le port des végétaux et leurs principes constituants. On voit encore des plantes inoffensives rendues vénéneuses par les insectes qu'elles portent et les œufs que ceux-ci y déposent ; dans ce cas l'on accuse le végétal d'un effet qui revient à une cause accidentelle. Parfois aussi l'on confond et l'on prend pour une seule et même espèce deux plantes ayant de la ressemblance, quoique fort diverses dans leur mode d'action. Enfin, c'est un fait acquis, qu'un poison mélangé dans l'estomac à d'autres matières peut perdre ses propriétés toxiques, que ses effets ne sont pas identiques sur les animaux sains et malades, ainsi que sur ceux consommant des fourrages secs et verts.

Chez les animaux, aussi bien que chez les hommes, l'habitude amène la tolérance des poisons ; ils finissent par les supporter sans inconvénients fâcheux. Cette circonstance aide encore à se rendre compte de la divergence des observateurs. En ce qui concerne l'if, Ahlers avance que dans la Hesse le taxus est utilisé, pendant les hivers rigoureux, comme l'un des meilleurs aliments pour le bétail. Dans mon voyage en Hanovre et en Hesse je désirai m'assurer de la réalité du fait ; je visitai la contrée dont parle Ahlers. L'arbre qui y croît sur les montagnes, et que les paysans dépouillent pour alimenter leur bétail en hiver, est bien le véritable *taxus baccata.* Ne possède-t-il pas d'autres propriétés à l'état sauvage ? Cette opinion n'est pas admissible, car la saveur amère, nauséeuse et désagréable de l'if sauvage égale celle de l'arbre cultivé dans les jardins ; d'ailleurs, les habitants n'ignorent pas ses effets nuisibles. J'appris donc que le taxus, quoique fournissant un très-bon fourrage, propre même à engraisser le bétail, exige une grande circonspection dans l'emploi, lorsque l'on veut ne pas courir la chance d'empoisonner les bestiaux. Au début, on le dispense en petite quantité, mélangé à d'autres matières alimentaires ; peu à peu on en augmente la dose, jusqu'à ce qu'enfin les feuillards de l'if se distribuent presque exclusivement et sans le moindre danger. Les cultivateurs ont encore fait la remarque que cette alimentation devient nuisible si l'on abreuve immédiatement après un repas.

Ces renseignements étaient de nature à faire croire que le taxus mélangé à d'autres fourrages perd ses propriétés vénéneuses, et que les animaux s'y habituent graduellement. Préoccupé de cette idée, il me fut possible de la soumettre au creuset de l'expérience pendant mon séjour à Dresde ; le professeur Reutter eut la complaisance de mettre l'Ecole vétérinaire à ma disposition.

L'expérience fut en tous points semblable à celle qui eut lieu à Copenhague ; seulement, la faim n'engagea pas le cheval à prendre spontanément l'if qu'on lui présenta. Des rameaux ayant été découpés et mélangés à l'avoine, il en consomma environ huit onces sur vingt-quatre onces d'avoine. Ce repas ne provoqua pas de symptômes fâcheux.

Quoique ce résultat répondît à mon attente, il ne me satisfit pas complètement ; je ne crus pas pouvoir attribuer l'action négative de l'if à l'addition exclusive de l'avoine. L'animal se trouvant dans un état d'inanition, peut-être que l'absence d'effets provenait d'une diminution de la sensibilité. Je désirai répéter cet essai ; l'occasion s'en présenta, en 1787, à l'hôpital vétérinaire de Vienne.

Je choisis une jument de race distinguée, âgée de neuf ans, hors de service par suite d'un défaut incurable, mais du reste parfaitement saine. Comme les sujets précédents, cette bête témoignait pour l'if une répugnance invincible, du moment qu'elle en avait goûté ; la faim était impuissante à vaincre cette répulsion. Haché et mélangé à l'avoine, elle prit en un repas sept onces d'if sur vingt onces d'avoine. Les conséquences furent les mêmes que dans la précédente expérience : l'animal n'était pas incommodé, il conservait de l'appétit pour d'autres aliments et n'avait rien perdu de sa gaieté.

Après deux faits dont les résultats étaient si parfaitement identiques, et confirmant l'expérience acquise par les habitants de la Hesse, il ne pouvait plus me rester de doutes sur l'innocuité de l'if administré en mélange avec d'autres fourrages ; dès lors la différence radicale des deux dernières expériences et de la première s'explique. Les conditions étaient les mêmes, quant aux animaux et à la matière vénéneuse ; afin de ne laisser aucune part aux insectes et à d'autres impuretés, j'avais eu soin d'en débarrasser les branches d'if dont je me servis. Celles-ci, nouvellement recueillies sur des arbres cultivés, ne contenaient donc pas d'éléments hétérogènes. Dans l'addition de l'avoine résidait la seule différence.

Une objection devient néanmoins encore possible : les rameaux de taxus employés dans la première expérience avaient été pris au printemps, époque où la sève entre en mouvement ; le poison pouvait, par conséquent, être plus actif qu'en automne. Je cherchai à lever cette objection par l'expérience suivante :

Les feuilles et les branches du même arbre, réduites en poudre, dont on prépara un électuaire avec de l'eau, furent administrées à la dose de sept onces, après une abstinence de quatre heures. Une mort, aussi prompte que dans la première expérience, et accompagnée des mêmes circonstances, survint au bout d'une heure.

L'autopsie, pratiquée sous les yeux de l'anatomiste Toegl, ne fit pas découvrir des altérations nouvelles.

Ici, animal, sexe, âge, saison, matière vénéneuse, toutes les conditions, en un mot, étaient parfaitement identiques, avec cette seule différence que, d'une part, l'if fut donné mélangé à l'avoine, et que, de l'autre, on l'administra pur.

Il est digne de remarque qu'un poison aussi délétère perde son activité de cette manière, et que l'on parvienne à le transformer en un aliment nutritif par l'addition d'un autre fourrage, et en y habituant insensiblement les animaux.

Les expériences dont je viens de rendre compte ont été répétées plusieurs fois sur le cheval ; constamment elles ont donné le même résultat. J'ai remarqué qu'il faut à certains chevaux jusqu'à une livre de feuilles d'if avant que le poison ne devienne mortel. Le pouls commence par faiblir, et parfois la mort est accompagnée de violentes convulsions. A l'ouverture des cadavres j'ai souvent rencontré de légères traces d'inflammation sur la muqueuse de la moitié droite de l'estomac.

Désireux de connaître les effets de l'if sur d'autres espèces domestiques, j'étendis le cercle de mes recherches ; il ne se montra pas moins vénéneux pour le mulet, le mouton, la chèvre, le porc, le chien, le chat, la poule, le canard et l'oie que pour le cheval.

Mulet. — De même que le cheval, le mulet repousse l'if ; il en prend bien une bouchée, mais il la rejette dès qu'il en a perçu la saveur. Un mulet sain, âgé de huit ans, impropre au service à la suite d'un accident au pied, succomba après avoir avalé dix onces de feuilles d'if. Un second individu, qui avait préalablement pris un abondant repas, n'éprouva pas le moindre inconvénient de cette dose. Lorsqu'on lui administra à jeun trois quarts de livre des feuilles de cet arbre, leur action délétère ne tarda pas à se manifester ; il mourut comme le précédent, présentant les phénomènes que l'on observe chez le cheval.

Mouton. — Le docteur Hesselregen avance que le mouton et la chèvre mangent les feuilles d'if. De nombreux essais m'ont convaincu que ces animaux, pas plus que le cheval et le mulet, n'y touchent, si ce n'est poussés par la faim, ou alors que, depuis longtemps, ils sont privés de fourrages verts, et encore refusent-ils obstinément d'y toucher une fois qu'ils ont goûté de l'if.

Un bélier, âgé d'un an, reçut, au printemps et après un jeûne de six heures, huit onces de feuilles d'if hachées. D'abord il parut ne pas s'en ressentir ; au bout de quatre heures il était assoupi et la rumination avait cessé ; le pouls devint petit et s'accéléra ainsi que la respiration ; de temps à autre il éprouvait de fortes nausées, fit des éructations et se météorisa ; enfin il se couche et meurt dans les convulsions, douze heures après le début de l'expérience.

Chèvre. — Le taxus est aussi un poison pour la chèvre, qui en supporte de plus fortes doses que le mouton. Quatres onces de feuilles hachées, administrées à une vieille chèvre à jeun, restèrent sans effet. La dose ayant été portée à douze onces, les phénomènes mortels observés sur le bélier se manifestèrent.

L'autopsie des deux cadavres mit à découvert une légère inflammation de la muqueuse de la panse. Les autres lésions étaient analogues à celles rencontrées à l'ouverture du cheval qui fait le sujet de la première expérience.

Chat et chien. — Les feuilles fraîches écrasées provoquent, à la dose d'une once à une once et demie, de fréquents et violents vomissements. Ces animaux rendant le poison échappent à ses funestes effets ; le taxus leur deviendrait sans doute fatal si l'on empêchait les vomissements.

Porc. — L'if est un poison plus énergique pour le porc que pour les ruminants et les carnassiers. Deux onces et demie tuèrent, dans l'espace d'une heure, un porc âgé de six mois, malgré les quatre livres de viande qu'il avait mangées avant l'administration. Il était facile de s'apercevoir que cet animal se trouvait sous l'influence d'un poison narcotique, car, au bout d'une demi-heure, il se montrait extraordinairement calme et laissait pendre la tête ; ses paupières s'abaissèrent, la marche était incertaine et chancelante. Bientôt l'inquiétude s'éveilla, l'animal se roula dans la litière ; des nausées survinrent, il poussa des cris plaintifs ; l'œil anxieux se porta vers les flancs, et il mourut dans les convulsions.

Outre les altérations dont il a déjà été question, on trouva à l'autopsie une inflammation plus forte de l'estomac.

L'estomac et les intestins de ce porc ayant été enlevés avec précaution, la chair fut inoffensive pour les personnes qui la consommèrent.

Poule, oie et canard.—Les poules périssent d'une once à une once et demie de feuilles fraîches. Elles commencent par s'assoupir, les paupières se ferment, les ailes sont pendantes et les plumes hérissées. La tête semble leur peser extraordinairement ; elle branle sans discontinuer, la marche est chancelante ; bientôt arrivent les convulsions et la mort. J'ai maintes fois répété cette expérience, et toujours avec le même résultat ; mais il m'a été impossible de découvrir des traces d'inflammation dans le jabot ou les autres divisions du trajet digestif.

L'on a observé en France que l'if est un poison pour les faisans tout aussi bien que pour nos poules domestiques. Cette remarque doit engager à détruire cet arbre dans les parcs où l'on élève des faisans.

L'oie et le canard éprouvent de violents vomissements après avoir mangé une once et demie à deux onces de feuilles de taxus ; ces oiseaux se préservent ainsi, comme le chien et le chat, de ses effets funestes.

Les contradictions existant, relativement aux qualités vénéneuses de l'if, s'appliquent aussi aux baies de cet arbre : vénéneuses pour es uns, elles sont inoffensives pour les autres. Je les ai expérimentées sur des porcs, des oies et des canards ; mais je ne suis nullement convaincu de leur innocuité.

Le porc les refuse ; un individu de cette espèce fut plongé dans le narcotisme après avoir avalé une livre de baies de taxus ; les ayant rejetées par le vomissement, il se rétablit.

Une poule à laquelle on avait fait avaler une centaine de baies éprouva un narcotisme complet au bout de deux heures, suivi des phénomènes déjà indiqués , plus la paralysie des muscles du cou et des jambes. L'oiseau ne pouvait se maintenir debout ; il traînait la tête pendante du côté gauche et repliée sous le corps, en rampant sur le sol. Ces symptômes restèrent stationnaires pendant quinze heures ; une forte diarrhée blanche , accompagnée de soubresauts , leur succéda ; elle persista jusqu'à la mort, qui arriva trente-trois heures après l'administration du poison.

De ces expériences nous concluons que les baies de l'if sont réellement nuisibles, quoique à un degré moindre que les feuilles ; elles demandent aussi à être administrées à haute dose pour manifester leurs effets, et, si ceux-ci ont été nuls, c'est que la quantité ingérée était trop minime.

Il résulte de cette série d'expériences que l'if mérite à bon droit l'épithète de suspect ; que les rameaux, les feuilles et les baies introduits sans mélange dans l'estomac entraînent les conséquences les plus déplorables. Mélangé à d'autre fourrage, et distribué avec prudence et par gradation , il devient possible d'habituer le bétail à son usage ; mais on agit sagement en s'abstenant de l'utiliser comme aliment, lorsque la nécessité ne force pas d'y avoir recours. Que l'on en tire parti, ainsi que le font les habitants de la Hesse, où cet arbre est fort commun, et à défaut de fourrages meilleurs ; mais le cultiver dans ce but , comme on l'a conseillé , serait une mauvaise pratique. Il ne faut pas oublier qu'il s'agit d'un végétal redoutable, dont les effets sont meurtriers. L'action narcotico-âcre que le poison du taxus exerce sur l'économie normale semble justifier notre attente, qu'administré avec circonspection , il produira une action salutaire tout aussi énergique sur l'organisme malade. Les indications thérapeutiques restent à découvrir.

Instruction sur le vertige abdominal ou l'indigestion vertigineuse des chevaux ;

Par F.-H. GILBERT,

Professeur vétérinaire, membre d'agence de la commission d'agriculture et des arts

(1796.)

Nous touchons à l'époque qui, les deux années précédentes, et surtout la dernière, vit éclore sur les chevaux une maladie désastreuse qui dévasta les postes, les messageries, les relais, les dépôts militaires et un nombre très-considérable d'exploitations, tant rurales qu'industrielles. Ce fléau exerce ses ravages d'autant plus impunément que, le confondant avec une autre maladie très-différente, mais dont il emprunte le caractère le plus saillant, les maréchaux et autres guérisseurs lui appliquent un traitement qui le rend presque toujours infailliblement mortel.

L'exposé que je vais faire des signes qui le caractérisent et le distinguent de toutes les maladies avec lesquelles il a quelque analogie préviendra une confusion aussi funeste, qu'achèvera d'écarter le détail des désordres qu'il produit intérieurement. Dans les circonstances qui le précèdent et l'accompagnent, je rechercherai celles qui peuvent favoriser son développement. Ces données une fois acquises, il ne doit pas être très-difficile d'indiquer les moyens les plus propres à le prévenir et à le combattre avec avantage.

I.

SIGNES DISTINCTIFS DU VERTIGE ABDOMINAL.

Quoique cette maladie n'existe, aux yeux de presque tous ceux qu soignent les animaux, qu'à l'époque de son invasion, il est certain cependant qu'elle s'annonce quelques jours auparavant par des signes qu'il est d'autant plus essentiel de connaître, que les secours ne sont si souvent infructueux que parce qu'ils sont appliqués trop tard. On peut donc diviser les symptômes de cette maladie en symptômes *précurseurs*, en symptômes de l'*invasion*, en symptômes de l'*état* et en symptômes de la *terminaison.*

II.

SIGNES PRÉCURSEURS.

Deux ou trois jours avant que la maladie éclate, l'animal paraît manger plus lentement; presque toutes ses bouchées sont interrompues par un intervalle d'une minute, d'une demi-minute, pendant lequel il semble se recueillir comme s'il écoutait attentivement; de temps en temps il regarde son flanc, frappe du pied et remue la queue, ce qui indique des tranchées qui ne se montrent que par accès très-courts, après lesquels le cheval paraît dans son état ordinaire (1); bientôt il refuse l'avoine et mange assez bien, quoique plus lentement, le foin, la paille, le son qu'on lui présente.

Attelé à la charrue ou à la voiture, on le voit tirer mollement; il sue beaucoup plus facilement qu'à l'ordinaire; il traîne ses jambes plutôt qu'il ne les lève; sa bouche est sèche, et sa langue chargée d'une matière blanche, limoneuse.

III.

SIGNES DE L'INVASION.

L'invasion s'annonce par la tristesse de l'animal, par le bâillement continuel, par la faiblesse qui devient extrême, au point qu'il chancelle en marchant et ne peut soutenir son corps dans le repos qu'en rapprochant ses quatre jambes; par le refus absolu de toute espèce d'aliment, tant solide que liquide; par le poids de la tête, qu'il porte basse et quelquefois entre les jambes; par la proéminence des yeux, leur égarement, la dilatation considérable de la pupille, la couleur variée de jaune et de rouge de la cornée opaque, vulgairement connue sous le nom de blanc de l'œil (2).

Cette couleur jaunâtre se montre aussi sur les lèvres.

---

(1) Cette observation a été faite plusieurs fois par le citoyen Lécuyer, artiste vétérinaire très-instruit, établi à Étampes, qui, l'année dernière, traita avec succès un grand nombre de chevaux attaqués de cette maladie, sur laquelle il m'a fourni des renseignements précieux.

(2) Cette remarque est due, ainsi que beaucoup d'autres, à un très-bon observateur, le citoyen Costel, qui, l'année dernière, traita cette maladie avec un zèle qui faillit lui devenir funeste, et qui a entrepris la tâche bien intéressante d'éclairer l'une par l'autre la médecine des hommes et celle des animaux.

La membrane pituitaire est blafarde, décolorée.

Une humeur blanche, visqueuse, écumeuse, coule abondamment par la bouche, dont elle tapisse toutes les parties.

Le pouls est lent, faible et quelquefois très-rare ; l'artère maxillaire, sur laquelle on l'interroge, paraît assez souvent vide de sang.

Les urines sont jaunes, huileuses, quelquefois très-rouges.

La fiente réfléchit la même couleur ; elle est quelquefois recouverte d'une pellicule blanchâtre.

Les extrémités antérieures sont celles qui annoncent le plus de faiblesse, on les voit souvent se dérober sous le poids du corps, et leurs articulations font entendre dans leur mouvement un cliquetis très-remarquable.

IV.

SIGNES DE L'ÉTAT.

C'est ordinairement vingt-quatre heures après l'invasion que la maladie commence à être dans son état ; alors la pesanteur et l'absorbement paraissent portés au dernier point ; la respiration devient profonde et peu développée ; on voit quelques chevaux la retenir quelque temps pour se soustraire à la douleur qu'elle leur fait éprouver ; bientôt le cheval ne voit plus, c'est en vain qu'on veut le faire reculer ; il appuie sa tête sur les bords ou sur le fond de la mangeoire ; il remue la mâchoire comme s'il mangeait ; on aperçoit un mouvement convulsif dans tous les muscles de la face ; les narines se dilatent et se resserrent convulsivement ; la langue est alternativement ou pendante ou retirée au fond de la bouche.

Le pouls alors, de petit qu'il était, devient grand, développé, accéléré.

Tous les muscles du corps éprouvent un spasme violent ; les yeux deviennent fixes et troubles ; la respiration paraît de plus en plus laborieuse ; la bouche se remplit d'écume qui coule abondamment ; la peau est extrêmement sèche ; l'animal donne des signes de fureur ; il prend avidement entre les dents sa litière, et l'y retient longtemps ; il pousse avec violence tous les corps qui l'environnent, soit avec la tête, soit avec le poitrail ; il éprouve le plus souvent des envies de vomir qu'on ne peut méconnaître ; il saisit la mangeoire avec ses dents comme les tiqueurs ; il s'efforce de donner à son encolure et à sa tête la direction horizontale qui peut favoriser la sortie de l'air contenu dans l'estomac. L'air, en se dégageant, fait entendre un bruit aigu et plaintif(1); celui retenu dans l'estomac et les intestins produit un bourdonnement qui frappe l'oreille à une assez grande distance. On entend aussi les coups violents que le cœur frappe contre les côtes. Cette crise se termine par une sueur plus ou moins abondante.

Quelques heures après qu'elle est dissipée, l'animal paraît rendu à son état ordinaire ; mais vingt-quatre heures après il éprouve un second accès plus violent que le premier. Il survient quelquefois à cette époque un engorgement aux extrémités postérieures qui, lorsqu'il est bien traité, peut être regardé comme une crise favorable.

V.

SIGNES DE LA TERMINAISON.

Lorsque la sueur qui succède au second accès a été très-abondante, le cheval est pour l'ordinaire sauvé ; il se rétablit assez promptement. Si, au contraire, la crise a été incomplète, elle est suivie d'une troisième vingt-quatre à trente heures après, qui est beaucoup plus alarmante que les premières : l'animal tombe comme une masse ; il fait pour se relever des efforts inutiles ; il se retourne d'un côté sur l'autre ; son corps se couvre d'une sueur brûlante, à laquelle succède un froid général; la peau devient sèche et aride, tous les poils se hérissent; le cheval ouvre la bouche, comme s'il ne pouvait respirer par les narines ; le pouls devient petit, faible, mou ; tous les mouvements convulsifs cessent, et bientôt l'animal meurt, pour

____

(1) C'est par erreur qu'on croit généralement que le bruit convulsif que font entendre les chevaux tiqueurs est produit par l'air qui entre dans l'estomac, et que c'est lui qui est la cause de ce *grouillement tumultueux* qu'on entend si souvent dans le ventre des chevaux tiqueurs, et auquel on donne le nom de *borborygmes,* ainsi que des vents qu'ils rendent toujours en grande quantité par l'anus. Les vents, les borborygmes et les hoquets tiennent à la même cause, à la faiblesse de l'estomac, qui, remplissant mal ses fonctions, est bientôt distendu par l'air qui se dégage tumultueusement des aliments qui y séjournent trop longtemps. Ce n'est que par cette position horizontale et cet effort convulsif que le cheval parvient à triompher de l'obstacle que la nature a mis à l'entrée de son estomac, pour empêcher le retour des aliments.

l'ordinaire vers le cinquième ou le sixième jour après l'invasion.

Il arrive quelquefois cependant que la maladie est si violente qu'elle parcourt tous ses périodes en bien moins de temps, et même en vingt-quatre heures. Peu d'heures après l'invasion, le cheval éprouve un accès qui se termine par la mort. On a observé que les individus affectés à ce point hennissent continuellement, et qu'ils ont presque toujours le membre hors du fourreau.

Il est essentiel de remarquer que depuis l'invasion de sa maladie jusqu'à la terminaison le cheval éprouve une constipation qui résiste souvent à tous les moyens qu'on emploie pour la faire cesser.

VI.

ALTÉRATION INTÉRIEURE APERÇUE A L'OUVERTURE DES ANIMAUX MORTS DU VERTIGE ABDOMINAL.

Ouverture de la tête.

Les vaisseaux sanguins des membranes du cerveau paraissent un peu distendus par le sang qu'ils contiennent. La substance du cerveau présente aussi quelques traces d'inflammation ; les grands ventricules contiennent plus de sérosité que dans l'état de santé.

On trouve l'os ethmoïde et les cornets du nez noirs et cariés dans les chevaux dont la maladie a été suivie d'une mort très-prompte. Ces parties ne sont point affectées ou ne le sont que légèrement dans ceux qui, avant de périr, ont passé par tous les périodes de la maladie.

Toutes les parties de l'arrière-bouche offrent un caractère d'inflammation qui se propage jusqu'à la trachée-artère, que remplit une écume jaunâtre et dont la membrane qui la tapisse intérieurement réfléchit une couleur jaune assez souvent variée de noir.

Ouverture de la poitrine.

La plèvre est souvent adhérente aux côtes ; la substance musculaire du cœur est décolorée, blafarde et presque entièrement dépourvue de sang, qu'on trouve accumulé dans les vaisseaux des parties antérieures du corps, tandis que ceux des parties postérieures en sont, pour ainsi dire, absolument privés. Ce sang est noir, décomposé, et les vaisseaux qui le contiennent paraissent variqueux.

Les deux ventricules sont remplis d'une humeur lymphatique jaune, compacte, humeur que l'on trouve aussi dans les oreillettes, ainsi que dans les canaux tant artériels que veineux qui partent de ce viscère.

Le péricarde est rempli d'un sang dissous et quelquefois d'une sérosité légèrement teinte en rouge, qu'on trouve aussi épanchée dans toute la cavité de la poitrine.

Les poumons sont toujours flétris, et assez souvent ecchymosés.

Ouverture de l'abdomen.

L'estomac est beaucoup plus distendu que dans l'état de santé. Sa partie droite est constamment enflammée, tant à l'intérieur qu'à l'extérieur. Il contient le plus souvent une grande quantité d'aliments mal élaborés et rangés couche par couche dans l'ordre de leur déglutition ; ils sont souvent coiffés d'une pellicule blanchâtre ou détachée de la membrane épidermoïde, ou produite par le dessèchement du suc gastrique.

Il arrive quelquefois que les aliments sont bien digérés dans l'estomac, mais alors on les trouve durs et desséchés dans les intestins, dont la membrane interne est détachée et adhérente aux aliments qu'ils contiennent.

Tout le canal intestinal offre des marques très-sensibles d'inflammation, mais qui le sont bien davantage dans les intestins grêles, et surtout dans le jejunum, qu'on trouve quelquefois resserré considérablement, et d'autres fois envaginé comme dans les coliques de *miserere.*

Les gros intestins sont quelquefois gangrenés dans une partie assez considérable de leur étendue ; l'inflammation se montre également dans tout le trajet du mésentère, ainsi que dans l'épiploon ; toutes les glandes mésentériques sont plus ou moins engorgées.

Assez souvent les intestins sont flétris et ridés comme s'ils avaient macéré dans un fluide acide.

Le foie est ou brûlé ou sphacélé. La rate contient un sang épais et noir.

Les reins sont souvent enflammés, aussi bien que la vessie qu'on trouve presque toujours pleine d'une urine jaune, huileuse et mêlée de flocons puriformes.

On trouve souvent dans la cavité de l'abdomen un épanchement de sang dissous, de la même nature que celui trouvé dans la capacité de la poitrine.

Les muscles de l'abdomen sont toujours plus ou moins enflammés.

Il est, au reste, nécessaire de remarquer que lorsque l'animal est emporté en peu de temps, les effets du mal sont bien plus sensibles sur le cerveau que sur les viscères de l'abdomen où réside la cause, tandis qu'on observe le contraire dans ceux qui périssent après avoir parcouru toutes les périodes de la maladie.

VII.

CONCLUSION DES ARTICLES PRÉCÉDENTS.

Les symptômes et les altérations intérieures que je viens de décrire ne permettent pas de méconnaître les effets d'une indigestion dont le principe remonte toujours à une époque plus ou moins reculée, et qui ne s'est formée que peu à peu et par gradation.

L'air dont on entend le bruit presque continuel dans les intestins, celui qui sort avec explosion par l'anus, celui que l'animal s'efforce de rendre par la bouche, les envies bien prononcées de vomir, les tranchées momentanées, le bâillement, l'état inflammatoire de tous les viscères, l'état des aliments dans l'estomac ou les intestins, ne peuvent laisser aucun doute à cet égard.

L'assoupissement, le délire, le vertige, bien loin d'affaiblir cette opinion, viennent au contraire la fortifier. Qui ne sait pas, en effet, que les nerfs jouent le plus grand rôle dans les phénomènes de la digestion ? qui ne connaît pas l'influence de la nature des esprits animaux sur la dissolution et la chylification des aliments ? qui n'a pas été frappé cent fois des rapports intimes qui existent entre l'estomac et la tête ?

Il est d'ailleurs facile de concevoir que, distendus par les aliments qu'ils contiennent en grande quantité, l'estomac et les intestins doivent comprimer le diaphragme, annuler en quelque sorte les fonctions du foie, de la rate et des gros vaisseaux artériels et veineux. Ainsi suspendu dans son cours, le sang doit nécessairement se porter vers la tête et comprimer le cerveau ; il doit produire l'engorgement des vaisseaux du cou et de la tête, enflammer les yeux, donner lieu enfin à des états apoplectiques, comateux, vertigineux.

Rien de si ordinaire que ces effets de l'indigestion dans l'homme, et les victimes des méprises des gens de l'art dans ces sortes de cas ne sont pas en petit nombre.

Il est donc étonnant que les maréchaux, accoutumés à confondre les maladies les plus distinctes, n'aient pu distinguer jusqu'ici le vertige *essentiel* d'avec le vertige *symptomatique*, et qu'ils aient tué un si grand nombre de chevaux en appliquant à l'un et à l'autre le même traitement.

On se garantira du danger de prendre le change sur ces maladies, si l'on observe que dans le vertige essentiel l'accès vertigineux n'est presque jamais précédé d'aucun autre symptôme maladif, tandis que dans le vertige symptomatique on peut, avec un peu d'attention, prévoir la maladie plusieurs jours avant son invasion, qui, le plus souvent, n'est elle-même suivie du vertige que vingt-quatre, trente-six, quarante-huit heures après, et quelquefois plus longtemps encore ; ce qui ne permet pas de douter que le vertige n'est pas dans ce cas la maladie, mais seulement un de ses effets. On ne doit pas plus regarder ce vertige comme la maladie essentielle qu'on ne regarde dans l'homme comme la maladie essentielle les accès de vertige et de frénésie qui accompagnent si fréquemment les fièvres malignes.

Pour peu qu'on ait l'habitude d'interroger le pouls, son caractère fournit un moyen assuré de distinguer le vertige essentiel du vertige symptomatique, ou, si l'on veut, le vertige qui tient à l'altération des fonctions de l'estomac et des intestins de celui qui reconnaît toute autre cause (1).

Dans l'essentiel le pouls est dur et plein ; il est faible, petit, mou, concentré dans le vertige abdominal.

La couleur jaune, qui dans ce dernier teint quelquefois les lèvres, le tour des yeux, les gros excréments et les urines, est encore un caractère qui, n'appartenant qu'à lui, peut très-bien servir à le distinguer du vertige qui ne provient pas de l'altération des organes

____

(1) Il est en effet très-possible, et je ne suis point éloigné de le croire, qu'il n'existe point de vertige qu'on puisse rigoureusement appeler *essentiel*, peut-être n'en est-il aucun qui ne soit le symptôme d'une autre maladie ; ce n'est donc que pour ne pas trop m'écarter des divisions qui ont été établies par les médecins les plus célèbres que je semble adopter celle-ci. Ce qu'il importe essentiellement, c'est de marquer avec précision les différences qui distinguent le vertige qui provient d'un dérangement dans les premières voies, de celui qui est le produit de toute autre cause.

digestifs. Cette teinte de jaune n'existe, au reste, que dans les chevaux dont l'indigestion vertigineuse est compliquée de la fièvre bilieuse, ce qui est bien plus commun qu'on ne le croit communément.

Ceux qui croient qu'une indigestion est toujours l'effet d'une trop grande quantité d'aliments provenus trop rapidement dans l'estomac, et qui ne voient d'autres causes de cet accident que la gloutonnerie de quelques individus, auront sans doute de la peine à reconnaître cette maladie dans une affection générale et épizootique ; mais cette difficulté n'arrêtera point ceux qui savent que souvent c'est bien moins la quantité des aliments qui cause l'indigestion que leur qualité ; qu'elle tient bien plus souvent encore à l'altération des organes digestifs ou à la perversion des humeurs qu'ils séparent : altérations qui peuvent être dues, et qui le sont effectivement très-fréquemment, à des causes générales.

VIII.

CAUSES DE L'INDIGESTION VERTIGINEUSE.

Pour peu qu'on se rappelle les circonstances qui ont précédé l'invasion de cette maladie , il n'est pas difficile d'y apercevoir les causes qui l'ont produite.

La rareté extrême des chevaux a obligé de doubler le travail de ceux qu'on a pu conserver, en même temps que la rareté des fourrages a forcé de retrancher une partie considérable de la ration, et assez souvent même la totalité de celle d'avoine. Il ne faut que les premières notions des diverses opérations de la digestion, de la chylification et de la nutrition, pour reconnaître les effets funestes qu'a dû produire sur les organes digestifs cette double cause agissant simultanément, et amenée le plus souvent subitement.

Cette excessive pénurie de nourritures en a fait employer d'extraordinaires, et même beaucoup d'altérées qu'on eût consacrées à la litière dans des temps moins disetteux : on a surtout substitué à l'avoine, qu'on ne pouvait se procurer, de grandes quantités de son, de toutes les substances qu'on donne aux chevaux la plus indigeste, la plus prompte à entrer en fermentation , qui fait périr journellement un nombre infini de chevaux, et qui, cette année et la précédente , ayant été exactement dépouillée des particules de farine qui pour l'ordinaire restent adhérentes à l'écorce, n'offre à l'estomac qu'une surcharge incommode (1).

Quelque dangereux que puissent être les effets d'une réduction subite des rations pour des animaux dont on augmente en même temps les déperditions par des travaux excessifs, il est certain cependant que c'est bien moins à cette réduction qu'à l'augmentation de nourriture qui lui a succédé sans transition qu'est dû l'accident qui nous occupe. A peine la récolte fût-elle achevée les deux années précédentes, qu'on s'empressa de rendre aux chevaux la ration qu'on leur avait retirée. Combien même de cultivateurs, de maîtres de poste et autres, ne s'imaginèrent-ils pas qu'ils répareraient les mauvais effets de l'inanition en portant la ration au delà de la mesure ordinaire ? Ajoutons à cela que les palefreniers, postillons, garçons de charrue, jaloux d'avoir des chevaux bien gras, bien brillants, enchérissent presque toujours sur les intentions du propriétaire, et n'oublient jamais de forcer la mesure (2).

Je ne m'amuserai pas à décrire ce qui doit nécessairement se passer dans des estomacs qui, accoutumés à ne s'exercer que sur une

---

(1) Le son dépouillé exactement des parcelles de farine est inattaquable par les sucs digestifs. Qu'on lave du son jusqu'à ce qu'il ne blanchisse plus l'eau ; qu'on le fasse sécher ; qu'après l'avoir pesé, on le donne à un cheval qui n'en aura pas mangé pendant plusieurs jours ; qu'on recueille ensuite tous les crottins ; qu'on les lave pour en séparer le son, qu'on fera sécher, on trouvera certainement et le poids et les qualités qu'il avait avant d'avoir été avalé.

(2) Je ne connais guère d'erreur plus générale et plus funeste que l'opinion où l'on est que la vigueur des animaux de travail est en raison des aliments qu'ils consomment. Il en est des animaux comme des hommes ; les plus forts, les plus ardents à l'ouvrage ne sont assurément pas ceux qui mangent le plus, et les aliments les plus délicats. On oublie toujours que ce qui nourrit et fortifie, ce n'est pas ce que l'on mange, mais bien ce que l'on digère : les Anglais, qui, pour la conduite des animaux, nous laissent bien loin derrière eux, les Anglais ne donnent guère à leurs chevaux de charrue et de transport que la moitié de la ration d'avoine que nous donnons aux nôtres ; leurs chevaux sont aussi moins gras, mais c'est une qualité de plus à leurs yeux. Ils ont observé que la force est toujours en raison inverse de la graisse, qu'ils réservent pour les animaux destinés à la boucherie : aussi, dans ceux-ci, la portent-ils à un point dont nous ne nous faisons pas même l'idée. Je laisse à penser de quel côté se trouve la raison.

petite quantité d'aliments, sont forcés tout d'un coup d'agir sur une masse infiniment plus considérable, et souvent d'autant plus difficile à dissoudre, que les chevaux, frustrés depuis longtemps de la nourriture qui leur plaît davantage, ne se donnent pas la peine de la mâcher et l'absorbent en quelque sorte plutôt qu'ils ne la mangent. Aussi a-t-on observé que les chevaux affectés les premiers, et qui l'ont été le plus violemment, étaient toujours ceux qui mangeaient avec le plus d'avidité, ceux qui avaient le plus souffert de la disette, ceux qui étaient exposés à rester longtemps sans manger. C'est ainsi que la perte la plus considérable est tombée sur les chevaux de poste, sur ceux revenus des armées, etc., etc.

Une autre cause qui seule eût suffi peut-être pour produire une maladie aussi désastreuse, est venue se joindre à celles que je viens d'indiquer, c'est l'emploi de fourrages trop nouveaux, consommés avant d'avoir *jeté leur feu*, pour me servir de l'expression consacrée, quelque impropre qu'elle soit dans le fait.

Je ne chercherai pas à expliquer comment les substances, soit herbacées, soit séminales, produisent sur l'économie animale des effets dangereux, lorsqu'on les emploie immédiatement après la récolte. Cette explication pourrait être l'objet d'une dissertation, qu'il serait plus facile de rendre très-savante que très-utile. Il suffit que le fait soit bien constaté; or, je ne crois pas qu'il en soit un seul à l'appui duquel on puisse apporter un plus grand nombre de preuves.

Les préparations qu'on donne au pain fait avec des grains récemment récoltés, la cuisson qu'il subit, ne peuvent lui enlever si parfaitement cette propriété dangereuse, qu'il n'ait très-souvent donné lieu à des maladies très-graves, qu'on prévient en passant au four ou dans des étuves les grains qu'on veut employer immédiatement après la récolte.

Si la fermentation, si le feu ne peuvent détruire entièrement cette cause maladive, avec quelle activité ne doit-elle pas agir dans les grains ou les fourrages qui n'ont point passé par ces préparations épuratoires? Aussi voit-on, surtout dans les années humides, les volailles, les pigeons, et généralement toutes les espèces d'animaux qui ont mangé beaucoup de grains nouveaux, éprouver des mortalités désastreuses.

Si l'on fait attention que, relativement aux avoines, toutes les années sont humides, du moins dans la plus grande partie des pays de grande culture où est établie généralement la pratique funeste de ne les serrer que lorsqu'elles ont été mouillées, on ne sera pas étonné des effets qu'elles produisent sur les chevaux, auxquels on les présente avant qu'elles aient perdu et leur eau de végétation et celle qu'elles ont absorbée en *javelant* (1).

Il est encore facile de sentir que ces effets doivent être d'autant plus dangereux, que les grains sont plus éloignés de l'époque de leur maturité lorsqu'on les abat. Or, dans tous les pays où est usité le funeste et mille fois funeste javelage, on a la manie de croire qu'il n'y a point d'inconvénient à faucher les avoines encore vertes; qu'elles mûrissent sur la terre en javelant, tandis qu'elles y pourrissent le plus souvent, qu'elles y éprouvent du moins un commencement de fermentation putride, qui les fait rejeter par plusieurs chevaux, qui les ferait rejeter par tous, s'ils avaient le choix de leur nourriture; qu'on ajoute encore que, les deux années dernières et celle-ci, la rareté extrême de l'avoine n'a pas même permis d'attendre le point de maturité imparfaite qui dans les années ordinaires détermine l'époque de la récolte.

Si l'on prend la peine de calculer les effets qu'ont dû produire des aliments ainsi viciés, donnés tout d'un coup en abondance à un animal exténué par une longue inanition, accumulés dans des estomacs affaiblis, épuisé et par la qualité des nourritures et par leur petite quantité, on ne sera certainement pas tenté de chercher d'autres causes à l'indigestion vertigineuse qui a fait périr tant de chevaux.

S'il pouvait rester quelques doutes à cet égard, il suffirait, pour les dissiper, de se rappeler quels sont les citoyens qui ont éprouvé les pertes les plus considérables; on verrait que ce sont ceux qui, s'étant trouvés au dépourvu de fourrages anciens, se sont vus forcés d'en faire consommer de nouveaux immédiatement après la récolte; que ce sont ceux qui ont diminué les rations, en même temps qu'ils ont augmenté le travail. C'est ainsi, par exemple, que le relais de

---

(1) Javeler, dans les pays de grande culture, c'est laisser les avoines, et quelquefois même les froments, sur la terre après qu'il sont coupés, jusqu'à ce qu'ils aient reçu une pluie. Il existe en agriculture peu de pratiques aussi funestes que le javelage; mais la routine, la routine...!

Montdesir, qui fait le double service d'Étampes et d'Étrechy, et qui s'est vu forcé d'employer des avoines nouvelles aussitôt qu'il a été possible de les battre, a perdu vingt-cinq chevaux, tandis que la poste d'Étampes qui était fournie de fourrages et d'avoine de la récolte précédente, et qui n'a qu'un relais, n'a perdu qu'un seul cheval. Combien de faits semblables ne pourrais-je pas rapporter à l'appui de l'opinion que je viens d'émettre sur les causes de ce désastre, s'il était possible qu'elle eût besoin d'être étayée de nouvelles preuves!

IX.

TRAITEMENT PRÉSERVATIF.

Les causes de l'indigestion vertigineuse bien connues, il est tout simple que le premier, le plus sûr de tous les préservatifs, c'est de les éviter ; il faut donc ne point soumettre ses chevaux à un travail qui excède leurs forces ; il faut leur donner toujours à peu près la même ration, et, autant qu'il sera possible, éviter l'emploi des fourrages trop nouveaux, se méfier surtout des effets du son, toujours disposé à fermenter, et qui nourrit très-peu, et même point du tout, quand il est entièrement dépourvu de farine.

Je sais bien qu'on m'objectera qu'il est bien aisé de donner de pareils conseils ; que chacun sait fort bien que les fourrages d'une année valent mieux que ceux qui viennent d'être récoltés, mais qu'on ne se sert des derniers qu'au défaut des premiers, et pour ne pas laisser mourir de faim les animaux.

Je réponds que, dans ce cas, il est des moyens d'affaiblir le danger des fourrages trop nouveaux.

Le foin doit être mouillé légèrement avec de l'eau dans laquelle on aura fait dissoudre une demi-livre de sel par chaque seau de huit à dix pintes.

On ne donnera jamais le foin pur, mais toujours mêlé avec de la paille.

L'avoine trop nouvelle sera aussi aspergée avec de l'eau saturée de sel. On préférera de la donner *en grappe*, c'est-à-dire sans être battue ; et, pour être sûr de la quantité qu'on donnera de cette manière, il faut battre quelques gerbes, et peser ou mesurer le produit ; on saura alors combien chaque gerbe rendra de grain, et on ne craindra plus que la ration ne soit ou trop forte ou trop faible.

A moins que les animaux ne soient échauffés, on leur fera boire l'eau très-fraîche ; celle qui est chaude relâche les fibres de l'estomac, et atténue les forces digestives.

Si l'on a la facilité de faire baigner les chevaux dans l'eau froide, il ne faut pas négliger ce secours, il est très-puissant ; le bain froid soutient le ton de l'estomac ; il le lui rend même souvent lorsqu'il l'a perdu.

Il est aisé de sentir qu'une écurie trop étroite, trop basse, trop fermée, trop chaude en un mot, produit un effet tout contraire, et doit seconder puissamment les causes de l'indigestion vertigineuse.

Je ne sais rien de plus propre à y contribuer encore que l'usage où l'on est dans les postes de faire courir les chevaux immédiatement après qu'ils ont mangé. Autant un exercice doux et modéré concourt puissamment à la digestion, autant un exercice violent contribue à la déranger.

Si l'on n'a pas pu prendre ces précautions, ou qu'on en ait ignoré la nécessité, et que déjà on reconnaisse les signes précurseurs de l'invasion, il n'y a pas un moment à perdre : il faut placer sur chacune des deux éminences principales, que présente le poitrail un séton, que l'on chargera d'onguent basilicum, animé avec de l'euphorbe en poudre et des mouches cantharides.

On diminuera d'un tiers au moins la ration de fourrage et d'avoine ; on aspergera l'une et l'autre d'eau salée, comme je l'ai dit ; on mettra l'animal à l'eau blanche, dans laquelle on ne laissera point le son qui aura servi à la blanchir, et on lui fera prendre, pendant plusieurs jours, trois à quatre lavements par jour, préparés avec des feuilles de mauve, ou de bouillon blanc, ou de seneçon, ou de violette, ou de mercuriale, ou de toute autre plante émolliente.

On s'attachera surtout à ce que le pansement de la main soit fait avec beaucoup d'exactitude ; il désobstrue les pores de la peau, et facilite l'évacuation des humeurs excrémentitielles, dont la retenue a souvent une bien plus grande influence qu'on ne le croit sur l'action des organes digestifs.

On ne fera point travailler les chevaux dans lesquels on aura à craindre l'invasion prochaine de cette maladie ; on se bornera à les promener deux fois par jour, une heure le matin et autant le soir, et toujours en main, pour ne les pas fatiguer.

C'est à cette époque surtout que le bain froid peut produire les plus heureux effets.

X.

TRAITEMENT CURATIF.

Dans le cas où les moyens préservatifs que je viens d'indiquer n'auraient pas été employés, ou n'auraient pas produit l'effet désiré, ce qui est très-rare, il ne faut pas hésiter à recourir à des moyens plus actifs.

Les aliments non digérés qu'on trouve toujours dans l'estomac ou les intestins, les efforts que fait l'animal pour vomir, les rots, les hoquets qu'il fait entendre, tout annonce que la principale indication à remplir consiste à évacuer les premières voies.

Dans l'homme aucun moyen ne remplit mieux peut-être cette indication que la saignée, aucun ne sollicite aussi promptement le vomissement sans aucune irritation ; il en est bien autrement du cheval, dans lequel la structure de l'estomac s'oppose au vomissement. Le relâchement que produit la saignée, bien loin de favoriser l'évacuation de l'estomac, la rend presque toujours impossible ; la saignée doit donc rendre les effets de l'indigestion et plus prompts et plus terribles. C'est aussi ce qu'on éprouve journellement ; et ce qu'il y a de bien extraordinaire, c'est qu'une expérience constamment funeste n'ait pu faire tomber le bandeau qui couvre les yeux des maréchaux et des autres prétendus guérisseurs ; dès qu'ils aperçoivent quelques signes de vertige, il faut saigner, quelle qu'en puisse être la cause ; et quelles saignées ! ils ouvrent les deux jugulaires, les veines de l'éperon, ils coupent la queue ; ils ont enfin pour principe qu'il faut saigner jusqu'à extinction. Si, comme cela arrive presque toujours, l'animal succombe promptement à la suite de cette opération, c'est, disent-ils, parce qu'il n'a pas été assez saigné, ou qu'il l'a été trop tard.

Quel que soit mon éloignement pour la saignée dans une maladie qui reconnaît pour cause prochaine l'affaiblissement des organes digestifs, je reconnais cependant quelques cas qui indiquent la nécessité de cette opération. Alors les yeux sont enflammés, les vaisseaux de la tête et du cou sont prodigieusement gonflés, le pouls est dur, plein, embarrassé, l'animal est lourd, le poids de sa tête entraîne l'encolure. On peut alors saigner ; il y a plus, on ne doit point hésiter à le faire, et c'est le caractère du pouls, l'âge, la vigueur de l'animal, la couleur, la consistance du sang, qui peuvent seuls déterminer la quantité qu'on en peut tirer sans inconvénient.

Les circonstances qui admettent la saignée n'étant pas à beaucoup près les plus communes, et ne pouvant être reconnues que par des artistes instruits, je conseille à tous les cultivateurs et autres propriétaires de chevaux, qui sont forcés de se servir des maréchaux ferrants, de leur interdire, dans tous les cas, la saignée, qui est indiquée dans un si petit nombre qu'on doit ne les regarder que comme des exceptions.

L'évacuation par le haut étant impossible dans le cheval, tous les efforts doivent tendre à la déterminer par le bas (1).

Dans une maladie dont les progrès sont si rapides, on sent bien que les évacuants qui agissent le plus promptement sont ceux qu'on doit préférer.

Aucun n'a paru produire d'aussi bons effets que le tartre stibié, connu plus généralement sous le nom d'émétique. L'expérience a prouvé qu'il pouvait être donné au cheval jusqu'à la dose d'une once sans inconvénient ; mais il est cependant prudent de ne donner d'abord que la moitié de cette dose dans deux pintes environ d'une infusion de camomille ou de mélilot.

L'émétique remplit à la fois plusieurs indications également importantes ; non-seulement les secousses qu'il donne à l'estomac tendent à le débarrasser des aliments qui le surchargent, mais elles y déterminent la bile retenue dans ses réservoirs qu'elles forcent à l'exprimer. Elles tirent les organes de l'état d'atonie et de stupeur dans lequel ils sont tombés, et tendent à diminuer les affections soporeuses.

Le ton que l'émétique procure aux fibres de l'estomac n'étant que momentané, et étant toujours suivi d'un relâchement plus ou

______

(1) Plus d'un vétérinaire sourira de cette expression ; il croira que j'oublie que les animaux étant dans une direction horizontale, ce qui est *supérieur* dans l'homme est *antérieur* relativement à eux. Mais, outre que dans les animaux mêmes, et surtout dans le cheval, la tête est réellement supérieure à toutes les autres parties du corps, cette distinction d'*antérieur* et de *postérieur* devient souvent puérile et ridicule dans ses applications.

moins considérable, il convient d'amener à sa suite les stomachiques aromatiques, tels que les infusions de menthe, d'absinthe, de petite centaurée : les fleurs de camomille et de mélilot rempliront encore assez bien cette indication.

Les infusions de ces mêmes plantes seront données en lavements deux à trois fois par jour ; on ajoutera à chacun une poignée de sel de cuisine, pour les rendre un peu actifs.

Les bains froids, ou, si cette ressource est interdite, des douches d'eau froide, produisent des effets admirables ; ce qui serait un fort préjugé contre la saignée, si mille et mille exemples de ses effets funestes pouvaient laisser quelques doutes à cet égard.

Je suppose que dès le commencement de la maladie on a passé deux sétons au poitrail ; le temps de l'invasion passé, ils ne produiraient aucun bien, peut-être même feraient-ils du mal.

Il est bon d'observer au reste que ce n'est guère que dans le principe de la maladie qu'on peut se flatter de la combattre avec quelque succès. Plus tard il est dangereux d'administrer intérieurement des médicaments ; pour peu qu'on soulève la tête de l'animal pour les lui faire avaler, il est attaqué d'étourdissements, il se jette par terre ; il éprouve des tremblements, des sueurs : à cette époque il faut se borner à l'eau blanche, qui produit de bons effets, et aux lavements légèrement stimulants.

J'ai dit que la nature déterminait quelquefois des dépôts sur les extrémités ; il ne faut pas hésiter à scarifier ces engorgements, qu'on peut regarder comme critiques. On remplira les incisions de plumasseaux chargés d'onguent basilicum animé avec la poudre de cantharide, ou d'euphorbe, ou d'hellébore noir.

Pendant toute la durée de la maladie, l'animal doit être tenu à une diète sévère : il doit avoir continuellement devant lui un seau ou baquet rempli d'eau blanche un peu épaisse.

On ne doit le remettre à la nourriture que peu à peu, et en lui donnant toujours de préférence la plus substantielle et la mieux choisie.

On observera la même gradation dans le travail ; autrement on pourrait être assuré d'une rechute, dont la mort serait l'effet en quelque sorte inévitable.

La sueur étant la crise la plus ordinaire et la plus favorable de cette maladie, le pansement de la main, le bouchonnement, la promenade par un beau temps, sont de tous les moyens les plus propres à en seconder les heureux effets ; ils sont bien préférables aux sudorifiques, qui trompent si souvent les espérances de ceux qui les emploient, et ne font très-fréquemment qu'augmenter l'inflammation, qu'on doit chercher à prévenir et à combattre dans cette maladie.

Pendant la convalescence et quelque temps après, il convient, pour redonner aux fibres de l'estomac tout le ton qu'elles ont perdu, de ferrer légèrement l'eau dont on abreuvera l'animal ; ce qui se fait en laissant dans l'eau une boule d'acier préparée, jusqu'à ce que l'eau soit légèrement teinte, ou seulement en plongeant dans l'eau des morceaux de fer rougis au feu.

Je ne sais pourquoi ce moyen, dont l'efficacité est si généralement connue dans les maladies de l'homme provenant de l'atonie des premières voies, est si négligé dans la médecine des animaux, qui le réclame et pour sa simplicité, et pour son économie, et pour la certitude de ses effets.

XI.

PRÉCIS ANALYTIQUE DE CETTE INSTRUCTION.

1.

Le vertige abdominal est le produit d'une indigestion due à l'altération des organes digestifs, ou des humeurs qu'ils séparent, et souvent des uns et des autres à la fois : les tranchées qui précèdent, accompagnent l'invasion, les hoquets, les rots, les envies de vomir, les borborygmes fréquents ne permettent aucun doute à cet égard.

2.

Cette altération s'est formée peu à peu, et peut remonter à une époque très-reculée.

3.

Les causes auxquelles elle est due sont : la trop grande quantité d'aliments qui succède tout d'un coup à une longue privation ; les foins et les avoines consommés immédiatement après la récolte et avant qu'ils aient *jeté leur feu ;* les déperditions trop considérables causées par un travail excessif, l'exercice violent immédiatement après le repas.

4.

On prévient la maladie en écartant les causes que je viens d'exposer ; et, lorsqu'on est forcé d'y soumettre les animaux, en leur passant deux sétons au poitrail, en les baignant tous les jours dans l'eau froide, en les tenant à l'eau blanche, en suppléant, autant qu'on le peut, la quantité des aliments par la qualité, en les aspergeant d'eau salée, en donnant l'avoine en grappe, en mêlant le foin avec de la paille ou autre fourrage.

5.

On la guérit, en s'abstenant sur toutes choses de saigner les animaux, cette opération ne pouvant qu'augmenter le mal, en augmentant le relâchement des organes digestifs auquel il est dû ; on la guérit, en s'empressant d'évacuer l'estomac de tous les aliments qui le surchargent, indication que remplit parfaitement l'émétique donné à grande dose dans une infusion de camomille romaine ou de mélilot ; en lui rendant ensuite le ton qu'il a perdu, ce qu'on obtient de l'administration en breuvage de cette même infusion, et en donnant pour boisson ordinaire une eau martiale préparée, soit avec la boule d'acier, soit avec le fer rouge qu'on y plonge.

Si l'on joint à ces secours ceux tirés des lavements aiguisés avec une poignée de sel, des bains froids, du pansement de la main, de la promenade, de tous les moyens les plus propres à favoriser la transpiration, sans causer d'irritation ni d'inflammation, je ne crains pas d'assurer qu'on réussira toujours, pourvu qu'on attaque la maladie dans son principe ; toute administration interne de médicaments devenant le plus souvent impossible, lorsque la maladie a fait des progrès.

Histoire du cheval anglais ;

Par M. WILLIAM YOUATT.

Extrait de son ouvrage sur le cheval (*the horse*), publié à Londres sous la direction de la Société pour la propagation des connaissances utiles.

(Traduit par M. H. BOULEY.)

(1846.)

La mention la plus reculée qui soit faite du cheval dans la Grande-Bretagne se trouve dans l'histoire qu'a laissée Jules César de l'invasion de cette île par les armées romaines. L'armée bretonne était accompagnée de nombreux chariots traînés par des chevaux. Aux extrémités des essieux de ces chars étaient attachées de petites faux qui portaient la terreur et la dévastation dans les rangs ennemis. Le conquérant donne une description animée de la dextérité avec laquelle ces chevaux étaient maniés et conduits.

Il serait assez inutile de rechercher quelle espèce de chevaux les Bretons possédaient alors. Mais la lourde construction de leurs chars, le mauvais état des routes à peine frayées, et l'espèce de fureur indomptable avec laquelle ces chars étaient lancés sur les phalanges ennemies, prouvent bien que les chevaux qui les traînaient étaient des animaux doués d'une force et d'une énergie extraordinaires. Il est absurde de supposer, comme l'ont fait quelques naturalistes, que les poneys de Cornouailles, de Devon, du pays de Galles ou du Shetland, sont les types de ce qu'étaient les chevaux de la Grande-Bretagne au temps de la conquête romaine. A cette époque, comme aujourd'hui, le cheval ne pouvait être que le produit du pays dans lequel il vit. Le peu d'abondance de la nourriture et la rigueur des saisons n'ont jamais dû faire du cheval de ces contrées qu'un très-petit animal, tel que nous le voyons aujourd'hui. Mais sur les bords de la Tess et de la Clyde les animaux devaient être plus développés dans leur force et dans leurs formes que ceux que nous y trouvons actuellement.

César avait une telle estime des chevaux de la Grande-Bretagne, qu'il en fit transporter un certain nombre à Rome, et que longtemps après ils étaient beaucoup recherchés dans les différentes parties de l'empire.

Les chevaux doivent avoir été très-nombreux en Bretagne, car il est rapporté que lorsque le roi breton Cassivelaunus congédia son principal corps d'armée, il retint avec lui quatre mille de ses chariots de guerre, dans le dessein de harasser les Romains lorsqu'ils essayeraient de faire du fourrage.

Ce fut à l'époque de l'invasion romaine que le cheval breton subit son premier croisement; mais on ne saurait apprécier aujourd'hui si la race native en éprouva de l'amélioration. Les Romains, s'étant établis en Bretagne, jugèrent utile d'y avoir une nombreuse cavalerie afin de réprimer avec énergie les insurrections fréquentes des natifs du pays. Des races romaines durent alors se croiser avec celles de l'île, et modifier leur caractère à un degré plus ou moins marqué. Dès ce temps le cheval anglais fut un composé du croisement de la race du pays avec des chevaux de Gaule, d'Italie, d'Espagne et de toutes les contrées dans lesquelles se remontait la cavalerie romaine.

Plusieurs siècles s'écoulèrent sans qu'il soit fait en rien mention du caractère et de la valeur, de l'amélioration ou de la détérioration du cheval en Angleterre. Ce n'est que vers l'an 630, d'après Bède, que les Anglais prirent l'habitude de se servir de la selle. Il dit qu'à cette époque « les évêques et autres montèrent à cheval, chose « qu'ils n'avaient pas faite encore, étant dans l'habitude de voya- « ger toujours à pied, et que, même alors, ce n'était que dans les « occasions pressées qu'ils se décidaient à prendre ce parti. Ils se « servaient exclusivement de la jument en signe d'humilité, la ju- « ment n'étant pas aussi belle et aussi chère que le cheval. »

Neuf cent vingt ans environ après le débarquement de César sur les côtes de la Bretagne, nous trouvons les différents royaumes de l'Angleterre réunis dans une même main et Alfred sur le trône. Ce roi patriote ne négligeait rien de ce qui touchait au bien-être de son empire, et les chroniques mentionnent l'attention qu'il portait à la production et à l'amélioration du cheval.

Un officier était principalement chargé de cette fonction avec titre de *hors-than* ou *horse-thane*, que les historiens traduisent par celui d'*equorum magister*, maître des chevaux. Dans tous les âges suivants, cet officier eut toujours sa place auprès de la personne royale , et principalement dans les occasions solennelles.

Athelstan, fils naturel d'Alfred, ayant soumis à ses armes les contrées rebelles de l'Heptarchie , fut félicité de ses succès par quelques-uns des princes du continent, et reçut en présent de Hugues Capet de France, qui sollicitait la main de sa sœur, plusieurs chevaux de race d'Allemagne. De là un nouveau croisement des races anglaises, source probable d'une amélioration. Cependant nous ne savons pas au juste quelle était la race nouvellement importée, et à quel point elle ressemblait à ces beaux chevaux noirs ou blancs comme le lait que nous faisons venir aujourd'hui d'Allemagne. Athelstan semble avoir attaché un grand prix à ces chevaux, à leurs descendants et aux produits de leur croisement avec les races du pays, car quelque temps après , en 930 , il décréta qu'aucun cheval ne pourrait être exporté pour le commerce ou pour quelque motif que ce soit, si ce n'est comme présent royal. C'est une preuve évidente du soin qu'il mettait à conserver la race anglaise, et de l'estime qu'on commençait à en avoir sur le continent.

Il n'est pas improbable que, même à une époque reculée , les bons effets du sol, du climat, et des soins apportés à l'amélioration du cheval, commençassent à se faire sentir. Ce serait à coup sûr là un sujet de curieuses recherches ; mais l'expérience de tous les âges a prouvé qu'il y a peu de pays où, autant qu'en Angleterre, les races natives de chevaux aient été améliorées par l'importation du sang étranger, et où les qualités acquises par cette importation aient été conservées avec plus de soin.

Dans un document qui porte la date de l'an 1000 , nous trouvons une mention intéressante de la valeur relative du cheval. Si un cheval a été tué ou perdu par négligence , la compensation à laquelle avait droit le propriétaire de l'animal était de 30 schellings, de 20 seulement pour une jument ou un poulain, de 12 pour une mule ou un jeune âne; de 30 pence pour un bœuf, 24 pour une vache, 8 pour un cochon , et enfin, chose étrange que relate la chronique , la mort d'un homme entraînait une amende d'une livre (1).

___

(1) D'après la manière de compter anglo-saxonne , 48 schellings font une livre, équivalente en argent à environ trois livres de notre monnaie

Dans les lois d'Howell Dha, Howell le Bon, prince de Galles, lois rendues peu de temps avant cette époque, il y a quelques particularités curieuses sur la valeur et le commerce des chevaux. Le prix d'un poulain de moins de quatorze jours est fixé à 4 pence, à un an et un jour il est estimé à 48 pence, et à trois ans à 60 pence. A cet âge il devait être conduit avec la bride et dressé comme palefroi ou cheval de service. Sa valeur était alors de 120 pence. La jument sauvage ou indomptée ne valait que 60 pence.

Les fraudes des marchands, même dans ces temps primitifs, étaient déjà de notoriété publique, et de singuliers règlements avaient été institués pour les prévenir. Un certain temps était accordé à l'acheteur pour reconnaître si son cheval était exempt de trois maladies. Il avait trois nuits pour constater l'existence du vertige ; trois mois pour éprouver la bonté des poumons, et un an pour reconnaître si l'animal était infecté de la morve. Pour toute espèce de tare reconnue après l'acquisition, un tiers de l'argent devait être restitué, à moins que ce ne fût une tare de l'oreille ou de la queue, que l'acheteur était supposé avoir pu reconnaître par lui-même. Le vendeur garantissait aussi que le cheval était capable de supporter les fatigues d'un voyage avec d'autres chevaux; qu'il ne se rebutait pas sur la nourriture après un dur travail, et qu'il pouvait, sans renoncer, porter un lourd fardeau ou traîner un chariot au sommet d'une montagne et en descendre.

La pratique de louer des chevaux existait alors, et alors comme aujourd'hui on abusait des services des pauvres animaux de louage. Le bienveillant Howell ne dédaigna pas de promulguer des règlements pour protéger cet utile et malheureux serviteur. Quiconque empruntera un cheval et l'écorchera sur le dos devra 4 pence ; 8 pence si les chairs sont meurtries sous la peau, et 16 pences si la meurtrissure s'étend jusqu'à l'os. Si quelqu'un rend un cheval boiteux, il lui a ôté toute valeur ; et s'il est soupçonné l'avoir tué, il doit se laver de ce soupçon par le témoignage sous serment de vingt-quatre témoins.

Il est un décret publié quelque temps après la mort d'Alfred, qui

---

actuelle. Cinq pence font un schelling, mais la valeur de ces monnaies étrangement varié avec les temps et les circonstances.

donne une idée du prix que l'on attachait à la beauté et à la longueur de la queue du cheval. Quiconque avait arraché les crins de la queue d'un cheval pour l'appât d'un gain illicite était tenu d'entretenir l'animal à ses frais et d'en fournir un autre à son propriétaire, jusqu'à ce que les crins aient repoussé complètement. Si la queue avait été coupée avec les crins, le coupable d'un pareil méfait était passible d'une amende égale à la valeur du cheval qui était déclaré impropre à tout service.

Athelstan paraît avoir attaché un haut prix à quelques-uns de ses chevaux, car il fait don, par son testament, des animaux qui lui avaient été donnés par Thurbrand, et des chevaux blancs que Lisbrand lui avait offerts; deux noms saxons dont le souvenir est perdu.

Guillaume le Conquérant ouvre une ère nouvelle à l'amélioration du cheval dans la Grande-Bretagne. Ce prince fut surtout redevable à la supériorité de sa cavalerie de la victoire qu'il remporta à Hastings. Le cheval de bataille favori de Guillaume était de race espagnole. Les compagnons du conquérant, barons et soldats, venaient presque tous d'un pays dans lequel l'agriculture avait fait plus de progrès qu'en Angleterre. Une grande portion du royaume conquis fut divisée entre eux tous, et l'on ne peut contester, quelque injuste qu'ait été l'usurpation du Normand, que l'agriculture en Angleterre, et particulièrement l'éducation du cheval, retira un grand bénéfice de l'arrivée des nouveaux maîtres. Quelques-uns des barons normands, et particulièrement Roger de Boulogne, comte de Shrewsbury, introduisirent le cheval espagnol dans leurs nouveaux domaines. Malheureusement les historiens de ce temps, qui presque tous étaient moines et prenaient peu d'intérêt au cheval, nous donnent bien peu de détails sur ce sujet important.

Le cheval espagnol était alors très-hautement estimé et à juste titre, en raison de sa haute stature et de son énergie. C'était presque toujours lui que l'on montait dans les joutes et dans les tournois, si en vogue alors.

Il servait de cheval de guerre à quiconque était assez riche pour acheter et équiper un si noble animal; le courage et l'habileté du cavalier ressortaient avec plus d'éclat sur un cheval qui s'associait pour ainsi dire à la pensée de son maître par la force et l'énergie de son action.

Une chose digne de remarque, c'est que, dans aucune des plus anciennes histoires des Anglo-Saxons ou des Gallois, il n'est fait mention du cheval comme animal de labour. Jusqu'à une époque comparativement assez récente, le bœuf seul était employé pour ce travail en Angleterre comme dans les autres pays. Ce ne fut que dans la dernière partie du xe siècle que quelques innovations eurent lieu sur ce point, car il existe une loi galloise qui défend aux fermiers de labourer avec le cheval, la jument ou la vache, et qui n'autorise pour ce travail que l'usage du bœuf seulement. Dans une des pièces de la tapisserie de Bayeux, qui date de Guillaume le Conquérant (1066), on voit représenté un homme conduisant un cheval attelé à une herse. C'est la mention la plus ancienne que nous ayons de l'emploi du cheval aux travaux des champs.

Le premier cheval arabe dont l'histoire ait gardé le souvenir fut introduit en Angleterre sous le règne de Henri Ier, en 1121. Alexandre Ier, roi d'Ecosse, fit don à l'église de Saint-André d'un cheval arabe richement harnaché, d'une armure turque et de biens considérables.

On a prétendu que ce cheval avait servi de souche à une race particulière, mais il n'y a rien d'authentique dans cette assertion.

Plusieurs chevaux étrangers furent importés sous le règne de Henri II, mais on ignore de quelle race ils étaient. Maddox parle seulement des allocations de fonds considérables qui furent exigées pour l'entretien des chevaux du roi, récemment arrivés d'outre-mer (1).

Déjà il est fait mention à cette époque de Smithfield, en raison de son commerce de chevaux, de ses tournois et de ses courses. Fitz-Stephen, qui vivait à cette date, donne un récit animé des scènes dont cette ville était déjà le théâtre. « En dehors d'une des portes de
« la ville s'étend une plaine parfaitement unie, dit-il. Tous les ven-
« dredis, à l'exception des jours de fêtes, on y a le beau spec-
« tacle d'une multitude de chevaux qu'on y conduit pour la vente.
« Les habitants de la cité, comtes, barons, chevaliers ou citoyens,
« s'y rendent en foule, soit pour acheter, soit pour voir. C'est
« chose curieuse à voir tous ces chevaux gais et brillants, mar-

____

(1) *Histoire de l'Echiquier*, p. 252.

« chant soit à l'amble, soit au trot, dernière allure plus dure pour le
« cavalier, mais plus convenable à l'homme qui porte les armes. On
« voit aussi là beaucoup de poulains encore ignorants de la bride,
« qui se cabrent et bondissent et donnent des signes d'ardeur et
« de courage ; des chevaux de guerre tout dressés, de forme élé-
« gante, pleins de feu, et tous animés d'une généreuse ardeur ; et
« enfin des animaux de charrettes, de gros trait et de labour, et des
« juments accompagnées de leurs poulains qui gambadent à leurs
« côtés.

« Tous les dimanches de carême, après dîner, une société de jeu-
« nes hommes courent dans la plaine, montés sur des chevaux dres-
« sés pour la guerre et rapides dans leurs allures. Chacun d'eux est
« habile à faire tourner son cheval dans un cercle. Les fils des ci-
« toyens sortent de la ville par troupes, armés de lances et de bou-
« cliers ; les plus jeunes ont leurs armes émoussées, et tous se li-
« vrent à des exercices qui simulent les batailles et les escarmou-
« ches. Beaucoup de courtisans assistent à ces fêtes, lorsque la
« cour est voisine ; l'on y voit des fils de barons et de grands per-
« sonnages y faire leurs premières armes.

« Ils commencent par se diviser en troupes. Les uns s'efforcent
« de dépasser leurs chefs sans pouvoir les atteindre ; les autres dé-
« sarçonnent leurs antagonistes.........

« Ensuite la course commence, un cri se fait entendre, tous les
« chevaux communs doivent se retirer. Deux ou trois jockeys se
« préparent à se disputer le prix. Les chevaux eux-mêmes frémis-
« sent d'impatience sous le frein et s'agitent sans cesse. Enfin le si-
« gnal du départ est donné ; ils s'élancent, se précipitent et dévo-
« rent l'espace avec une rapidité sans pareille. Les jockeys, animés
« par le désir de la gloire et l'espérance du succès, poussent l'épe-
« ron dans les flancs de leurs ardents coursiers, brandissent leurs
« fouets et les excitent de leurs cris. »

Cette description animée, qui conviendrait encore aux courses de
nos jours, fournit la preuve que, même avant l'introduction du sang
oriental, les chevaux anglais étaient soumis à des épreuves de vitesse (1).

____

(1) *Itinéraire* de Leland, vol. VIII, et Bérenger, vol. I, p. 165.

Vient ensuite la période des croisades. Les champions de la croix auraient pu certainement enrichir leur patrie de quelques-uns des spécimens les plus purs des races orientales ; mais, complètement fascinés par la superstition et le fanatisme , ils oublièrent de tirer parti, à ce point de vue, de leur expédition.

Cependant une vieille romance vante l'excellence de deux chevaux de Richard Cœur-de-Lion , qu'il acheta à Chypre et qui étaient probablement d'origine orientale :

> Yn this worlde they hadde no pere.
> Dromadary nor destrere,
> Stede, rabyte, ne cammele,
> Goeth none swifte, without fayle :
> For a thousand pownd of golde
> Ne should the one be solde.

« Dans ce monde ils n'ont pas leurs pareils. Ni dromadaire, ni « cheval de guerre, ni coursier arabe, ni chameau ne peuvent être « si rapides à la course sans tomber. Chacun d'eux ne serait pas « payé à mille livres d'or. »

La tête du cheval de guerre de cette époque était ornée d'un cimier et protégée d'une armure, ainsi que la poitrine et les flancs. Quelquefois le cheval était complètement revêtu d'une armure d'acier, sur laquelle étaient gravées ou relevées en bosse les armoiries de son maître.

La bride était toujours aussi splendide que le permettait la fortune du chevalier ; de là le nom de *brigliadore* , dérivé de *briglia d'oro*, bride d'or, donné quelquefois au cheval de combat. Les clochettes étaient un ornement favori de l'équipement du chevalier. « Rien n'est si propre, dit le vieux barde Arnold de Marson, à in- « spirer la confiance au guerrier et la terreur à l'ennemi. »

Le prix du cheval à cette période est singulièrement variable. En 1185, quinze juments poulinières furent achetées par le roi pour être distribuées à ses tenanciers , au prix de 2 livres 6 schellings et 6 pences ; et, afin de gagner quelque chose sur le marché, le roi augmenta le prix de chacune d'elles de la somme, considérable alors, de 4 schellings. Vingt ans après, dix chevaux de premier ordre n'étaient pas vendus moins de 20 livres chacun ; et douze ans plus tard, une paire de chevaux importés de Lombardie était livrée au prix, énorme alors, de 38 livres 13 schellings et 4 pences. Le prix usuel des bons chevaux à cette époque était d'environ 10 livres ; et la location d'un char attelé de deux chevaux coûtait 10 pences par jour.

Nous sommes redevables au roi Jean, prince détestable à tous autres égards, de l'attention qu'il mit à améliorer l'agriculture, et particulièrement les races de chevaux. Il importa cent étalons choisis de la race flamande, et contribua ainsi puissamment à la création de notre race de gros trait, aussi supérieure dans son genre que le sont les chevaux du turf dans le leur.

Jean rassembla un haras nombreux et de grand prix. Il était ambitieux de devenir possesseur de tous les chevaux qui faisaient preuve de qualités supérieures, et il autorisait les tenanciers de la couronne à s'acquitter envers lui de leurs redevances avec des animaux de cette valeur. Il mettait son orgueil à avoir la cavalerie la meilleure et les chevaux les plus parfaits pour les tournois et les exercices de plaisir. Aussi, bien que ce prince despote et hautain n'ait porté son attention que sur les races supérieures, les inférieures ne laissèrent pas que de ressentir l'influence indirecte des améliorations que les premières avaient éprouvées.

Cent ans après, Edouard II fit acquisition de trente chevaux de guerre lombards et de douze chevaux de gros trait. La Lombardie, l'Italie et l'Espagne étaient alors les pays qui avaient le privilége de fournir à l'Europe les meilleurs chevaux de cavalerie ou de parade. Ceux qui étaient employés aux travaux agricoles venaient principalement des Flandres.

Edouard III consacra 1000 marcs à l'acquisition de cinquante chevaux espagnols, et il attachait une telle importance à cette importation destinée à améliorer le sang anglais, ou plutôt le sang mêlé qui existait alors, qu'il demanda aux rois d'Espagne et de France un sauf-conduit pour faire traverser sans encombre leurs territoires à sa troupe de chevaux. Lorsqu'elle arriva au haras royal, il fut calculé qu'elle n'avait pas coûté moins de 13 livres 6 schellings et 8 pences par cheval, c'est-à-dire la valeur de 160 livres de notre monnaie actuelle. Edouard les avait fait acheter pour lui servir de chevaux d'armes dans la guerre qu'il soutenait alors contre l'Ecosse, et aussi pour les monter dans un brillant tournoi qu'il se préparait à ouvrir.

Les chevaux entiers étaient les seuls dont on usait alors dans les carrousels et sur les champs de bataille ; l'habitude de châtrer les poulains n'existait pas encore. L'introduction des juments au milieu des chevaux entiers aurait été sans doute une cause de désordre, si à cette époque elles n'eussent pas été généralement dédaignées comme montures. Les personnes d'un rang supérieur auraient cru déroger si elles en avaient fait usage, et l'unique emploi de ces animaux était les travaux communs. Ces sentiments et cette pratique étaient alors généralement répandus dans tous les pays. Ce ne fut que lorsque s'introduisit la coutume de châtrer les jeunes poulains que les qualités et la valeur des juments commencèrent à être appréciées, et aujourd'hui il est généralement reconnu qu'elles ne sont pas beaucoup inférieures aux chevaux entiers, si tant est même qu'il y ait une différence entre elles et eux ; tandis que sous le rapport de la force, du courage et de la résistance à la fatigue, elles sont de beaucoup supérieures au cheval hongre.

Le roi Edouard III avait beaucoup de chevaux coureurs (*runing-horses*) ; cependant le sens précis qu'il faut attacher à ces expressions n'est pas très-clair aujourd'hui. Faut-il les appliquer aux chevaux légers et rapides par opposition à ceux qui étaient employés au service de la cavalerie ? ou bien désignaient-elles réellement une variété particulière de chevaux spécialement destinés aux courses ?

Le prix moyen de ces chevaux coureurs était de 20 marcs, ou de 3 livres 6 schellings et 8 pences.

Edouard aimait avec passion les jeux du turf et les exercices de la guerre, et il fut le premier à reconnaître les avantages qu'il y aurait à croiser nos races pesantes et à haute stature avec des animaux de construction plus légère et d'allures plus rapides ; mais il y avait à cela un obstacle qui de longtemps ne pouvait être écarté, à savoir, la pesante armure du soldat et tous les accoutrements du chevalier, qui s'élevaient en poids à plus de 25 stones (1). Il fallait que l'animal fût tout à la fois de grande taille et doué d'une grande somme de forces pour supporter sur son dos un poids aussi pesant. Lorsque le mousquet remplaça l'arbalète et la hache d'armes, l'armure de fer, si fatigante pour celui qui la portait et si écrasante pour le

---

(1) Le poids que les Anglais appellent *stone* est de 6$^{kil.}$,349.

cheval, devint inutile et fut mise de côté ; c'est alors que commença réellement l'amélioration du cheval anglais.

Tandis qu'Édouard cherchait avec ardeur à profiter du sang étranger pour améliorer les races indigènes, il se refusait, avec cet égoïsme particulier aux sportsmen, à laisser ses voisins participer aux mêmes avantages. L'exportation des chevaux fut défendue sous les pénalités les plus sévères. Une seule fois il se relâcha de cette extrême sévérité : il permit à un marchand allemand de réexporter des chevaux des Flandres qu'il avait achetés par spéculation, mais avec défense formelle à lui de les introduire en Ecosse. Ces deux royaumes étaient alors si jaloux de la prospérité l'un de l'autre, que jusqu'au temps d'Elisabeth l'exportation des chevaux d'Angleterre en Ecosse fut considérée comme un acte de félonie.

Le perfectionnement du cheval anglais marchait lentement, mais avec sûreté, et peu à peu ce cheval put aller de pair avec ceux des pays voisins, si même il ne leur devint supérieur. Sa valeur fut plus généralement estimée, et son prix s'éleva rapidement à un tel taux que les éleveurs et les marchands, déjà habiles alors, comme ils le sont aujourd'hui, à en imposer aux personnes inexpérimentées, parvenaient à obtenir des jeunes seigneurs des sommes fabuleuses pour prix des animaux qu'ils leur vendaient.

Ce mal fit de tels progrès que Richard II, en 1386, se vit dans l'obligation d'intervenir pour régulariser et fixer la valeur des chevaux. L'édit qu'il rendit à ce sujet est intéressant non-seulement parce qu'il témoigne de la valeur élevée que le cheval avait déjà acquise, mais encore parce qu'il indique quels étaient il y a quatre cent cinquante ans les districts qui s'adonnaient à l'élève du cheval, lesquels sont encore les mêmes aujourd'hui. Ainsi, ce fut dans les comtés de Lincoln et de Cambridge, et dans les cantons est et nord du Yorkshire, que cet édit dut être proclamé. Le prix des chevaux fut réduit par lui à ce qu'il avait été déterminé par les anciens monarques.

Une politique plus éclairée a depuis longtemps banni ces interventions absurdes entre l'agriculture et le commerce.

Il nous reste peu de documents sur l'histoire du cheval jusqu'au règne de Henri VII, vers la fin du xve siècle. Il continua à prohiber l'exportation des étalons, mais il permit celle des juments âgées de plus de deux ans et de la valeur de 6 schellings et 8 pences. Cette règle était, toutefois, facile à éluder ; car si une jument était estimée à un prix plus élevé que 6 schellings et 8 pences, il était possible de l'exporter en échange de cette somme.

L'intention de cette mesure était de mettre obstacle à l'exportation des chevaux entiers ; l'exception faite pour la jument et la somme modique pour laquelle il était permis de l'exporter prouve l'injuste mépris que l'on avait alors de ses qualités ; et cependant ce fut ce même roi qui, par un autre de ses actes, mais involontairement il est vrai, lui restitua le rang qu'elle doit occuper dans son espèce.

C'était la coutume alors d'entretenir de grands troupeaux de chevaux dans les pâturages et dans les champs communs, et, lorsque les moissons étaient rentrées, de lâcher pêle-mêle les troupeaux d'un grand nombre de propriétaires à la recherche de leur nourriture. Une pareille coutume devait avoir pour conséquence d'entraîner une étrange confusion dans les produits et de déterminer la détérioration rapide des races les meilleures et les plus estimées. C'est pour obvier à ces graves inconvénients que Henri VII rendit un édit qui défendait de laisser les étalons en liberté dans le pâturages communs. Ce fut le prélude de la mesure qui ne tarda pas à être adoptée de châtrer le plus grand nombre de poulains entiers, à l'exception des meilleurs ; et alors, lorsque l'on compara la jument au cheval bongre sous le rapport des facultés et de l'aptitude au travail, il fut facile de reconnaître son incontestable supériorité. On exigea d'elle alors plus de travail ; on lui consacra plus de soins aussi, et l'élève du cheval éprouva dès cette époque une remarquable amélioration matérielle.

Polydore Virgil, qui florissait sous ce règne, confirme ce que nous avons déjà établi plus haut, à savoir, que le cheval anglais avait peu l'habitude du trot, mais qu'il excellait dans l'allure plus douce de l'amble.

Henri VII, monarque arbitraire, était passionné pour les mesures prohibitives ; mais la plupart de celles qu'il promulgua au sujet du cheval sont très-politiques, quoique souverainement tyranniques.

Les rois qui lui succédèrent suivirent les mêmes principes, et l'amélioration de la race chevaline marcha avec rapidité en Angleterre sous la double influence des obstacles apportés à l'exportation des étalons, et des encouragements donnés par des récompenses publiques à l'élève des meilleurs chevaux.

Henri VIII, prince tyrannique et cruel, mais amoureux de l'éclat et de la splendeur, était très-impatient de produire une race de chevaux supérieurs, et les moyens auxquels il eut recours étaient parfaitement à l'unisson de ses dispositions arbitraires, quoique très-bien calculés toutefois pour arriver aux résultats qu'il avait en vue.

Il fixa une certaine mesure de hauteur en dessous de laquelle aucun cheval ne pouvait être conservé. La plus basse taille de l'étalon fut fixée à 15 mains, et celle de la jument à 13 (1). Ceux dont les intérêts se trouvèrent blessés par cette décision royale se plaignirent hautement de sa violence arbitraire. La petite race de Cornouailles fut presque complètement éteinte; celle des montagnes du pays de Galles, si exiguë dans sa taille, mais si active et utile, diminua rapidement; les chevaux d'Exmouth et de Dartmouth gagnèrent par là forcément un pouce de taille, et ainsi se produisirent sur toute la surface du territoire des races de stature plus uniforme et d'une plus grande utilité.

Pour assurer davantage ce résultat, Henri VIII donna l'ordre aux magistrats de faire fouiller les forêts et les pâturages communs, et de faire détruire non-seulement les étalons, mais encore tous les animaux de petite taille, juments, poulains ou même chevaux honres, qui ne seraient pas jugés capables de servir à la production d'une race supérieure ou de la représenter.

Par une singulière coïncidence, l'année de son règne 1540, dans laquelle il promulgua des mesures si arbitraires pour améliorer en Angleterre l'industrie chevaline, ou plutôt pour arriver au but de ses plus ardents désirs, à savoir, la splendeur de ses tournois et la magnificence de ses fêtes; — cette même année, disons-nous, a été rendue célèbre par une autre mesure, tyrannique aussi, mais qui en politique fut un coup de maître : la suppression des monastères (2).

____

(1) La mesure que les Anglais appellent main, *hand*, équivaut à 10 centimètres environ.

(2) Il y a un singulier article du Journal de la Chambre des lords qui

Henri VIII eut alors recours à une loi somptuaire dans le but d'arriver plus complètement à ses fins ; et, faisant appel à l'orgueil de ceux qu'elle concernait, il n'éprouva aucune difficulté dans cette matière. Tout archevêque et duc reçut l'injonction, sous peine de certaines amendes, d'entretenir sept étalons trotteurs propres à la selle, de la taille de 14 mains et de l'âge de trois ans.

D'autres mesures minutieuses furent arrêtées pour fixer le nombre de chevaux de la même espèce qui devaient être entretenus par chaque membre du clergé et de la noblesse, suivant le rang qu'il occupait ; et le statut concluait par ordonner que toute personne dont le bénéfice annuel s'élèverait à 100 livres, et que tout laïque « dont la femme porterait des bonnets de France ou des capuchons de velours, » entretiendrait aussi un étalon trotteur apte à la selle.

Ces mesures, qui aujourd'hui nous paraissent si profondément tyranniques, furent exécutées sans difficulté et produisirent la seule espèce de chevaux qui fût utile à cette époque, laquelle était remarquable par sa force, son énergie supérieure et la noblesse de son port, et a servi de fondation aux races meilleures qui l'ont remplacée.

Sous Henri VIII les dissensions civiles étaient à leur terme ; il n'y avait pas à redouter d'invasion étrangère ; il n'était pas besoin d'une nombreuse cavalerie ; les travaux de l'agriculture étaient exécutés principalement par des bêtes à cornes ou par des chevaux de races inférieures ; les courses n'étaient pas encore établies ; les chasses n'étaient pas poussées alors avec cette ardeur et cette rapidité d'allures qui les caractérisent aujourd'hui : dans de telles conditions le cheval était plutôt utilisé dans les parades solennelles qu'à un service réel, si ce n'est celui de traîner de lourdes voitures sur les mauvaises routes du pays, et à l'allure lente que comportait le mode de voyager d'alors. Si l'on pèse bien ces considérations, on reconnaîtra que, malgré ses fautes et tout en accordant qu'il était plutôt mû par ses passions indomptables que par le désir d'être utile à

---

prouve combien ils avaient à cœur la mesure concernant l'élève du cheval :
« *Hodie* (15 junii 1540) *tandem lecta est billa educationi equorum procerioris staturæ, et communi omnium consensu nemine discrepanti expedita.* »

ses peuples et aux âges à venir, Henri VIII mérite cependant notre reconnaissance pour avoir produit et conservé la race de chevaux de laquelle devait sortir plus tard celle qui fait aujourd'hui la gloire de notre pays et est pour tous les autres un juste sujet d'envie.

Un manuscrit daté de 1512, troisième année du règne de Henri VIII, intitulé : « *Règlements et états de la maison de Alger-* « *non Percy, cinquième comte de Northumberland,* » donne une idée des différentes espèces de chevaux alors utilisés en Angleterre.

On y trouve l'énumération suivante : *the gentil-horse; palfreys; hobys; the naggis; the cloth-sek; the male-horse; the doble trot-tynge horse; the curtal-horse; the gambaldynge.*

Le *gentil-horse* était un cheval de race supérieure, ainsi désigné pour le distinguer de ceux de race ordinaire. On applique aujourd'hui encore cette expression aux chevaux italiens de meilleure race.

Les *palfreys* ou palefrois étaient de plus petits chevaux de race plus inférieure. Les meilleurs d'entre eux étaient réservés, à cause de leur douceur et de leurs allures paisibles, pour la monture des dames. Les plus communs servaient aux domestiques.

Sous le nom d'*hobys* on désignait des chevaux vigoureux et pleins d'action, mais de très-petite taille, qui paraissent être d'origine irlandaise.

Les *naggis* ou *nags* étaient ainsi appelés à cause de la propension qu'on leur supposait à hennir (*to neigh*). C'étaient des chevaux de petite taille, mais pleins d'action.

Le *cloth-sek* et le *male-horse* étaient destinés à porter la valise et le portemanteau.

L'expression de *doble trottynge horse*, littéralement double cheval trotteur, équivaut à celle de *cheval doublé,* de *double bidet,* qu'emploient encore aujourd'hui les Français pour désigner les chevaux dont le dos est si large qu'on les croirait formés de deux animaux réunis ensemble dans le plan médian. Virgile a dit en parlant du même cheval : « *At duplex agitur per lumbos spina.* » (GEORG.)

Sous le nom de *curtal-horse* il faut comprendre le cheval *à queue écourtée,* et sous celui de *gambaldynge* le cheval disposé à faire des gambades, des courbettes, à se jouer sous son cavalier, et qui, en raison de ces dispositions, était le plus convenable à mettre en relief la noble prestance de l'homme de qualité lorsqu'il faisait son entrée dans une ville (1).

Sir Thomas Chaloner, qui écrivait dans les premières années du règne d'Elisabeth, et dont l'éloge du roi décédé peut être considéré comme sincère, parle en termes très-chaleureux des efforts que fit Henri VIII pour introduire en Angleterre les différentes variétés de races supérieures de chevaux et de l'attention qu'il mit à choisir les plus beaux animaux que la Turquie, Naples, l'Espagne ou les Flandres pouvaient produire. Sir Thomas était alors ambassadeur à la cour d'Espagne, et avait eu l'occasion de voir les chevaux supérieurs qui s'élevaient dans cette contrée. Et cependant il dit que l'Angleterre pouvait déjà fournir des races de chevaux plus belles et plus utiles que toutes celles qu'on rencontrait dans les pays étrangers. Mais il n'y avait aucune utilité alors de créer d'autres races que celles qui étaient aptes aux services de la guerre ou des tournois, ou encore pour les voyages à marches lentes de ces temps. Le puissant stimulant de la création des races n'avait pas encore été appliqué.

Bérenger, qui est en pareille matière une excellente autorité, chargea des hommes habiles et expérimentés de gouverner ses écuries et de répandre dans la nation les principes et les règles de la science du manége. Il fit venir d'Italie deux élèves de Pignatelli, maître écuyer de Naples, et les prit à son service. Il appela également en Angleterre un marechal italien du nom d'Hannibald, « le- « quel, dit Bérenger, ne découvrit sans doute pas de grands mys- « tères à ses confrères d'Angleterre, mais leur en apprit cependant « plus qu'ils n'en savaient avant son arrivée. »

Il n'y a rien de bien remarquable à citer du règne d'Edouard VI, si ce n'est que le vol d'un cheval fut considéré comme un crime capital auquel on enleva le bénéfice du jugement par le clergé.

L'usage des carrosses fut introduit dans la vingt-deuxième année du règne d'Elisabeth. Il a déjà été remarqué que les chefs des principales maisons d'Angleterre voyageaient à cheval d'une extrémité du royaume à l'autre, et que ce n'était que par exception qu'ils prenaient quelque repos dans les chariots de leur suite. La reine elle-

---

(1) Bérenger, *On horsemanship;* vol. II, p. 178.

même montait à cheval derrière son grand-écuyer lorsqu'elle se rendait en grande pompe à Saint-Paul. Les avantages du nouveau mode de transport en carrosses le firent adopter immédiatement par tous ceux qui en avaient le moyen , et telle fut l'avidité avec laquelle on rechercha des chevaux pour cet usage, tel fut aussi le prix exorbitant auquel ils s'élevèrent, qu'on agita dans le parlement la question de savoir si l'usage des carrosses ne devrait pas être restreint aux personnes du plus haut rang.

Cette mode aurait pu produire une influence fâcheuse sur les formes du cheval anglais, en donnant un trop grand encouragement à l'élève des chevaux lourds et à allures lentes , au détriment des chevaux plus légers et plus rapides, si l'invention de la poudre à canon n'avait fait mettre de côté les pesantes armures devenues inutiles, et n'avait nécessité la création d'un cheval plus léger propre aux manœuvres nouvelles de la cavalerie. De là l'origine du nouveau cheval d'armes , léger par rapport à celui des anciens jours, lourd encore cependant si on le compare au cheval des temps modernes ; de là la cause qui fit peu à peu disparaître le vieux cheval de guerre et le gros cheval de trait, réservés seulement pour quelque services spéciaux et circonscrits.

Nous avons déjà fait le récit des courses qui par occasion avaient lieu à Smithfield. Elles étaient principalement considérées comme des moyens d'éprouver la force et la rapidité d'allures des animaux ; mais il n'y avait pas, à proprement parler, à cette époque de chevaux de course ; on n'en entretenait aucun dans le but exclusif de déployer sa vitesse sur les hippodromes.

C'est de cette époque que date l'institution régulière des courses de vitesse dans différentes parties de l'Angleterre : d'abord à Gurterly dans le Yorkshire, puis à Croydon et à Stamford (1). Les courses d'alors n'étaient point un système arrêté , comme aujourd'hui ; il n'y avait pas de races de chevaux de courses ; haquenées et

____

(1) Boucher, dans son *Histoire de Stamford*, dit que le premier prix public fut disputé dans ce pays sous le règne de Charles Ier. Il consistait dans une coupe et dans un couvert d'argent doré, de la valeur de 8 livres, fournis par la corporation.

chevaux de chasse pouvaient entrer en lice ; aucune espèce de cheval n'était exclue.

Ce n'étaient donc pas des courses de vitesse comme aujourd'hui ; la lutte consistait dans une course en ligne droite à travers le pays, et quelquefois même dans les localités les plus accidentées et les plus hérissées de difficultés ; c'étaient, par occasion, nos steeple-chases modernes avec tous leurs dangers, mais encore plus de barbarie, car il y avait des gens chargés le long de la route de fouetter à coups redoublés les animaux épuisés et à bout de force (1).

Par degrés, cependant, quelques chevaux furent exclusivement destinés aux courses de vitesse, et entraînés à ce service de la même manière qu'aujourd'hui sans doute ; ce qui, du reste, ne peut être affirmé qu'avec une certaine hésitation, car les mystères de l'écurie de l'entraîneur d'alors sont difficiles à sonder. Il ne paraît pas, cependant, que le poids du cavalier fût toujours en rapport avec l'âge et la capacité du cheval ; mais pour qu'un cavalier pût courir, il devait peser moins que 10 stones.

Les courses de cette époque n'étaient pas déshonorées par ces filouteries et ces fraudes qui, dans ces dernier temps, semblent être devenues presque inséparables des amusements du turf. Le système des grosses gageures n'existait pas ; le prix consistait dans une cloche de bois ornée de fleurs ; plus tard on lui substitua une cloche d'argent, qui était donnée principalement le mardi gras « à celui qui avait couru le mieux et le plus loin ; » de là l'expression encore usitée de *gagneur de cloche (bearing away the bell)*, pour désigner celui qui a gagné le prix.

Les courses de vitesse se perfectionnèrent graduellement, mais les règlements qui les concernent ne furent promulgués et suivis qu'à la dernière année du règne de Jacques 1ᵉʳ. Ce prince aimait avec pas-

---

(1) Ceci demande une courte explication. Il y avait une lutte qu'on appelait « *wild-goose-chase,* » qui se passait entre deux chevaux. C'était une épreuve vigoureuse de la capacité des animaux sous le rapport de la vitesse et de l'aptitude à chasser. Lorsqu'un des animaux dépassait l'autre de 240 yards (mesure anglaise de 0ᵐ,91 environ) au poteau de départ, ce dernier était forcé de le suivre à une distance de 2 ou 3 longueurs partout où il allait, sous peine d'être battu jusqu'à la marque par les juges qui suivaient à cheval pour assister à la lutte.

sion les exercices de l'hippodrome. Il avait encouragé, sinon établi, les courses de vitesse en Ecosse, et il importa en Angleterre ses goûts favoris. Les courses de son temps consistaient principalement dans des épreuves de vitesse et de fond. La distance à parcourir et le temps de leur durée étaient excessifs et dépassaient les limites de ce qui peut être raisonnablement exigé.

Les courses favorites de Jacques eurent lieu à Croydon.

A l'époque de Jacques Ier, le croisement du cheval turc et du cheval barbe avec la jument anglaise, pour produire l'espèce de chevaux la mieux adaptée aux courses de vitesse, avait donné peu de bons résultats. Jacques, avec une grande justesse de jugement, se résolut à faire l'essai du cheval arabe : probablement qu'il n'avait pas oublié l'histoire de l'étalon arabe qui avait été donné en présent, cinq siècles auparavant, à l'une des églises d'Ecosse. Il acheta d'un marchand nommé Markham un célèbre cheval arabe, duquel il donna la somme extravagante de 500 livres. Les rois cependant, comme leurs sujets, sont souvent traversés dans leurs desseins et gouvernés par leurs serviteurs. Le duc de Newcastle prit en dégoût le cheval étranger ; il écrivit sur l'art du manége un livre, excellent du reste, dans lequel il se plut à décrire l'étalon arabe du roi Jacques comme un cheval petit de taille, osseux dans sa construction, ordinaire dans ses formes, et manquant de vitesse après un entraînement régulier : en un mot, le duc de Newcastle plaça l'étalon arabe au rang le plus bas.

Cette opinion du conseiller de Jacques, quoique très-probablement erronée, exerça une puissante influence pendant plus d'un siècle sur les éleveurs anglais, et le cheval arabe perdit complètement sa réputation parmi eux.

Un étalon turc fut plus tard introduit en Angleterre et acheté par Jacques d'un monsieur Place, qui devint ensuite maître des haras d'Olivier Cromwell. Ce bel animal était appelé *the White-Turk* (le Turc blanc), et son nom et celui de son gardien ont été longtemps conservés dans la mémoire des éleveurs.

Peu de temps après, Villiers, le premier duc de Buckingham, introduisit en Angleterre *the Helmsley-Turk*, qui fut suivi bientôt après de l'étalon barbe *Fairfax's Morocco.* Ces différents chevaux produisirent rapidement un changement considérable dans les caractères de la race anglaise, à tel point que lord Hartley, partisan de la vieille école, se plaignait de la disparition presque complète du grand cheval, auquel tendait à se substituer le cheval léger et délié de formes, propre seulement aux allures rapides.

Charles Ier poursuivit avec ardeur ce but favori des gentilshommes anglais, et peu de temps avant sa rupture avec le parlement il venait d'instituer des courses dans Hyde-Park et à Newmarket.

Nous devons à Charles Ier la généralisation de l'usage du mors dans la cavalerie anglaise. Bien que le mors soit d'invention très-ancienne, puisqu'il remonte aux temps des empereurs romains, les Anglais, par des raisons vraiment inexplicables, ne l'avaient pas adopté. Charles Ier, dans la troisième année de son règne, rendit une ordonnance par laquelle il enjoignait strictement que les chevaux de cavalerie fussent conduits à l'aide du mors au lieu du bridon, exclusivement employé alors, attendu que le mors est d'un usage plus commode pour bien diriger un cheval. Le bridon devait être réservé pour les exercices d'amusement, tels que la chasse et la course.

Il paraît qu'à l'époque de Charles on craignait que la passion des courses et des chasses ne fît de trop rapides progrès parmi les gentilshommes, car il existe dans les actes publics un mémoire présenté au roi « touchant l'état du royaume et le trop petit nombre de bons « chevaux de forte stature nécessaires pour sa défense, résultat pro-« duit par la prédilection marquée de la nation pour les chevaux de « course et de chasse, lesquels sont d'un modèle plus léger et plus « petit. »

Les guerres civiles qui survinrent ralentirent un moment les efforts tentés pour l'amélioration de la race chevaline ; cependant les avantages que l'un et l'autre parti retirèrent d'une cavalerie légère douée de rapides allures démontrèrent suffisamment combien étaient importantes les modifications que les races chevalines avaient subies. Cromwell saisit avec sa sagacité habituelle l'étroite relation qui existait entre la prospérité du pays et les perfectionnements de la race chevaline, et, dans le but d'y concourir, il eut ses haras particuliers exclusivement remplis de chevaux de course.

A la restauration, une nouvelle impulsion fut donnée à l'élève du cheval en Angleterre par la tendance même qu'avait la cour à favoriser les plaisirs et le luxe. Les courses de Newmarket, un moment suspendues, furent rétablies, et des prix royaux furent distribués dans chacune des principales courses, afin d'exciter davantage l'émulation.

Charles II envoya son grand écuyer dans le Levant pour acheter des étalons et des juments. Ils étaient principalement de race barbe ou turque.

Jacques II vivait dans une période trop agitée pour trouver beaucoup de temps à consacrer aux jeux du turf; il était cependant, d'après les rapports historiques, très-passionné pour les exercices de la chasse, et il avait une préférence si décidée pour les chevaux anglais que, même après son abdication, ses écuries en France étaient peuplées en majorité d'animaux de cette race.

Béranger dit, en parlant de ce prince, « qu'il manifestait une sa-
« tisfaction toute particulière de se servir de chevaux anglais, bien
« qu'ils dussent, cependant, rappeler à son souvenir les malheurs
« de sa position plutôt qu'éveiller en lui un sentiment de plaisir. »

Guillaume III et la reine Anne, à l'instigation de son époux, George, prince de Danemark, furent de zélés protecteurs du turf; sous leur règne le système d'amélioration des races fut poursuivi avec beaucoup d'ardeur. Toutes les variétés du sang oriental furent greffées pour ainsi dire sur le sang anglais, et l'expérience démontra la supériorité incontestable des produits émanés des croisements nouvellement essayés sur les meilleurs rejetons de la souche primitive.

Quelques personnes imaginèrent alors que la vitesse et la vigueur de la trempe pouvaient être élevées à un degré supérieur encore à celui qu'on avait déjà obtenu, et, dans les dernières années du règne de la reine Anne, M. Darley eut recours de nouveau à l'étalon arabe, rejeté si loin et avec tant de mépris. Mais il eut beaucoup de préjugés à vaincre, et il se passa un assez long temps avant que le cheval dont il avait fait choix, et qui fut plus tard connu sous le nom de *Darley-Arabian*, attirât l'attention des éleveurs. La valeur de ses produits finit enfin par être reconnue, et c'est à lui que nous sommes aujourd'hui redevables d'une race de chevaux à laquelle nulle autre ne saurait être comparée sous le triple rapport de la beauté, de la force et de la vitesse.

Cette dernière amélioration combla toutes les espérances qu'on avait pu concevoir, et ce ne fut pas seulement le cheval du turf, le *pur sang*, qui en ressentit les effets, toutes les autres variétés de chevaux de l'Angleterre éprouvèrent aussi son influence.

Le mélange du pur sang dans une judicieuse proportion donna en effet aux hunters, aux chevaux de voitures publiques et de carrosse, et même au cheval de charrette, plus de force, plus d'énergie et plus de résistance à la fatigue qu'ils n'en avaient avant l'introduction du cheval de sang.

L'histoire du cheval en Angleterre présente donc le plus haut intérêt. La race primitive, celle dont il est fait mention dès les premiers temps historiques, paraît avoir eu une haute valeur. Le conquérant de la Bretagne en exporta un grand nombre, qui furent longtemps en réputation dans tous les pays soumis à l'empire romain. La situation de l'Angleterre au milieu des mers rendait inutile pour elle l'élève du cheval de guerre sur une grande échelle ; aussi sous plusieurs règnes fut-elle considérablement négligée ; et, bien que les Anglais soient demeurés à peu près sur le même niveau que leurs voisins du continent pour la production du cheval, ils ne manifestèrent pas de supériorité dans cette industrie avant le dernier siècle et demi écoulé. Ce n'est que depuis ce temps, et surtout depuis sa dernière moitié, que le cheval anglais a été recherché dans toutes les parties du monde. Il n'y a rien, ni dans notre climat, ni dans notre sol, qui puisse expliquer ce résultat ; car, s'il en était ainsi, cette double influence se serait fait sentir de longue date.

« La grande cause du succès que nous avons obtenu, dit M. Per-
« civall dans sa leçon d'introduction au collége de l'université en
« 1834, la grande cause de notre succès est dans la direction sa-
« vante et persévérante imprimée à l'élève du cheval. C'est par là
« que je m'explique non-seulement que nous ayons trouvé une race
« primitive de qualité supérieure, mais encore que cette race ait
« été progressivement et incessamment perfectionnée dans ses pro-
« duits par la nourriture, l'éducation et la sélection la plus scrupu-
« leuse. Ces trois circonstances, la dernière surtout, ont exercé
« plus d'influence sur les qualités de la race que les caractères ori-
« ginels ou les attributs des parents. C'est en suivant cette marche
« que nous avons successivement progressé du bon vers le meilleur,

« sans perdre de vue les moyens accessoires , jusqu'à ce que nous
« ayons enfin atteint dans la fabrication du cheval une perfection
« que le monde ignorait avant nous. »

L'amour du turf et l'ardent désir de posséder une race de qualités
sans pareilles se sont répandus sur le continent européen depuis
une vingtaine d'années. Partout des haras ont été institués et des
courses périodiques établies ; des sociétés de sportmen se sont
formées dans lesquelles sont entrées des personnes du plus haut
rang, et partout les essais les plus louables ont été tentés pour améliorer les races natives.

Les étalons arabes auraient pu être trouvés facilement ; on aurait
pu puiser le sang arabe dans la patrie des chevaux barbes ; mais
partout, en France, en Italie, en Allemagne et en Russie, on a préféré le sang anglais au pur sang barbe et arabe. C'est là un point
de fait incontestable , et qui fait le plus grand honneur à l'habileté
de nos éleveurs. M. Percivall en a justement établi la cause ; mais
il y a d'autres circonstances qui se rattachent à cette prééminence
du cheval anglais, desquelles nous parlerons quand nous passerons
en revue les différentes races de chevaux de l'Angleterre.

DES DIFFÉRENTES RACES DE CHEVAUX ANGLAIS.

§ Ier.

Du cheval de course (the race horse).

On a beaucoup discuté sur l'origine du cheval pur sang (*the
thorough-bred horse*). Les uns le croient d'origine pure orientale par
les mâles et par les femelles ; les autres pensent qu'il n'est autre que
le cheval du pays, amélioré et perfectionné par des croisements ju-
dicieux avec l'étalon barbe, turc, ou arabe. Le Stud-Book, qui est
une autorité reconnue de tout éleveur anglais , rattache à quelque
origine orientale tous les anciens étalons coureurs, ou tout au moins
il en indique la généalogie jusqu'à ce qu'elle se perde dans l'obscurité
des premiers temps de l'élevage. Quant à celle de tous les étalons de
course d'aujourd'hui, elle est tracée pendant un certain temps et se
termine à un étalon bien connu ; ou bien, si l'on remonte au delà,
on la voit se rattacher à un cheval oriental , ou se perdre dans l'obscurité des temps.

Il est maintenant admis que le cheval pur sang anglais de nos jours est un produit d'extraction étrangère amélioré et perfectionné par l'influence du climat et une culture bien entendue. Il y a à cette règle quelques exceptions, celles entre autres de *Sampson* et de *Bay-Malton*, qui, bien qu'ils fussent les meilleurs chevaux de leur temps, étaient le produit d'un croisement avec une race commune; mais ce ne sont là que des exceptions, je le répète, à une règle reconnue par les meilleurs éleveurs de chevaux de course, et elles ne peuvent jeter le plus léger discrédit sur l'origine des races de notre pays. C'est le climat de l'Angleterre et l'habileté de ses habitants qui ont fait le cheval pur sang ce qu'il est aujourd'hui.

Les contes charmants des contrées orientales et les récits des temps anciens peuvent faire croire que l'étalon arabe possède des qualités merveilleuses ; mais on ne peut mettre en doute aujourd'hui que le cheval anglais bien entraîné est plus beau, plus rapide et plus courageux que le coursier du désert le plus renommé. Partout, invariablement, il a triomphé de ses antagonistes, aussi bien dans les sables brûlants de l'Orient que sous le climat glacé de la Russie, et, il y a peu d'années, *Recruit*, cheval anglais d'une réputation ordinaire, a battu facilement *Pyramus*, le meilleur cheval du Bengale.

Il ne faut pas objecter contre l'origine que nous attribuons au cheval anglais que le nombre des étalons orientaux importés a été trop petit pour produire une lignée aussi considérable. On doit se rappeler que les myriades de chevaux sauvages qui peuplent aujourd'hui les plaines de l'Amérique du Sud descendent uniquement de deux étalons et de quatre juments que les premiers aventuriers espagnols laissèrent derrière eux. Quelle que soit, du reste, la vérité sur l'origine du cheval pur sang, on a mis depuis cinquante ans l'attention la plus scrupuleuse à bien établir sa généalogie. Il n'est pas possible de découvrir la plus légère tache dans la descendance de presque tous les étalons modernes, et lorsque, comme cela est arrivé pour *Sampson* et *Bay-Malton*, ces brillantes exceptions à la règle, une goutte de sang commun est venue se mêler aux flots du sang pur, elle a pu être reconnue à l'infériorité des formes et à l'imperfection des produits, et il n'a pas fallu moins de deux ou trois générations pour laver cette tache et en faire disparaître les conséquences.

Le cheval de course se distingue par sa belle tête arabe, son encolure pyramidale, si gracieusement détachée du corps, ses épaules longues et obliques, ses membres postérieurs bien pliés (*well bent*), ses quartiers (cuisses, fesses et croupe) forts et musclés, ses membres antérieurs aplatis en dedans et larges de profil, ses canons un peu courts et ses paturons longs et flexibles.

Darley-Arabian fut le père de notre meilleure race de course. Il avait été acheté par le frère de M. Darley et était né en Syrie, dans le désert, aux environs de Palmyre. Quoiqu'il n'eût pas beaucoup d'apparence, son extérieur était la réalisation fidèle de tout ce que l'on peut désirer dans un cheval de course.

Les descendants immédiats de ce cheval inappréciable furent : *Devonshire* ou *Flying-Childers*, *Bleeding* ou *Bartlett's-Childers*, qui ne fut jamais entraîné, *Almanzor* et autres.

C'est par l'intermédiaire des deux *Childers* que la réputation de leur père s'est répandue et que sa race s'est propagée sur une grande échelle. Ils ont donné naissance à un autre *Childers*, à *Blaze*, *Snap*, *Sampson*, *Eclipse*, et à une foule d'excellents chevaux.

Flying-Childers fut ainsi appelé du nom de l'éleveur chez lequel il naquit. Lorsqu'il fut vendu au duc de Devonshire, il en prit le nom. C'était le cheval le plus rapide de son temps. Il avait d'abord été entraîné comme cheval de chasse ; mais il fit preuve d'une telle puissance d'action et d'une si grande vitesse, qu'on le destina au *turf*. On dit qu'il pouvait parcourir un mille (1 kilomètre 609 mètres) en une minute, mais il n'y a rien d'authentique dans ce rapport. A Newmarket, sur l'hippodrome circulaire, il mit six minutes quarante secondes pour parcourir la distance de 3 milles 6 furlongs et 93 yards (1), ou environ 5 kilomètres 111 mètres, et dans la course en ligne droite il parcourut, en sept minutes trente secondes, la distance de 4 milles 1 furlong et 138 yards, soit 6 kilomètres 761 mètres. En 1772, *Firetail* avait couru un mille en une minute quatre secondes.

En 1755, *Bay-Malton*, propriété du marquis de Rockingham, parcourut 4 milles (6 kilomètres 436 mètres), en sept minutes qua-

---

(1) Le mille = 1 kilomètre 609 mètres ; le furlong = 201 mètres ; et l'yard = 91 centimètres.

rantre-trois secondes, sept secondes de moins que ses devanciers. Quelques-uns de ces anciens chevaux avaient autant de puissance d'action que de rapidité. Vingt ans après, un beau cheval, fils d'*Eclipse*, héritait en grande partie de sa merveilleuse vitesse, mais sans en avoir *le fond*. Il gagna presque toutes les courses de 1 mille dans lesquelles il parut, sans pouvoir jamais suffire à une course de 4 milles. Il se *ruina* complétement en 1779, dans une course de longueur.

En 1761, Carlisle eut le spectacle d'une des plus rudes courses que l'on connaisse. Il n'y eut pas moins que six épreuves, et deux d'entre elles étaient des épreuves de fond. Le cheval gagnant dut courir successivement avec chacun de ses compétiteurs, et parcourir conséquemment une distance de 24 milles (38 kilomètres 1/2), et cependant il sortit de cette épreuve sain et net, sans avoir subi le plus petit dommage.

Les exemples suivants témoignent de l'heureuse association, dans ces anciens chevaux, de la vitesse au fond (*endurance*, pouvoir de durer), et méritent d'occuper une place dans cette histoire.

En octobre 1771, au meeting de Curragh, en Irlande, M. Wilde fit le pari de parcourir à cheval 127 milles en neuf heures (207 kilomètres 743 mètres). Il franchit cette distance en six heures vingt-une minutes, et se servit de dix chevaux. En évaluant le temps qu'il dut mettre à monter et à descendre de cheval, et les quelques minutes de repos qu'il dut prendre, on voit qu'il resta à cheval six heures, marchant à une vitesse de 20 milles à l'heure.

M. Thornhill fit plus en 1745 ; car il parcourut à cheval deux fois la distance de Stilton à Londres, c'est-à-dire 230 milles, en onze heures trente-quatre secondes. C'est une vitesse de 20 milles à l'heure pendant onze heures, sur une route à barrières de péage et sur un terrain très-inégal.

M. Shaftoe, en 1762, accomplit avec dix chevaux, dont cinq furent montés deux fois, une course de 50 milles 1/4 en une heure quarante-neuf minutes. En 1763, il gagna un pari plus extraordinaire encore. Il s'engagea à faire à cheval 100 milles par jour pendant vingt-neuf jours, avec vingt-neuf chevaux dans lesquels il ferait son choix. Il gagna ce pari à l'aide de quatorze chevaux seulement, et un jour même il se vit obligé de faire 160 milles, à cause de la fatigue de son premier cheval.

M. Hull's Quibbler a donné la démonstration la plus extraordinaire de ce que peut l'association de la vitesse à la vigueur dans le cheval de course : en décembre 1786, il parcourut 23 milles sur l'hippodrome circulaire de Newmarket en cinquante-sept minutes et dix secondes.

Eclipse était fils de *Marsk* et petit-fils de *Bartlett's-Childers*. Il avait été élevé par le duc de Cumberland et fut vendu à sa mort à M. Wildman, marchand de bestiaux, pour la somme de 75 guinées (1875 fr.). Le colonel O'Kelly en acheta une part à Wildman. Au printemps de l'année suivante, lorsque la réputation de ce prodigieux animal était à son apogée, O'Kelly désira en devenir seul possesseur et racheta la part de Wildman pour la somme de 1,100 guinées (27,500 fr.). Eclipse avait la respiration embarrassée (*thick-winded*) ; il soufflait et cornait à un tel point qu'on l'entendait à une distance considérable. Ce fut le motif sans doute pourquoi on ne le vit pas apparaître sur le turf avant l'âge de cinq ans.

O'Kelly, convaincu de la puissance de son cheval, engagea sans hésiter un pari sur sa première course. Tant de hardiesse excita la curiosité, et peut-être les soupçons ; on essaya d'épier l'une des épreuves de l'entraînement. M. John Lawrence dit que les personnes envoyées à cet effet arrivèrent trop tard, mais qu'elles trouvèrent une vieille femme qui leur donna des renseignements sur ce qu'elles cherchaient. Sur la demande qui lui fut adressée si elle venait de voir *une course*, elle répondit qu'elle ne savait quel nom donner au spectacle dont elle venait d'être témoin, mais qu'elle avait vu un cheval avec une jambe blanche courir avec une vitesse prodigieuse et suivi à une longue distance par un autre cheval, lequel, à coup sûr, ne pourrait jamais atteindre le premier, courût-il jusqu'au bout du monde.

La première épreuve sur laquelle était engagé un pari fut aisément gagnée. O'Kelly, qui avait remarqué que le jockey qui montait Eclipse l'avait vigoureusement retenu pendant toute la course, offrit alors de parier qu'à la seconde épreuve il assignerait d'avance à chaque cheval le rang qu'il occuperait. C'était là quelque chose de si incroyable qu'à l'instant même les gageures montèrent à une somme considérable. Mis en demeure de se prononcer, suivant son engagement, sur le rang qui était réservé à chaque cheval après la course, il répondit : « *Eclipse aura le premier et les autres n'en auront pas.* » L'événement justifia sa prédiction, car les autres chevaux furent distancés par Eclipse avac la plus grande facilité, et, suivant le langage du turf, ne purent être *placés*.

Au printemps de l'année suivante, Eclipse battit *Bucéphale*, qui n'avait jamais trouvé son égal ; deux jours après, il distança *Pensioner*, un excellent cheval, et, au mois d'août de la même année, il gagna le grand prix à York. Aucun cheval n'osant plus lutter avec lui, il termina sa courte carrière de dix-sept mois en courant seul à Newmarket, pour le prix du roi, en octobre 1770. Il ne fut jamais battu, ne perdit jamais un pari, et gagna à son propriétaire plus de 25,000 livres sterling (625,000 fr.).

Eclipse fut ensuite employé comme étalon et produisit le nombre extraordinaire de 334 vainqueurs, qui rapportèrent à leurs propriétaires plus de 160,000 livres sterling (soit 4,000,000 fr.), sans compter les coupes et les plats (1).

Les sommes que cet animal extraordinaire a gagnées comme étalon à son maître doivent être immenses. Dix ans après qu'il avait quitté le turf, on demanda à O'Kelly à quel prix il voudrait le vendre. Il répondit d'abord péremptoirement qu'il ne le vendrait à aucun prix que ce soit ; puis, réflexion faite, il dit qu'il le donnerait pour 25,000 livres sterling, une annuité de 500 livres sa vie durant, et le privilége de faire couvrir six juments chaque année. On se récria contre une somme qui paraissait si exorbitante ; mais O'Kelly répondit qu'Eclipse lui avait déjà gagné plus de 25,000 livres et qu'il était encore assez jeune pour lui en gagner le double. Il est de fait qu'il vécut encore dix années, et que chacune de ses saillies était payée 50 guinées (1,250 fr.) ; mais, ses pieds n'ayant pas été bien entretenus, il tomba fourbu ; puis, son état s'aggravant de plus en plus, il devint peu prolifique, et enfin ses descendants perdirent toute valeur. Il mourut en février 1789, à l'age de vingt-cinq ans.

---

(1) Le produit de *King-Herod*, descendant de *Flying-Childers*, fut encore plus considérable. Il ne fit pas moins de 496 vainqueurs, qui gagnèrent à leurs propriétaires 200,000 livres.

On a beaucoup disputé sur la beauté et les particularités de sa conformation. Il était bas du devant; c'était le grand reproche que lui adressaient ceux qui ne voyaient pas combien ce défaut de construction était largement racheté par la grande étendue et l'obliquité de ses épaules, la largeur de ses reins, l'ampleur et la belle proportion de ses quartiers, le développement, la longueur et la puissance des muscles de ses avant-bras et de ses cuisses.

Peu de temps avant la mort d'Eclipse, M. Saint-Bel, le fondateur du Collège vétérinaire de Saint-Pancras, était arrivé en Angleterre. On avait jugé utile en France, pour enseigner aux élèves la conformation générale du cheval et les belles proportions de ses différentes parties, de fixer leur attention sur un animal d'une supériorité reconnue. Saint-Bel pensa qu'Eclipse, ce cheval extraordinaire et toujours invaincu, serait pour les élèves anglais le meilleur type de la conformation du beau cheval, et il dressa avec un soin extrême l'échelle des proportions de ce noble animal. Nous la reproduisons ici :

PROPORTIONS D'ECLIPSE. — La longueur de la tête du cheval est supposée divisée en 22 parties égales, qui servent de mesure commune à toutes les parties du corps.

Hauteur de la nuque jusqu'à terre : 3 têtes et 13 parties.

Hauteur du garrot jusqu'à terre : 3 têtes.

Hauteur de la croupe jusqu'à terre : 3 têtes.

Toute la longueur du corps, depuis la pointe de l'épaule jusqu'à celle de la fesse : 3 têtes et 3 parties.

Hauteur du corps, au niveau du centre de gravité : 2 têtes et 20 parties.

Elévation de la poitrine au-dessus de la terre : 2 têtes et 7 parties.

Hauteur de la perpendiculaire tombant de la pointe de l'épaule directement sur le sabot : 2 têtes et 5 parties.

Hauteur de la perpendiculaire depuis le sommet du coude jusqu'à terre : 1 tête et 19 parties.

Distance du sommet du garrot au grasset : 1 tête et 19 parties. — La même mesure donne la distance du sommet de la croupe au coude.

Longueur de l'encolure depuis le garrot jusqu'au sommet de la tête : 1 tête 1/2.— La même mesure donne la longueur de l'encolure du sommet de la tête à son insertion dans la poitrine.

Largeur de l'encolure à son union avec la poitrine : 1 tête.

Largeur de l'encolure dans sa partie la plus étroite : 12 parties.— La même mesure donne la largeur de la tête prise au-dessus des yeux.

Epaisseur du corps entre le milieu du dos et le milieu du ventre : 1 tête et 4 parties.— La même mesure donne la largeur du corps. — Même mesure pour la distance entre le sommet de la croupe et la pointe de la fesse. — Même mesure pour la distance de la racine de la queue au grasset, du grasset au jarret, et du sommet du jarret au sabot.

De la pointe de la fesse au grasset : 20 parties. — Même mesure pour la largeur de la croupe.

Largeur des membres de devant, au niveau du coude : 10 parties.

Largeur des membres postérieurs, au niveau du pli de la fesse : 10 parties.

Largeur du jarret, au niveau de son pli : 8 parties. — Même mesure pour la largeur de la tête au-dessus des naseaux.

Distance d'un grand angle de l'œil à l'autre : 7 parties. — Même mesure pour la distance entre les membres antérieurs.

Largeur des genoux (face antérieure) : 5 parties. — Même mesure pour la largeur du membre antérieur au-dessus du genou. — *Idem* pour la largeur des jarrets (face antérieure).

Largeur du boulet : 4 parties. — Même mesure pour la face antérieure de la couronne.

Largeur de la couronne : 4 parties 1/2.

Largeur du membre dans sa partie la plus étroite : 3 parties.

Largeur du paturon de derrière sur sa face antérieure : 2 parties 3/4.

Largeur du canon des membres de devant : 2 parties 3/4.

Largeur du paturon antérieur : 2 parties 1/4.

Largeur des canons (devant et derrière, face antérieure) : 1 partie 3/4.

Plus de vingt ans après *Darley-Arabian*, et lorsque la supériorité du sang arabe était complétement établie, lord Godolphin, devint possesseur d'un cheval beau, mais singulièrement conformé, qu'il qualifia du titre d'Arabe, bien qu'en réalité il ne fût que Barbe. Le bord supérieur de son encolure, très-prononcé et convexe d'une manière exagérée, le différenciait de tout autre cheval. Il était très-creux dans la région dorsale, tandis qu'au contraire ses reins étaient très-élevés ; sa tête était bien attachée et remarquablement fine à son extrémité ; ses épaules avaient un grand développement et ses quartiers étaient très-musclés. Il avait été acheté en France, où on l'avait rencontré attelé à une charrette, et lorsque, plus tard, il fut envoyé à lord Godolphin, il resta dans son haras un temps considérable avant que sa valeur fût reconnue ; on ne commença à l'apprécier qu'à la naissance de *Lath*, l'un des premiers chevaux de son époque. Ce fut alors qu'il fut qualifié *Arabe* et qu'il contribua, dans une plus large part même que *Darley*, à la fondation de la race moderne des chevaux de pur sang. Il mourut en 1753, à l'âge de vingt-neuf ans.

Il existait une amitié très-intime entre ce cheval et une chatte, qui sautait sur son dos dès qu'il rentrait à l'écurie et se couchait le plus près de lui qu'elle pouvait. A sa mort, cette chatte refusa toute nourriture, dépérit et mourut. M. Holcroft a rapporté un exemple semblable d'attachement d'un cheval de course à un chat, qu'il prenait dans sa bouche, plaçait dans sa mangeoire ou sur son dos sans lui faire de mal. *Chillaby*, appelé, en raison de sa férocité, *mad Arabian* (*mad*, enragé, furieux), qu'un seul groom osait approcher et qui mettait en pièces avec fureur l'image d'un homme qu'on plaçait à dessein devant lui, Chillaby avait un attachement tout particulier pour un agneau.

Wellesley-Arabian, autre cheval étranger importé en Angleterre, était le type du beau cheval sauvage du désert. On n'a jamais déterminé exactement quel était le pays dont il était originaire. Ce n'était évidemment ni un parfait Barbe, ni un parfait Arabe ; il venait plutôt de quelque province voisine, où, soit le Barbe, soit l'Arabe, peuvent acquérir une plus grande ampleur de formes. Ce cheval avait été importé par erreur comme un modèle supérieur d'Arabie, mais il a laissé peu de produits sur lesquels sa réputation puisse se fonder.

Au commencement du dernier siècle, lorsque les courses publiques furent établies, la plupart sous le patronage de la royauté, au voisinage de presque toutes les grandes villes, il n'y avait en général que des chevaux adultes qui entraient en lutte sur les hippodromes, quoique cependant il se rencontrât beaucoup d'occasions de mettre en évidence la supériorité des jeunes produits. Les épreuves qui paraissaient le plus convenables pour faire ressortir la valeur réelle du cheval et encourager l'amélioration de la race, étaient tout à la fois des épreuves de vitesse et de fond.

Les distances à parcourir étaient ordinairement de 3 à 4 milles, et exceptionnellement on les portait à 6 ou 8 milles. Dans un cas, lorsque *Dash*, appartenant au duc de Queensberry, battit *Highlander*, au lord Barrymore, la distance fut de 12 milles. C'était pousser les choses jusqu'à la cruauté et à l'absurde, et jamais les meilleurs défenseurs du turf n'ont été partisans d'épreuves aussi exagérées.

Le parcours de 4 milles était celui qui était adopté, non-seulement pour les prix du roi, mais encore pour les simples gageures , et les chevaux le franchissaient avec une grande vitesse. Il arrivait même quelquefois qu'ils dévoraient l'espace avec un élan aussi extraordinaire que celui dont nous sommes aujourd'hui témoins dans nos courses de 1 mille 1/2.

Les chevaux qui subissaient ces épreuves sérieuses en éprouvaient-ils des accidents extraordinaires? Les voyait-on se ruiner si complétement par l'exercice d'un jour qu'ils ne faisaient que paraître sur les hippodromes pour ne plus être revus ? Un auteur anonyme d'un ouvrage très-intéressant et très-estimable (*Vue comparative des chevaux anglais, propres à la course et à la selle, des siècles passés et présent*) fait mention d'un cheval appelé *Exotic*, qui resta onze ans sur le turf. «Nous ne savons pas , dit cet auteur, « combien de fois il courut, mais ce qu'il y a de certain, c'est qu'il « remporta dix-huit fois le prix. »

Dans sa septième année de turf, il gagna à Peterborough une course de quatre épreuves, de 4 milles chacune.

Quatre chevaux entrèrent en lice à Newcastle-sur-la-Lyne; c'étaient: *Astbury*, à sir John Egerton ; *Handel*, à M. Milton ; *Tarragon*, à M. Wynne, et *Cedric*, à sir Thomas Stanley. Voici le résultat de ce handicap : Dans la première des trois épreuves il n'y eut pas de gagnant, Tarragon et Handel étant arrivés ensemble sur la même ligne ; Astbury n'eut que le troisième rang, mais il y avait entre ses compétiteurs et lui si peu de différence qu'elle fut difficile à saisir. A la seconde épreuve, l'inspecteur de la course pria deux assistants de se placer à ses côtés et de l'aider de leurs conseils pour voir s'il était possible de se prononcer en faveur de l'un ou l'autre des chevaux. Même impossibilité, tant il y avait égalité de force. A la troisième épreuve de fond, Tarragon et Handel luttèrent l'un contre l'autre jusqu'à ce qu'ils chancelassent sur leurs membres comme s'ils étaient ivres, et c'est à peine s'ils purent porter leurs cavaliers jusqu'au pied de l'échelle. Astbury, qui s'était reposé après la première course, gagna le prix. Les annales du turf ne peuvent pas fournir un autre exemple d'une lutte semblable dans laquelle les conditions d'âge, de qualités des coureurs et d'épreuves antérieures étaient aussi bien équilibrées.

En 1737, *Black-Chance*, âgé de cinq ans, gagna le prix à Durham avec un poids de 10 stônes (65 livres environ). Avec le même poids il gagna le prix des dames à York, la même année. En 1738, il remporta le prix du roi à Guildford sur plusieurs chevaux. Il fut aussi vainqueur à Salisbury, à Winchester, à Lewes et à Lincoln. Cinq prix de roi dans une saison ! et chaque course était bien disputée et d'une longueur de 4 milles. Le même cheval était encore sur l'hippodrome en 1744, et disputait le prix annuel à Farnden.

Que sont aujourd'hui nos chevaux de course ? Ils sont plus rapides, ce serait une folie de le nier ; ils sont plus longs, plus légers, encore bien musclés, quoiqu'à cet égard ils aient perdu beaucoup de leurs qualités d'autrefois. Ce sont des animaux aussi beaux qu'il soit possible de les désirer, mais la plupart sont rendus avant que la moitié de la course soit achevée, et sur quinze ou vingt, il n'y en a que deux ou trois qui restent en pleine possession de leur énergie.

Puis, que deviennent-ils une fois la lutte achevée ? Dans ces rudes courses des premiers temps, le cheval se représentait dans l'arène sans qu'aucune de ses facultés ait souffert la moindre atteinte, et dans une longue série d'années il était prêt à entrer en lutte avec ses rivaux. Aujourd'hui, une seule course comme celle de Derby rend le gagnant incapable de courir jamais, et cependant la distance est seulement de 1 mille 1/2. Celle de Saint-Léger est encore plus dommageable pour le vainqueur, quoique la distance ne soit que moins de 2 milles.

Aujourd'hui, lorsque la course est achevée et que quelques gros enjeux ont été gagnés, l'animal vainqueur est emmené de l'hippo-drome les flancs déchirés par l'éperon, les côtés ruisselant la sueur, les tendons forcés; et c'est une chance rare si jamais plus on entend parler de lui ou si l'on y pense : il a rempli le but pour lequel on l'avait élevé, et tout est dit.

Et par quelle aberration tout cela s'est-il accompli ? Comment se fait-il que des hommes honorables et pleins d'habileté aient conspiré ensemble pour altérer le caractère du cheval de course et, par son influence, celui des races anglaises en général ? Ce n'est pas le fait d'une conspiration ; c'est la conséquence de la marche naturelle des choses. Le cheval de course du commencement et même du milieu du dernier siècle était un puissant animal, aux formes élégantes, qui avait autant de vitesse qu'on en peut désirer, et qui joignait à cela une puissance d'action inépuisable. Celui qui élevait des chevaux pour le turf, à cette époque, pouvait avoir la conviction bien satisfai-sante que l'animal avec lequel il espérait accomplir ses desseins rendrait en même temps d'utiles services à son pays; mais, en se proposant de faire des chevaux capables de gagner des prix, il fut naturellement conduit à essayer d'ajouter un peu plus de vitesse à la puissance d'action. Cette tendance à *alléger* produisit *Mambrino*, *Sweet-Briar* et d'autres, qui avaient perdu un peu de la compacité (*compactness*) de leurs formes; qui étaient débarrassés d'une partie de leur *étoffe* (*coarseness*), mais sans avoir perdu de la capacité de leur poitrine, de la *musculation* développée et puissante de leurs membres : animaux dont la vitesse était certainement accrue, sans que leur vigueur fût en rien diminuée.

Il n'appartient pas à la nature humaine d'être satisfaite, même de la perfection. On essaya si l'on ne pourrait pas obtenir encore plus de vitesse. On réussit, mais cette fois ce ne fut pas sans amoindrir dans un certain degré la puissance d'action. Tels furent, par exem-ple, *Shark* et *Gimcrack*, dans lesquels la vitesse fut augmentée un peu aux dépens de la force. Il est facile de se figurer maintenant quelle a dû être la conséquence dernière de ce système.

Le grand principe étant d'obtenir de la vitesse, c'est aux conditions de la vitesse qu'on s'est principalement attaché dans le choix des reproducteurs ; celles d'où dépend la force étant placées en seconde ligne.

La conséquence de ce système a été la création d'un cheval aux formes allongées , aussi beau que ses prédécesseurs, sinon plus, mais laissant voir aux yeux du véritable connaisseur des muscles moins développés, des tendons moins saillants , un garrot plus tranchant, mais recouvert de muscles moins puissants. La vitesse fut portée au degré le plus extrême qui ait jamais pu être rêvé ; mais le fond, la force de résistance à la fatigue, l'*endurance*, fut incroyablement diminué. On ne tarda pas à en avoir la preuve. Ces chevaux de nouvelle création ne purent parcourir la distance que leurs prédécesseurs franchissaient avec tant de facilité. Les épreuves tombèrent de mode ; on les qualifia, avec trop de vérité hélas ! de *dures* et de *cruelles*, et force fut bien de raccourcir de moitié les distances consacrées aux épreuves ordinaires.

Un tel résultat ne devait-il pas être suffisant pour convaincre les éleveurs de la marche vicieuse qu'ils avaient suivie ? Sans doute, pour peu qu'ils voulussent se donner la peine de réfléchir. Mais le moyen de réparer cette erreur ? Comment retourner sur ses pas et en revenir à l'élément fondamental du bon cheval, la force, la puissance d'action, actuellement que l'élevage était poursuivi dans de faux errements ? Et puis les courses de peu de longueur étaient devenues de mode ; en deux ou trois minutes l'affaire était terminée ; on échappait à ces longues heures d'incertitude qu'exigeaient nécessairement les sept ou huit épreuves de seconde main dans les luttes contestées. Et puis enfin , comment lutter contre la toute-puissance de la mode ? Mais quelle force de résistance ont ces chevaux ? Aucune. On les a élevés pour la vitesse ; on l'a obtenue. Les courses avec eux sont devenues populaires parce qu'elles sont très-courtes ; elles ne comportent plus de manches alternées, comme autrefois, si ce n'est pour les prix du roi. Ces courses royales auraient dû être réservées, dans l'intérêt et pour l'honneur du pays, à l'encouragement de l'élevage de l'ancien cheval d'une supériorité sans rivale. On aurait toujours eu ainsi le moyen de réparer les erreurs commises aujourd'hui par les principaux personnages du sport ; et, en vérité, lorsque l'on considère l'état actuel du hunter et du cheval de route, on voit qu'il y a bien des raisons qui militent en faveur de ce retour vers les errements anciens.

Il y a une conséquence particulière des courses de peu de longueur qui n'a peut-être pas été suffisamment prise en considération. Dans l'ancien système, les qualités réelles (*trueness*) et la force assuraient presque constamment le prix au cheval qui le méritait le mieux ; mais avec les chevaux d'aujourd'hui et les courtes épreuves de 2 ou 300 yards auxquelles on les soumet, le jockey joue un rôle principal dans la lutte. Si les animaux sont à peu près d'égale force, tout dépend de lui. Pour peu qu'il ait confiance dans la force de son cheval, il peut distancer tous ses compétiteurs ; ou bien, ménageant sa monture rapide mais sans fond jusqu'au dernier moment, il peut atteindre le poteau avec la vitesse d'une flèche avant que son rival ait eu le temps de rassembler son cheval pour lui faire faire le dernier effort.

On ne saurait nier que la conscience qu'a le jockey de son pouvoir, et le compte qu'il sait être appelé à rendre de la manière dont il en aura fait usage, ont conduit à l'emploi de pratiques plus cruelles dans les courses de nos jours que dans celles des anciens temps.

L'habitude développait dans le cheval d'autrefois le sentiment de l'émulation et celui de l'obéissance. Une fois la course commencée, il comprenait ce que lui demandait son cavalier, et il n'était pas nécessaire de recourir à l'usage du fouet ou de l'éperon pour le porter en avant s'il était capable de gagner.

Forrester est une preuve suffisante de ce que nous avançons. Il avait gagné plusieurs courses rudement contestées ; mais un jour malheureux il entra en lice avec un cheval extraordinaire, *Eléphant*, appartenant à sir Jennisson Shaftoc. La distance à parcourir était de 4 milles, en ligne droite. Ils avaient franchi la partie plate du terrain, et se trouvaient sur le même niveau à la montée. A peu de distance du poteau, Eléphant ayant en ce moment un peu gagné sur Forrester, ce dernier fit tous les efforts possibles pour recouvrer le terrain perdu ; mais, voyant qu'ils étaient sans résultat, d'un bond desespéré il se rapprocha de son antagoniste et le saisit par la mâchoire pour le maintenir en arrière ; on eut beaucoup de peine à lui faire lâcher sa prise.

Un autre cheval, appartenant à M. Quin, en 1753, se voyant dépassé par son adversaire, le saisit par un membre, et les deux jockeys furent obligés de descendre de cheval afin de séparer leurs montures.

Les chevaux de nos jours ne sont pas animés de ce sentiment d'émulation et disposés à épuiser toutes leurs forces dans un suprême effort, et il faut, pour que leurs propriétaires puissent gagner le prix de la course, qu'ils soient cruellement excités par leurs cavaliers, jusqu'à extinction de leurs forces ; aussi arrive-t-il souvent qu'ils sortent de l'hippodrome estropiés pour la vie.

C'est là une conséquence fatale du système actuel ; ce sont là les fonctions des jockeys de nos jours, fonctions qu'un certain nombre d'entre eux accomplissent avec une sorte d'orgueil ; mais un tel état de choses ne devrait pas être toléré, et le système dont il est l'expression devrait être promptement et radicalement réformé.

§ II.

Du cheval de chasse (the hunter).

Le hunter ou cheval de chasse se rapproche du cheval de course par sa beauté et ses qualités.

La mode et les progrès de l'agriculture en Angleterre ont essentiellement contribué à accroître la vitesse des chasses à courre. Aujourd'hui que le chien de chasse a été modifié dans ses formes et a acquis une plus grande légèreté, le fermier doit, sous peine d'être abandonné par ses compagnons dès le départ, se munir d'un meilleur cheval qu'autrefois. Il faut que dans sa monture la force et les qualités essentielles que donne le sang se trouvent associées.

Dans les pays à fortes clôtures, un cheval de demi-sang peut remplir les conditions voulues ; pour l'usage le plus général, le hunter doit être un trois quarts ou même un sept huitième de sang. Un pur sang, lorsqu'il a une ossature assez développée, constitue le meilleur des hunters, surtout s'il a été dressé à lever les membres suffisamment haut pour éviter les inégalités du sol et à franchir les clôtures.

Le hunter ne doit pas avoir moins de 15 et plus de 16 *mains* de hauteur (la main équivaut à 1 décimètre environ). Au-dessous de cette taille, il ne domine pas assez les objets qui sont devant lui ; au-dessus, il a moins d'adresse pour son service.

La première qualité du bon cheval de chasse est d'être léger à la
main. En conséquence, sa tête doit être petite, son encolure dégagée principalement vers son bord inférieur, tandis que le supérieur doit être fort et bien arqué. Les ganaches doivent être bien
évidées, et la tête, bien attachée, doit former avec le cou l'angle de
l'ouverture duquel résultent la légèreté et la sensibilité de la bouche.

L'avant-main dans le hunter doit être plus élevée que dans le cheval de course. On peut pardonner à un cheval principalement destiné au turf, si son arrière-main domine le train de devant de 1 ou de
2 pouces ; la principale puissance du cheval de course réside dans
son train de derrière, et le peu d'élévation de l'avant-main, en accumulant une plus grande somme du poids sur cette partie, devient
une condition pour que toute la machine soit mue avec plus de facilité et de vitesse. Pour le hunter, il faut que l'avant-main soit élevée, et aussi que les épaules aient autant d'étendue et d'obliquité
que dans le cheval de course, mais avec plus de développement
musculaire ; ce sont les conditions pour que la selle soit bien à sa
place et la conserve, quelle que soit la durée de la course.

La poitrine doit être plus ronde dans le hunter que dans le *racer*
(cheval de course), afin que le cœur et les poumons aient une plus
large place et que la circulation s'effectue avec plus de liberté,
comme cela est nécessaire surtout dans les courses poussées à outrance. Dans un cheval destiné à un pareil service, une large poitrine est toujours une qualité supérieure. La majorité des chevaux
qui succombent au milieu des chasses sont à poitrine étroite.

Le bras doit être aussi musclé, sinon plus, que dans le cheval de
course, car il faut dans le hunter tout à la fois de la force actuelle
et du fond. La jambe doit être plus large principalement en dessous
du genou, car c'est la distance qui sépare le tendon du canon, sous
le genou surtout, qui donne la mesure de la puissance mécanique
de cette région.

Il faut dans le hunter un peu moins de longueur de l'avant-bras ;
ses mouvements doivent être, en effet, plus élevés que ceux du
racer, afin que les membres soient enlevés du sol au-dessus des
obstacles avec plus de sûreté et que dans le saut ils puissent se
doubler plus facilement.

Le paturon du hunter doit être plus court et moins oblique, tout en restant cependant suffisamment incliné. Le long paturon est une puissante condition d'élasticité, nécessaire dans le cheval de course pour amortir les effets des chocs de ses membres contre le sol, dans ses allures si rapides où tout son corps est animé d'une quantité de mouvement si considérable. La direction oblique de tous les rayons de ses membres contribue merveilleusement à produire le même résultat ; mais cette élasticité si développée s'allie souvent à une très-grande faiblesse des ressorts, et plus d'un cheval de course s'est arrêté comme brisé, au milieu de la carrière.

Le hunter, dans ses différentes allures, n'est jamais mu avec une vitesse aussi extrême, et n'a pas besoin, conséquemment, d'un appareil élastique aussi développé ; il lui faut, au contraire, plus de force pour soutenir sa machine plus pesante et le poids plus considérable de son cavalier, et pour résister aux fatigues de toute une journée. Une certaine obliquité est donc nécessaire dans ses jointures pour amortir les réactions de son galop plus raccourci et surtout de ses sauts prodigieux ; sans quoi il serait exposé à devenir boiteux.

Le pied du cheval de chasse est la partie essentielle de sa machine. L'étroitesse de cet organe est une malédiction jetée sur le cheval de sang. Chez le hunter, le pied doit être excellent, car il est destiné, non pas comme chez le racer, à courir exclusivement sur le terrain du turf, mais bien à battre des routes caillouteuses, des chemins pierreux, et s'il n'est pas essentiellement bon, l'animal sera bientôt mis hors d'usage.

La position du pied est à considérer. La meilleure est celle où les deux pieds sont placés dans un champ parallèle ; il n'y a pas beaucoup d'inconvénients à ce qu'ils soient dirigés un peu en dehors ; mais lorsqu'ils sont tournés en dedans, l'action du membre n'est pas sûre, surtout lorsque l'animal est fatigué ou surchargé.

Le corps du hunter doit être court, comparé à celui du cheval de course, afin que son galop ne soit pas trop allongé. Les longues enjambées à l'allure du galop déterminent des efforts trop violents des tendons, surtout si la journée est longue et le cavalier pesant, et principalement aussi lorsque la terre est argileuse et délayée, comme dans la saison des pluies. Le cheval ramassé, à allures raccourcies, ne fait pour ainsi dire qu'effleurer la surface du sol, tandis que celui dont le pas est plus étendu enfonce plus profondément et se fatigue en efforts plus multipliés pour dégager ses membres.

Tout chasseur sait combien le cheval ramassé est plus dur à la fatigue, surtout lorsqu'il s'agit de gravir les hauteurs, quoique peut-être il soit dans de moins bonnes conditions de conformation pour les descendre : c'est ce qui indique qu'il faut savoir adapter le cheval de course à la disposition des lieux sur lesquels il doit courir ; c'est ce qui explique aussi comment un cheval d'une supériorité incontestable sur un terrain plat et en ligne droite est souvent battu par un petit cheval aux allures plus raccourcies sur un terrain inégal et tournant.

Les reins du hunter doivent être larges, ses quartiers longs, ses cuisses musclées, ses jarrets bien pliés et bien engagés sous le corps. Il n'est pas besoin de dire combien il est essentiel qu'il soit d'un caractère calme et courageux. L'animal irritable et emporté expose son cavalier à des dangers continuels ; celui qui recule par crainte devant le plus petit obstacle à franchir l'expose au ridicule.

La préparation du hunter au travail est la même que celle du cheval de course, et ne comporte aucun mystère. Elle consiste à débarrasser l'animal de toute sa graisse en excès par un exercice méthodique et par l'administration rationnelle des purgatifs, en évitant toutefois de trop l'alléger.

Il faut, par l'influence de l'exercice, entretenir la liberté de sa respiration et l'habituer à faire un usage complet de toutes ses puissances locomotrices, sans aller au delà de leurs limites. Au moment où approche la saison des chasses, deux ou trois doses modérées de purgatifs ; une nourriture sèche, abondante ; tous les jours un exercice au galop sur une longueur de 2 milles, à une allure qui ne soit pas trop rapide : voilà tout ce qu'il y a à faire pour préparer le hunter, et encore les purgatifs peuvent-ils être laissés de côté. *Air, exercice, nourriture,* voilà les trois mots qui renferment le grand secret, et qui constituent tout l'art de l'entraînement.

Le vieux hunter peut être monté deux fois, et même, si les journées ne sont pas trop dures, trois fois dans une semaine ; mais après une journée de dures fatigues, trois ou quatre jours de repos lui sont nécessaires. Ceux qui savent ménager leurs chevaux ne leur donnent que trente jours environ de travail dans la saison des chasses, en ayant soin de les faire soumettre à un exercice modéré dans les jours intermédiaires et de leur faire donner *une suée* dans celui qui précède la chasse. Il y a un exemple cependant d'un hunter qui suivit les chiens soixante-cinq fois dans une saison. Ce chiffre n'a jamais été dépassé.

La vitesse plus grande exigée du cheval de sang et les modifications correspondantes que cette plus grande vitesse a nécessitées dans son élevage, ont été les causes d'un changement considérable dans le mode d'emploi du hunter.

C'est une pratique aujourd'hui invariablement adoptée par tout chasseur d'avoir deux et quelquefois trois chevaux en service sur le champ de chasse; après une journée de fatigues modérées, trois ou quatre jours de repos sont accordés au cheval, et on ne lui en donne pas moins de cinq ou six après une journée pénible. Lorsqu'on exigea plus de vitesse du cheval de sang, le cheval de demi-sang ou de trois quarts de sang acquit une partie de cette vitesse augmentée, et l'allure des chiens courants ne fut plus en rapport avec la sienne. De là la nécessité d'un changement dans les races de ces animaux. Ils furent rendus à leur tour plus rapides et acquirent une telle vitesse que la plus grande partie des chevaux de demi-sang devinrent incapables de les suivre. Ce fut alors que le cheval pur sang fut utilisé comme hunter. D'abord, beaucoup de préjugés s'élevèrent contre lui; on disait qu'il n'était pas capable de sauter comme le hunter de l'ancien modèle; mais, après un entraînement convenable, il ne tarda pas à égaler, sous ce rapport, les meilleurs de ses prédécesseurs, et devint supérieur à la plupart d'entre eux.

Le cheval participe à l'enthousiasme passionné de son maître pour la chasse. Voyez ce vieux hunter qui se repose dans un enclos des dures fatigues de la saison d'hiver. Lorsque les cris des chiens se font entendre à ses oreilles, son attitude et sa contenance dénoncent la passion qui l'anime. S'il le peut, il brisera la palissade qui l'entoure et franchira haies, fossés et ruisseaux, pour suivre la chasse jusqu'à épuisement de ses forces.

Un cheval qui avait été cautérisé à trois membres était logé en liberté dans une boxe fermée par une porte de 4 pieds de haut, au-

dessus de laquelle était une ouverture de 3 pieds carrés environ ;
sa propre taille était de 16 mains, et son poids d'environ 15 stônes.
Cet animal, en entendant à une grande distance les hourrahs des
chasseurs et les cris des chiens, franchit d'un bond la porte de sa
boxe, sans qu'on ait pu trouver sous sa poitrine, sur sa nuque ou
sur ses côtés la plus petite marque de frottement.

Si le cheval est si prompt à se sacrifier lui-même pour nos plaisirs, c'est un acte de brutalité sans excuse d'en exiger plus que ne
lui permet de donner son ardeur naturelle, et de le pousser, comme
nous le faisons quelquefois, jusqu'à épuisement de ses forces. Il est
rare d'entendre parler d'une dure journée de chasse, sans apprendre
en même temps qu'un ou plusieurs chevaux sont restés morts sur
la place ou sont allés expirer à leur écurie. Il est des chasseurs qui
ont été assez cruels pour faire périr deux chevaux sous eux en un
jour. Dans une des chasses à courre les plus fatiguantes dont on ait
conservé le souvenir, les chevaux coururent sans interruption pendant quatre heures vingt minutes ; un d'eux resta mort sur place,
un autre mourut avant d'atteindre son écurie, et sept succombèrent
dans la semaine suivante.

On peut concevoir qu'un cheval prenne une part assez vive aux
plaisirs de son maître pour ne pas ressentir la fatigue, et qu'entraîné jusqu'au complet épuisement de ses forces, il tombe et ne re-
nonce qu'en mourant. On en a vu, par exception, des exemples ;
mais le plus souvent le pauvre animal, à bout de ses forces, sait
faire comprendre la fatigue qu'il éprouve à son cavalier, qui, au lieu
de sacrifier une heure de plaisir, l'aiguillonne sans merci de la cra-
vache et de l'éperon, jusqu'à ce qu'il succombe et meure sous la
peine.

Il est facile à celui qui a quelque sentiment de pitié pour les bêtes
de reconnaître les symptômes de la fatigue excessive du cheval. Sa
vitesse se ralentit, sa démarche devient chancelante, son flanc bat,
sa tête est lourde à la main, et l'on entend retentir un son particulier que des personnes inexpérimentées ont pris pour des batte-
ments du cœur, mais qui n'est autre chose qu'une contraction con-
vulsive du diaphragme qui prête un concours plus actif aux muscles
respirateurs. Celui qui continue sa course après avoir entendu le

retentissement de ce bruit anormal, devrait subir un châtiment proportionnel aux souffrances qu'il fait endurer (1).

§ III.

Du cheval de route (the hackney).

Le parfait hackney est plus difficile à trouver que le hunter ou le coursier. Il est des défauts qu'on peut passer au hunter, mais que le cheval de route ne doit pas avoir. Le premier peut être gêné dans ses allures au pas et même au trot ; il peut avoir des bleimes ou des fourchettes échauffées ; s'il a de la vitesse et du fond, il suffit, on peut s'en servir, il peut même avoir du prix pour son maître. Mais le vrai hachney doit être bien membré devant et derrière, avoir de bons pieds, être d'un caractère doux et égal, ne s'effrayer de rien, rester sans inquiétude dans quelque situation qu'on le place ; il faut qu'il soit léger à la main et très-sûr sur son devant. Il est une erreur commune sur *l'action* du hackney : « pourvu qu'il lève bien ses membres, il ne doit pas tomber, » dit-on ; mais il faut prendre en considération aussi la force avec laquelle il exécute son poser sur le sol, les réactions qu'il imprime au cavalier, le mode suivant lequel il effectue ses battues et use ses fers. Un cheval qui a une trop grande action des genoux ne sera jamais vite ; il est rare que son allure soit agréable pour celui qui le monte, et pour une longue route il n'est pas plus sûr qu'un autre. Le cheval qui *rase le tapis*

---

(1) Ce serait presque pour nous un motif de nous réjouir, si le cheval dont on abuse en exigeant de lui au delà de ses forces, pouvait infliger à son cavalier la punition que subit un officier espagnol pour les tortures dont il accablait un pauvre Indien qui le portait sur son dos à travers les montagnes.

Voici le fait tel qu'il est rapporté par le capitaine Cochrane :

« Quelque temps après avoir traversé un ruisseau, nous arrivâmes sur
« les bords d'un précipice d'environ 1,500 pieds, au fond duquel roulait
« un torrent. Là, le lieutenant Ortegas me raconta l'anecdote suivante sur
« la cruauté et la punition d'un officier espagnol : Cet homme inhumain
« déchirait à coups redoublés d'éperon les flancs nus d'un pauvre Indien
« qui le portait. Celui-ci représentait en vain à son persécuteur qu'il ne
« pouvait aller plus vite ; l'officier multipliait ses coups en raison même
« des murmures de son esclave, qui, embrasé de fureur et de ressenti-
« ment, le précipita dans l'abîme ouvert sous leurs pas et se sauva dans
« les montagnes, où il fut impossible de le rejoindre. »

peut être agréable sur le terrain du turf, mais il n'est pas d'un bon emploi pour la route. A cet égard, il est une règle qui n'est pas toujours comprise et qui a été souvent discutée, mais que l'expérience confirmera en plein, à savoir : que la sûreté du cheval dépend bien plus de la manière dont il pose son pied sur le sol, que de la hauteur à laquelle il le lève. Son pas a bien plus de solidité, par exemple, lorsqu'il effectue son poser à plat par la région des talons, que quand il déploie avec élégance son membre à une grande hauteur. Si le poser s'effectue d'abord par la pince, il est à craindre que l'animal ne soit en danger de chute ; un obstacle inattendu peut, dans ce cas, déplacer brusquement le centre de gravité en avant ; le pied n'ayant pas encore pris son assiette sur le sol, la moindre circonstance peut faire broncher ou tomber l'animal. Ce qui importe donc dans le hackney, aussi bien pour l'agrément du cavalier que pour sa sûreté, c'est la manière dont l'animal rencontre le sol avec la pince de ses pieds.

Lors donc qu'on se propose d'essayer un cheval pour ce service, la première chose à faire est de lever ses membres et d'examiner ses pieds ; si, au bout d'une semaine ou d'une quinzaine de ferrure, le fer n'est pas usé en pince d'une manière exagérée, et si on reconnaît que l'animal en mouvement pose bien ses pieds à plat sur le sol, on peut l'acheter sans crainte, bien qu'il n'ait pas ce développement des membres auquel on a, à tort, attaché tant d'importance.

Cependant, tout cheval peut tomber ; de là cette règle d'or « *de ne jamais se fier à son cheval et de le sentir toujours légèrement en main*. » C'est un tort de toujours tenir les rênes tendues, car on endurcit ainsi la bouche du cheval ; mais c'en est un aussi de laisser la bride flottante sur le cou. *Il faut toujours tenir le cheval légèrement en main ;* on peut ainsi porter secours à sa monture avant que son centre de gravité ne soit complétement déplacé, et il suffit d'une légère secousse pour le remettre en équilibre. En outre, cette impression légère transmise à la bouche du cheval le porte à tenir toujours bien sa tête, et rien ne lui donne autant d'aise, de beauté et de sûreté dans ses allures qu'une belle attitude de la tête.

Le *pur sang* doit couler dans les veines du hackney comme dans celui du hunter, mais à des degrés différents, suivant les pays où on l'emploie et les services qu'on veut exiger de lui. S'il se rapproche trop complétement du cheval pur sang, ce pourra être un brillant animal, mais il sera peu propre à son service ; il aura les membres trop svelles, le pied trop petit et le pas trop long, rarement aussi il sera capable de trotter. Trois quarts ou moitié seulement de sang suffisent pour faire un bon et utile animal, à quelque service qu'on le destine.

Le hackney doit être un hunter en miniature, à ces exceptions près. Sa hauteur ne doit pas excéder 15 mains et 1 pouce ; au dessous de cette mesure même, il a assez de force et peut parfaitement convenir pour son service. Il faut que, relativement à sa taille, il soit plus *corsé* que le hunter, que sa *membrure* aussi soit plus forte ; car il n'a pas seulement à suffire à un exercice d'un jour, il faut qu'il travaille longtems et tous les jours d'une manière continue.

Il est essentiel que les os au dessous du genou soient larges et plats, et que le tendon s'en détache bien.

Le paturon doit être court, et cependant en direction oblique, mais non pas au même degré que dans le cheval de course et le hunter. Cette obliquité doit être seulement suffisante pour le jeu de l'élasticité, sans que les membres perdent de la force de résistance qui leur est nécessaire pour supporter une fatigue de tous les jours, qui quelquefois est très-dure.

Le pied est, dans le cheval de route, une partie d'une importance capitale. Son volume doit être exactement proportionné au volume du corps ; il ne faut pas qu'il soit ou trop plat, ou trop creux ; ses talons doivent être ouverts, et la corne résistante sans bleime ni échauffement de fourchette.

Les aplombs des membres antérieurs doivent être parfaitement rectilignes ; des genoux arqués sont le pire des défauts dans un cheval destiné à ce service.

Le dos doit être droit et court ; il faut qu'il ait seulement assez de longueur pour permettre de placer convenablement la selle. Quelques-uns préfèrent le cheval *ensellé*. Il a, en effet, des allures plus douces, et convient parfaitement au service des dames ; mais il ne saurait porter un cavalier pesant et résister à une dure fatigue.

Le cheval de route doit être élevé sur son devant, avoir la côte ronde et la poitrine profonde ; ce sont les bonnes conditions pour la solidité de fixation de la selle. Les qualités de cet animal résident tout autant dans la douceur de ses allures, la sûreté de son pas et son bon tempérament, que dans sa vitesse.

On a rarement besoin de faire plus de 8 à 10 milles à l'heure, et la vitesse moyenne d'une journée de voyage est de 6 à 7 milles par heure. Les bons trotteurs ne sont pas toujours faciles à maintenir dans leur allure, et, quoiqu'ils accomplissent des tours de vitesse tout à fait extraordinaires, ils sont souvent mis hors de service, pendant que le cheval aux allures plus lentes a conservé toutes ses aptitudes.

Les annales des hommes de chevaux renferment une multitude de preuves d'intelligence et de fidélité données par le cheval et par le hackney particulièrement, ce fidèle compagnon de l'homme. Une personne voyageait dans une contrée qui lui était complétement inconnue, distante de 30 milles de sa demeure. Elle eut beaucoup de peine à trouver sa route, et ne parvint au but de son voyage qu'à force de recherches. Au bout de deux ans, elle dut refaire la même excursion, et elle fut surprise par la nuit 3 ou 4 milles avant d'être arrivée au lieu où elle devait s'arrêter. Il lui fallait traverser des marais et des terrains sans routes frayées, et c'est à peine si elle pouvait voir la tête de son cheval; la pluie commençait à tomber. Se rappelant alors tout ce qu'il avait entendu dire de la fidélité de mémoire du cheval, le cavalier laissa tomber les rênes sur le dos du sien, et s'abandonna à lui. Au bout d'une demi-heure il arrivait en sûreté à la porte de la maison où il voulait se rendre, et cependant ce cheval n'avait parcouru qu'une seule fois, deux ans auparavant, le pays dans lequel il venait de se reconnaître avec un instinct si heureux.

L'anecdote suivante, rapportée sous l'autorité du professeur Kruger, de Halle, prouve tout à la fois la sagacité et la fidélité du cheval. Un de ses amis, traversant à cheval un bois pendant une nuit sombre, se heurta la tête contre une branche d'arbre et tomba évanoui. Le cheval retourna immédiatement à la maison que son maître venait de quitter, et dans laquelle tout le monde était endormi. Il frappa à la porte jusqu'à ce qu'on vînt lui ouvrir; puis, reprenant son chemin, il se fit suivre de la personne qui avait ouvert la porte, et la conduisit à l'endroit où son maître était étendu privé de sentiment.

Voici quelques exemples de la vitesse et du fond du hackney :

En 1793, une jument hackney nommée *Sloven* parcourut à l'allure du pas 22 milles en trois heures cinquante-deux secondes. En novembre 1791, elle avait battu le célèbre coureur James Cotterel en *marchant* 20 milles en trois heures quarante-une minutes. C'était une croyance alors qu'un cheval ne pouvait pas, en *marchant* seulement, lutter avec un homme entraîné à cette sorte d'exercice.

Les exemples de ce que peut faire au trot le cheval de route sont très nombreux. En 1822, il y eut un pari de 500 guinées engagé entre la jument de M. Bernard et le cheval du capitaine Colston pour un parcours de 9 milles au trot. Il fut aisément gagné par la jument, qui parcourut la distance en vingt-sept minutes quarante secondes ; le cheval mit vingt-sept-minutes quarante-neuf secondes, ce qui fait une vitesse de 19 milles 1/2 à l'heure.

Quelques années avant, cet exploit avait été dépassé. La jument *Phenomenon*, de sir Edward, âgée de douze ans, avait parcouru au trot 16 milles en cinquante-six minutes. Un mois auparavant, elle avait fait le même trajet en moins de cinquante-trois minutes, ce qui est une vitesse de plus de 19 milles à l'heure. Son propriétaire offrit alors de lui faire parcourir 19 milles 1/2 en une heure ; mais, comme il était prouvé que dans la dernière lutte elle avait fait 4 milles en onze minutes, ce qui supposait une vitesse de plus de 20 milles 1/2 à l'heure, personne ne voulut tenir la gageure.

Après de tels exploits, cette malheureuse bête eut à subir jusqu'à l'âge de vingt-trois ans de dures épreuves d'entraînement et d'exercices outrés, et elle devint si misérable qu'elle fut vendue pour la somme de 7 livres. Eh bien, même dans cet état, elle fit encore au trot 9 milles en vingt-huit minutes et demie (19 milles environ à l'heure). Six mois après, on rapporte qu'elle gagna en un jour quatre paris extraordinaires dont les particularités n'ont pas été recueillies.

A vingt-six ans, elle devint la propriété de sir R.-C. Daniel, qui en prit un soin particulier, sans lui imposer de tâches trop dures ; aussi elle reprit de l'état et redevint aussi droite dans ses aplombs que dans les meilleurs jours.

Les annales ne renferment pas d'autres exemples d'une aussi grande vitesse que celle de cette jument ; mais, malheureusement, elles en contiennent beaucoup trop qui témoignent de la puissance du cheval à parcourir à l'allure du trot de très-longues distances, sans prendre du repos, ou à peine.

La plupart de ces épreuves sont accompagnées de circonstances qui témoignent d'une déplorable cruauté.

M. Osbalderton avait un célèbre trotteur appelé *Tom Thumb* (Tom Pouce). Il paria qu'il parcourrait 100 milles en dix heures et demie. Ce paraissait une distance étonnante, impossible à franchir en si peu de temps ; mais ce cheval était un trotteur extraordinaire ; il était *dans la plus parfaite condition.* Le véhicule à traîner ne devait pas peser plus de 100 livres, et le conducteur plus de 10 stônes 3 livres. Il accomplit sa tâche en dix heures trois minutes ; les temps d'arrêts pour prendre ses repas avaient été de trente-sept minutes, en sorte qu'en réalité les 100 milles furent parcourus en neuf heures et demie. Cet animal n'éprouva aucun dommage d'un exercice si prolongé, et il était si frais encore au 90ᵉ mille, que son propriétaire offrit de parier six contre quatre qu'il ferait 14 milles dans la dernière heure.

Une jument anglaise fut ensuite engagée dans un pari pour accomplir la même tâche. C'était un de ces animaux rares qui peuvent tout aussi bien convenir comme hackney ou hunter que pour le service des harnais. Dans une circonstance, après avoir parcouru sur la trace des chiens 60 milles de pays, elle put encore courir très-librement sous son cavalier dans les terres labourées. Elle gagna le pari en dix heures quatorze minutes, ou, en déduisant les temps d'arrêts nécessaires, soit treize minutes, en dix heures une minute de travail continu. Elle était un peu fatiguée ; mise en liberté dans une boxe, elle se reposa immédiatement. Le jour suivant, elle avait repris toute sa vigueur, et se montra aussi pleine de vie et de courage que la veille. Ces sortes de luttes plaisent à raconter, la dernière surtout, car le propriétaire avait donné l'ordre au conducteur de s'arrêter au moindre signe de malaise, aimant mieux perdre son pari que de faire endurer à son animal la moindre souffrance.

Mais les autres faits que nous avons à reproduire ont un caractère différent et excitent l'indignation et le dégoût.

En 1829, *Rattler,* cheval américain, fut engagé contre une jument du pays de Galles, pour parcourir l'espace de 10 milles. La jument devait avoir une avance d'une minute. *Rattler* parcourut cette distance en trente minutes quarante secondes (vitesse de 19 milles à l'heure), et battit la jument de 60 yards. Ceci est très-bien ; mais lorsque le même cheval est, quelque temps après, engagé contre un autre, pour une course de 34 milles, qu'il est mis à bout de ses forces et meurt dans la nuit suivante ; — lorsque deux hackneys sont engagés l'un contre l'autre pour parcourir la distance de Londres à York, 196 milles ; que l'un d'eux parcourt 182 milles et meurt ; que l'autre accomplit cette terrible tâche en quarante heures et trente-cinq minutes, grâce aux breuvages vineux qu'on lui administra pendant la moitié de ce parcours ; — lorsque deux brutes sous forme humaine font lutter leurs chevaux, l'un un animal de haute stature, et l'autre un petit poney, dans un parcours de 62 milles ; que tous les deux sont poussés jusqu'à complet épuisement de leurs forces, et arrivent, le premier à 30, et l'autre à 80 yards du but, pour tomber épuisés et mourir : — en vérité, lorsque nous lisons de pareils récits, nous ne portons pas envie aux sentiments des propriétaires de ces malheureux animaux, si tant il y a que ces hommes ne soient pas avilis au point d'être destitués de tous bons sentiments.

Nous ne saurions jeter trop de réprobation encore sur l'homme qui, en 1827, parcourut sur un petit cheval hongre la distance de Dublin à Nenagh (95 milles), en suivant la diligence de Limerick ; et surtout sur cet autre, plus grand *coupable*, qui partit avec la malle d'Exeter, sur un cheval de Galloway de la taille de 14 mains, et arriva à Exeter un quart d'heure avant la malle, ayant parcouru 172 milles, à une vitesse de plus de 7 milles à l'heure.

Nous avons vu ce poney quelques mois après, avec les tendons rompus, les phalanges cerclées de *formes*, et les pieds fourbus : déplorable exemple de l'ingratitude de quelques brutes humaines envers un fidèle et courageux serviteur.

§ IV.

Du cheval de fermier (the farmer's horse).

Le cheval de fermier est un animal propre à *tout travail ;* qu'on peut monter par occasion pour aller au marché ou pour son plaisir, mais qui est principalement apte au service du trait. Il doit être plus haut que le cheval de route (15 mains et 2 pouces environ), avec une épaule plus épaisse, plus basse et moins oblique, afin que le collier lui soit plus convenablement adapté. Il doit être bien corsé, sans être trop massif cependant. Il lui faut un peu de sang ; moitié, par exemple, est ce qui convient le mieux. Il faut qu'il y ait en lui association d'une certaine masse qui le rende apte à tirer, à une suffisante légèreté pour le service de la route.

Les fermiers apprécient aujourd'hui la supériorité d'un cheval actif, vigoureux, d'un volume moyen, sur l'animal massif et lent des premiers jours. Ce n'est pas seulement à l'époque des moissons, ou lorsqu'il faut saisir l'occasion d'une gelée du matin pour le transport des fumiers, que cette supériorité se manifeste ; mais tous les jours, dans les travaux de la ferme, ce que l'on épargne de temps et de nourriture avec un pareil cheval est bien appréciable et se compte notablement au bout de l'année.

On a souvent dit qu'un cheval utilisé pour le service du trait n'était ni agréable, ni sûr pour celui de la selle. Le petit fermier n'a pas besoin d'un beau cheval de route uniquement employé à cet usage. Ce qu'il lui faut, c'est être convenablement porté ; et, pour peu qu'il ait mis de soin dans le choix de son cheval, si ses pieds sont bons, ses épaules pas trop épaisses, ses membres pas trop sous lui, si surtout il est tenu en bonnes conditions et qu'il ne fasse qu'un travail proportionné à ses forces, les cinq jours de charrois ou de travail de la herse n'influeront pas d'une manière sensible sur son aptitude à porter la selle, surtout si le cavalier se met bien en mémoire cette règle, que nous avons appelée une *règle d'or : de sentir toujours un peu la bouche de son cheval.*

Le fermier doit préférer une jument à un cheval hongre pour le service de la selle ou du trait. D'abord elle ne lui coûtera pas si cher, et il pourra en obtenir plus de travail. Il n'y a pas de doute qu'à volume égal une jument a plus de force et de conditions de durée qu'un cheval hongre, et en outre, on peut en obtenir des produits. Dans les contrées d'élève, on apprécie bien cette supériorité de la jument sur le cheval. Pourquoi l'élève du cheval de commerce est-elle confinée aux districts du Nord ? c'est ce qu'il n'est pas aisé d'expliquer ; car, partout où il y a de bons chevaux et possibilité d'élever des poulains, le fermier aura toujours quelque chance de réussite à se faire éleveur.

S'il a, par exemple, quelques juments de gros trait, et s'il les croise avec un étalon de demi-sang bien conformé, il fera des poulains utilisables pour tous les besoins de l'agriculture, dont quelques-uns seront suffisamment légers pour être employés à la chaise de poste, à la diligence ou comme cheval de devant. Si le fermier possède une jument supérieure, de la vieille race de Cleveland par exemple, et qu'il la fasse saillir par un cheval bien musclé de trois quarts ou de sept huitièmes de sang, ou même de pur sang, s'il en trouve d'assez étoffés, il aura une belle chance d'élever un poulain qui le dédommagera amplement de ses déboursés par sa vente soit comme hunter, soit comme cheval de voiture.

Il n'est pas besoin de laisser la jument dans l'inaction quand on la fait produire ; elle peut travailler modérément pendant presque tout le temps de la gestation, et plutôt avec avantage qu'autrement ; et même lorsqu'elle nourrit, on peut éviter de perdre beaucoup de ses journées de travail. En l'envoyant à l'étalon en juin, le temps de la mise bas et la perte de travail qu'elle entraînera coïncideront avec l'époque de l'année où les travaux sont le moins pressés.

Il y a deux pierres d'achoppement pour le fermier qui élève : c'est le peu d'attention qu'il apporte dans le choix de la jument, et le peu de soin qu'il met à nourrir convenablement le poulain.

On peut formuler comme une maxime générale de l'élevage, malgré les préjugés qu'elle soulève, que la valeur du poulain dépend tout autant de la mère que du père. Les Arabes sont si convaincus de la vérité de ce principe, qu'ils ne livreront à aucun prix une jument supérieure de pur sang ; et ils établissent la généalogie de leurs chevaux non d'après le père, mais par la mère. Les Grecs avaient la même opinion longtemps avant que le cheval arabe fût connu. « Quelle chance ai-je de gagner ? » demandait un jeune homme dont le cheval allait lutter dans la course olympique. — « Quelle est la mère de votre cheval ? » lui répondit-on, en se basant sur l'expérience acquise.

Le fermier croit trop souvent que toute jument est bonne à se reproduire. S'il trouve un grand étalon, plein de belles apparences et bien chargé de graisse, avec un nom bien retentissant, à ses yeux il aura toutes les qualités voulues pour lui donner un poulain de valeur. S'il ne réussit pas, la faute en sera au cheval, et non au manque de jugement de l'homme ; et cependant cela dépend bien plus de sa jument qu'il ne l'a pensé dans sa sagesse.

Si le fermier a une jument de trop petite taille, tarée ou atteinte de vices essentiels, qu'il s'en serve pour les travaux de la ferme ; elle ne lui coûtera pas beaucoup et elle vaudra mieux pour lui qu'un cheval hongre ; mais qu'il se garde bien de la faire reproduire. Une jument saine de corps, ayant un peu de sang et douée de bonnes qualités, répondra seule à son but. Qu'elle porte sur elle les marques du travail, c'est peu important, mais il faut qu'elle soit exempte de maladies. Il n'y a pas une seule des affections auxquelles le cheval est sujet qui ne soit héréditaire ; les pieds serrés, la courbe, l'éparvin, le cornage, la cécité notamment se transmettent de la mère ou du père au poulain.

Il faut prendre bien soin du poulain dans les deux premières années ; c'est une mauvaise pratique de lésiner sur la nourriture du jeune animal dans la période de sa croissance.

Le poulain doit être habitué de bonne heure à être manié par l'homme, soit qu'on le destine au service de hunter ou à celui de la voiture ; mais il ne doit être dressé qu'à trois ans, et la meilleure manière de dressage est de lui faire gagner sa nourriture en le mettant à la herse ou à une légère charrue. En marchant sur une terre inégale, il apprendra à bien lever ses membres et contractera l'habitude de ce brillant développement d'épaule qui convient surtout au cheval de voiture. A la saison suivante il sera prêt à être conduit pour être vendu soit à la ville, soit sur les foires.

§ V.

Du cheval de cavalerie.

Le cheval de cavalerie a plus ou moins de sang, suivant la nature du service auquel il est destiné ou la fantaisie des chefs de corps. Les chevaux de la maison du roi sont de demi ou de trois quarts de sang ; quelques-uns des régiments légers ont plus de sang encore.

Dans le principe, nos chevaux de cavalerie étaient des animaux de forte taille, au corps massif ; leurs mouvements développés avaient quelque chose d'imposant comme leur masse. Ils étaient entraînés par une excellente méthode, mais il s'est souvent rencontré qu'ils se sont montrés inférieurs au service qu'ils avaient à rem-

plir, parce que le trop grand développement de leurs mouvements
en hauteur diminuait leur vitesse en ajoutant à leurs fatigues.

Depuis, nos chevaux de troupe ont éprouvé un changement considérable, conséquence des modifications intervenues dans l'élève
du cheval pur sang. Le cheval de sang, en perdant de son développement musculaire, de ses qualités de fond et de sa force de résistance à la fatigue, a imprimé à ses descendants des altérations correspondantes. La légèreté et l'activité des mouvements ont succédé
à la masse et à la force, et, à coup sûr, pour le service des escarmou-
ches ou pour les attaques faites à l'improviste, ce changement est
une amélioration qui est surtout appréciable dans les marches longues et rapides dont les troupes légères se ressentent à peine, tandis
que les chevaux plus lourds, qui semblent avoir beaucoup plus d'aptitudes à résister, sont souvent mis hors de service par un exercice
de cette nature. Il y a cependant danger à pousser trop loin cette
amélioration. Il a été prouvé que dans les batailles de l'Empire, et
notamment à Waterloo, il n'y a que la grosse cavalerie de la maison du roi qui ait été capable de résister à la charge formidable de
la garde impériale.

Il y a peu de questions qui méritent autant que celle-ci de fixer
l'attention du gouvernement. Si, par l'habitude des courses de petites longueurs et sous des poids trop légers, le cheval pur sang
continue à perdre de ses forces et de sa puissance de fond, il deviendra de moins en moins apte à donner des produits assez forts et
assez bien trempés pour conserver à notre cavalerie sa haute réputation de courage et de discipline.

L'anecdote suivante, rapportée par une bonne autorité, témoigne
de la mémoire et de la bonne éducation du cheval de troupe:

« En 1809, les Tyroliens, dans une de leurs insurrections, s'em-
« parèrent de quinze chevaux bavarois et montèrent avec eux quel-
« ques-uns des hommes de leurs troupes; mais, dans une escar-
« mouche, les chevaux ayant entendu le son de la trompette de
« leur ancien régiment et reconnu son uniforme, partirent tous au
« galop, en dépit des efforts de leurs cavaliers, et les portèrent dans
« les rangs des Bavarois, où ils furent faits prisonniers. »

§ VI.

Du cheval de carrosse (the coach horse).

Cet animal est aussi différent dans ses apparences extérieures de ce qu'il était il y a cinquante ans, qu'il est possible de l'imaginer. On ne voit plus aujourd'hui ce cheval d'une robe noire, en forme de gros baril, aux épaules épaisses, aux membres ronds, qui n'était pas plus propre au carrosse qu'au haquet, mais convenait aussi bien à l'un qu'à l'autre ; qui rivalisait avec le bœuf pour l'embonpoint, et qui, superbe dans ses allures au départ, ne pouvait faire guère plus de 6 milles à l'heure, et tombait épuisé après la moindre journée de dur travail. Aujourd'hui nous avons à sa place un animal d'assez grande taille, à la poitrine profonde, au garrot élevé, aux épaules obliques, aux membres plats, doué de bien plus de force, et dont la vitesse a triplé.

Cependant, les meilleurs de ces chevaux de carrosse de race améliorée ne laissent pas que de donner des déceptions. Ils brillent par leurs allures dans nos rues, et ils sont capables d'un bien meilleur travail que la vieille race aux formes empâtées et au caractère indolent ; mais ils sont loin d'avoir les qualités de fond qu'on pourrait désirer, et une paire de pauvres chevaux de poste les battrait à fond, à la fin d'une deuxième journée de travail.

On estime beaucoup, dans le cheval de carrosse, le grand mouvement de flexion du genou et d'élévation des pieds au-dessus du sol, parce qu'il ajoute à la splendeur de son apparence ; mais, comme nous l'avons déjà établi, ce mouvement si développé est une cause rapide d'usure des membres et des pieds, et n'a d'autre mérite que l'apparence elle-même.

Les principaux points dans un cheval de carrosse sont une bonne position des membres, un corps bien proportionné, une poitrine profonde, des canons larges, un pied de bonne forme, bien ouvert et d'une corne solide.

Le *cleveland bay* est la souche de nos meilleurs chevaux de carrosse. Leur élève est confiné principalement dans le Yorkshire et le comté de Durham, et peut-être dans une partie du Lincolnshire et du Northumberland ; mais il est difficile de trouver la race pure dans l'un ou l'autre de ces derniers pays. La jument cleveland est croisée avec un étalon pur sang ou trois quarts de sang d'une taille et d'un volume suffisants, et le produit qu'elle donne est le cheval de carrosse renommé de nos jours, avec son encolure arquée et son action si développée. Avec un pur sang d'assez de taille, mais d'un volume un peu moindre, nous obtenons le cheval de qualité supérieure propre au cabriolet et aux attelages à quatre chevaux.

Le professeur Low, dans son magnifique ouvrage sur les races des animaux domestiques de l'Angleterre, fait la peinture suivante du cleveland bay :

« C'est le mélange progressif du sang des chevaux de race supé-
« rieure avec celui des races communes qui a produit la variété de
« chevaux de carrosse désignée usuellement sous le nom de *cleve-*
« *land bay*, ainsi appelée de sa couleur dominante et du fertile dis-
« trict de ce nom, situé au nord du Yorkshire, sur les bords du Tees.
« Vers le milieu du dernier siècle, ce district devint renommé par
« l'élevage d'une race supérieure de chevaux vigoureux, qui, à me-
« sure que fut abandonnée la lourde race des anciens *carrossiers*,
« furent peu à peu demandés pour les services du luxe. Cette race
« n'est cependant pas confinée dans le Cleveland, mais elle s'élève
« dans toutes les parties de l'Angleterre où l'on se livre à l'éduca-
« tion du cheval ; elle a été formée par le mélange progressif du
« sang du cheval de course avec les races originaires du pays ; les
« principes de son élevage sont les mêmes que pour le cheval de
« course lui-même ; il faut que les juments et les étalons soient bien
« appareillés. Le district de Cleveland doit sa supériorité dans la
« production de cette belle variété de chevaux à ce qu'il possède
« une race bien définie, qui n'a pas été formée par un mélange ac-
« cidentel, mais bien par une culture continuée avec intelligence.

« Quoique le cleveland bay semble réunir en lui les qualités du
« pur sang avec la force et la puissance d'action des races plus
« communes du pays ; cependant on a tenté de verser dans cette
« race plus de pur sang encore, afin de la rapprocher davantage du
« cheval de course. On l'a, en conséquence, croisé avec le hunter
« et le cheval pur sang, et on a fait une nouvelle variété de chevaux
« de carrosse, de formes plus légères et d'une origine plus distin-
« guée ; ce qui fait qu'on rencontre aujourd'hui des attelages à

« quatre chevaux de la race de Cleveland qui sont presque exclusi-
« vement des purs sangs.

« La couleur baie est la plus estimée dans les chevaux de cette
« race, mais on commence à attacher du prix à la robe grise, qui
« se rencontre assez communément aujourd'hui. »

Avec un peu moins de hauteur et plus d'étoffe, nous obtenons du cleveland le hunter et la meilleure espèce de hackney; avec le demi-sang, cette race nous donne le cheval de poste et le cheval de trait léger commun.

Le Cleveland et la vallée de Pickering, dans l'est du Yorkshire, peuvent être considérés comme les contrées mères du cheval de voiture, du hunter et du cheval de route. Le cheval de carrosse n'est autre chose qu'un hunter plus grand, plus fort, plus étoffé; le hackney a beaucoup des qualités du hunter, sur une plus petite échelle.

Ce n'est pas une question difficile à résoudre que celle de savoir s'il y a danger à pousser trop loin ce que l'on appelle l'amélioration de cette race, et à sacrifier sa force et ses excellentes aptitudes à une plus grande vitesse. La rage de voyager vite a été la consé-quence des perfectionnements apportés à la vitesse du cheval de course, et pendant un temps elle est devenue le fléau des maîtres de poste, la cause de la destruction du cheval, et une tache pour le caractère anglais.

Les distances des relais furent portées alors à 12, 16 et même 20 milles. Les meilleurs chevaux, étant habitués à une vitesse moins grande et conformés en conséquence, n'y purent suffire; aussi, force fut d'avoir recours aux procédés les plus cruels, et les écuries des maîtres de poste et de relais furent bientôt dévastées. Aujour-d'hui même encore, le cheval de poste n'a pas échappé au système barbare auquel il fut alors soumis; il n'est pas encore conformé pour le travail qu'on exige de lui, travail qui, du reste, est très-irrégulier, ne s'effectue pas à un train suivi et uniforme, et ne comporte pas que l'animal ait tout le temps nécessaire pour se nourrir et se re-poser. En outre, le cheval lui-même qu'on destine à être la victime d'un pareil service n'a pas toujours la vitesse et la force qu'il exige. C'est la vitesse qui tue.... *It is the pace that kills.* Aucune vérité n'est aussi bien démontrée; aucune n'est aussi cruellement sentie par le maître de poste, ni plus chèrement payée.

Un cheval qui tire sur place, ou qui est considéré dans le premier temps de son travail, pèse, par l'action de ses muscles, d'une certaine partie de son poids sur son collier. S'il marche à une vitesse de 4 milles à l'heure, une partie de sa force musculaire est dépensée dans l'acte même de la locomotion, et conséquemment sa force de traction est d'autant diminuée. S'il travaille au trot, à une vitesse de 10 milles, cette allure exigeant une plus grande dépense de forces, il en reste moins pour le tirage ; mais la quantité d'efforts que le tirage exige étant toujours la même, il en résulte que, pour accomplir son travail, l'animal doit mettre à contribution tout ce qu'il a d'énergie. Quand il est d'une bonne origine, qu'il jouit d'une bonne santé, qu'il est bien nourri et que le temps du travail est suffisamment limité, il peut être capable de suffire longtemps à sa tâche ; mais il n'en est pas toujours ainsi, et alors le travail ne s'accomplit que par les souffrances et les tortures imposées aux malheureux chevaux, qui souvent sont surmenés et succombent à la peine.

Entre Glascow et Edimbourg, un roulier avec un seul cheval de charrette du poids de 7 quintaux environ, transporte une charge de 100 kilogrammes à une vitesse de 22 milles par jour. Les rouliers normands voyagent avec un attelage de quatre chevaux, à une vitesse de 14 à 22 milles par jour et traînant un fardeau de 90 quintaux.

L'exemple suivant prouve quelle peut être la puissance d'un cheval lorsqu'elle est aidée par la perfection des moyens mécaniques. Lorsque le chemin de fer de Surrey fut achevé, il fut fait un pari entre deux personnes qu'un cheval de taille ordinaire traînerait sur le chemin, dans l'espace de 6 milles, un fardeau pesant 36 tonnes (la tonne = 101$^{kil.}$,592), en suivant toutes les sinuosités du chemin. Un grand nombre de personnes se réunit à Merstham pour être témoin de ce triomphe extraordinaire de la mécanique. Douze wagons chargés de pierres, chaque wagon pesant 3 tonnes environ, furent enchaînés ensemble, et un cheval pris au hasard parmi les chevaux de charrette de M. Harwood fut attelé au train. Il partit de Merstham et traîna l'immense chaîne de wagons avec la plus grande facilité apparente jusqu'à la barrière de Croydon, distance de 6 milles, en une heure 4 minutes, ce qui fait une vitesse de presque 4 milles à l'heure. Dans le cours du voyage, ce cheval fut arrêté quatre fois, pour qu'il fût bien démontré que ce n'était pas grâce à la descente que les wagons étaient mis en mouvement, et après chaque temps d'arrêt il les déplaça avec la plus grande facilité. M. Banks, qui pariait pour la force du cheval, désira alors que quatre nouveaux wagons chargés fussent ajoutés au train, et le même cheval les mit en mouvement avec la même facilité apparente et la même vitesse. Enfin, pour démontrer combien le railway était favorable à la puissance du cheval, cinquante ouvriers montèrent sur les wagons, et le cheval traîna le fardeau ainsi augmenté sans la moindre gêne. Il semblait, à le voir déplacer cette immense masse avec autant de facilité, qu'il n'y eût pas de limites à sa force de traction. Après cette épreuve, les wagons furent pesés avec les hommes, et le poids total montait à plus de 55 tonnes (soit 5587$^{kil.}$,5609).

§ VII.

Des races de chevaux de gros trait (heavy draught horses).

Les chevaux propres au trait lent sont produits par le *suffolk punch*, race de chevaux originaire du comté de Suffolk, ainsi nommée de sa forme arrondie (*punch* signifie *tonneau*). Le suffolk punch descend de l'étalon normand et de la jument de charrette du comté de Suffolk. Le vrai suffolk, comme le cleveland, a presque entièrement disparu. Il se distinguait par une taille de 15 à 16 mains, une robe alezane, une tête large, des épaules basses et épaisses vers le garrot, une poitrine profonde et arrondie, un dos long, une croupe élevée, des quartiers forts et larges, les flancs pleins, les membres ronds aux paturons courts. C'était un cheval bien conformé pour agir de son poids sur le collier, et il était doué en même temps d'assez d'énergie et de cœur pour résister à une journée de dures fatigues.

La race actuelle a conservé beaucoup des caractères particuliers et des bonnes qualités de la race ancienne. Sa couleur tire aussi sur l'alezan ; elle est un peu plus haute de taille et moins chargée dans ses épaules. On l'a croisée avec l'étalon demi-sang et trois quarts de sang du Yorkshire.

L'excellence de la vieille race de Suffolk consistait dans la vivacité de ses mouvements et la persévérance opiniâtre avec laquelle elle achevait son travail ; qualité rare, que la race nouvelle n'a pas complétement perdue. Plus d'un bon cheval de trait sait ce qu'il peut faire, et quand il a tenté des efforts infructueux, il n'y a pas de coups et de tortures qui pourront le contraindre à faire plus que ses forces ne lui permettent. Le suffolk, au contraire, tirerait sur un obstacle insurmontable jusqu'à ce qu'il tombe. C'est un beau spectacle à voir qu'un attelage de vrais suffolks qui, au signal du conducteur et sans qu'il soit besoin du fouet, se plient au même sur leurs genoux et remorquent un fardeau. Il arrive souvent que des charretiers brutaux se reposent sur l'immense puissance de ces animaux et les laissent se ruiner dans des efforts trop exagérés. La force du suffolk s'explique par la position un peu basse de ses épaules, qui lui permet d'appuyer d'une plus grande masse de son poids sur le collier.

Quoique le punch ne soit plus aujourd'hui ce qu'il était autrefois, et que le fermier de Norfolk et de Suffolk ne puisse plus se vanter de labourer plus de terre en un jour que qui que ce soit au monde, cette race n'en est pas moins une race très-estimable.

Le duc de Richemond obtint d'excellents chevaux de voitures, remarquables tout à la fois par leur force, leur activité et leur figure, en croisant le suffolk avec un de ses meilleurs hunters.

La race de Suffolk est très-recherchée dans les contrées voisines de Norfolk et d'Essex. M. Wakefield, de Burnham dans le comté d'Essex, avait un étalon pour lequel il lui fut offert plus de 100 guinées.

Le *clydesdale* est une bonne espèce de chevaux de trait, qui convient particulièrement pour les travaux de la ferme dans les contrées montagneuses. Il tire son nom du district sur la Clyde, en Ecosse, où il est principalement élevé. Le cheval clydesdale doit son origine à un des ducs d'Hamilton, qui croisa quelques-unes de ses meilleurs juments lanark avec des étalons qu'il avait ramenés de Flandre.

Ce cheval est plus étoffé que le suffolk ; il a une meilleure tête, un cou plus long, une charpente plus légère et des membres plus larges ; il est fort, hardi, franc dans le collier et rarement rétif. Les parties sud de l'Ecosse se fournissent principalement dans ce district, et beaucoup de chevaux de cette race sont vendus non-seulement pour les travaux agricoles, mais encore pour la voiture de luxe, et même la selle, dans les régions du centre et même du sud de l'Angleterre.

Les marchands de presque toutes les parties du Royaume-Uni vont aux foires de Glascow et de Rutherglen.

D'après M. Low, « le cheval clydesdale, tel qu'on l'élève aujour-
« d'hui, a une taille habituelle de 16 mains. Sa couleur la plus gé-
« nérale est la noire, mais les robes baies et brunes deviennent
« communes et tendent peu à peu à faire disparaître la première.
« On commence aussi à produire des chevaux gris. Il est plus long
« de corps que le cheval anglais de robe noire, moins pesant et
« moins musclé, mais il marche plus librement et est plus utilisable
« pour les travaux ordinaires. Il tire avec franchise et est ordinaire-
« ment exempt de vices. Le long pas caractéristique de cette race
« est en partie le résultat de sa conformation et en partie le produit
« de l'habitude et de l'éducation ; c'est une qualité précieuse dans
« cet animal, qui le rend très-utile pour le service de la route ou les
« travaux des champs ; il n'est pas de charrois qui se fasse à une
« aussi grande vitesse dans tout le royaume que ceux de l'ouest de
« l'Ecosse, grâce à l'emploi des animaux de cette race. »

Dans l'opinion du professeur Low, bien que le clydesdale soit inférieur sous le rapport du poids et de la force physique au cheval
noir anglais, bien qu'il ait moins de figure et de brillant dans l'action
que les meilleures races de chevaux de trait du Northumberland et
de Durham, cependant il possède des qualités qui le rendent propre
à tous les usages ordinaires. Pour le service de la route il a peu de
valeur, et pour les travaux des champs il est franc, docile et sûr.

Le grand cheval noir (*the heavy black horse*) est la dernière variété qu'il soit nécessaire de noter. Il est élevé principalement dans
les contrées du centre de Lincolnshire à Staffordshire. Un grand
nombre sont achetés à l'âge de deux ans par les fermiers de Surrey
et du Berkshire, qui les font travailler modérément jusqu'à quatre ans
pour se payer des frais de leur entretien, et les envoient ensuite au
marché de Londres, où ils les vendent avec un bénéfice de 10 à 12
pour 100.

Ce ne serait pas de l'intérêt de l'*éleveur* de conserver ces chevaux
jusqu'à ce qu'ils soient propres au travail de la ville ; il a assez de
juments et de pouliches dans sa ferme pour suffire à tous ses travaux ; c'est pour cela qui les vend à des personnes plus voisines de
la métropole, qui les dressent et les préparent pour la vente.

Le voyageur a probablement rencontré quelquefois, et non sans étonnement, quatre de ces énormes animaux attelés de front sur une charrue légère que deux chevaux minces suffiraient à labourer. Le fermier les dressait pour leurs futurs services, et il avait raison de ne pas exiger d'eux le développement de toute leur force; car leurs os ne sont pas encore parfaitement formés, leurs jointures n'ont pas toute leur solidité, et il serait à craindre que de trop durs travaux ne produisissent des altérations de ces parties. En les dressant au service de traction modérée, mais continue, qu'exige la charrue, on les prépare au travail du collier, qui demande des efforts continués et toujours égaux. Ces chevaux conviennent mieux pour la parade et la montre, et pour satisfaire l'ambition qui anime toujours un brasseur de l'emporter sur son voisin, que pour un service réel. A voir leur corps arrondi, revêtu d'une épaisse couche de graisse, leur poil lustré, et cette espèce de sentiment d'orgueil dont ils semblent à vrai dire animés, on ne peut contester qu'ils ne soient certainement de beaux et nobles animaux; mais ils mangent beaucoup de foin et de blé, et, s'il leur fallait suffire à un travail un peu dur et de quelque durée, ils seraient certainement battus par un attelage de chevaux qui auraient 1 pouce 1/2 de moins, mais dont la musculation serait bien développée.

Le seul motif qu'on puisse faire valoir en leur faveur, outre leur noble apparence, c'est que dans les rues mal pavées de Londres, et avec l'immense fardeau qu'on leur donne souvent à traîner, ils présentent comme chevaux de trait, dans leur poids et dans leur masse, les conditions nécessaires pour résister aux secousses inévitables de leurs charges. Il faut opposer la masse à la masse, sans quoi le cheval pourrait être ébranlé sur sa base et renversé; il faut, en conséquence, un grand et fort cheval dans les limons, ce qui en implique un de la même taille devant, pour la beauté de l'attelage.

Il n'est personne sans doute qui, en se promenant dans les rues de Londres, n'ait pris en pitié ce pauvre cheval limonier que les cahots de la voiture ballottent d'un côté à l'autre, et qui à chaque instant serait exposé à recevoir des contusions violentes, s'il n'avait pas l'adresse de se prêter aux différents mouvements. Il faut pour un pareil service un cheval bien étoffé et musclé, mesurant 16 mains en hauteur; il convient mieux encore que le cheval massif et gras du brasseur, lequel peut être bon pour gravir la pente d'un quai par un effort énergique, mais qui, après, doit dépenser toutes ses forces au transport de sa propre masse.

Ces grands chevaux noirs sont mis à un régime parfait dans les marais du Lincolnshire pour acquérir du volume, et il en est peu parmi eux qui, à l'âge de deux ans et demi, aient moins de 17 mains de hauteur.

Un cheval de trait doit avoir une large poitrine, des épaules épaisses et droites (condition pour une juste application du collier), le devant bas, la poitrine profonde et arrondie, les reins larges et hauts, les quartiers bien musclés, les avant-bras et les cuisses charnus, les canons courts, les sabots ronds et ouverts en talons avec une sole suffisamment excavée. Le grand défaut de ce cheval est sa trop grande lenteur ; c'est si bien là un défaut de sa nature que tous les efforts du laboureur ne peuvent rien pour activer son pas lorsqu'il est soumis au dressage. L'éleveur seul pourrait remédier à cet inconvénient, s'il avait soin d'appareiller les reproducteurs dans ce but.

Les plus forts des grands chevaux de la race noire sont employés pour le camion ; ceux d'une moins forte taille sont mis au service du wagon ; enfin, une variété plus petite, et qui a beaucoup plus de sang, remonte une grande partie de la cavalerie et est utilisée pour le service des pompes funèbres.

Toutes nos grosses races de trait, et même quelques-unes des plus légères, ont été dernièrement beaucoup croisées avec la race flamande et en ont éprouvé une grande amélioration. Peu ont perdu de leur volume et de leur étoffe ; mais l'avant-main a été élevé, les membres se sont élargis et sont devenus plus plats, et la race a beaucoup gagné en activité. Le grand cheval noir, dont la vitesse était de 2 milles 1/2 à l'heure, a été transformé en un cheval plus léger, mais encore extraordinairement puissant, qui est capable de faire 7 milles dans le même temps avec la plus grande facilité, et a considérablement plus de fond.

C'est ce même système, dont nous avons déjà parlé, qui a été suivi avec tant de succès dans nos races de pur sang, et qui a fait du racer, du hunter et du cheval anglais en général ce qu'ils sont aujourd'hui. De même que le cheval de course est principalement, ou exclusivement même, d'origine orientale, de même le cheval de trait dérive du sang flamand, et c'est à ce sang que l'agriculture a recours pour le perfectionnement de sa race. Pour le service du camion, du wagon, des charrois légers et pour les travaux de la route en général, le croisement avec le sang flamand présente des avantages ; mais si l'on doit continuer à se servir d'un énorme cheval pour le service des charrettes de charbon et des haquets de brasseur, il faut laisser telle qu'elle est notre race noire du centre, avec sa masse irrésistible.

On se sert ordinairement pour le trait léger, surtout dans les environs de Londres, de hackneys usés et de chevaux de voitures mis au rebut. Il est très-commun de voir sur les marchés à foin de Whitechapel et de Comden-Town de misérables attelages qui feraient honte au plus pauvre district du plus pauvre pays. Le petit fermier du voisinage de la métropole est à cet égard complétement inférieur à celui du même rang partout ailleurs, parce qu'il trouve une trop facile occasion de se remonter à Smithfield, ce rendez-vous de tous les martyrs de l'espèce chevaline. Ceux qui ne connaissent pas cette partie de notre pays croiront à peine possible que dans un petit rayon autour de Londres, dans les bois ou les champs, il se rencontre plus de chevaux dépareillés, estropiés, déchirés de plaies, que dans tout autre district de l'Angleterre, et que là ce soit un vrai hasard de voir élever un bon cheval.

§ VIII.

Des chevaux galloways et poneys (galloways and ponies).

On appelle *galloway* un cheval de 13 à 14 mains en hauteur, qui tire son nom d'une belle race de petits chevaux originaire du sud de l'Ecosse, sur les bords du Solway-Firth. Aujourd'hui, cette race est malheureusement dégénérée et presque perdue par les essais qu'ont faits les fermiers de produire une variété plus forte et mieux adaptée aux travaux de l'agriculture. C'est une tradition dans le pays que la race est d'origine espagnole et qu'elle a été produite par quelques étalons sauvés du naufrage de la grande Armada sur les côtes voisines. Mais déjà ce district fournissait à Edouard Ier un grand nombre de chevaux, ce qui permet d'admettre que la tradition ici n'est pas très-exacte.

Le pur galloway a, comme nous l'avons dit , une taille d'environ 14 mains, et quelquefois plus ; il est caractérisé par sa robe baie brillante, quelquefois brune, ses extrémités noires, sa tête et son encolure petites, ses membres larges et très-secs ; il est remarquable par la vitesse de ses allures, sa force de résistance à la fatigue et la sûreté de ses pieds dans les pays montagneux.

On rencontre encore quelques restes de cette belle race dans l'île de Mull ; mais ils sont tout à fait abandonnés et dégénèrent rapidement par leur promiscuité avec des races inférieures.

Le docteur Anderson décrit ainsi le galloway : « C'était autrefois « une race de petits chevaux très- élégants particuliers à l'Ecosse, « semblables à ceux d'Islande et de Suède. J'ai possédé un cheval de « cette race, qui m'avait été donné lorsque j'étais enfant. C'était un « parfait modèle sous le rapport de l'élégance des formes ; son ca-« ractère était doux et docile ; il marchait à la parole et ne se fati-« guait jamais. J'ai monté ce petit cheval pendant vingt-cinq ans, et « deux fois, dans ce laps de temps, je fis avec lui d'une seule traite « 150 milles, ne m'arrêtant que pour le laisser manger, et pas plus « d'une heure et demie. Il arrivait à sa dernière étape avec tout au-« tant d'aise et de vivacité que s'il venait de partir. J'aurais pu en-« treprendre de faire avec cette bête, lorsqu'elle était dans la force « de l'âge, 60 milles par jour, pendant douze mois, sans craindre « qu'elle renonçât. »

En 1754, un galloway appartenant à M. Corker fit 100 milles par jour, pendant trois jours consécutifs, sur le champ de course de New-market, sans éprouver la moindre fatigue.

Un galloway, propriété de M. Sinclair, de Kirby-Lonsdale, accomplit à Carlisle la tâche extraordinaire de parcourir 1000 milles en mille heures.

Un grand nombre des galloways de nos jours proviennent du pays de Galles ou du pays appelé *New-Forest ;* mais il ont notablement diminué en nombre.

Old-Marsk, avant que ses qualités fussent connues, contribua à l'amélioration de la race de Hampshire , et les poneys du pays de Galles doivent beaucoup de leurs forces et de leurs qualités à l'influence du célèbre Merlin.

Les modernes *new-foresters,* nonobstant le sang de Marsk, sont généralement mal faits ; leur tête est trop volumineuse, l'encolure trop courte, et la hanche en est trop saillante ; mais ils sont durs à la fatigue, sûrs de jambes, et ils ont conservé toutes leurs anciennes allures, leur vitesse, et en grande partie le courage de leurs ancêtres. Il faut autant d'habileté et plus de patience pour s'emparer de ces poneys que pour chasser les chevaux sauvages dans les pampas de l'Amérique du sud.

Le poney du pays de Galles (*the welsh poney*) est un des plus beaux petits animaux qui se puissent imaginer. Sa tête est petite, son garrot élevé, sa poitrine profonde et ronde, ses jointures courtes, ses membres plats, son pied bon et arrondi ; il s'accommode à tous les régimes et ne se fatigue jamais.

On élève un grand nombre de poneys dans les marais de Wildmoor, au voisinage de Boston dans le Lincolnshire. Ils atteignent à peine une taille de 13 mains ; leur tête est grasse, l'avant-main bas, le dos droit, les membres plats et bien faits, mais le pied est naturellement volumineux. On les emploie aux services les plus communs dans les marais ; ils ne seraient pas utilisables sur des routes pierreuses, caillouteuses ou escarpées. Cette race est très-négligée et s'éteindra bientôt.

Les *poneys d'Exmoor*, quoique généralement assez laids, sont durs à la fatigue et d'un bon service.

Les chevaux dont on fait usage dans le Devonshire, et particulièrement dans les districts ouest et sud, sous la dénomination de *pack-horses* (chevaux de bâts) sont une plus forte variété de la race d'Exmoor ou de Dartmoor. Il y a encore quelques fermes dans les districts éloignés de cette belle partie de l'Angleterre où l'usage des roues est inconnu ; le foin, le blé, la paille, le bois de chauffage, les pierres, le fumier, la chaux, tout se porte à dos de cheval, et à l'époque des moissons on fait usage de traineaux tirés par des chevaux et des bœufs.

Il y a à Dartmoor une race de poneys très-recherchée dans les pays voisins, à cause de la sûreté de ses jambes, de sa résistance à la fatigue et de son admirable aptitude à gravir les sentiers escarpés et à traverser les solitudes sauvages de ces contrées montagneuses. Le poney de Dartmoor est plus grand et, s'il est possible, plus laid que celui d'Exmoor. On en rencontre encore dans ce pays à l'état de nature. Il sont doués d'une agilité prodigieuse. L'un d'eux, qu'on chassait pour s'en emparer, ne parvint à échapper à ses poursuivants qu'en bondissant au-dessus de la tête d'un homme à cheval qui lui barrait la route.

Le *highland poney* est de beaucoup inférieur au galloway ; sa tête est grosse ; il est bas du devant, long de dos, court de membres, droit sur ses paturons, plutôt lent dans ses allures et désagréable à monter, si ce n'est au galop. Ses habitudes de vivre le rendent dur à la fatigue ; car il est rarement abrité sous un toit, été comme hiver. M. Hall, dans ses *Voyages en Ecosse*, dit que lorsque ces animaux arrivent sur un terrain marécageux, ils frappent la terre du pied d'une manière particulière, la flairent, et reconnaissent au son et à l'odeur si elle est assez solide pour les supporter. Ils s'assurent de même de la solidité de la glace.

Le *shetland poney*, appelé en écossais *sheltie*, habite les îles d'Ecosse les plus au nord ; c'est une miniature de cheval qui ne mesure guère plus de 7 à 8 mains en hauteur ; il est souvent d'une beauté parfaite ; sa tête est petite, son encolure courte, bien dégagée vers la région de la gorge ; ses épaules sont basses et épaisses, ce qui est loin d'être une tare dans une aussi petite créature ; le dos est court, les quartiers sont larges et bien développés ; les membres sont plats et nets, les sabots bien faits, et tout l'ensemble du corps parfaitement proportionné. Ces poneys sont doués d'une force extraordinaire relativement à leur volume ; ils se nourrissent de peu et sont très-dociles. L'un d'eux, de la taille de 3 pieds, porta un homme du poids de 12 stônes (43^{kil},53) et fit sous lui 40 milles en un jour.

§ IX.

Du cheval irlandais (the irish horse).

En Irlande, on élève le cheval pur sang dans quelques-uns des riches pâturages de ce pays, et il y acquiert un volume considérable ; mais il a rarement l'élégance du cheval anglais. Sa tête est plus volumineuse, il est mieux membré, ses hanches sont saillantes ; il est en général angulaire dans sa construction, mais ses quartiers sont très-musclés et les canons sont très-larges. C'est un vigoureux animal, plein de feu et de courage, et excellent sauteur.

Il ne saute pas, cependant, comme le cheval anglais, qui *enjambe*, pour ainsi dire, les palissades peu élevées et s'étend de toute sa longueur au-dessus des plus hautes ; le cheval irlandais saute comme un cerf, d'une manière merveilleuse à voir, difficile à exprimer, et, soit qu'il bondisse en hauteur ou en longueur, le cheval anglais ne saurait l'égaler.

Le cheval irlandais commun est généralement plus petit que l'anglais ; il est arrêté dans sa croissance parce qu'on l'emploie de trop bonne heure à de durs travaux, les habitants du pays étant trop pauvres pour pouvoir l'attendre sans en retirer un produit ; il péche aussi par les allures.

Observations sur l'accouchement de la jument,

LUES A L'ACADÉMIE CI-DEVANT ROYALE DES SCIENCES, LE
25 JUILLET 1788, ET DÉPOSÉES AU SECRÉTARIAT;

Par le citoyen LAFOSSE,

Hippiatre, Membre associé de l'Institut national,
Membre de la Société de médecine, et ci-devant Inspecteur général en chef
des remontes de la cavalerie républicaine.

(1788.)

En 1770, ayant été invité de me rendre à une des assemblées
de l'Académie royale de chirurgie, pour y démontrer, par la dissection de la tête, qu'en certaines positions le cheval respirait par la
bouche; M. Louis, dans la même séance, fit lecture d'une lettre
d'un chirurgien suédois, par laquelle il proposait l'opération de la
symphyse dans tous les accouchements laborieux. Ayant été consulté sur cette opération, je répondis : que non-seulement je ne la
regardais pas comme avantageuse, mais que même je ne la croyais
pas sans danger, et que je pensais que personne n'oserait la tenter
sur le vivant.

Plusieurs années s'étaient écoulées sans qu'il parût aucun écrit
en faveur de cette opération, lorsqu'en 1788 il s'en répandit plusieurs
pour et contre, qui me rappelèrent les réflexions que j'avais faites
autrefois sur cet objet, qui m'excitèrent à en faire de nouvelles, et
à les appuyer sur l'observation. C'est de quoi je vais rendre compte,
ainsi que du travail anatomique qui m'a servi de guide, et dont j'ai
tiré de grandes lumières.

Si la symphyse des pubis s'écarte dans l'accouchement, par quel
mécanisme la jument, la vache, la chienne, la louve et tant d'autres
quadrupèdes qui n'ont pas de symphyse, ou, pour mieux dire, dont
les six os innominés sont d'une seule pièce, et ne forment qu'un
seul os ; comment ces animaux peuvent-ils mettre bas ? L'os sacrum
est tellement uni aux iléons, que, dans toutes les préparations anatomiques de cette partie, tant de la femme que des quadrupèdes, je

n'ai pu obtenir le moindre écartement qui facilitât mon travail ; d'ailleurs, le poulain à terme, depuis son sternum au garrot, a près de moitié de volume de plus que le bassin n'a de capacité, depuis la symphyse jusqu'à l'os sacrum. Tous ces faits anatomiques, loin de m'éclairer sur le mécanisme de l'accouchement, faisaient naître, à chaque pas, de nouvelles difficultés. Je pensai donc qu'il me serait plus avantageux de suivre la nature elle-même dans son opération, et j'observai que toutes les femelles, lorsqu'elles veulent mettre bas, plient les reins et élèvent la croupe, ce qui paraît procurer une ouverture sensible qui favorise la sortie du fœtus. Connaissant la forte adhésion de l'os sacrum avec les iléons, je doutais encore de cette élévation, et j'examinai scrupuleusement les symphyses sacro-iliaques ; je trouvai qu'elles étaient en partie ligamenteuses et en partie cartilagineuses ; que celles qui unissent le corps des vertèbres entre elles, ainsi que celle qui unit l'os sacrum avec la dernière lombaire, étaient totalement ligamenteuses ; et c'est de quoi l'on se convaincra facilement par la dissection, encore mieux par la macération. Les fibres du corps des vertèbres formaient des cercles de différentes grandeurs, depuis leur centre jusqu'à leur circonférence ; les fibres, au contraire, des sacro-iliaques, ne se trouvaient qu'à la circonférence, et comme croisées, le centre étant occupé par une espèce de cartilage grenu, d'une substance moins dure, plus élastique, composée de différentes petites parcelles, d'une nature bien différente de celle des autres cartilages, tant articulaires que non articulaires. Cette substance, par l'ébulition et la macération, se réduit, en très peu de temps, en gelée, ce qui n'arrive point aux cartilages et aux ligaments qui entourent cet os, lesquels subsistent en leur entier malgré ces préparations.

Par ces observations, il était donc prouvé que ces os pouvaient se mouvoir et glisser les uns sur les autres, mais il restait une grande difficulté, c'était de savoir comment l'os sacrum pouvait se replier sur la dernière vertèbre des lombes, puisqu'on sait que toutes les vertèbres n'ont qu'un très-petit mouvement entre elles. J'examinai donc l'articulation de l'os sacrum avec la dernière vertèbre lombaire, et je trouvai que le corps articulaire de l'os sacrum et celui de la dernière vertèbre lombaire, se recevaient réciproquement par une surface condyloïde, ce qui devait nécessairement produire un mouvement de genou ; je trouvai encore que les surfaces des apophyses obliques étaient de même forme, qu'elles étaient plus étendues, et que leurs capsules étaient plus lâches que celles de toutes les autres vertèbres, ce qui doit encore faciliter le mouvement de l'os sacrum sur la colonne vertébrale. Ces arrondissements sont bien plus marqués dans les juments et les vaches, qui ont mis bas à un âge où les os n'ont pas encore acquis toute leur solidité.

Persuadé, par ces observations, que l'os sacrum pouvait s'élever, je pensai qu'on pouvait aider avantageusement les femelles dans les accouchements laborieux, et je cherchai les occasions de m'en convaincre ; la première qui se présenta fut en 1786. Le 17 mai, je fus appelé pour une très-belle jument de Canosse, qui, depuis plusieurs heures, était sans cesse en mouvement, se couchant et se relevant, couverte de sueur occasionnée par les grandes douleurs qu'elle éprouvait, présentant son poulain, à différentes reprises, par les pieds de derrière jusqu'au-dessus des jarrets. Les maréchaux et les gens d'écurie, aidés de cordages qu'ils avaient attachés aux pieds de derrière du poulain, avaient employé la plus grande force, dont je pense que le poulain fut victime. Je trouvai la jument étendue, sans mouvement et couverte d'une sueur froide ; après lui avoir fait prendre un breuvage de vin et de thériaque, je fis élever la queue par trois palfreniers, ensuite je m'emparai des jambes de derrière du poulain, et je tirai en différentes directions ; l'animal parut venir sans beaucoup de peine ; la croupe et les trois quarts du corps étant sortis, je croyais que le reste allait suivre, lorsqu'il se trouva arrêté par les coudes sur les os du bassin. C'était en vain que j'espérais sa sortie, lorsque je me rappelai que les muscles psoas des lombes, dont j'avais attribué l'usage à ramener le bassin vers la poitrine dans la ruade, pouvaient encore être placés, par la nature, dans les quadrupèdes, pour faciliter l'accouchement, en portant le bassin au-devant du thorax ; en conséquence, je fis tirer les jambes de derrière de la jument vers cette partie, par quatre hommes, ce qui me procura tant d'aisance, que j'obtins la sortie du poulain. Je ne doute point que si l'on eût employé cette méthode à l'égard de la jument, on eût tiré son poulain vivant.

Ces muscles psoas des lombes sont très-charnus ; ils prennent leurs attaches par de pareilles fibres au-dessus des psoas de la cuisse ; ils ont la même configuration que ces derniers, et vont se terminer par un tendon très-fort et un peu aplati, à la jonction des os iléon et pubis qu'on ne remarque que dans les poulains, ces os se trouvant réunis même avant ceux de la tête.

La jument, dont nous venons de parler, fut très-mal ; le lendemain, le vagin était en grande partie dehors, et l'inflammation était si considérable, que le vagin en était noir ; mais soit que les saignées, les lavements et les lotions adoucissantes ; soit que les efforts de la nature eussent opéré avantageusement, la bête fut totalement rétablie le seizième jour, et a travaillé peu de temps après.

Depuis, j'ai eu occasion de faire exécuter cette dernière opération, non-seulement sur des juments et sur des vaches, mais encore sur des chiennes et sur des chattes, toujours avec le même succès, toutes les fois que le fœtus s'est présenté par la tête ou par les pieds de derrière, les autres positions étant infructueuses et contraires à l'opération que nous indiquons.

Quoique satisfait de mes observations et des expériences que j'avais faites, nombre de difficultés se présentaient encore : comment, disais-je, dans la jument, le poulain, qui a quatre fois le volume du bassin, peut-il sortir par une aussi petite ouverture, quoiqu'à l'aide de l'élévation de l'os sacrum et de l'abaissement du bassin ?

Pourquoi la tête du fœtus, qui est ordinairement, dans la femme, la partie la plus volumineuse, est-elle la plus petite dans le poulain ; la poitrine de celui-ci ayant le double de hauteur mesurée du sternum au garrot, et un tiers de plus de largeur ?

Pourquoi chez la femme y a-t-il une symphyse des pubis, tandis qu'elle manque chez la plupart des quadrupèdes, entre autres dans la louve ?

Pourquoi la plus grande partie des femelles mettent-elles bas debout, tandis que les femmes accouchent étant couchées ?

Pourquoi et comment a-t-on observé, dans le temps de l'accouchement des femmes, l'écartement des os pubis, des iléons et de l'os sacrum ? Pourquoi les os se ramollissent-ils chez les femmes, ce qui n'arrive jamais dans ces quadrupèdes ?

Tâchons d'éclairer ces difficultés, et de rendre raison de ces espèces de contrariétés.

Une jument attaquée d'une maladie incurable, étant morte après avoir pouliné, et son poulain étant mort quelques instants après, je profitai de cette circonstance pour observer, sur le cadavre, quelles étaient les parties du bassin susceptibles de dilatation, et quelles étaient celles du poulain qui pouvaient se resserrer relativement à sa compression. Après avoir enlevé tous les téguments, les muscles du bas-ventre et ouvert le fond de la matrice, à l'aide de deux personnes, j'y introduisis le poulain dans la situation naturelle et la plus avantageuse, c'est-à-dire par la tête, la face regardant le sol ; la tête et le cou sortirent avec facilité, mais je ne pus aller plus loin ; l'animal se trouva arrêté par les épaules, toutes mes tentatives furent inutiles ; en conséquence, je résolus d'étudier la nature vivante. En effet, trois semaines après, j'aperçus que la tête une fois sortie, les épaules qui, dans le poulain, excèdent le garrot, se portaient, par leurs parties supérieures, au-devant du cou ; ce qui formait sur lui une demi-gouttière, sur laquelle l'os sacrum pouvait glisser. Je considérai que les apophyses épineuses du dos, qui sont dans leur plus grande partie cartilagineuses, se repliaient les unes sur les autres, en se déversant à droite et à gauche, et qu'elles empêchaient la compression trop sensible de la poitrine. J'observai pareillement qu'au passage du bassin, les parties latérales, situées entre l'os sacrum et les os ischions, étaient singulièrement boursouflées ; enfin, je remarquai qu'en sortant, le poulain se modulait de manière que, par son poitrail, il avait la forme de la carène d'un vaisseau glissant sur son chantier, et qu'il est en tout conforme au bassin, dont il prend la figure. Par des dissections réitérées, j'ai vu qu'après l'accouchement, les ligaments sacro-sciatiques étaient très-relâchés ; relâchement qui produit ces boursouflures, que j'avais toujours observées.

A l'égard de la symphyse du pubis, laquelle est permanente chez l'homme et chez la femme, tandis qu'elle s'oblitère dès la jeunesse dans les quadrupèdes, je n'ai pu, malgré toutes mes recherches, en découvrir qu'une seule raison. Étant de l'essence de l'espèce humaine de marcher debout ou dans une position verticale, la nature a formé cette articulation, ainsi que celle sacro-sciatique, pour balancer la masse du corps et amortir son poids sur ces extrémités ; poids qui, sans ces articulations, agirait et se porterait sur la tête des fémurs, et par réaction, produirait une commotion à la colonne vertébrale et à la tête. Dans les quadrupèdes, au contraire, dont le corps est horizontal, la masse se trouve partagée sur quatre colonnes ; les deux de devant soutiennent plus de moitié de cette masse, celles de derrière n'ayant point de secousses à appréhender, les symphyses devenaient inutiles.

Les femelles des animaux se tiennent debout lorsqu'elles commencent à mettre bas ; ensuite elles se couchent de manière que leur croupe est élevée, portant leurs jambes sous le ventre ; plusieurs cependant ne se couchent point, et se contentent de se plier sur leurs jarrets ; le fœtus, pourvu de grandes jambes, atteint la terre, et sait, du premier moment, quoiqu'en chancelant, se mettre auprès de sa mère. Dans l'une ou l'autre position, la croupe ou l'os sacrum n'est point gêné. Cet os ferme la partie supérieure du bassin, et oblige le fœtus à présenter la face aux os pubis. Dans la femme, au contraire, le fœtus sort, présentant la face à l'os sacrum, lorsqu'elle est tournée vers la symphyse ; cette position est regardée comme étant contre nature ; ce que je ne pense pas, la forme du bassin, les mouvements du fœtus, lors de sa sortie, et l'expérience appuyant mon sentiment.

Il n'est point de bassin dans les quadrupèdes, dont l'os sacrum soit plus en dedans du bassin et plus courbé, que ce même os dans l'homme et dans la femme. Le coccix même l'est plus que le sacrum; à cette courbure doit être ajouté le renversement en arrière de ce même os sacrum sur la dernière vertèbre lombaire. Si l'on tire de la base de la colonne vertébrale, qui est presque perpendiculaire, ou de la jonction de l'os sacrum avec la dernière vertèbre lombaire, une ligne à la pointe du coccix, cette corde soutendra un arc ou une courbure d'un cinquième de cercle, et la distance de cette corde, au centre de l'arc ou de l'os sacrum, sera d'un tiers plus grande que celle qui se trouve entre cette même corde et la symphyse du pubis. Or, en supposant que l'enfant, au septième mois, se tienne droit dans le bassin, la face en avant ; comment, dans un espace aussi petit, peut-il faire la culbute pour sortir avec facilité ? D'ailleurs, l'enfant ne tombe dans le bassin que quelque temps avant l'accouchement.

En considérant les grandes flexions du fœtus, telles que la courbure des vertèbres en avant, les grandes flexions des bras avec les avant-bras, de la cuisse sur l'abdomen, n'est-il pas plus naturel de croire qu'il doit avoir la face tournée vers le sacrum, pour ensuite, en faisant la culbute, suivre par la concordance de ses flexions, la courbure de l'os sacrum, et enfiler le passage de la symphyse. Que l'on considère l'autre position, on verra que l'enfant sortant en présentant sa face aux pubis, doit être droit de son corps et de ses jambes, parce que tous ses mouvements sont bornés. Quoiqu'il soit assez ordinaire que des enfants naissent la face tournée vers l'os sacrum, je n'en pense pas moins que l'enfant, à un certain terme, étant sorti du bassin, prend différentes situations dans le bas-ventre ; et lorsqu'il est près de naître, il se tourne suivant la position de la mère ; si on l'accouche, comme c'est l'usage, couchée sur le dos, l'enfant doit présenter la face à l'os sacrum ; au contraire, il présente la face aux pubis, lorsque l'accouchement se fait debout, ou encore mieux, lorsque la mère est agenouillée ou accoudée ; étant naturel à l'enfant de présenter ses bras pour en faire usage, et chercher à se soutenir : c'est ce que j'ai vu plusieurs fois en Russie, où il n'y a ni sage-femme, ni accoucheur. Dans les campagnes, même aux portes de Moscou et de Pétersbourg, les femmes y accouchent seules et presque toutes agenouillées.

Les différentes préparations du bassin prouvent que l'écartement de la symphyse et le ramollissement des os qu'on a prétendu trouver dans les femmes en couche, ne peuvent au plus procurer que deux lignes d'écartement. Dans les juments qui venaient de pouliner, je sciai la jonction des pubis, mais cet essai ne fut pas plus heureux, et ne me procura que le même résultat. J'examinai toutes les parties du bassin, tant dures que molles, et je ne trouvai aucune différence entre la jument qui venait de pouliner et le cheval, si ce n'est que les parties étaient plus flatueuses, qu'elles paraissaient comme infiltrées, que les ligaments sacro-sciatiques étaient prodigieusement relâchés, ainsi que le péritoine qui tapissait le bassin, à l'exception de la symphyse des pubis, où il prend adhérence, seul endroit dans l'homme, dans la femme et dans les quadrupèdes, où cette membrane soit adhérente : adhérence qui doit apporter un nouvel obstacle à la section de cette partie, et dont il résulterait nécessairement une fistule, car on sait que les cartilages produisent les fistules les plus longues à guérir.

Il résulte donc de ces observations et des ces expériences, qu'on peut faciliter la mise bas des femelles, en procurant seulement une élévation, un écartement de l'os sacrum, quoique l'os sacrum né puisse s'écarter des os des îles, et qu'il ne se fasse aucun amollissement des os, ainsi que le prétendent ceux qui admettent la section de la symphyse.

Nouvelle pratique de ferrer les chevaux de selle et de carrosse,

afin de les rendre fermes en tout temps sur le pavé sec, ce qu'on appelle vulgairement *plombé*;

Par le sieur LAFOSSE,
Maréchal des petites écuries du Roi.

(1756.)

AU LECTEUR.

Le motif de cet ouvrage a été de rendre service à la Société, aussi ai-je eu la satisfaction d'avoir des approbateurs zélés pour le bien public et éclairés. M. Braken, célèbre médecin anglais, ne pouvait me donner son suffrage d'une manière plus marquée qu'il l'a fait, puisqu'il a pris la peine de traduire mon livre, et l'a jugé digne d'être utile à ses compatriotes. Quelque précieuses que me soient, de la part d'un si grand homme, les marques de l'estime qu'il en fait, je ne puis mieux lui en marquer ma reconnaissance qu'en les rapportant ici, moins par amour-propre que parce qu'elles font l'éloge de son zèle pour tout ce qui concerne les avantages de l'humanité.

PRÉFACE DE M. BRAKEN,

Médecin anglais, traducteur du *Traité des observations et des découvertes sur les chevaux*.

Quoique l'on ait jusqu'ici confié les maladies des chevaux aux soins de la plus ignorante partie du genre humain, cependant les grands services que l'on retire de ces animaux dans la vie économique ont enfin engagé les savants et les hommes de mérite à faire de cet objet la matière de leurs considérations. La comparaison de l'anatomie des chevaux avec celle de l'homme, et la grande ressemblance des parties, des devoirs et des fonctions de ces nobles animaux avec ceux de la nature humaine, ont été des motifs suffisants pour inviter les savants et les amateurs de la cavalerie à considérer plus mûrement les chevaux, et à les tirer de la main des plus ignorants empiriques.

Je ne prétends pas m'étendre sur le service de ces animaux dans la Société : c'est une chose trop évidente pour peu qu'on veuille l'observer. Je vais seulement rendre compte des progrès faits par le sieur Lafosse dans l'art de la maréchalerie le Traité suivant. J'y suis d'autant plus disposé, que je désire ardemment que mes compatriotes chargés du soin des chevaux puissent profiter des instructions qu'il y donne pour les ménager et pour guérir leurs maladies.

Je croirais manquer à ce que je dois à ma patrie, si je ne communiquais à mes compatriotes tout ce qui me parvient qui peut tendre à des fins si louables. C'est pourquoi, dès que cet estimable petit livre fut tombé entre mes mains, j'eus soin de prendre les mesures convenables pour communiquer au public ces découvertes utiles qui y paraissent sur les points les plus importants de la maréchalerie, découvertes dignes d'être ajoutées à toutes celles qui ont été faites dans quelque pays que ce soit. L'auteur donc du livre en question a donné l'anatomie du pied du cheval, et a expliqué très-clairement les différents degrés de piqûres auxquels un cheval est sujet. Il a démontré cela avec beaucoup de soin sur des planches très-exactes, et il s'est étendu aussi loin sur la méthode de la guérison que la science et la pénétration humaine peuvent aller. Il paraît surtout qu'il est très-versé dans la connaissance des parties du cheval. Par ses observations sur ces parties, il a trouvé que les maréchaux étaient perpétuellement à appliquer des sétons, à cautériser et à mettre des topiques sur les parties des chevaux qui n'avaient aucun mal, parce qu'ils ignoraient le vrai siége de leurs maladies.

Une autre découverte importante de cet auteur est celle du véritable siége de la morve, qu'on avait toujours cru être une maladie du poumon. M. Bartlet, un de nos auteurs anglais, a approuvé et adopté sa doctrine, et y a ajouté de sa part quelques remarques judicieuses, pour lesquelles il mérite les remercîments de nos compatriotes.

Je prendrai seulement la liberté d'ajouter encore brièvement un ou deux mots sur deux autres points aussi importants que ceux dont on a fait mention. Le premier est son application de la poudre de Lycoperdon pour arrêter le sang des artères coupées, l'autre est une correction sur la manière de ferrer les chevaux.

A l'égard du premier, il en a fait des expériences si hors de doute dans les cas d'amputation de membres et d'autres parties, que l'Aca-

démie royale des sciences de Paris lui en a d'abord accordé des certificats, comme on pourra le voir à la suite de ce livre ; et, à la vérité, le bénéfice de cette découverte ne se borne pas ici, il aura lieu
aussi dans le cas d'amputation, même à l'égard d es hommes, et diminuera une grande partie de leurs souffrances aussi bien que les
autres accidents qui s'ensuivent quelquefois de la méthode ordinaire de chirurgie, en prévenant les hém orrhagies dange reuses.

En un mot, le lecteur trouvera plusieurs remarques curieuses et
utiles sur la ferrure, lesquelles il serait à souhaiter que nos maréchaux voulussent bien adopter, et plusieurs précautions qui ne peuvent manquer de satisfaire, aussi bien que d'être utiles et profitables à tous ceux qui ont des chevaux.

NOUVELLE PRATIQUE DE FERRER LES CHEVAUX DE SELLE ET DE CARROSSE.

Chaque pays, chaque pratique différente de ferrer les chevaux.
Comme mon dessein n'est pas d'en examiner en détail le vice ou la
perfection, je rapporterai brièvement ce qui se fait à ce sujet dans
divers pays, afin que le lecteur puisse juger de combien la ferrure
d'aujourd'hui s'approche ou s'éloigne de la saine pratique.

En Prusse, on les ferre du devant, et point du derrière.

En Allemagne, du devant et du derrière, et on cramponne communément chaque fer à trois crampons.

En France, on ne les cramponne que du derrière.

En Angleterre, on ne les cramponne ni du devant, ni du derrière,
et les fers sont minces, larges et forts d'éponge, pour empêcher que
la fourchette ne porte à terre.

En Espagne, les éponges sont minces et rabattues en partie sur
les côtés des talons.

En Turquie, les talons et la sole sont couverts par une plaque
qui leur sert de fer, dans laquelle on ménage une petite ouverture
pour laisser passer une partie de la fourchette. Toutes ces sortes
de fers sont représentées dans la planche.

Quant à la manière de parer le pied, elle diffère seulement du
plus au moins.

On remarquera, au sujet des crampons, que nos anciens en mettaient aux pieds de devant : il n'y a pourtant point de traité qui en parle ; mais on voit attachés sur la porte de l'église de Saint-Severin nombre de fers à deux crampons, qui sont sûrement avant le dernier siècle. Il y en a qui ont servi, et d'autres qui n'ont point servi ; on sent bien que cette ferrure était celle d'usage en ce temps-là.

Depuis nombre d'années on a banni les crampons pour y substituer de fortes éponges ; mais les maréchaux un peu habiles en ayant reconnu l'abus, les tiennent aujourd'hui égales aux fers.

Tout le monde a cru bien faire, et le croit encore. On ne changerait pas sa méthode pour une autre. Les étrangers, amateurs de la cavalerie, qui viennent ici en sont une preuve. Presque tous amènent à leur suite un maréchal de leur pays, dans la persuasion où ils sont que leur pratique à cet égard est préférable à la nôtre ; mais nous leur rendons bien la mauvaise opinion qu'ils ont de nos maréchaux, eu usant de la même précaution quand nous voyageons chez eux.

Il ne faut pas croire que ce soit à la différence du terrain, comme je l'ai quelquefois ouï dire, qu'est due celle du ferrage, puisque nous voyons ici des chevaux ferrés à l'anglaise, à l'allemande et à l'espagnole, etc., marcher sur notre terrain ni mieux ni plus mal que ceux qui le sont à la française ; mais seulement que cette pratique n'est guère meilleure dans un pays que dans un autre, et que partout elle est moins une affaire de raisonnement que de fantaisie et d'habitude.

L'usage de donner des fers aux chevaux me paraît bon, utile et même nécessaire sur le pavé : mais c'est de leur forme et de la manière de les appliquer que dépend non-seulement la conservation du pied, mais encore la sûreté des jambes et l'agrément des mouvements.

En effet, nous nous trouvons plus agiles, plus adroits, quand nous sommes chaussés à notre aise. Un fer large, long, épais, doit faire sur les chevaux ce que les sabots font sur nous, c'est-à-dire les rendre lourds, maladroits et chancelants.

Avant que de parler de la manière de ferrer en croissant, et de faire connaître les défauts de la ferrure actuelle, il est bon de faire une courte description des parties qui composent le pied du cheval.

Le pied est la partie du cheval qui se trouve la plus exposée à différents accidents. C'est donc à cette partie qu'un maréchal doit le plus s'attacher. Comment peut-il y parvenir, s'il ne connaît parfaitement la structure et la composition des différentes pièces qui servent au mécanisme de son action? Premièrement il faut observer que, dans l'état naturel, le cheval doit avoir toute l'étendue de son pied placée sur la superficie du terrain qu'il décrit; c'est par là que son pied devient pour le reste de son corps une base solide, et que tous ses mouvements deviennent assurés.

Il serait très-heureux pour cet animal de se passer du secours des fers, qui ne lui sont utiles que pour la conservation de la muraille, la nature ayant pourvu au reste par la construction originaire du pied.

Le cheval présente d'abord à la surface de la terre une boîte concave que l'on nomme sabot, dans laquelle sont contenues plusieurs parties dont les unes sont molles et les autres solides.

Il faut observer que ce sabot a deux faces : une antérieure, convexe, que l'on appelle muraille; une inférieure, que l'on nomme sole de corne. Cette muraille est fibreuse extérieurement, et cannelée ou sillonnée intérieurement.

La partie qui se présente la première en levant le pied du cheval se nomme sole de corne. A cause de la différente nature de corne qui la compose, nous la diviserons en trois parties.

La première est celle qui couvre immédiatement la sole charnue dans sa partie interne. Par le suc nourricier qu'elle reçoit de cette sole charnue, et qui sert à la régénérer à proportion que les lames qui la composent s'en éloignent, elle devient plus sèche, de manière que lorsqu'elle a pris toute sa nourriture, le surplus se desséchant et s'atténuant, s'en va en écaille; en sorte qu'on pourrait dire volontiers qu'elle se dépouille elle-même d'un vêtement qui est inutile à conserver. Son principal usage dans cette partie là est de préserver la sole charnue des accidents qui pourraient lui arriver par la compression des corps solides qui se présentent continuellement au pied de l'animal.

La seconde est la partie qui forme les talons, et qui est produite par le contour postérieur et interne de la muraille qui s'étend des deux côtés de la fourchette pour venir s'unir avec la portion de la sole dont nous venons de parler : sa principale fonction est de servir d'arc-boutant aux deux talons, et d'empêcher qu'ils ne se rapprochent l'un de l'autre. Cette corne est liante, et ne s'écaille pas comme celle qui compose le reste de la muraille, parce qu'elle est beaucoup plus forte et qu'elle est perpétuellement nourrie par le suc qu'elle reçoit de la chair cannelée avec laquelle elle a de l'adhérence ; elle soutient aussi le tendon d'Achille, et sert de secours aux chevaux à qui la nature n'a pas donné une grosse fourchette.

La troisième, enfin, est sa partie moyenne, qui est la fourchette ; c'est une corne mollasse et compacte, qui prend sa nourriture de la fourchette charnue, et qui est destinée par sa nature à se prêter à ses mouvements et à la garantir des impressions extérieures. Cette corne se débarrasse elle-même des accroissements inutiles de sa substance, mais d'une différente manière de l'autre partie de la sole de corne qui se dessèche ; parce que, ayant la nature d'une éponge, et par là se trouvant imbibée de son suc nourricier, elle s'en va en espèce de filandres, telles que seraient les parties d'une éponge qui se dessécherait. Elle sert aussi à conserver le tendon qui prend son attache à la partie inférieure du pied, et qui se trouve garanti par la fourchette charnue des extensions qui peuvent s'y faire.

Les parties renfermées dans le sabot sont : la chair de la couronne, la chair cannelée, la fourchette charnue, la sole charnue, la terminaison des tendons, deux principales artères, des veines et vaisseaux lymphatiques, l'os du pied, l'os de la noix, l'os coronnaire, les ligaments, leurs capsules, des cartilages, et des nerfs.

La chair de la couronne est une chair blanchâtre mamelonnée, située au pourtour de l'os du pied à l'insertion du poil, logée dans une demi-gouttière qui est à la partie supérieure et interne du sabot.

La chair cannelée est une chair sillonnée qui s'enchâsse avec la corne cannelée du sabot ; elle est très-adhérente au contour de l'os du pied.

La fourchette charnue est un corps mollasse, spongieux, blanc, et en partie insensible ; on ne connaît guère sa composition ; elle sert de coussinet et de point d'appui au tendon d'Achille.

La sole charnue est une chair extrêmement dure, coriace, graineuse, adhérente à la partie inférieure de l'os du pied, qui se présente à découvert quand on a enlevé la sole de corne, et qui prend sa nourriture de l'os du pied, comme la chair cannelée.

Les tendons sont au nombre de deux, savoir : l'extenseur, qui se termine à la partie supérieure de l'os du pied, et le fléchisseur, qui va s'attacher à la partie inférieure et concave du même os.

Les artères sont des canaux qui partent du cœur, et qui vont se distribuer dans les différentes parties de l'animal pour y porter le sang.

Les veines sont des canaux qui sont destinés à reporter au cœur le reste du sang qui avait été apporté aux parties par les artères.

Les vaisseaux lymphatiques sont des canaux produits par les artères, et qui portent aux différentes parties un suc capable de leur donner l'accroissement.

L'os du pied est un os criblé de petits trous pour le passage de plusieurs vaisseaux; il a la figure d'un croissant; on y remarque trois apophyses : une, antérieure, à la partie supérieure et convexe où s'attache le tendon extérieur, et deux aux parties latérales pour l'attache des deux cartilages qui se trouvent percés de deux trous pour le passage d'une artère et d'une veine qui servent à sa nourriture.

L'os de la noix est un os situé sur le tendon fléchisseur, entre les deux artères; il ressemble assez bien à une navette. Il a deux ligaments, un qui l'attache avec l'os du pied, et l'autre avec le même tendon. Sur l'os de la noix est situé l'os coronnaire, qui a son action sur lui.

L'os coronnaire approche d'une figure carrée, et est situé en partie sur l'os de la noix et sur l'os du pied. On y observe des inégalités pour l'attache de plusieurs tendons, et deux petites facettes cartilagineuses pour recevoir les condyles de l'os du paturon. Ces os ont des ligaments à leurs parties latérales pour empêcher leur luxation. Ils ont aussi des capsules dans lesquelles sont les glandes synoviales qui fournissent une liqueur mucilagineuse qu'on appelle sinovie, qui sert à lubréfier les articulations.

Pour s'instruire des parties dont nous venons de parler, on peut avoir recours aux planches qui sont dans mon *Traité d'observations.*

Comme il n'est pas possible de faire travailler les chevaux nu-pieds sur le pavé ou sur un terrain dur, sans courir le risque de détruire quelqu'une des parties dont on vient de parler, on a donc été obligé de les ferrer ; mais la méthode actuelle leur est tellement nuisible, que, bien loin de conserver leurs pieds, elle concourt à leur destruction en occasionnant un nombre d'accidents, comme je vais le démontrer.

DÉFAUTS DE LA FERRURE ACTUELLE.

1° Les fers longs et forts d'éponge sont sujets à ne point tenir fermement par leur poids, et font peter les rivets.

2° Il faut de gros clous à proportion de la force des fers pour les tenir : ce qui fait éclater la corne ; ou souvent ces grosses lames pressent la chair cannelée et la sole charnue, et font boiter le cheval.

3° Les chevaux sont sujets à se déferrer par la longueur des fers ; savoir : lorsque le pied de derrière attrape l'éponge du pied de devant, soit en marchant, soit en restant en place et mettant le pied l'un sur l'autre, ou bien entre deux pavés, ou bien dans les barres des portes, ou sur les pont-levis des villes de guerre, ou bien dans les terres fortes.

4° Ils marchent lourdement par la pesanteur du poids des fers qui les fatiguent.

5° Les fers longs et forts d'éponge éloignent la fourchette de terre et empêchent le cheval de marcher sur elle. Alors, si le cheval a de l'humeur dans la fourchette, il lui viendra un fic ou crapaud, parce que l'humeur séjourne. Ce qu'on évite en ferrant court ; le cheval marchant sur la fourchette, l'humeur se broie, se divise et se dissipe plus facilement, principalement aux pieds de devant, parce que l'animal s'y appuie plus que sur les pieds de derrière.

6° Les fers longs et forts d'éponge aux pieds qui ont les talons bas, les écrasent et les renversent, les foulent et font boiter le cheval, quoiqu'on relève l'éponge et qu'on voie du jour entre l'éponge et le talon en levant le pied ; mais dès qu'il est à terre, le talon va chercher l'éponge, parce que le sabot est flexible.

7° Les fers longs et forts d'éponge, lorsque le pied est paré, la fourchette étant éloignée de terre, occasionnent plusieurs accidents, comme la rupture du tendon fléchisseur ou l'extension du même tendon, et la compression de la sole charnue : ce qui n'a encore été connu que depuis que je l'ai remarqué, et que j'en ai fait la découverte, ce qui est aisé à démontrer.

8° Les fers longs font glisser et tomber les chevaux, parce qu'ils font l'effet d'un patin sur le pavé sec tant en hiver qu'en été.

9° Les fers longs sont encore nuisibles lorsque les chevaux se couchent sur l'éponge, ce qu'on appelle se coucher en vache, parce que pour lors ces sortes de fers les blessent au coude.

10° Les crampons sont à supprimer sur le pavé, et ils ne sont bons que sur la glace ou sur une terre grasse; pour lors les crampons s'insinuent dans l'une ou dans l'autre et retiennent le cheval, au lieu que sur le pavé les crampons glissent, principalement lorsque le pavé bombe, ce qui est très-ordinaire à Paris, parce que le grand nombre de voitures arrondit en très-peu de temps les carres des pavés, quand même les pavés seraient neufs. Pour peu que le cheval marchât, les crampons ne dureraient pas plus de sept à huit jours; donc il est un mois ou cinq semaines sans avoir de crampons, puisque la ferrure doit durer six semaines.

11° Les crampons en dedans sont sujets à estropier le cheval en croisant ses pieds sur la couronne, ce qui forme des atteintes encornées.

12° Le cheval avec des crampons ne marche pas à son aise sur le pavé, et se fatigue.

13° Le cheval qui n'a qu'un crampon en dehors n'a point le pied d'aplomb, et ce crampon gêne l'articulation de l'os coronnaire qui porte sur l'os du pied, le pied pour lors se trouvant de côté.

14° Si le cheval a le pied paré et qu'il vienne à se déferrer, il ne peut pas marcher qu'il ne s'écrase et ne s'éclate la muraille, et qu'il ne se foule la sole charnue, attendu que la muraille se trouve sans soutien.

15° Si les fers sont longs et les talons creusés, les pierres et les cailloux se logent entre le fer et la sole, et font boiter le cheval.

16° Les pieds plats deviennent combles en voûtant les fers pour soulager les talons et la fourchette ; parce que, plus les fers sont voûtés, et plus aussi la muraille s'écrase et se renverse, principalement le quartier de dedans, comme étant le plus faible; pour lors cela fait bomber la sole charnue, c'est ce qu'on appelle oignon, et qui met presque toujours le cheval hors de service.

17° Si la muraille est mince et qu'on voûte les fers, ces sortes de fers pressent tellement les deux quartiers, que l'os du pied et ce qui en dépend se trouvent comprimés, comme quand nous avons des souliers justes qui nous font boiter. Ces sortes de fers font l'effet d'une pincette, ou, pour mieux dire, d'un étau ; tout nuisibles que sont ces fers, encore faut-il être très-bon maréchal pour ajuster un fer qui soit bien voûté, et dont les éponges puissent garantir les talons ; et c'est cette méthode qui, toute difficile qu'elle est à exécuter, achève de perdre les pieds plats des chevaux.

18° Les pieds parés sont exposés à être plus considérablement blessés par les clous de rue, taissons, chicots, etc.

19° La sole parée prend plus facilement la terre ou le sable, qui forme une espèce de mastic entre le fer et cette sole, ce qui foule le pied et fait boiter le cheval.

20° La raison pour laquelle il est dangereux de parer les pieds des chevaux, c'est que, dès que la sole est parée, le cheval se trouvant dans un endroit sec, elle se sèche par l'air qui la pénètre, qui lui enlève son suc et sa souplesse, ce qui fait souvent boiter le cheval, et souvent l'estropie.

21° Une habitude qu'il faudrait détruire, c'est celle qu'on a d'attendrir la sole de corne, de se servir d'un fer rouge avec lequel on brûle cette sole, afin que le maréchal et le palefrenier aient moins de peine, l'un à parer et l'autre à tenir le pied du cheval ; mais il en résulte le plus souvent qu'on échauffe la sole charnue et qu'on rend, par conséquent, le cheval boiteux.

22° Un fer fort que l'on fait porter à chaud, quoiqu'il ne soit pas rouge, est nuisible, tant par rapport à son épaisseur que parce qu'il arrive que dans l'opinion où est le maréchal que ce fer n'est pas assez chaud, il le laisse trop longtemps appliqué, ce qui échauffe tellement le sabot que la chair cannelée, qui se trouve desséchée, se détache par la suite de la corne cannelée, et fait un vide entre la sole et la muraille, ce qui fait souvent boiter le cheval.

23° Il arrive souvent que, pour faire un pied qui plaise à la vue, on le rogne tellement qu'on le pare jusqu'à la sole charnue, et que la chair, se faisant jour à travers la sole de corne, la surmonte ; c'est ce qu'on appelle une cerise, et cela fait boiter le cheval quelquefois un espace de temps assez considérable.

24° Le pied paré est principalement cause que le quartier en dedans se resserre ; c'est ce qu'on appelle quartier faible ou quartier
serré, ce qui fait boiter le cheval.

25° Il arrive aussi qu'un quartier se resserre, et même tous les
deux, et quelquefois la totalité du sabot. Pour lors le sabot devient
plus petit, et gêne toutes les parties intérieures du pied ; c'est ce
qui estropie le cheval, accident qui résulte de la parure du pied.

26° Il résulte encore un autre accident : c'est que, quand le quartier se resserre, il fait fendre le sabot dans sa partie latérale ; cet
accident s'appelle seime, et le cheval devient boiteux.

27° L'habitude de parer les pieds, et surtout les talons, qui en
sont les arcs-boutants, fait serrer les deux talons, et les pieds s'en-
castellent ; ce qui rend le cheval boiteux.

28° C'est un abus de raper les pieds des chevaux ; cela altère le
sabot et forme des seimes.

29° Ce qui doit faire connaître qu'il ne faudrait pas parer les
pieds des chevaux, que cet usage est pernicieux et que les maréchaux
en abusent souvent, c'est que, si un cheval se déferre plusieurs fois
en un jour, on ne lui remet pas un autre fer qu'on n'ait diminué le
pied avec le fer rouge, et qu'on n'ait de nouveau paré le pied avec
le boutoir, tant les maréchaux ont contracté l'habitude de se servir
même par distraction de cet outil ; en sorte que le cheval n'a presque plus de pied, si par malheur cet animal se déferre quatre ou
cinq fois en un jour. Il est vrai qu'il est rare que cela arrive ; mais
comme cela arrive quelquefois, on met le cheval hors d'état de servir, en lui détruisant tout le sabot par cette manière d'user sans discernement du boutoir. Ce que j'avance est si vrai, que j'ai vu des
chevaux qui avaient marché nu-pieds, dont un des quartiers était
tellement emporté que les chevaux marchaient sur la sole charnue,
et les maréchaux, pour les referrer, abattaient le quartier opposé.
Je leur ai demandé la raison pour laquelle ils détruisaient ce quartier qui avait encore du soutien, et je n'ai pu avoir d'autre réponse,
si ce n'est qu'il ne fallait pas qu'un quartier fût plus haut que l'autre,
parce que cela était d'usage.

30° Un autre défaut, c'est la mauvaise méthode d'étamper et con-
treperccr les fers avec des étampes et des poinçons trop gros, en
sorte que cela fait un trou extrêmement large, et que, sitôt que les

clous ou que les fers sont un peu usés, cela ne tient plus à rien. Le fer bat, attendu que la lame du clou ne remplit pas le trou, parce que le clou a une tête qui forme quatre carres, lesquelles portent sur le fer, et par conséquent empêchent cette tête de s'enfoncer dans l'étampure.

31° On a pour habitude de mettre aux chevaux qui se coupent des fers excessivement forts en branches et un fort crampon, et cela dans l'idée de rejeter le sabot en dehors ; ils font leur effet dès que le cheval a le pied à terre, mais dès qu'il lève le pied pour marcher, le pied se remet dans son aplomb, l'épaisseur du fer l'attrape.

32° La plupart des maréchaux, dans la vue de mieux parer, poussent le boutoir jusqu'au sang, et pour arrêter l'hémorrhagie de la fourchette, ils y mettent le feu. Cette opération finie, le cheval revient boiteux à l'écurie ; le maître en demande la raison, mais inutilement, parce que le maréchal et le palefrenier sont aussi ignorants, ou plutôt aussi discrets l'un que l'autre sur cet article.

33° Il y a des maréchaux qui, croyant remédier aux talons encastelés, mettent des fers qu'ils appellent *à la pantoufle ;* ces fers sont forgés et disposés de façon que le bord du dedans qui regarde la fourchette est extrêmement fort, et le bord du dehors très-mince ; ils les ajustent en sorte que, le cheval appuyant dessus, l'épaisseur du dedans de l'éponge rencontrant le talon sur les arcs-boutants, le bord du dehors ne touche que peu à la muraille, à cause que l'éponge forme un talus de ce côté-là. Le but des maréchaux est d'écarter les talons par ce moyen ; mais c'est en quoi ils se trompent, parce que, loin de les écarter, l'épaisseur de l'éponge, comprimant les arcs-boutants, les empêche de profiter et les resserre encore davantage.

L'énumération de tant d'accidents qui résultent de la méthode ordinaire, et dont aucune des personnes de l'art ne peut disconvenir, fait sentir la nécessité de les éviter. Or, la méthode que j'indique en est le véritable moyen, comme l'expérience en convaincra.

Avant d'entrer dans le détail de ma méthode, il convient de faire ici quelques observations et réflexions générales sur la marche du cheval.

Pour que le cheval ait une démarche assurée et facile, il faut qu'il soit placé sur une base fixe et solide qui soutienne le reste de sa machine, quand elle est en mouvement. Or, il ne peut trouver ce point d'appui si avantageux que quand toutes les parties de son pied sont posées autant qu'il est possible sur le terrain qu'il décrit. Il est clair que, si le cheval pouvait marcher sans fer, il trouverait cette assiette, qui le préserverait des chutes fréquentes auxquelles il est exposé. C'est pourquoi il ne faut mettre au cheval que le volume de fer qui lui est nécessaire pour garantir sa corne ; par conséquent, il sera non-seulement inutile, mais même nuisible, de lui en mettre sous la partie de la corne qui peut se conserver par elle-même, comme est celle des talons et de la fourchette. La raison en est que cette corne, par sa propre nature, l'empêche de glisser sur le pavé et sur un terrain dur, ce qui arrive lorsque le pied a un fer qui, le couvrant presque entièrement, fait l'effet d'un patin.

Le cheval qui tire appuie premièrement sur sa pince, ensuite sur les deux murailles, puis le talon s'abaisse et vient chercher l'éponge du fer.

Le cheval de selle, ou qui porte, pose plus légèrement la pince ; c'est la seule différence : de façon que dans l'un ou dans l'autre cas le point d'appui ne se fixe, ni sur le talon, ni sur la pince, mais entre les deux, ce qui est aisé à démontrer anatomiquement.

L'os du canon vient se reposer sur l'os du paturon, celui-ci sur l'os coronaire, celui-ci vient se reposer sur l'os du pied et sur celui de la noix.

Par cette disposition, on doit remarquer deux choses essentielles qui éclairent sur les défauts de la pratique actuelle et sur les moyens d'y remédier à l'avenir : l'une, que l'effort de la pesanteur ne se fixe ni sur la pince, ni sur le talon, mais entre les deux ; l'autre, que, plus la fourchette sera éloignée de la terre ou d'un point d'appui quelconque, plus la poussée de l'os coronaire sur l'os de la noix fatiguera le tendon sur lequel il appuie, par l'extension outrée qu'il éprouvera à chaque pas que fera le cheval. La fourchette doit donc porter à terre, autant pour la facilité que pour la sûreté du cheval dans sa marche ; parce que, plus la fourchette est grosse, moins les talons portent à terre, et, plus les talons se trouvent soulagés, plus aussi le cheval marche à son aise, et le seul moyen de lui procurer cette démarche est de le ferrer selon la méthode que j'indique, parce que cela détermine le cheval à marcher sur sa fourchette, qui est le point d'appui naturel du tendon fléchisseur.

NOUVELLE MANIÈRE DE FERRER.

Pour empêcher les chevaux de glisser sur le pavé sec et plombé, il faut mettre un fer en croissant, c'est-à-dire un fer qui n'occupe que le pourtour de la pince, et dont les éponges viennent, en s'amincissant, se terminer au milieu des quartiers; en sorte que la fourchette et le talon portent d'aplomb sur le terrain, tant du devant que du derrière, mais surtout du devant, parce que le poids du corps du cheval y est plus porté; et plus le fer est court et moins le cheval glisse, la fourchette faisant pour lors le même effet que ferait sur la glace du vieux chapeau que nous aurions sous nos souliers.

Il faut cependant faire attention qu'aux pieds faibles de muraille les fers doivent être un peu plus longs, de manière que l'éponge vienne, en s'amincissant, sur les talons, pour que le bout de l'éponge ne porte point sur la muraille, parce qu'elle s'écraserait, vu sa faiblesse, et que l'éponge vienne à se terminer sur le talon où commence l'arc-boutant, parce que le talon ne s'éclate jamais.

Pour ce qui est des pieds combles, il leur faut également des fers un peu plus longs, et qui d'ailleurs couvrent davantage la sole, pour empêcher que la sole ou oignon, s'il y en a, ne portent à terre; il faut que le fer soit ajusté de façon qu'il ne porte point sur la sole, mais toujours que la fourchette et les talons portent à terre: c'est le seul et véritable moyen, non-seulement de conserver le pied, mais encore de le rétablir.

Un cheval qui aura les talons faibles et sensibles doit être ferré le plus court qu'il est possible, et avec de minces éponges, de manière que la fourchette porte à terre, parce que ses talons, n'ayant rien dessous eux, profiteront et seront soulagés.

La ferrure en croissant sera d'autant plus nécessaire à un cheval qui aura un quartier faible et renversé, que non-seulement elle le soulagera, mais encore rétablira le quartier dans son état naturel.

Il faut ferrer de même un cheval qui aura une bleime; cette ferrure sera encore avantageuse pour les seimes qui sont sur le quartier.

Il ne faut jamais parer la sole, ni la fourchette; on doit se contenter d'abattre seulement la muraille, si on la juge trop longue.

Quand un cheval se coupe, il faut que la branche du dedans de son fer soit plus courte et plus mince que l'autre, pour lors le cheval s'attrapera moins.

Pour que le fer tienne longtemps, il faut se servir du clou que j'ai imaginé, dont la tête est en forme de cône et l'étampure proportionnée au clou ; de sorte que le clou, remplissant exactement l'étampure et la contreperçure, retient toujours le fer en place, quoique très · usé ; bien entendu qu'il faut proportionner le clou au fer. Ces sortes de clous ont, d'ailleurs, trois avantages : l'un, qu'ils sont moins sujets à se décoller, à cause qu'ils entrent à force dans l'étampure ; l'autre, qu'ils sont plus petits, et par là ne sont point si suje ts à presser la chair cannelée et la sole charnue ; enfin, le dernier, c'est qu'ils éclatent bien moins la corne.

Quoique cette méthode de ferrer soit opposée à l'ancienne, il y a cependant plusieurs maréchaux qui, contre leur gré, sont obligés de ferrer en croissant, parce que plusieurs personnes le veulent ainsi.

Par cette nouvelle manière de ferrer, on évite tous les défauts et accidents de l'ancienne ferrure décrits et détaillés dans les articles ci-dessus. On m'objectera peut-être que je ne suis pas à la lettre la méthode que j'ai inventée à l'égard de tous les chevaux que j'entretiens. Je réponds à cette objection que, n'ayant pu encore détruire le préjugé, par rapport au premier coup d'œil, qui ne plaît pas à plusieurs personnes, je suis obligé de ferrer un peu plus long et de faire l'éponge un peu plus mince, et j'évite de parer les pieds : complaisance que j'ai d'autant plus volontiers , que cette dernière manière approche beaucoup de la ferrure en croissant et qu'elle y peut suppléer, à l'exception néanmoins du cas où le cheval marche sur le pavé sec et plombé ; car pour lors ma méthode est indispensable absolument. Cela ne m'empêche pas de ferrer en croissant beaucoup de chevaux de seigneurs et de particuliers, et cela par leur ordre et parce qu'ils sentent l'avantage qu'en retirent leurs chevaux.

A l'égard des chevaux qui vont sur la terre grasse, il faut mettre à chaque talon du fer un clou de ma façon pour les empêcher de glisser ; pour les chevaux qui vont sur la glace, c'est-à-dire qui marchent sur une neige glacée sur le pavé, il faut leur mettre deux clous en pince.

S'ils étaient obligés d'aller sur une glace unie, il faudrait mettre des clous aux talons comme en pince.

Il est utile et même nécessaire de ferrer court tous les pieds plats, et surtout ceux qui ont la forme d'une huître à l'écaille.

Tous les pieds plats ont des talons bas, et par conséquent peu d'arc-boutant; mais la nature, pour suppléer à ce défaut, donne une grosse fourchette pour conserver les talons. On ne doit donc pas parer les pieds, et on doit bien se garder de creuser les talons; il faut aussi éviter de trop raper les pieds : toutes ces méthodes sont autant d'abus qui achèvent de détruire les pieds des chevaux. Le premier abus en creusant les talons est de détruire la corne qui doit servir d'arc-boutant pour empêcher que les talons et les quartiers ne se resserrent; le second abus en rapant les pieds est de détruire la force du sabot, et par conséquent de donner occasion à la corne du sabot de se sécher et d'appauvrir en même temps la corne canne-lée qui s'enclave dans le chair cannelée, et pour lors cela cause sou-vent une inflammation intérieure qui rend le pied douloureux et fait boiter le cheval.

Qu'on se mette bien dans la tête que, plus on parera le pied d'un cheval, plus on l'exposera aux accidents; c'est le priver, en premier lieu, d'une défense que la nature lui a donnée contre les *corps durs et pointus* qu'il court risque de rencontrer, et, en second lieu, de l'avantage le plus important, et pour le cheval, et pour le cavalier : c'est qu'en ne lui parant point la sole et ne lui donnant de fer que ce qu'il en a besoin pour conserver la corne, il ne sera plus sujet à glisser ni sur le mauvais pavé d'hiver, ni sur celui d'été, appelé vulgairement *plombé*, ainsi qu'il va être démontré.

1° Le faisant marcher sur la fourchette et en partie sur le talon, celle-là se trouvant rapée par le frottement qu'elle éprouve sur la terre et sur le pavé, s'imprime par le poids du corps dans les petites cavités et interstices qu'elle y rencontre.

2° Par sa flexibilité, elle en prend pour ainsi dire l'empreinte et le contour, de sorte que le pied portant en bien plus de parties qui, se soulageant mutuellement en multipliant le point d'appui, don-nent à l'animal plus d'adhérence au plan sur lequel il marche. On peut même avancer qu'il acquiert une espèce de sentiment à cette partie par sa correspondance à la sole charnue, et de celle-ci au tendon : sentiment que je ne comparerai point à celui que nous éprouvons quand nous marchons pieds nus ; mais ce sentiment lui suffit pour l'avertir à propos du contrepoids qu'il doit donner à son corps afin de le tenir en équilibre, pour le préserver des chutes, entorses et mémarchures.

Le but du ferrage n'a pu être envisagé par celui qui le premier l'a mis en usage, que comme un préservatif et une défense, tant pour la muraille que pour la sole. Or, il n'a pu y mettre la condition de parer ni l'une ni l'autre, je ne dis pas à notre excès, mais en aucune façon, puisque ç'eût été agir contre son principe, et détruire son ouvrage.

Cette précaution n'a pu être recommandée que dans le cas où la corne serait raboteuse et que le fer ne porterait pas partout également, ce qui lui ôterait de la solidité. Dans ce cas c'est raison, mais autrement ç'eût été contradiction et absurdité.

J'ai souvent parlé à ces amateurs de cavalerie qui ont un soin particulier de faire parer le pied de leurs chevaux ; aucun d'eux n'a pu m'en démontrer ni la nécessité, ni la propriété. Enfin, convaincus par mes raisons, je n'en ai point tiré d'autres d'eux, sinon que c'était un usage établi partout, et qu'il fallait convenir que c'était infiniment plus propre.

On pense que les fortes éponges soulagent les talons faibles, en ce que le corps du fer même se plie pour aller chercher le talon ; dans cette idée, on relève l'éponge et on laisse un vide entre elle et le talon.

Cependant, tout le contraire arrive.

1° C'est le sabot qui, par sa flexibilité, va trouver l'éponge du fer qui ne plie jamais.

2° Plus l'éponge est épaisse, et plutôt le talon la rencontre.

3° Le talon, au lieu d'être soulagé, se trouve comprimé, parce qu'il a toujours le même point d'appui.

Qu'on se souvienne de ce que j'ai dit plus haut au sujet de la sole de corne : que c'était de la sole charnue qu'elle recevait sa nourriture ; que son liant et que son moelleux venaient de son épaisseur, et qu'elle s'endurcissait et se nourrissait moins à proportion qu'on l'amincissait ; on voit même des chevaux boiter par l'habitude où l'on est de leur parer la sole.

L'air, dans cet état d'amincissement, la pénètre et la dessèche au point que, si l'on n'a pas soin de l'humecter quand l'animal est dans un lieu sec, elle se resserre et presse la sole charnue ; en sorte même que, si quelque temps après on voulait parer de nouveau la sole de corne, il ne serait pas possible de le faire, attendu sa sécheresse et son extrême dureté, le boutoir ne pouvant y mordre, de façon qu'elle fait boiter le cheval.

Mais poursuivons. Quel risque ne court pas un cheval qu'on aura presque dessolé pour lui avoir trop paré le pied ? S'il rencontre des chicots, des têts de bouteilles ou des clous, ils lui pénètrent facilement jusqu'à la sole charnue, l'estropient pour longtemps, et quelquefois pour toujours.

Qu'un cheval vienne à se déferrer, comme cela arrive souvent, ayant le pied paré de nouveau, il ne fera pas cent pas sans être boiteux, parce que, dans cet état, la sole étant creusée, le cheval ne porte que sur les murailles, qui, n'ayant point de soutien de la sole de corne, s'usent et s'écrasent bientôt par le poids du corps de l'animal ; et il s'estropiera d'autant plus vite qu'il rencontrera dans son chemin des corps plus durs.

Il n'en est pas de même du cheval à qui on aura laissé la sole dans toute sa force.

Le fer sauté, la sole et la fourchette porteront à terre, soulageront les murailles de la plus grande partie du poids du corps, et l'animal ainsi pied nu poursuivra son chemin et arrivera sain et sauf.

Il est de fait que tous les chevaux, excepté ceux qui ont les pieds combles, et à qui les fers sont nécessaires pour conserver la sole, pourraient à la rigueur se passer d'être ferrés, et sans aller chercher cet exemple chez les Arabes, les Tartares, etc., on le trouve chez nous dans les chevaux qui travaillent journellement aux campagnes sans avoir besoin de fers ; mais dès que nous mettons nos soins et notre adresse à leur creuser le pied pour ainsi dire jusqu'au vif et à faire une belle fourchette, égale et symétrisée, enfin ce que nous appelons en France bien et proprement travaillé, les fers leur deviennent indispensablement nécessaires.

J'invite donc tous les amateurs de la cavalerie à garantir leurs

chevaux autant qu'ils le pourront de cette prétendúe perfection. On
pourrait demander que deviendra la sole de corne si on ne la pare
jamais? On craindra peut-être que, par son accroissement, le pied
du cheval ne devienne comble. Point du tout ; car, à mesure qu'elle
pousse, elle se dessèche, s'écaille et tombe en lames.

Les compressions si dangereuses qui causent l'inflammation,
comme il est dit dans la dissertation, ne seraient plus à craindre si
on laissait la sole de corne, les arcs boutants et la fourchette dans
leur entier ; par leur liant, leur épaisseur, leur flexibilité, leur con-
texture et le lieu qu'ils occupent, ils semblent être uniquement destinés par la nature à servir de défense à la sole charnue, comme
en particulier la fourchette sert de coussinet au tendon d'Achille,
le tout afin d'amortir le heurt d'un pavé, d'une pierre ou d'un chi-
cot, etc.

Il faut se convaincre encore d'un fait : c'est qu'il est rare qu'un
cheval marche à son aise et ne se fatigue pas promptement si la
fourchette ne porte pas à terre. Comme elle est le seul point d'appui, si vous l'éloignez de la terre en la parant, il arrive une extension outrée de la part du tendon, occasionnée par la poussée de l'os
coronaire sur celui de la noix, comme il est dit plus haut, qui, se
répétant à chaque pas que fait l'animal, le fatigue et y cause de l'inflammation. De là naissent souvent les molettes, les engorgements
ou gonflements de nerfs, etc., qui arrivent après des voyages de
long cours ou des courses rapides. Ces accidents viennent moins
de la longueur de la marche, comme on le croit ordinairement, que
de la fausse pratique de parer la sole.

Je m'étonne qu'on ne se soit pas avisé plus tôt d'user de cette méthode de ferrer, et j'ai encore de la peine à me persuader que j'en
sois l'inventeur ; je croirais bien plus volontiers qu'elle n'est que la
copie de celle qui a été pratiquée par le premier artiste qui a imaginé de donner des fers aux chevaux. Si mes soupçons sont justes,
l'oubli qui en a été fait ne prouve rien contre sa perfection, parce
que le bon comme le mauvais n'ont pas plus de droit l'un que l'autre
de fixer notre inconstance. On se lasse de tout, et celui-ci, pour
l'emporter sur celui-là, a imaginé des fers de différentes formes,
longueurs et épaisseurs, auxquels il n'a pas manqué d'attribuer diverses propriétés. La multitude, plus crédule qu'instruite, s'est laissé

persuader ; de là les fers longs, épais, ceux à crampons, puis les fortes éponges, ensuite les minces. Il y a apparence que, si les pauvres animaux pour qui on travaillait avaient pu dire leur avis, rien de tout cela n'aurait lieu ; ils s'en seraient tenus à leur ancienne ferrure, qui, n'ayant été imaginée que pour conserver la muraille, n'avait certainement aucun des inconvénients de celle d'aujourd'hui.

Pour en voir un exemple frappant, il ne s'agit que de jeter les yeux sur un cheval de trait lorsqu'il tire une voiture chargée dans le temps que le pavé est plombé ; que l'on s'arrête un moment pour voir les peines et les tourments que souffre l'animal ; ses pieds n'ayant pas de prise, c'est en vain qu'il tente de pincer le pavé ; chaque pas n'est qu'une glissade, pour laquelle il reçoit souvent plus d'un coup de fouet qu'il n'a pas mérité ; les reins, la poitrine, les épaules, les jambes, tout souffre, tout est à la torture ; joignez à cela la crainte perpétuelle d'être fouetté à chaque faux pas qu'il fait sur le pavé, où il est impossible de tirer. Le cheval souffre plus en pareilles circonstances dans une lieue de chemin que s'il faisait dix lieues ; les courbatures, les poumons enflammés, les fièvres et tous les accidents d'un cheval forcé en sont les suites, que l'on attribue à bien d'autres causes ; mais ce qu'il y a de plus fâcheux, c'est que les rosses ne souffrent jamais tant qu'un bon cheval qui fait tous ses efforts, mais qui pourtant n'en est pas plus épargné pour sa bonne volonté.

M. le marquis de Lo***, colonel de cavalerie et amateur des chevaux, à qui je parlai, au mois d'octobre 1753, de cette façon nouvelle de ferrer, connaissant la structure du pied du cheval, me dit qu'il la croyait utile et bonne, et qu'il voulait qu'on la pratiquât pour ses chevaux. En effet, il l'a mise en usage sur le pavé plombé comme sur la glace, et, quoique les chemins aient été presque impraticables cette année 1754, ses chevaux n'ont pas bronché. Il m'a recommandé de continuer cette même ferrure.

M. le comte de Lorges, qui avait en 1743 un cheval dont les pieds étaient combles et les talons sensibles, et qu'on ne pouvait ferrer sans qu'il boitât, et qui était obligé de garder longtemps l'écurie, voulut qu'on fît usage de ma ferrure à l'égard de ce cheval. Il vit avec satisfaction l'avantage qui en résultait ; depuis ce temps il a voulu qu'on le ferrât toujours de même, ainsi que ses autres chevaux. Je pourrais citer encore grand nombre de chevaux de plusieurs autres particuliers.

Dans les derniers froids, on a fait courir des chevaux de M. le comte de Bentem, sans fers et en fers en croissant, sur le pavé sec et plombé, et dans les chemins durs et racornis par les gelées. On a aperçu également dans tous ces chevaux plus de légèreté et plus de fermeté sur leurs jambes, leurs arrêts plus prêts, plus liants et sans glisser, que dans les chevaux ferrés à l'ordinaire : nouvelle preuve que le cheval moins chargé de fer a plus de souplesse dans ses mouvements, et plus d'attention à choisir le terrain où il va marcher et à se tenir en équilibre ; moins il a de fer, plus le sabot est flexible et prend son empreinte.

Le préjugé de la ferrure actuelle est tel que plusieurs particuliers, et même les cochers, après avoir fait ferrer cinq ou six fois leurs chevaux avec des fers en croissant, et être tous convenus que cette ferrure est utile et avantageuse, ces mêmes gens ont voulu qu'on ferrât leurs chevaux avec des fers un peu plus longs, sans cependant parer la sole ni la fourchette, et la raison qu'ils ont alléguée pour qu'on mît des fers plus longs à leurs chevaux, c'est qu'on les raillait, parce que, disait-on, ces chevaux paraissaient nu-pieds.

Une partie de mes confrères convient que la ferrure courte à éponge mince est bonne et utile ; cependant ils ne la mettent pas en usage, et cela sans en donner aucune raison qui puisse combattre les avantages de la nouvelle ferrure.

D'autres qui pensent de même la pratiquent, il est vrai, mais ce n'est qu'à l'égard des chevaux qui ont les talons bas et sensibles, de ceux qui ont des pieds plats, ou bien d'autres qui ont des pieds faibles. Par la nouvelle ferrure, ils réussissent à rétablir tous ces chevaux ; je sais cela par leur propre aveu.

Il est visible par leur procédé qu'ils reconnaissent manifestement la supériorité de la nouvelle ferrure, et qu'ils sont bien convaincus que l'ancienne ne serait pas capable d'opérer le rétablissement que l'autre produit. Pourquoi donc n'adoptent-ils pas cette dernière pour les bons pieds auxquels elle serait infiniment utile, puisqu'elle prévient une infinité d'accidents, comme nous l'avons dit, et que l'expérience le prouve ? C'est qu'ils sont obstinés à ne s'en servir uniquement que quand ils y sont forcés par les circonstances ; hors de là ils s'en tiennent à l'ancienne routine, soit par la force du préjugé, soit par jalousie, etc. ; mais, par quelque raison que ce soit, ils s'impliquent eux-mêmes en une contradiction qui ne peut être qu'avantageuse à la nouvelle méthode.

De ce qu'on a dit ci-dessus on doit conclure qu'il faut connaître la cause des accidents qui arrivent aux pieds des chevaux, que souvent la ferrure occasionne, comme la compression de l'os coronaire sur l'os de la noix, jusqu'à présent inconnus.

On ne connaissait pas non plus la rupture du tendon d'Achille, la fracture de l'os coronaire et celle de l'os de la noix : maux qu'on a toujours tenté inutilement de guérir, parce qu'effectivement ce sont des maux incurables.

Il est donc essentiel de savoir la cause du mal, afin de traiter celui qu'on a espérance de guérir, et de s'épargner les frais de celui où il n'y a pas de ressource. Il n'est pas moins nécessaire de connaître son sujet, afin de pouvoir décider de ce qui est plus convenable pour le bien du cheval.

Il n'y a personne qui, pour peu qu'il connaisse la structure du pied, ne convienne que ma méthode de ferrer les chevaux est la meilleure, et ceux qui ont quelque expérience dans l'art reconnaîtront la réalité de tous les défauts de la ferrure actuelle et des accidents qui en résultent, suivant que je l'ai observé.

Le temps fera connaître sans doute les avantages de la nouvelle ferrure, et détruira toutes les mauvaises plaisanteries de ceux qui ne peuvent se déshabituer de voir les choses toujours au même état que leurs pères les ont vues, quelque défectueuses qu'elles soient, et nonobstant les avantages évidents et considérables du changement.

EXPÉRIENCE.

Je n'avais d'abord tenté la ferrure en croissant que sur le pied de certains chevaux ; devenu plus hardi par la suite, je l'ai essayée sur de mauvais pieds et sur des pieds combles. Le succès a répondu à mes tentatives.

Depuis mon *Traité* j'ai fait à cet égard des expériences sur plus de dix-huit cents chevaux qui avaient les pieds tant bons que mauvais.

Ces fers courts et minces d'éponges ont contraint les chevaux
à marcher sur leurs fourchettes qui sont leur point d'appui, et ceux
qui boitaient des talons sont devenus droits; ceux aussi dont le quartier de dedans était serré, renversé et fendu (ce qu'on appelle vulgairement seimé) ont été guéris. Il en est de même des chevaux
dont les deux quartiers et les talons qui sont serrés (ce qu'on appelle encastelés) se sont élargis et ont pris une bonne forme. On
peut encore dire la même chose de ceux dont les pieds sont combles, qui boitaient avec de longs fers ; ma méthode a aussi préservé
des chevaux qui avaient une disposition prochaine à avoir des fics
ou crapauds.

Voilà ce que j'avais à dire sur cette nouvelle méthode de ferrer ;
j'essuie tous les jours bien des contradictions, et il est de mon devoir de répondre en deux mots aux objections qui sont venues à ma
connaissance.

PREMIÈRE OBJECTION. — On dit que cette ferrure foulera le
talon et causera des bleimes.

Réponse. — J'ai déjà démontré que les éponges ne plient jamais,
comme on le pense ; que le poids du cheval force le sabot, qui est
flexible, à gagner l'éponge. Le talon, par là, se trouve comprimé
comme dans une presse ; par conséquent, ayant l'éponge courte, il
sera moins sujet à des bleimes et foulures par la ferrure courte,
parce que le talon n'appuiera que légèrement contre le pavé, portant le poids du corps entièrement sur le milieu du pied et sur la
fourchette.

SECONDE OBJECTION. — Il y en a qui prétendent que les talons
s'usent.

Réponse. — Pour prouver sans réplique que cela est faux, que le
talon ne pourrait jamais s'user jusqu'au vif, et que la substance est
de nature à croître plus qu'elle ne s'use, c'est que l'on est obligé
d'en abattre chaque fois que l'on ferre ; ce n'est qu'aux chevaux qui
ont le talon fort.

TROISIÈME OBJECTION. — On prétend qu'en ne parant pas les
talons, on occasionne les bleimes. Je réponds que non, parce que
les bleimes qui surviennent aux chevaux dont les talons sont forts
n'arrivent que parce qu'ayant paré l'arc-boutant jusqu'au vif, l'air

le pénètre, le prive de son suc, et le sèche. Cette sole presse les vaisseaux, et le sang s'extravase et forme cette rougeur qu'on nomme bleime.

Cette espèce de bleime ne fait boiter le cheval que lorsqu'il s'y forme de la matière, ce qui arrive rarement. Il arrive quelquefois que le quartier se resserre n'ayant pas de soutien, et comprime la chair cannelée, et produit cette rougeur.

QUATRIÈME OBJECTION. — On dit que la fourchette doit être fatiguée, parce que le cheval marche dessus.

Réponse. — Je pourrais à la rigueur en appeler à l'expérience : jamais cheval ferré à la nouvelle méthode n'a jusqu'aujourd'hui donné la moindre marque de fourchette fatiguée ni de sensibilité, et même je ne crois pas que personne puisse dire avoir vu boiter des chevaux étant vieux ferrés pour avoir marché sur la fourchette, et on verra que cela n'est guère possible, lorsque l'on réfléchira sur la structure toute particulière de cette partie, comme je l'ai donnée dans ce *Traité :* c'est une substance matelassée, spongieuse, flexible, qui, par son ressort naturel, cède au poids du corps dans l'instant que le cheval appuie le pied contre le pavé, et se remet promptement.

Il y a pourtant un cas où un cheval peut devenir boiteux en marchant sur la fourchette, mais que l'on ne m'a jamais objecté : c'est quand elle est dure et sèche. L'observation et l'anatomie du pied m'ont fait voir qu'il pourrait boiter, parce que le cheval, en s'appuyant à terre, force cette partie dure contre l'expansion du tendon qui s'attache à l'os du pied, et le cheval pourrait boiter par la grande sensibilité de cette partie ; mais si j'emporte le petit bout de la fourchette avec le boutoir, il ne doit pas boiter.

CINQUIÈME OBJECTION. — On dit que la fourchette sera plus sujette à avoir des fics ou des crapauds.

Réponse. — Cela ne vient qu'à ceux qui ont des humeurs ; si l'on y remarque de la disposition, on pourra parer la fourchette, et le cheval marchera sur les talons, s'ils sont forts, avec la même sûreté sur le pavé plombé.

SIXIÈME OBJECTION. — On dit que le nerf se fatigue, c'est-à-dire que le tendon d'Achille se trouve tiraillé, et souffre par la courte ferrure, parce que la fourchette porte sur le pavé.

Réponse. — C'est précisément tout le contraire.

Voyons les effets du poids du corps sur le tendon d'Achille dans les circonstances suivantes :

Si l'on ferre le cheval à crampons, en ce cas il se trouve une grande distance entre la fourchette et le pavé ; le poids du corps porte sur les crampons, la fourchette, qui est en l'air, cède, le tendon s'allonge, et si le cheval fait un mouvement violent et subit, la rupture de ce tendon est presque inévitable, parce que la fourchette ne peut pas gagner le pavé pour soulager le tendon à qui elle doit servir de point d'appui ; si le tendon ne casse pas, le cheval boitera longtemps par la grande extension des fibres, qui étaient prêts à se rompre.

Si l'on ferre à éponges fortes, la fourchette est beaucoup moins en l'air ; le poids du corps peut à la vérité forcer la fourchette à gagner le milieu d'un pavé, et par là sauver l'extension violente du tendon ; mais, comme l'épaisseur des éponges empêche la substance de la fourchette de porter à terre, de céder et de rentrer en elle-même autant qu'elle en est capable par sa nature, il faut que le tendon se casse par un pas de surprise violent et subit, toute autre circonstance égale.

Si l'on ferre sans éponges, la fourchette, qui porte tout le poids du corps du cheval, cède à chaque pas et rentre par son ressort dans sa propre substance. Le tendon n'est jamais dans un état de distraction ; ses fibres ne seront pas susceptibles d'une extension violente dans le cas d'un mouvement de surprise et subit.

J'ose dire d'avance que jamais il n'arrivera rupture du tendon sur le milieu d'un pavé, et si cela arrivait, ce ne serait que dans le vide de deux pavés. Deux choses s'ensuivent clairement de ce que je viens de dire : qu'il peut arriver au tendon d'Achille tous les différents degrés de violences que l'on puisse imaginer, depuis sa rupture totale jusqu'à la plus petite distraction de ses fibres, qui le font boiter ; et que c'est de la fourchette seule que dépendent tous ces différents degrés, comme il est démontré plus particulièrement dans l'histoire de la fracture de l'os coronaire et l'anatomie du pied du cheval.

SEPTIÈME OBJECTION. — On dit que le cheval sera plus sujet à prendre des clous de rue, et aux autres accidents qui viennent de la piqûre de la sole charnue.

Réponse. — Comme on ne pare pas le pied, la sole de corne sera toujours dans toute sa force, par conséquent moins susceptible à être percée que lorsqu'elle est extrêmement mince.

HUITIÈME OBJECTION. — On dit que le cheval n'est pas chaussé à son aise, qu'il a de la peine à marcher, et qu'il doit boiter.

Réponse. — Si le cheval marche avec peine, ou s'il boite, ce ne peut pas être de la ferrure, si courte qu'elle soit mise, si ce n'est par les différents accidents qui arrivent souvent à la ferrure ordinaire, et qui peuvent arriver à la ferrure nouvelle, qui sont : 1° le pied trop refermé; 2° la piqûre; 3° les clous qui serrent la chair cannelée; 4° le fer qui porte sur la sole; 5° quand les éponges pressent sur des talons faibles; 6° quand la sole est brûlée : 7° les coups de boutoir qui auront blessé la sole charnue.

Par ma ferrure j'évite quatre de ces accidents : 1° que le talon ne soit foulé, parce que je n'y mets point de fer; 2° je conserve la sole à laquelle je ne donne aucun coup de boutoir; 3° la sole charnue n'est jamais brûlée ni blessée par le boutoir, puisqu'on n'y touche point. Que l'on évite les trois autres accidents ci-dessus, et je défie que l'on puisse faire boiter un cheval qui a bon pied, si court que le fer puisse être.

NEUVIÈME OBJECTION. — On dit que le cheval est sujet à se déferrer, parce que le fer n'est attaché qu'avec des petits clous.

Réponse. — Il est certain qu'un fer court à petits clous tiendra mieux qu'un fer long à gros clous; qu'il a moins de portée; que le levier est plus court, qu'il a encore moins de poids de fer, par conséquent il fatiguera moins les rivets, et n'écartera point la corne comme un gros clou. De plus, j'en appelle à l'expérience. Au reste, ceux qui sont ennemis de la nouvelle ferrure n'ont qu'à mal river les clous, et le cheval se déferrera à leur volonté.

DIXIÈME OBJECTION. — On dit que les chevaux, n'ayant point de crampons, seront plus sujets à glisser.

Répónse. — J'assure que, plus le pavé sera sec et plombé, et plus la fourchette ou le talon posera à terre, plus le cheval aura de fermeté, et il glissera beaucoup moins que s'il avait des crampons, quoiqu'à de fortes descentes ou à de forts reculements. Ce qu'il y a de sûr, c'est que, moins il y aura de fer, moins il glissera, parce que, s'il était possible qu'il pût s'en passer, il ne serait point sujet aux glissades.

Je ne réponds cependant pas que la ferrure que je propose fasse le même effet sur le pavé humide, que l'on appelle gras ; que les chevaux s'y tiendront aussi fermes, surtout des pieds de derrière. Je pense que des gros clous leur seraient utiles, comme il peut arriver sur des terres grasses.

J'ai observé que la ferrure actuelle s'usait près de la moitié plus que celle que je propose. Par exemple, si je mets un fer de 2 livres à un cheval , il diminuera de la moitié par le service sur le pavé, et le même cheval faisant le même chemin et dans le même espace de temps, s'il est ferré en croissant, sa ferrure ne diminuera que d'un tiers. On n'a qu'à peser les deux fers avant de les appliquer, et les peser ensuite ; on jugera de la vérité de ce que j'avance, et l'on sera convaincu par là que le cheval ferré à ma façon marche plus légèrement.

Ma nouvelle ferrure, je le répète, n'a contre elle que le préjugé ; l'anatomie, qui m'a fait connaître la structure du pied, m'en a démontré tous les avantages, et l'expérience me les a confirmés.

J'espère que par la suite elle sera encore plus goûtée, et que l'on reviendra d'un préjugé qui n'a d'autres fondements qu'une longue habitude, comme d'une infinité de mauvaises pratiques anciennes, qui sont souvent dangereuses ou inutiles, dont je crois devoir donner un léger détail pour le bien de la société, en attendant qu'un ouvrage que je médite les mette dans un plus grand jour.

Premier abus.

J'ai vu un cheval à qui on avait coupé la veine jugulaire, périr par la faute de l'opérateur, qui, ne connaissant pas assez la véritable circulation du sang , fit une ligature à la partie inférieure, au lieu de la faire à la partie supérieure, d'où venait le sang. Pendant le temps qu'il mit à essayer de l'arrêter dans l'endroit d'où il ne venait pas, le cheval périt.

J'ai vu faire la même faute sur des chevaux à qui on avait coupé la veine saphène ou du plat de la cuisse ; entre autres sur un qui périt en lui barrant la veine, parce qu'on fit la ligature au-dessus, au lieu de la faire au-dessous. Ceux qui sont plus craintifs ont l'habitude de mettre deux ligatures et de les couper au milieu ; mais à quelque veine que ce soit, il n'en faut jamais qu'une.

Second abus.

On barre les veines pour différentes causes, dans l'idée qu'elles portent des humeurs. J'ai vu barrer les jugulaires à des chevaux qui sont devenus aveugles, et cela ne peut être que très-préjudiciable à toute autre partie, parce que l'on arrête le courant des liqueurs. Il y a quelque chose de plus, c'est que je suis absolument persuadé que cette opération, indépendamment des accidents qui en surviennent, est toujours inutile ; car il est faux que ces veines portent la nourriture, comme les ignorants le prétendent, puisque l'on doit savoir que ce sont les artères.

Troisième abus.

Lorsque les chevaux sont fourbus, on arrête la circulation du sang, sans le savoir, par les ligatures qu'on leur met aux quatre jambes avec des liens de paille, ou du ruban, qu'on serre fortement, dans la crainte que la fourbure ne descende dans le sabot. J'ai vu des chevaux à qui la gangrène, causée par la compression, est venue à cette partie.

Quatrième abus.

C'est une très-mauvaise méthode de suspendre les chevaux qui ne peuvent se soutenir sur leurs jambes, attendu qu'ils s'abandonnent sur les suspentes, et la gangrène se met où elles portent. La raison en est bien sensible, c'est qu'elles arrêtent le cours des liqueurs.

Cinquième abus.

Il y en a qui prétendent que les tranchées d'un cheval sont occasionnées par des avives, et, pour y remédier, on ouvre les glandes maxillaires qu'on nomme vulgairement avives, et souvent par cette ouverture on détruit les canaux maxillaires qui portent la salive à la bouche, et quelquefois il arrive que la plaie devient fistuleuse et que cette liqueur se perd par cette ouverture au lieu d'aller dans la bouche, et fait dépérir le cheval.

Sixième abus.

Il y en a qui ôtent le lampa ou la fève. J'ai vu un cheval à qui on n'a pas pu arrêter le sang, et qui en est mort.

On fait cette opération dans l'idée que cette croissance de palais est contre la nature, on lui ôte un ou deux sillons de ce palais qu'on dit être la fève ou le lampa avec un fer rouge, et l'on fait par conséquent une plaie à cette partie. Il faut remarquer que, pour ce qui est de la fève ou lampa, tous les jeunes chevaux, règle générale, doivent avoir le palais plein, du plus ou du moins, et quelquefois même le palais est plus saillant que les dents incisives, et à mesure que les chevaux vieillissent, le palais s'aplanit et les dents saillissent.

Septième abus.

Il y a des chevaux qui se trouvent dégoûtés ; on prétend que ces dégoûts viennent des surdents. C'est une pure imagination ; car j'en ai vu plusieurs qui avaient les dents considérablement plus élevées les unes que les autres, et qui cependant broyaient au mieux les aliments. J'ai éprouvé qu'en voulant limer ces prétendues surdents, on ébranlait toute la mâchoire supérieure et inférieure, et que même on y causait assez souvent une inflammation par les secousses violentes du fer dont on se sert pour abattre ces éminences ; et cette opération, loin de leur donner de la facilité à manger, les en empêche. J'ai vu même quelquefois des dents qui avaient été cassées net.

Huitième abus.

On dénerfe au bout du nez pour différentes raisons qui ne tendent à rien et sont plus nuisibles qu'utiles. J'ai vu des chevaux en devenir aveugles ; d'autres en contracter la gangrène, et cela par la grande inflammation qui survient dans cette partie. Nos anciens prétendent que c'est un nerf qui prend son origine au bout du nez et s'étend jusqu'à la dernière vertèbre du dos ; erreur, car ce sont deux muscles releveurs de la lèvre supérieure, qui prennent leur origine ou leur attache au-dessous des yeux, et vont se terminer au bout du nez, d'où il ne résulte qu'un tendon. L'opération consiste à faire une ouverture au bout du nez, à lever ce tendon avec la corne de chamois, et à couper ces deux muscles près de leur attache, en les tirant avec force au dehors. L'on fait cette opération pour différentes maladies.

Neuvième abus.

Il y a, dit-on, des chevaux qui ont le vertigo, à qui on perce le toupet et aussi la crinière près de l'occipital avec un fer rouge, ce qui attaque quelquefois le ligament cervical qui a son attache fixe à la crête postérieure de l'occipital. Cette opération se fait pour y détruire un ver vivant, qui est sans contredit une vraie chimère ; car j'ai fait l'ouverture de plusieurs de ces chevaux attaqués (soi-disant) de cette maladie ; je n'ai jamais vu de ver, ni n'ai vu personne qui m'ait dit en avoir trouvé ; je pense que ce mal n'est autre chose qu'une inflammation au cerveau. J'ai vu un cheval qui a guéri de cette inflammation ; mais il fut incommodé pendant quatre mois du feu qu'on lui avait mis, et, ne pouvant plus porter sa tête, on l'abandonna. Je trouvai que le feu avait détruit le ligament cervical, ce qui confirme ce que j'ai dit plus haut.

Dixième abus.

J'ai vu un cheval à qui on avait fourré un poireau dans la gorge, parce que l'on s'imaginait qu'il avait avalé une plume qui le faisait tousser. On l'enfonça jusque dans la trachée artère ; il y resta quelques petites parcelles du poireau, qui le firent tousser encore davantage. On reprit un nerf de bœuf qu'on lui enfonça plus avant, et le cheval étouffa. J'en fis l'ouverture, et je trouvai en effet des parcelles du poireau jusque dans les bronches du poumon.

Quant à l'idée que l'on a que la toux des chevaux vient souvent d'une plume qu'ils ont avalée, elle est fausse, attendu qu'avant de parvenir dans l'œsophage, elle est humectée par la salive, qui est toujours très-abondante dans les chevaux. J'en ai fait plus d'une fois l'expérience ; j'ai donné à des chevaux gourmands des plumes de différentes grosseurs à manger dans du foin, qui ne leur ont fait aucun mal ; souvent ils en mangent dans les fermes où il y a des poules, et il ne leur en arrive rien.

Onzième abus.

J'ai vu un cheval que l'on croyait boiteux de l'épaule, et que l'on faisait marcher de force sur la partie affligée en lui levant l'autre pied avec une corde et en lui attachant la jambe, ce qu'on appelle nager à sec. Il parut quelque temps après une grosseur à la couronne qui fit voir que c'était au pied que résidait la maladie, et que c'était mal à propos qu'on l'avait forcé de marcher sur la partie affligée. Ce cheval, au lieu d'avoir été soulagé, resta estropié.

Douzième abus.

On fait tirer l'épine à des chevaux boiteux dans la persuasion où l'on est que la tête de l'os fémur est sortie de sa cavité, et à dessein, par conséquent, de la leur remettre.

Supposons qu'elle en soit sortie (ce que je n'ai pas encore vu), j'ai bien vu le fémur et sa tête cassée dans la cavité cotiloïde, et même les os des îles, mais je n'ai jamais remarqué qu'il fût dérangé, et jamais personne ne m'a dit l'avoir vu. Dans cette supposition, je ne crois pas qu'il soit possible de le remettre.

Tirer l'épine, c'est attacher une corde d'un bout au paturon de la jambe malade, et de l'autre à un arbre flexible, duquel on fait tirer le cheval à coups de fouet. J'en ai vu qui boitaient peu, et qui après ce tourment sont devenus plus boiteux et pour toute leur vie.

Treizième abus.

Pour les écarts et les efforts on attaque la peau, comme si elle était le siége du mal. Jamais on n'a vu boiter des chevaux par des maladies de tégument, si ce n'est quelquefois par une corde de farcin, qui comprime le mouvement des muscles, ou par quelques abcès qui peuvent s'y former.

Le remède à ces écarts et ces efforts est de passer des sétons entre la peau et les muscles cutanés, soit de cordes simples ou mêlées de crin, ou de rubans, ou de cuir; on met aussi de la paille, des baguettes de bouleau ou d'autre bois. Il y a un nombre infini d'autres remèdes, mais qu'il serait trop long de rapporter, qui tendent tous à exciter la suppuration en quelque partie, et ne produisent d'autres effets que de faire souffrir le cheval inutilement. Ces opérations doivent être regardées comme des espèces de cautère qui ne peuvent servir qu'à évacuer des humeurs.

Il m'est arrivé qu'un propriétaire me fit mettre le feu à son cheval boiteux (comme cela se pratique encore), qu'il disait avoir fait un effort; il me fit mettre une grande quantité de pointes de feu, qui perçaient jusque dans les muscles; il se forma une grande inflammation, et l'animal devint plus boiteux qu'il n'avait jamais été ; toute la cuisse devint aride, et en fut estropiée pour toujours. J'avais fait cette opération à regret ; mais il fallait contenter le propriétaire aux ordres de qui j'étais pour le moment.

Quatorzième abus.

Il y a encore une méthode qui est, selon moi, un autre abus, c'est de saigner au mois de mai les chevaux jouissant d'une parfaite santé. Je ne vois pas sur quoi peut être fondée cette habitude, surtout lorsqu'ils se portent bien ; j'en ai vu plusieurs en devenir malades.

J'ajouterai une courte et dernière réflexion sur les chevaux qu'on dit être froids dans les épaules ou pris des épaules.

Je pense que c'est dans les articulations du pied, et non dans les épaules, qu'il faut chercher les causes qui font boiter les chevaux ; ce qui ne laisse pas lieu de douter que l'origine de cette maladie ne soit uniquement dans les articulations, c'est qu'après avoir disséqué des chevaux qu'on croyait froids des épaules, j'ai trouvé que la synovie de l'articulation dans le sabot était diminuée et altérée ; je crois que, quand le cheval a bien chaud, la sueur qui descend des épaules, à mesure qu'elle s'éloigne du tronc, se refroidit sur les extrémités inférieures, qui d'ailleurs ne peuvent pas être aussi chaudes que les muscles.

C'est à cette distance, à cette organisation et au refroidissement de la sueur sur ces parties qu'on peut attribuer la diminution et l'altération de la synovie, qui d'abord fait feindre et ensuite boiter le cheval.

On peut prévenir ce mal en faisant marcher doucement au bout d'une course, pour le laisser refroidir peu à peu, jusqu'à ce qu'il soit bien ressuyé ; on lui bouchonne les jambes, on le couvre et on le tient bien chaudement et au filet pendant une heure. On ne court point de risque à le mener à l'eau pour le laver s'il est crotté, quoiqu'il soit en sueur ; il faut seulement observer de ne pas le laisser boire, et de le faire promener avant que de le faire rentrer dans l'écurie, pour qu'il ne refroidisse point subitement. L'usage de frotter les jambes avec un bouchon de paille est salutaire , en ce que son effet est de ranimer les parties ; celui de les tenir chaudement l'est aussi, en ce qu'il prévient la fourbure, la morve, et autres accidents.

La matière serait inépuisable si je voulais m'étendre sur toutes celles qui sont l'objet de ce livre ; mais je laisse à mes confrères plus lettrés et plus éclairés que moi à mettre au jour ce que je puis avoir oublié. J'espère que le peu de lumière que j'ai répandue sur notre art, qui est trop dans l'obscurité, les engagera à le perfectionner, et, dans mon particulier, je déclare que j'aurai une obligation sincère, non-seulement à ceux de ma profession, mais encore à tous les amateurs de la cavalerie, s'ils veulent bien me communiquer et me faire connaître mes erreurs, ainsi que leurs réflexions et leurs découvertes.

Il paraît que les maréchaux d'Angleterre ne sont pas plus savants ni plus expérimentés que nous dans la connaissance de leur sujet, et surtout dans la circulation du sang, ainsi que dans une infinité de maladies où ils appliquent presque toujours les mêmes remèdes sans discernement et sans s'appliquer à en connaître sûrement la véritable cause.

Voici comme s'en explique M. Bartheley, chirurgien de Londres, qui a donné cette année un livre que j'ai fait traduire, et qui a pour titre : *Le maréchal à l'usage des gentilshommes*, ou *Traité de pratique concernant les maladies des chevaux*, dans lequel il a indiqué les meilleurs auteurs qui ont écrit sur cette matière.

Il dit donc, chapitre IV, qui traite des fièvres, qu'il ne peut revenir de l'étonnement où il est que les maréchaux soient si ignorants dans la connaissance du pouls. Voici ses termes : « Une attention « convenable au pouls est un article si important pour former un « jugement juste dans les fièvres, qu'il paraîtrait surprenant com- « bien il a été négligé, si on ne se rappelait pas que les maréchaux « en général sont de si parfaits ignorants qu'ils n'ont pas la moindre « conception de la circulation du sang, ni ne savent pas seulement « faire la différence entre une veine et une artère. Confierons-nous « donc la santé et la vie du plus précieux animal à de semblables « gens ? »

Je me réserve à parler de certaines découvertes, cures et opérations dont M. Bartheley donne la recette dans son livre, et qui m'ont paru d'autant plus justes qu'elles sont fondées sur une connaissance exacte de l'anatomie du cheval, lorsque je pourrai parler avec certitude de sa méthode de couper la queue, et de la description de la machine qu'il a inventée pour la pratique de cette opération.

Comme je me suis toujours fait un plan de ne donner au public que des choses certaines et confirmées par des expériences infaillibles, je veux l'éprouver par moi-même avant que de la communiquer.

Mémoire sur les larves d'œstres qui séjournent dans l'estomac du cheval;

Par M. A. NUMAN,
Directeur et professeur à l'Ecole royale vétérinaire d'Utrecht.

MÉMOIRE TRADUIT DU HOLLANDAIS

PAR

M. VERHEYEN,

Professeur à l'Ecole vétérinaire de Bruxelles,
vice-président de l'Académie royale de médecine de Belgique, membre correspondant de l'Académie nationale de médecine de Paris et de la Société nationale et centrale de médecine vétérinaire.

(1834).

Le mémoire (1) dont nous donnons la traduction fut publié, en 1834, sous les auspices de l'Institut des Pays-Bas.

Ce travail vint combler une lacune véritable, car les vétérinaires, même les plus instruits, n'avaient que des idées vagues ou fausses sur une catégorie d'êtres, dont l'existence est si intimement liée à celle de nos principaux animaux domestiques.

De longues années ont été consacrées à rassembler les matériaux mis en œuvre. Nous avons été, en partie, témoin des consciencieuses recherches de M. Numan ; aussi considérons-nous son travail comme la monographie la plus complète qui ait paru sur les larves gastriques.

M. Hertwig (2) en donna une traduction allemande et y joignit, en appendice, les connaissances éparses et ses propres observations sur l'œstre du bœuf et sur celui du mouton, espèces dont M. Numan

---

(1) *Waarnemingen omtrent de horsel-maskers, welke in de maag van het paard huisvesten;* Amsterdam, 1834.

(2) *Ueber die Bremsenlarven, welche sich im Magen des Pferdes aufhalten;* dans le *Magazin für die gesammte Thierheilkunde;* 4e Jahrg. ; Berlin, 1838.

ne s'est pas occupé. Nous avons imité le professeur de Berlin, en reproduisant librement ce travail complémentaire.

En 1840, M. Schwab (1) publia sur les œstres un mémoire qui, sous le rapport entomologique, l'emporte peut-être sur les travaux de ses devanciers ; mais sous le rapport vétérinaire, il n'ajoute pas de faits nouveaux à ceux que MM. Numan et Hertwig ont fait connaître. D'ailleurs la question entomologique semble secondaire ; elle est surtout fort embrouillée ; nous nous bornons donc à indiquer dans une note les nouvelles dénominations spécifiques que M. Schwab a cru devoir donner aux œstres.

Terminé, en 1829, ce mémoire reçut, jusqu'au jour de sa publication, des additions nombreuses que M. Numan relégua dans autant de notes, afin de ne pas remanier le texte. Il nous a paru que plusieurs de ces notes pouvaient, sans inconvénients, trouver place dans le corps de l'ouvrage, où nous les avons fait entrer.

Nous avons aussi profité de quelques observations récentes, soit pour confirmer, soit pour infirmer certaines assertions. Nous avons pensé, en agissant ainsi, à présenter le bilan d'un point de la science, afin d'engager les observateurs qui en trouvent l'occasion, à éclaircir, dans l'histoire des œstres, les questions douteuses ou encore enveloppées d'une profonde obscurité.   S. VERHEYEN.

La famille des œstres, que l'on a aussi appelés les œstrides, appartient à l'ordre des diptères ; elle a été divisée par les naturalistes modernes en deux genres, le genre *œstrus* et le genre *gastrus.*

Ces insectes perpétuent leur espèce d'une manière toute spéciale : les œufs que pondent les femelles, éclosent sous la peau, dans l'estomac et dans d'autres cavités du corps de quelques mammifères domestiques. Les larves qui en sortent n'abandonnent ces divers séjours et l'organisme dans lequel elles ont reçu un asile, qu'au moment où elles ont parcouru toutes les phases de leur évolution, et qu'elles sont aptes à subir la nymphose, pour revêtir ensuite la forme d'insectes parfaits.

---

(1) *Die Oestraciden, Bremsen der Pferde, Rinder und Schafe;* München, **1840.**

Certaines espèces d'œstres sont l'apanage exclusif du genre cheval ; l'œsophage et surtout l'estomac du cheval, de l'âne et peut-être des solipèdes, sans exception, récèlent, entretiennent et nourrissent les jeunes générations.

Le mode de développement des larves, leurs mœurs, offrent des particularités fort remarquables, et excitent, au plus haut degré, la curiosité du naturaliste. J'ai consacré dix années à ces études ; ma position à l'École vétérinaire m'y engagea et m'en présenta l'occasion. Je livre au domaine public le résultat de mes recherches ; je désire qu'il contribue à élargir le cercle de nos connaissances sur ces parasites, ainsi que sur leurs effets chez le plus noble de nos animaux domestiques.

J'avais espéré joindre à mon travail l'anatomie des larves, dont mon honorable ami, le professeur Schrœder Van der Kolk, s'était chargé ; il en aurait acquis une plus haute importance. Déjà plusieurs beaux dessins sont préparés, mais des circonstances majeures ont forcé M. Schrœder à interrompre ses travaux. Sans doute, les entomologues partageront mes vœux, et seront aussi désireux que moi de voir l'anatomie des insectes du genre œstre satisfaire à leur juste impatience (1).

Je crois encore devoir remarquer que ce mémoire, rédigé en 1829, a, par suite d'observations nouvelles, reçu des additions qui ont été ajoutées sous forme de notes ; celles-ci n'auraient pu être incorporées dans le texte sans le remanier.

Les anciens paraissent avoir observé les larves de l'œstre, mais leurs désignations vagues prouvent qu'ils n'en ont pas connu la nature. Les vétérinaires grecs Théomneste (2), Hiéroclès (3), Eu-

(1) Le travail auquel M. Numan fait allusion a été publié dans les mémoires de l'Institut des Pays-Bas.

(2) Teredinum genus vermium vocabulo venit, qui in intestinis et ventre nasci solent. Ii cum inter stercora excernuntur ; in sinu sedis, ac ejusdem involucris impliciti cohærent. Quorum signa sunt ; caudam et sedem præsepio et parietibus affricat ; oportet igitur inserere manum et vermes eximere ; cinerem e foco cum excrementa reddiderit inspergere. *Veterinariæ medicinæ*, lib. II, Joanne Ruellio suessionensi interprete ; Parisiis, 1530, p. 55.

(3) Animalia, quæ sibi teredinnm nomen vindicant, in interanæis et alvo gignuntur. Sunt autem vermes, qui cum fimo dejecti ; tandem in

mêle (1) et Pelagonius (2) font mention d'une espèce de vers ron-
geurs, qu'ils appellent τερηδ̔ωες, et qui, probablement, ne sont autres
que les larves d'œstres.

Ces auteurs préconisent plusieurs remèdes contre les *teredines*;
ils conseillent, entre autres, de les arracher de l'anus avec les doigts
et de les tuer, en les couvrant de cendres chaudes ou de sel pulvérisé. On peut en conclure qu'ils les envisageaient comme des êtres
nuisibles. Un anonyme (3) parle également de vers semblables, qui
naissent dans l'estomac du cerf; la rumination les fait remonter au
gosier, où ils s'arrêtent pour y prendre domicile. Aussi longtemps
qu'ils restent à cette région, ajoute-t-il, le cerf est inquiet, ses mouvements sont insolites; l'animal cherche à se débarrasser de ces
hôtes incommodes, en avalant des serpents ou d'autres reptiles. Ces
prétendus vers ne sont, sans doute, que les larves de l'œstre du cerf,
qui, chez cet animal, se fixent au gosier.

Végèce (4), traitant des vers et du tænia, comme causes de l'amaigrissement et de l'adhérence de la peau aux côtes (*coriago*), tire le
signe de leur présence d'un liquide, ressemblant à un haricot cuit,
qui existe à l'anus. Ce liquide est fourni par les plaies que ces petits
animaux ont faites à l'intérieur. Il faut croire que la larve de l'œstre

---

ostio sedis implicantur, quorum signa sunt ; podicem et caudam præsepi
et parietibus atterit. Remedium est, immissa manu, eos extrahere et fuci
cinerem vel friatum salem respergere. *Ibid.*

(1) Si teredinibus, hoc est vermiculis pecus scateat, totum corpus in-
horrescit : ubique pruritus excitantur. Chamæleonis itaque radicem in
aqua decoquito, dum tertia pars supersit : et addito opoponacis sextante,
et hemina vini, per lævam narem ingerito. *Ibid.*

(2) Cum teredines alvum occupant, corpus totum colligens distorquet;
idque creber horror concutit. Tum chamæleonis radicem oportet exco-
quere, dum tertia pars aquæ supersit : et hanc cum opoponacis sextante
et vini sextario per sinistram narem instillare. *Ibid.*

(3) In cervorum ventro vermes innascuntur qui, cum ruminant, sur-
sum feruntur, et faucibus involuti resident. Cumque ibi morantur, cervus
sibi non constat, sed circumcurrens vagatur. At contra hoc vitium hujusmodi solertia est præditum hoc animal; ut serpens reptiliaque devoret,
et ita ad salutem perducitur. *Ibid.*, p. 55, 56.

(4) Hujusmodi passionis (corriaginis) signum est, cum invenitur in
ano fabæ coctæ similis, est namque sanies ex illis vulneribus, quæ bes-
tiolæ intrinsecus fecerunt. Vegetii, *Artis veterinariæ*, lib. I, cap. XLIV.

hémorrhoïdal aura été confondue avec le liquide supposé, ressemblant à un haricot cuit.

Cette comparaison de la larve avec un haricot, alors qu'elle est suspendue à la marge de l'anus, ne peut provenir que d'un examen très-superficiel ; mais si l'on tient compte de ce que le vétérinaire romain dit ultérieurement de ces vers, auxquels il donne le nom de *cossi*, l'on ne saurait méconnaître qu'il entend désigner les *teredines* des Grecs (1).

Quoique les larves d'œstres aient attiré de bonne heure l'attention, il n'en est pas moins vrai que les anciens ne se doutaient ni de leur mode de développement, ni de leurs métamorphoses, et encore moins de leur transformation en insectes ailés (2). Ces conquêtes de l'observation appartiennent à des temps plus rapprochés.

Vers la fin du dix-septième siècle et au commencement du dix-huitième, alors que l'on s'adonnait avec assiduité à la culture de toutes les branches des sciences naturelles : Malpighi, Redi, Gaspari, Valisnieri, Réaumur, Linné et les successeurs de ces naturalistes ont étendu leurs investigations aux insectes du genre œstre ; des faits plus positifs ont été acquis.

---

(1) Sunt alii, qui assidue dolorem ventris patiuntur sine ulla inflatione, nec vehementer se volutant, et quasi in cursu provocant, aliquando se projiciunt et ilia sibi corrodunt et quasi scalpunt. In hujusmodi dolore manum immittis in longanonem per circuitum, et interiore parte per plurima loca diligenter tentabis et invenies vermes collectos exisse in singulis locis, et intestinum pertundere, ex quâ necessitate nascitnr dolor periculosus. Digitis evelle eos, qui quidem vi evelluntur, et ipsa tibi in manu cohærent, ut difficile eos projicias, ex quâ ratione multa jumenta caudam frequenter parietibus fricant, propter morsum vermium, quos purgare de longanone studiose debebis, et potionem dare per plurimos dies eam, quæ ad lumbricos faciat. Ita omnes vermes, quos *cossos* appellamus et tineolas, purgabis. L. C., cap. LII.

(2) Sunt porro quæ primum vivant in humore, deinde forma immutata, foris vitam incipiant degere, ut culices palustris : ex iis enim asilis proveniunt. Aristoteles, *de Historia animalium*, lib. I, p. 193. — Si l'on peut conclure de ce passage que les anciens avaient une idée des changements qu'éprouvent quelques insectes et même l'oestre, sous le rapport du genre de vie et de la forme, l'indication n'en reste pas moins trop vague pour établir qu'ils ont connu le véritable caractère de ces changements.

Malpighi (1), le premier, a donné une courte description de la larve qu'il rencontra dans un estomac d'âne. Redi (2) traite le même sujet, mais avec plus d'étendue. On reproche à Gaspari d'avoir émis l'opinion erronée, embrassée encore de nos jours par un grand nombre de vétérinaires, qu'une espèce d'œstre dépose ses œufs dans le rectum du cheval. Valisnieri (3) réussit, par l'incubation artificielle de la larve de l'œstre du bœuf, à en obtenir un insecte. Il décrit les métamorphoses de cette espèce, jusqu'à l'état de nymphe et d'insecte parfait. Ses observations s'étendent à l'œstre du mouton et à celui du cheval ; il donne de ces espèces des dessins qui, quoiqu'imparfaits, n'en dénotent pas moins le zèle avec lequel il a poursuivi l'objet de ces études. Viennent ensuite les recherches de Réaumur sur les larves de l'œstre du bœuf, du mouton, du cerf et du cheval ; ses descriptions étendues sont accompagnées de planches. Sous le rapport de la fidélité et de la clarté, ces dernières surpassent celles

(1) In asino ventriculus elegans est, etc. — Candidæ ejus membranæ interdum vermes hærent, qui figura et magnitudine aureliam æmulantur. Hi curvatis unguibus, ab angustiore corporis extremitate erumpentibus, veluti dentibus, immobiles ita appenduntur, ut difficulter evelli possint. Horum interior structura elegantissima est ; exporrectis namque per longum tracheis pulmonum gemini in latiori corporis extremitate extra hiantes continuantur, et copiosissimis vesiculis conflantur, in reliquo ventre rotunda et glandulosa corpora iisdem tracheis nectuntur, inter quæ locantur intestina et vasa biliaria. *Opera* Malpighii ; *De structura glandularum epistola*, p. 8.

(2) *Experienze intorno alla generazione degl' insetti. Opere* di Francesco Redi, vol. III ; Milano, 1810.

Redi a combattu l'erreur des anciens, relativement à la genèse des essaims dans les cadavres en putréfaction. Valisnieri, éclaircissant cette question, pense que la croyance des anciens sur la génération spontanée d'animaux aussi élevés dans l'échelle que les insectes, a pris sa source dans ce fait, que les insectes (*Tabani* ou *Asili*) provenant des larves qui séjournent sous la peau et dans l'estomac du cheval, ressemblent beaucoup aux abeilles, et qu'on les a confondus avec ces dernières. Voyez *Miglioramenti et correzioni d'alcune sperienze ed osservationi del signor Redi ; fatte dal signor Antonio Valisnieri, e registrate dal signor dottor Girolame Gaspari Veronesa*, inséré à la suite de l'ouvrage cité, p. 471.

(3) *Opere fisico-mediche*, t. 1, p. 217. — *Istoria della nascita del verme del naso delle pecore*, p. 225. — *Ragionamento intorno all' estro de buoi*, etc., t. 2. — *De vermi corti de Cavalli*, p. 1, Comp. Réaumur, *Mémoires pour servir à l'histoire des insectes*, t. 4, p. 542.

de Valisnieri; la description que donne Réaumur de l'œstre du bœuf est surtout fort exacte.

Il paraît néanmoins que ces deux naturalistes n'ont pas distingué l'œstre du cheval à ailes tachetées, qui est le plus commun ; leurs descriptions se rapportent exclusivement à l'œstre hémorrhoïdal. Réaumur insiste cependant sur la coloration variée des œstres de la même espèce, comme étant une particularité peu ordinaire. Il ajoute que les ailes de quelques individus, tant mâles que femelles, sont moins transparentes, enfumées. L'indication de ces caractères dénote qu'il a vu tous les œstres de l'estomac, y compris la grande espèce du cheval, mais qu'il les a confondus (1). Les mêmes auteurs passent sous silence la larve de l'œstre salutifère ; ce ne fut que postérieurement qu'on la reconnut pour une espèce particulière.

Linné, dont le vaste génie, embrassant les trois règnes de la nature, a tant contribué aux progrès des sciences naturelles par les classifications rationnelles qu'il y a introduites ; Linné nous fit connaître l'œstre du renne. Ce fut lui qui donna à la famille le nom générique de *œstrus* (2).

---

(1) « Ce n'est pas ordinaire à différentes mouches de la même espèce,
« d'être aussi différemment colorées que le sont les mouches de celles-ci.
« Ce sont les couleurs de leurs poils qui se font le plus remarquer. J'ai
« eu de ces mouches dont le corps, le corcelet et le devant de la tête
« étaient couverts de poils d'une même nuance, et tous d'un jaune doré.
« D'autres n'avaient de poils dorés que sur le devant de la tête et sur le
« corps ; ceux de leur corcelet étaient bruns ; d'autres avaient sur le corps
« trois bandes de trois couleurs différentes. La bande la plus proche du
« corcelet de quelques-unes était d'un citron-pâle presque blanc, et sur
« d'autres mouches, cette bande était d'une autre nuance de jaune ; la
« bande du milieu était noire ou brune, et la dernière était d'un jaune
« doré. » L. C., t. 4, p. 551.

(2) Οἰστρος, *Asilus* des Latins.

> Est lucos silari circa ilicibusque virentem
> Plurimus Alburnum volitans, cui nomen Asilo
> Romanum est, Oestron Graii vertere vocantes
> Asper, acerba sonans : quo tota exterritu sylvis
> Diffugiunt armenta, furit mugitibus œther
> Concussus, sylvæque et sicci ripa Tœnagri.

VIRGILE, *Georg.*, lib. III, vs. 146.

Dans un mémoire présenté, en 1826, à la Société linnéenne de Londres, Bracy Clark soutient que l'œstre de Linné, et non le taon, ainsi que le

Linné rapporte au genre qu'il a créé :

1° L'œstre du bœuf (O. bovis) ;

2° L'œstre du renne (O. tarandi) ;

3° L'œstre hémorrhoïdal (O. hæmorrhoïdalis) ;

4° L'œstre nasal (O. nasalis) ;

5° L'œstre du mouton (O. ovis).

Des naturalistes ont fait la remarque fondée que les caractères, attribués par cet ingénieux naturaliste à l'œstre du bœuf, sont entièrement applicables à la grande espèce du cheval (1). Il semble donc que Linné ne les a pas tracés d'après ses propres observations, car on ne saurait admettre qu'il ait confondu deux espèces si dissemblables quant à la forme et au séjour.

Les larves d'œstres ont, durant fort longtemps, été prises pour des vers, et l'on a rangé celles qui habitent les parties internes parmi les vers intestinaux ou helminthes. Malgré leurs métamorphoses et leur transformation en insectes, qui ne sont plus révoquées en doute, et bien qu'on puisse les classer au nombre des entozoaires, mais non des helminthes, les larves, séjournant à l'intérieur du corps, n'en ont pas moins conservé le nom de vers. Les hippiatres italiens et français, Caracciolo, Ruini, Liberati, Francini, Solleysel, Garsault, Lafosse, Bourgelat et quelques-uns plus modernes, ont décrit ces larves sous la dénomination de vers de l'estomac, et ils

---

prétend Mac Levy, est réellement l'*œstrus* des Grecs et l'*Asilus* des Romains. Cet écrit souleva une vive polémique. *The zoological Journal*, mai 1829 et février 1820. Réaumur discute déjà les opinions existant à cet égard, L. C., t. 4, p. 540.

L'effet terrifiant que l'œstre produit sur le bétail prenant la fuite, de crainte d'en être piqué, terreur allant parfois jusqu'à une espèce de rage, a introduit ce mot, sous un sens figuré, dans le langage poétique, pour exprimer les passions, les mouvements de l'âme.

Swammerdam a donné le nom d'*asilus* à un insecte aquatique; sous ce rapport, il a imité Aristote. *Biblia naturæ*, t. 2, p. 628.

(1) *Fauna suecica*, 1730, 1024; *Syst. Naturæ*, gen. 220. Voici comment sont tracés les caractères de l'œstre du bœuf : *alis maculatis ; thorace flavo, fasciá fuscá; abdomine flavo, apice nigro.* Ces caractères spécifiques sont ceux de l'œstre du cheval. Comp. Meigen, *Systematische Beschreibung der bekannten europæischen zweifluegelichen Insecten.* Hamm, 1824, Th. 4, **p. 175.**

ont placé dans la catégorie des maladies vermineuses les états morbides dont ils croyaient devoir les accuser. Ce préjugé est encore généralement répandu dans les campagnes de la Hollande, on les y
appelle vers *courts* ou *immobiles ;* ce pays n'est pas le seul où cette
expression soit usitée (1). Peut-être faut-il en chercher l'origine dans
l'immobilité presque complète des larves, dans leur constance à choisir l'estomac du cheval pour domicile, où elles se fixent sur un point
de la surface gastrique qu'elles n'abandonnent qu'à leur maturité (2).

Malgré les travaux des naturalistes que nous venons de citer, malgré ceux de Degeer (3), de Geoffroy (4), de Fabricius (5), de Gmelin (6), de Latreille (7), etc., il règne encore une grande obscurité sur
la famille des œstres. Les espèces sont mal déterminées, et il existe
de la confusion relativement aux animaux chez lesquels les larves se
développent ou auxquels elles appartiennent exclusivement. La comparaison des documents contradictoires que nous possédons, n'est
pas sans difficultés, car la critique a à peine tenté de les mettre en
concordance.

Le mémoire du vétérinaire anglais Bracy Clark, intitulé : *An essay
on the bots of horses and other animals,* présenté à la Société linnéenne de Londres, et inséré dans le troisième volume des travaux
de cette Société, fait une honorable exception. En 1815, l'auteur en
publia une seconde édition et l'enrichit d'observations nouvelles.
L'histoire de la famille des œstres s'y trouve développée avec talent ;

---

(1) *Recherches relatives à quelques maladies du cheval, dépendant de la
présence de vers dans les sinus frontaux, l'estomac et à la surface externe des
intestins,* par Bourgelat, dans les *Verhandelingen uit de nieuwste werken
van de societeiten der wetenschappen in Europa, en van andere geleerde man-
nen,* Amsterdam, 1763, d. 8, blz. 196.

(2) Buffon, dans l'*Histoire naturelle du cheval,* mentionne aussi les vers
que l'on trouve dans l'estomac de cet animal. Il ne distingue pas les
espèces, se bornant à dire que ces vers varient sous le rapport de la longueur. Les figures qu'il en donne concernent seulement les régions de l'estomac que les larves occupent.

(3) *Historia insect,* t. 4.

(4) *Historia insect,* t. 2.

(5) *Entom. syst.,* t. 4.

(6) *Syst. Nat.,* t. 5.

(7) *Gen. Crust.,* t. 4.

on y rencontre aussi la réfutation de plusieurs erreurs émises par les naturalistes, ses prédécesseurs, quant à la détermination des espèces, l'évolution et le séjour des larves chez divers animaux. Le mémoire de B. Clark, contenant les principales sources à consulter, a pu me servir de guide dans cette partie historique ; j'en ai aussi tiré parti sous d'autres rapports. Si ce savant a accompagné plusieurs faits de considérations satisfaisantes, il en est d'autres qui me paraissent soulever des objections sérieuses. Et d'abord, je ne saurais partager son avis sur l'aliment, le suc gastrique ou le chyle, qu'il assigne aux larves de l'estomac ; ensuite, je ne me rallie pas aux caractères spécifiques attribués à certaines larves, aux dénominations que B. Clark en fait découler, aux effets avantageux pour le cheval dont il gratifie exclusivement l'œstre salutifère, etc. En général, la connaissance complète de ce remarquable genre d'insectes laisse encore beaucoup à désirer.

B. Clark partage la famille des œstres en trois divisions, basées sur les lieux où les larves séjournent et se développent. Ces trois divisions sont :

1° Les gastricoles, chylivores ;

2° Les cuticoles, purivores ; .

3° Les cavicoles, lymphivores.

Les larves se nourrissent des liquides qu'elles trouvent aux endroits qu'elles habitent.

Le vétérinaire anglais laisse indécise la question de savoir si les larves, qui se fixent dans le gosier, ne doivent pas former une quatrième division. Du reste, cette classification appliquée aux larves peut paraître convenable, mais on ne saurait l'étendre aux insectes. Ces derniers ne sont pas comme les larves liés à un séjour fixe ; ils ne se nourrissent donc pas des humeurs qui s'y trouvent.

B. Clark rapporte à la première division : l'œstre du cheval, les œstres hémorrhoïdal, vétérinaire et salutifère.

A la deuxième : l'œstre du bœuf et celui du renne.

A la troisième : l'œstre du mouton et celui du cerf.

Outre ces espèces, il cite l'*œstrus stimulator* et *phobifer ;* le premier vit dans le nord, le second en Amérique. Il donne encore des figures de quelques insectes voisins de la famille des œstres, et qui percent la peau des animaux. Tels sont : *cuterebra cuniculi, horri-*

pilium, cauterium et purivora; toutes ces espèces appartiennent au nouveau monde.

Meigen, à l'exemple de Leach (1), adopte une autre classification ; il divise la famille des œstracides en deux genres : les genres *œstrus* et *gastrus.*

Les espèces du premier genre sont : 1° *O. ovis ;* 2° *O. bovis ;* 3° *O. tarandi ;* 4° *O. stimulator ;* 5° *O. trompe ;* 6° *O. auribarbis ;* 7° *O. rufibarbis ;* 8° *O. pictus ;* 9° *O. lineatus.*

Celles du second genre comprennent : 1° *G. equi* Fabr. ; 2° *G. pecorum* Fabr. ; 3° *G. Salutiferus* Clark ; 4° *G. hœmorrhoidalis* Fabr. ; 5° *G. nasalis* Linn. ; 6° *G. jumentarum ;* 7° *G. jubarum* Meigen ; 8° *G. Clarkii* Leach.

La différence entre ces deux genres consiste en ce que l'*œstrus* possède des haltères couvertes et une nervure transversale à l'extrémité des ailes, tandis que les haltères du *gastrus* sont nues, et que la terminaison des ailes se trouve dépourvue d'une nervure transverse (2). Les dénominations spécifiques des espèces sont tirées des animaux qui nourrissent les larves, de la région sur laquelle les femelles déposent leurs œufs, de l'organe dans lequel les larves séjournent, du nom des naturalistes qui les ont découvertes ou décrites, enfin de leur utilité supposée à l'égard des animaux, chez lesquels elles ont fait choix de domicile (3).

Suivant B. Clark (4), les larves des œstres appartenant au cheval,

----

(1) Cet auteur donne le nom de *gastrophilus* au genre œstre.

(2) **L. C.**, p. 164 et 174. Comp. Van der Hoeven, *Handboek der Dierkunde,* Rotterdam, 1828, 1ᵉ D., blz. 242.

(3) Schwab divise le genre œstre en six espèces, dont quatre appartiennent au cheval, une au bœuf et une au mouton. Il tire ses dénominations spécifiques de la division du canal digestif que les larves occupent, de la taille de celles-ci et des animaux chez lesquels elles vivent. Ces espèces sont :

1° Le grand œstre de l'estomac (O. gastricus major) ;
2° L'œstre duodénal (O. duodenalis) ;
3° L'œstre hémorrhoïdal (O. hæmorrhoïdalis) ;
4° Le petit œstre de l'estomac (O. gastricus minor) ;
5° L'œstre du bœuf (O. bovinus) ;
6° L'œstre du mouton (O. ovinus).

(Die œstraciden).

(4) *L. C.*, p. 16.

habitent exclusivement l'estomac ; Fabricius (1) prétend, au contraire, que les larves de l'*œstrus pecorum* se présentent dans le tube intestinal de l'espèce bovine. Greve (2) assure que les larves de l'œstre du cheval vivent aussi dans l'estomac de l'âne, du mulet, du lapin ordinaire et du lapin d'Angora. L'estomac de l'âne les contient, en effet, mais en moindre quantité ; je ne déciderai pas si l'assertion de Greve est aussi exacte en ce qui concerne les autres animaux qu'il cite ; je puis cependant affirmer, malgré les nombreuses autopsies pratiquées sous mes yeux, n'avoir jamais rencontré de larves dans le tube intestinal d'animaux autres que les solipèdes. En admettant qu'il en soit ainsi, je doute que les espèces appartiennent à celles propres au cheval (3).

J'ai pensé que cet aperçu historique, présenté sous forme d'introduction et servant à constater l'état de la science, ne serait pas superflu. Je passe maintenant à la relation de ce que m'ont appris mes recherches relativement aux larves d'œstres qui habitent l'estomac du cheval ; mon travail comprend :

I. Les diverses espèces de larves que j'ai trouvées dans l'estomac du cheval, avec indication des régions de ce viscère qu'elles occupent.

II. Le mode suivant lequel elles pénètrent dans l'estomac, le temps

---

(1) *Entom. system.*, t. 4, p. 230.

(2) *Erfahrungen und Beobachtungen ueber die Krankheiten der Hausthiere im Vergleich mit den Krankheiten des Menschen;* Oldenburg, B. 1, s. 188.

(3) Les *Notizen* de Froriep du mois d'août 1825, n° 233, rapportent que des larves d'insectes se sont développées accidentellement dans l'estomac de l'homme, et qu'elles ont occasionne des accidents graves. Voyez aussi le n° 764, janvier 1833. Le même recueil, août 1828, n° 458, cite encore le fait d'une larve évacuée avec l'urine. Le *medicinische-chirurgische Zeitung* de 1825, n° 89, relate des exemples de larves d'œstres que l'on rencontre dans les cavités nasales de certains animaux, et qui s'étaient fixées dans la même région chez l'homme. Ce fait, ajoute-t-on, se produit souvent aux Indes occidentales. Il existe ensuite plusieurs cas de larves de divers insectes, qui se sont introduites dans l'estomac avec les aliments et y ont occasionné des accidents plus ou moins graves. Harless, *Jahrbücher*, B. X ; Hencke, *Zeitschrift für die Staatsarzneikunde*, B, XIV ; *Edimb. philos. Journal*, B. XIII ; Férussac, *Bulletin des sciences médicales;* novembre 1830, p. 252.

qu'elles y restent avant d'atteindre leur maturité et de se transformer en nymphes.

III. Les métamorphoses ultérieures qu'elles subissent et le mécanisme par lequel les insectes abandonnent leur enveloppe.

IV. L'action que les larves, considérées comme entozoaires, exercent sur la santé du cheval.

V. Les agents à l'aide desquels l'on a tenté de les tuer dans l'estomac et de les en expulser, avec l'indication des expériences auxquelles ont été soumises les larves isolées du viscère gastrique, et des substances qui ont servi à reconnaître leur degré de résistance vitale.

VI. Les effets de différents gaz, ainsi que les modifications chimiques qu'ils éprouvent.

I.

Larves séjournant dans l'estomac du cheval.

Avant d'entrer en matière, je ferai remarquer que, dans un but d'application, j'ai envisagé les larves d'œstres et leurs effets sur le tissu de l'estomac, ainsi que sur la santé du cheval, plutôt sous un point de vue vétérinaire que sous celui de l'histoire naturelle des insectes qu'elles produisent. De cette manière, je resterai fidèle au titre de ce mémoire. Si l'on veut connaître les insectes et les espèces sur lesquelles, ainsi que nous l'avons vu, on n'est pas encore fixé, il n'est pas de moyen plus certain que de suivre les larves dans leurs métamorphoses successives.

Le procédé le plus convenable pour faire disparaître le doute, l'équivoque, relativement aux caractères du genre de l'espèce, consiste à soumettre les nymphes à l'incubation artificielle, ou tout simplement à les conserver dans des conditions favorables à leur transformation en insectes. L'observation directe des œstres laissera toujours des incertitudes : il est, en effet, fort difficile d'étudier ces insectes dans les pâturages ; bientôt ils se soustraient à la vue, et la chasse, qu'on serait tenté de leur faire, n'est pas fructueuse. Vus à une certaine distance sur le corps du cheval, la distinction de l'espèce devient impossible, et les naturalistes ne se trouvent pas dans des occasions favorables pour entreprendre une série de recherches sur les larves que présente l'estomac des chevaux morts. Ils paraissent s'être bornés aux larves expulsées pendant la vie des animaux. Telle est la cause de l'incertitude qui a si longtemps existé relativement à la détermination des espèces du genre œstre. Je me suis efforcé pour autant que mes facultés me le permettent, de combler cette lacune dans nos connaissances.

Les larves de la grande espèce que l'on rencontre dans l'estomac, sont les plus communes et les plus constantes. Leur diamètre longitudinal, de 22 à 24 millimètres, égale leur diamètre circulaire. Elles ont une forme allongée, ovoïde, légèrement aplatie ; l'extrémité postérieure obtuse, et l'extrémité antérieure ou celle de la tête allant en s'amincissant. A un état avancé de développement, elles présentent une couleur rougeâtre ; cette nuance est moins marquée à mesure que l'on se rapproche de l'époque de la naissance : la larve sortant de l'œuf et vue à la loupe se montre blanche et transparente. On aperçoit déjà sur son corps des cercles noirs qui forment la base des couronnes d'épines ; celles-ci sont à peine visibles. Lorsque les larves ont pris la couleur rouge, cette nuance est ordinairement un peu plus pâle à l'extrémité obtuse que sur le restant du corps. En général, la comparaison des larves recueillies dans plusieurs estomacs, décèle une coloration plus ou moins vive ; vers la période de leur évolution complète, elles acquièrent une teinte de chair ; la taille aussi est sujette à varier. Ces modifications dépendent peut-être des conditions de nutrition, de développement, peut-être encore des sucs nutritifs du cheval qui les alimente. Une incision laisse écouler un liquide rougeâtre, semblable à du sang fluide, peu riche ; ce liquide donne la couleur à la larve. Conservées dans l'alcool, les larves perdent leur nuance ; elles blanchissent ou prennent un aspect grisâtre, sans altérer le reflet de l'alcool. A la sortie du rectum, elles ont une teinte de chair pâle ; entraînées avec les matières fécales, elles ne s'arrêtent pas à l'extrémité du tube digestif, pour y rester fixées encore pendant un certain laps de temps avant leur expulsion définitive (1).

____

(1) Greve commet une erreur en rangeant, au nombre des propriétés caractéristiques de ces larves, la faculté de s'attacher à la marge de l'anus avant leur expulsion complète, leur séjour et leur développement dans le duodénum, ainsi que la couleur verte qu'elles prennent, alors qu'elles

Le corps de cette espèce se compose de onze divisions ou anneaux, entre lesquels s'élève une double rangée d'épines sortant de petits sillons superficiels et entourant le corps. Ces épines ont une forme pyramidale ; elles procèdent de la peau, dont elles prennent à peu près la nuance ; elles se terminent par des aiguillons cornés, noirs, dirigés vers la partie obtuse ou postérieure du corps. Les épines de la rangée antérieure offrent un peu plus de longueur que celles de la rangée postérieure ; elles sont disposées de manière à ce que les longues alternent avec les courtes. La larve s'en sert comme organes de locomotion ; elle les utilise aussi pour se fixer. La portion dorsale de l'avant-dernier anneau est dégarnie d'épines, et la portion abdominale, où elles se trouvent être plus petites, n'en présente qu'une simple rangée, tandis que le dernier anneau est entièrement nu.

Aux faces latérales on voit, sur le contour de chaque anneau, un segment légèrement saillant, déterminé par une faible dépression qui devient plus sensible lorsque la larve se contracte. Il est probable que la face interne de ces dépressions donne implantation aux fibres musculaires, car elles forment, de chaque côté du corps contracté, un sillon qui l'aplatit légèrement. Les deux anneaux inférieurs présentent des attaches aux fibres destinées à la fixation du cœur ou vaisseau dorsal.

Le corps se termine postérieurement par une lamelle cornée très-dure, composée de six fragments, dont les abouts contournés se trouvent en regard. Ces fragments, garnis sur leurs bords de vésicules remplies d'air, constituent les organes respiratoires de la larve. Deux lèvres membraneuses, sacciformes, couvrent la lamelle cornée ; le petit animal jouit de la faculté de les rapprocher et de les écarter. Quand on les écarte avec les doigts, l'ouverture donne issue à un liquide aqueux, qui s'épanche entre les lèvres et la lame cornée. La larve peut mettre cette lame en mouvement et la rétracter sous les lèvres ; l'ouverture anale se décharge sous la lèvre inférieure.

---

traversent le tube digestif pour l'abandonner. *Loco citato*, p. 189. Comp. aussi Dieterichs, *Handbuch der speziellen Pathologie und Therapie*, Berlin, 1828, § 991.

Les deux rangs de trachées adossées sont unis par une membrane, au centre de laquelle existe une ouverture faisant fonction de conduit excréteur de l'air.

La tête est armée de deux crochets cornés, aigus, noirs et contournés en dehors comme une ancre (1). La bouche, située entre ces deux crochets, représente une fente longitudinale bordée d'une double garniture cornée saillante, ou mandibules. Au-dessus des crochets se montrent deux points proéminents, noirs ou bruns, peut-être sont-ce des organes tactiles. Une triple ou une quadruple rangée d'épines, disposées circulairement à l'origine du premier anneau, entoure ces parties ; ces épines plus tenues, et se dirigeant en avant, au lieu de se replier en arrière, ne diffèrent pas de celles que l'on remarque sur les autres divisions annulaires.

Ces larves s'attachent constamment dans le sac gauche de l'estomac, à la muqueuse gastro-œsophagienne ; on les rencontre assez généralement agglomérées sur la ligne circulaire de démarcation ; elles se présentent aussi vers le cardia, soit groupées, soit isolées. Lorsqu'elles se fixent à la muqueuse gastro-pylorique, ce qui du reste est bien rare, elles ne s'écartent qu'à une distance de 2 à 3 pouces de la ligne unissant les deux muqueuses. Les larves de cette espèce d'œstre ne se cramponnent qu'exceptionnellement au pylore ou dans la dilatation du duodénum. J'ai trouvé un seul individu, mélangé à l'espèce, qui choisit cette dernière portion de l'intestin pour séjour ; je suppose qu'il s'y sera égaré ; il se peut encore que, détaché accidentellement de la muqueuse gastro-œsophagienne, il se sera implanté de nouveau sur l'intestin grêle. B. Clark a fait une observation analogue.

Une autre fois j'ai vu la larve de l'œstre du cheval dans l'œso-

---

(1) Réaumur fait mention de larves vivant dans le canal digestif du cheval, et dont les crochets de la tête possèdent une longueur inégale, le petit se trouve placé au-dessus du grand. D'après la description qu'il en donne, les deux crochets sortent d'un trou commun, et le plus petit doit être considéré comme une branche du plus grand. Réaumur a figuré cette disposition (pl. 12, fig. 10, et pl. 34, fig. 13). Je n'ai pas vu cette différence chez aucune espèce de larves gastriques ; toutes ont les crochets égaux ; ils procèdent isolément des deux côtés de la bouche, d'une base spéciale. *Loco citato*, t. 4, p. 188 et 545.

phage ; je pense que c'est encore un accident, car elle n'habite ni le cardia, ni au delà. Parvenue à maturité dans l'estomac, expulsée de l'intestin et transformée en nymphe, cette larve produit l'œstre du cheval.

Une seconde espèce de larves gastriques diffère considérablement de la précédente, surtout à la première période de son évolution. En comparant le diamètre longitudinal au transversal, le corps se présente plus petit, moins volumineux et d'une forme plus allongée. Bientôt ces larves acquièrent une couleur rouge foncé ; elles renferment une matière rougeâtre, fluide. A une époque voisine de la naissance, alors qu'elles ne mesurent que 2 à 3 lignes, elles sont blanchâtres, avec un arrière-train ayant l'aspect d'un petit bouton rouge. A mesure qu'elles avancent en âge, le rouge intense pâlit ; l'extrémité postérieure conserve encore longtemps cette nuance, mais après leur entier développement elles deviennent blanchâtres ou jaunâtres. Les larves ont gagné en grosseur et en longueur ; elles ne se distinguent de celles de l'œstre du cheval que par un corps moins épais et plus allongé. De même que l'espèce précédente et les espèces suivantes, ces larves présentent onze anneaux ; leur extrémité postérieure obtuse est un peu plus grosse, plus arrondie et d'un rouge plus foncé que le restant du corps. Sur les faces latérales on retrouve également les dépressions disposées en un sillon très-perceptible. Jeunes encore, on y découvre à peine, à l'œil nu, des traces d'épines ; les anneaux semblent en être dépourvus, ou n'en porter qu'une seule rangée d'une finesse extrême ; la double rangée devient distincte à la loupe, et à un état de développement plus avancé on voit, sans le secours des verres grossissants, les épines s'élever des petits sillons qui séparent les divisions annulaires. La disposition alterne des épines courtes et longues ne diffère pas de celle de l'espèce précédente. Le sillon de la portion dorsale des deux avant-derniers anneaux, est dépourvu d'épines ; la portion abdominale en possède deux rangées, et les deux dernières divisions sont tout à fait nues. Du reste, la structure de la tête et de l'extrémité opposée ne s'écarte pas des particularités qu'offrent ces parties dans l'espèce précédente.

Quoique ces larves se fixent habituellement sur la muqueuse gastro-œsophagienne, leur siége n'est pas aussi invariable que celui des larves de l'œstre du cheval; elles sont plus dispersées. On les rencontre par groupes ou isolées, et entremêlées en plus ou moins grand nombre avec les larves de l'œstre du cheval. Le voisinage du cardia, l'orifice œsophagien, l'œsophage, sont leur séjour favori; elles habitent encore, en petit nombre, la muqueuse gastro-pylorique, la dilatation duodénale, où on les trouve parmi les larves blanches.

Au moment de leur expulsion, et pendant leur passage par le canal alimentaire, elles prennent une couleur verte; arrivées à l'extrémité du rectum, au lieu de se laisser tomber, elles s'y cramponnent et y restent encore quelque temps. De la nymphe sort l'œstre hémorrhoïdal.

Si, au mois de juin ou de juillet, l'on pratique l'autopsie d'un cheval dont l'estomac renferme ces larves, il s'en trouve dans le nombre qui commencent à prendre une couleur verte, et après leur exposition à l'air, cette nuance se prononce davantage. Comme l'on ne voit rien de semblable chez les larves encore éloignées de la maturité, on peut en conclure qu'elles ne se colorent en vert qu'à l'époque de leur entier développement. La transition du rouge foncé au vert n'est pas brusque; les larves passent d'abord au rouge clair, puis au blanc ou au jaune.

Les larves rouges de l'œstre hémorrhoïdal m'inspirent un doute; je ne suis pas certain si, dans le nombre, il ne s'en trouve pas qui appartiennent à une espèce ou variété offrant des différences avec celles que je viens de décrire. Vers la fin de l'été, en automne et au commencement de l'hiver, on rencontre parmi les larves rouges des individus ayant avec elles une ressemblance tellement prononcée, que l'on a peine à les différencier à l'œil nu; entremêlées dans l'estomac et l'œsophage, la distinction devient encore plus difficile. Un examen attentif fait reconnaître que cette espèce ou variété possède une teinte un peu plus foncée; elle est moins longue et d'une forme plus aplatie. A la loupe, on découvre une triple couronne d'épines, à extrémités noires, d'une finesse extrême et possédant des petits sillons qui séparent les anneaux; elle porte en outre une double rangée d'épines, un peu plus longues que les précédentes, et qui, au lieu de s'élever au-dessus de la peau, sont couchées et couvertes d'une membrane ou épithélium.

Cette disposition ne persiste pas ; lorsque ces larves ont atteint la moitié de leur croissance, elles ne présentent plus qu'une double rangée d'épines, absolument comme celles de l'œstre hémorrhoïdal. Je ne me rends compte de ce phénomène qu'en admettant que ces larves, à une époque peu avancée de leur développement, perdent l'épithélium avec la triple couronne d'épines qui s'y trouve implantée, et que les deux rangées qui, jusque là, ont été couvertes et couchées, persistent et se redressent. C'est, ce me semble-t-il, la seule interprétation plausible, car comment comprendre que les larves, possédant ce caractère, sont nombreuses et constantes, en automne, et qu'elles disparaissent en février, en mars ou plus tard, ou du moins qu'elles ont perdu leur caractère différentiel ? En supposant encore qu'il n'en fût pas ainsi, et qu'on les rencontrât au delà de l'époque assignée, l'on ne pourrait en tirer un argument contre l'idée que nous venons d'émettre, puisque dans toutes les espèces il en est toujours dont le développement, la taille restent au-dessous de l'état normal; il n'est donc pas étonnant que ce phénomène se reproduise chez les larves rouges.

Je me suis convaincu ultérieurement que la mue n'est pas une hypothèse gratuite. Le séjour des larves dans l'alcool permet d'enlever l'épithélium sans la moindre difficulté, et à l'instant même l'on voit apparaître les rangées d'épines que la membrane couvrait.

M. le docteur de Haan, conservateur du Musée, à Leyde, auquel j'avais envoyé quelques larves, me fit remarquer cette circonstance. L'aspect plus foncé des larves vivantes est dû à la membrane qui les enveloppe.

Ces larves constituent-elles une espèce particulière ou seulement une variété ? Je ne déciderai pas la question, mais il est certain qu'elles éprouvent, à mesure qu'elles se développent, des variations de nuances parfaitement identiques à celles des larves rouges de l'œstre hémorrhoïdal. Comme ces dernières, elles s'accrochent aussi à l'extrémité du rectum avant d'abandonner pour toujours le corps du cheval. Les insectes qu'elle produisent n'offrent pas non plus la moindre différence ; je dois cependant ajouter que les nymphes les plus petites donnaient constamment l'œstre hémorrhoïdal femelle, circonstance qui me porte à croire que ces larves renferment le germe de la femelle, et qu'elles subissent la mue plus tard que les mâles. La preuve du fait n'est pas facile à fournir, car l'occasion d'étudier leur évolution dans l'estomac du même cheval ne se répète pas. Il n'est, du reste, guère probable que les choses se passent autrement chez les mâles que chez les femelles de la même espèce (1), et si cette supposition n'est pas fondée, il faut admettre deux variétés de larves rouges, une grande et une petite. J'avoue néanmoins que le mâle de l'œstre hémorrhoïdal présente une légère différence dans la taille. Ce sujet demeure réservé à de nouvelles observations.

Je crois pouvoir désigner convenablement les larves de l'œstre hémorrhoïdal, sous le nom de larves *rouges* de l'estomac. Elles conservent, en effet, cette couleur très-caractéristique pendant la plus longue période de leur séjour dans ce viscère. Les larves de l'œstre du cheval possèdent une teinte moins foncée, et celles des autres espèces sont blanches ou d'un jaune pâle.

B. Clark a décrit les larves de l'œstre vétérinaire, sous la dénomination de larves *rouges* de l'estomac. Il avoue que ses notions reposent sur des souvenirs, des doutes, des suppositions, puisqu'il ne vit de cette espèce qu'une larve et une nymphe. Il trouva la première dans l'estomac d'un cheval de boucher, et il rencontra, par hasard, la seconde dans un tas de crottins, dans un pré des environs de Worcester (2). B. Clark donne une figure de ces deux individus.

Faisant abstraction de la critique fondée que soulèvent la larve et la nymphe, que Clark rapporte à la même espèce, il est positif que la figure représente une larve de l'œstre hémorrhoïdal à une période de développement peu avancé. La différence qu'il établit entre les larves de l'œstre hémorrhoïdal et celles de l'œstre vétérinaire, sem-

---

(1) B. Clark pense que les larves ne sont pas sujettes à la mue, leur peau rude et épaisse finissant par servir de coque à la nymphe. L'on retrouve sur cette dernière les aspérités, les dépressions, etc., de la larve. *Loco citato*, p. 26.

(2) *Loco citato*, p. 33. Il est superflu de démontrer que la dénomination d'*œstrus* ou *gastrus veterinus*, est tout aussi impropre que les noms de *œstrus* ou *gastrus equi*, *hæmorrhoïdalis*, *salutiferus*, *nasalis* ; aucune de ces épithètes n'exprimant ce qu'elle est censée vouloir indiquer. Comme les noms ont assez peu d'importance lorsqu'on s'entend sur leur signification, j'ai pensé qu'il valait mieux conserver ceux existant, que de les changer et d'accroître ainsi les difficultés qu'offre l'étude de la famille des œstres.

ble devoir être attribuée à la circonstance, qu'il ne vit les larves rouges qu'à l'époque de leur entier développement ou peu auparavant, et qu'en proportion du volume elles lui parurent plus allongées, plus cylindriques et plus foncées, ou inclinant davantage vers le blanc que les larves de l'œstre du cheval. Il confondit donc ces dernières avec celles de l'œstre hémorrhoïdal, et les mêmes larves examinées à une période moins avancée de leur évolution, alors que l'œil non armé n'y découvre pas encore d'épines, ont été prises et décrites par B. Clark, pour les larves de l'œstre vétérinaire. La description qu'il fait ensuite de l'insecte produit par la nymphe de l'œstre vétérinaire supposé, se rapporte parfaitement à l'œstre hémorrhoïdal. Si mes observations me permettent de conclure que les larves rouges de l'estomac appartiennent exclusivement à cette dernière espèce, elles m'ont encore appris que l'œstre vétérinaire, appelée aussi œstre nasal, procède des larves dont nous allons nous occuper.

La troisième espèce se distingue facilement des précédentes, par ses caractères qui sont invariables et par son siége. Les larves de cette espèce ont le corps blanc et l'extrémité obtuse, rouge ; quand la couleur rouge de la partie postérieure a disparu, elles conservent une teinte blanche jaunâtre, tirant sur celle de la crême. Elles se rapprochent le plus des larves de l'œstre du cheval, sous le rapport du diamètre et de la forme ; leur longueur est moindre, car elles ne mesurent que 17 à 18 millimètres, le corps ressemble assez à la forme d'un tonneau. Le caractère distinctif essentiel des larves blanches réside dans les épines : celles-ci très-développées, noires à leur extrémité et moins inclinées en arrière que chez la larve de l'œstre du cheval, ne forment qu'une rangée circulaire. Leur structure ne diffère pas de celle des autres espèces.

Les larves blanches habitent constamment la partie pylorique de l'intestin grêle ; c'est un fait exceptionnel que de les rencontrer ailleurs ; il ne m'est arrivé qu'une seule fois de voir un individu attaché à la muqueuse gastro-œsophagienne. On peut donc considérer cette espèce comme ayant un séjour invariable.

Les nymphes donnent deux espèces d'œstres :

1° L'œstre que B. Clark a nommé salutifère (*O. salutiferus, whitebot-fly, gastrus salutiferus* Meigen) ;

2° L'œstre nasal (*G. nasalis* Meigen ; *O. veterinus* Fabr., Fallen, B. Clark).

J'ai bien rarement rencontré la dernière espèce : sur 30 à 40 larves blanches, j'en ai obtenu 3, 4 au plus. Quoique nous ne présentions pas cette proportion comme absolue, il paraît cependant que l'œstre nasal est moins commun que les autres espèces. Si les caractères de cette espèce offrent des différences avec ceux de la larve de l'œstre salutifère, ce qui n'est pas improbable, je dois avouer que je ne suis pas parvenu à les saisir.

Des diverses espèces de larves d'œstres que nous venons de passer en revue, celles de l'œstre du cheval, à ailes tachetées, sont les plus communes ; elles l'emportent encore par le nombre. Il n'est nullement extraordinaire d'en compter 6 à 700 dans le même estomac : elles tapissent la muqueuse du viscère gastrique, au point d'en masquer presque entièrement la surface (1). Ce total n'est pas toujours aussi élevé ; parfois on ne rencontre que quelques larves isolées.

En second lieu, viennent les larves de l'œstre salutifère, sous le rapport de la fréquence et du nombre ; les larves rouges ne sont pas aussi multipliées, et celles de l'œstre nasal ou vétérinaire sont le moins ordinaires.

Fort souvent les larves des trois premières espèces se présentent en plus ou moins grand nombre dans le même cadavre. Chez un cheval où j'en ai compté 546, 300 appartenaient à l'œstre du cheval,

----

(1) Buffon dit avoir compté plus de 660 de ces vers dans un seul estomac, et il y en avait encore plusieurs à l'anus. Ils étaient mâles et femelles et d'âges très-différents ; leur grandeur variait ainsi que la couleur : les uns avaient une couleur jaunâtre, les autres rougeâtre, surtout les plus petits. *Loco citato*, p. 313.

La taille indiquée par Buffon, donne à supposer qu'il a vu les larves dans un état de développement incomplet ; il résulte encore de la citation, qu'elles appartenaient à des espèces variées ; il se borne à les différencier par la taille et la couleur. Malgré mes efforts, je ne suis pas parvenu à distinguer les mâles des femelles, à moins que les larves de l'œstre hémorrhoïdal ne fassent exception. Je suis persuadé que la différence des sexes, établie par le grand naturaliste, est une supposition gratuite.

Valisnieri compta 700 larves dans l'estomac d'un cheval, et autant d'œufs dans une femelle. Réaumur, *loco citato*, p. 549.

66 à l'œstre hémorrhoïdal et 180 à l'œstre salutifère. La couleur blanche de ces dernières ne m'a pas permis d'énumérer le nombre des larves revenant à l'œstre nasal et à l'œstre salutifère. Sur un autre cheval, j'en trouvai 579 ; le chiffre le plus élevé, dont j'ai tenu note, est de 1065 : 1013 garnissaient l'estomac, 25 se trouvaient dans l'intestin grêle, le cœcum et le colon, et 27 dans le rectum. J'ai vu bien des estomacs qui en renfermaient un nombre plus considérable, mais j'ai négligé de les compter. Il arrive aussi que l'on ne trouve qu'une ou deux espèces de larves.

Du reste, je n'ai pas remarqué qu'une espèce d'œstre montrât une préférence instinctive pour des chevaux de telle race ou de tel âge. Les larves ne sont pas moins nombreuses chez les chevaux sains et bien nourris, que chez les animaux maigres et maladifs ; les poulains n'en sont pas plus exempts que les chevaux vieux et exténués ; il suffit pour les uns et pour les autres d'avoir fréquenté les pâturages. Si elles se trouvent parfois en plus grande abondance chez les chevaux usés, que chez les animaux de valeur, il faut en chercher la cause dans le séjour continuel et prolongé que les premiers font dans les herbages, à l'absence du pansage et des soins de propreté, empêchant l'enlèvement des œufs des insectes (1). Nous reviendrons sur ce sujet.

Les trois espèces principales de larves habitent aussi l'estomac de l'âne, avec cette différence, que le nombre m'en a paru moins considérable. En parlant de l'âne, je fais la réserve que cet animal ne m'a pas présenté, à beaucoup près, autant d'occasions d'études que le cheval.

II.

Mode suivant lequel les larves pénètrent dans l'estomac ; durée de leur séjour.

Les particularités qui se rattachent à l'arrivée et au séjour des larves d'œstre dans l'estomac du cheval, ne sont pas dénuées d'in-

---

(1) Il en est qui prétendent que les larves sont généralement plus multipliées chez les jeunes chevaux malingres et chez les poulains dont la digestion est affaiblie, ou qui, ayant fréquemment de mauvais pâturages, ont été atteints de diarrhée. Dieterichs, *loco citato*, p. 464. Je ne saurais confirmer ces assertions.

térêt. La femelle dépose ses œufs sur le poil de plusieurs régions du corps ; l'adhésion qu'ils contractent avec le tube pileux est telle, qu'il faut employer la force pour les en détacher. Ces œufs sont disposés perpendiculairement ; le bout supérieur effilé, est le seul qui contracte une union avec le poil, au moyen d'une matière glutineuse accompagnant la ponte, et qui, après la dessiccation, détermine une adhérence solide ; le bout inférieur, plus épais, se trouve libre et écarté du poil. Les œufs portés par le même poil sont plus ou moins nombreux.

La conformation extérieure des œufs pondus par les femelles des diverses espèces d'œstres, n'est pas identique. Ceux de l'œstre du cheval sont jaunes, pyramidaux, tronqués obliquement ; l'on aperçoit de faibles anneaux sur la coquille. L'œstre salutifère donne des œufs d'un jaune moins foncé et dont l'ovale est plus allongé ; on y voit également des anneaux noirs ou bruns-foncés, et plus petits que les précédents ; les œufs de l'œstre hémorrhoïdal, pourvus d'un pétiole à l'extrémité effilée, présentent aussi des anneaux faiblement marqués.

Les régions du corps, sur lesquelles les œstres déposent leurs œufs, ont été délimitées, et l'on a voulu tirer parti de cette particularité dans la désignation des espèces. Greve (1) a donné à l'œstre du cheval, le nom d'*œstre du carpe*, parce que, suivant lui, la femelle dépose exclusivement ses œufs dans cette région. Ils y sont, en effet, fort communs et plus abondants qu'ailleurs, mais il n'en est pas moins vrai qu'on les rencontre éparpillés sur toute l'étendue des membres antérieurs : le long du canon, principalement à la face interne, descendant jusqu'au fanon et au boulet, et remontant vers l'épaule et l'encolure. On en voit même sur l'abdomen, les flancs, le dos, au voisinage de la queue et sur les cuisses où ils sont plus isolés ; ces œufs s'attachent aussi à la crinière et au toupet. Leur dispersion, sur la plus grande partie de la surface du corps, rend donc la dénomination spécifique, adoptée par Greve, beaucoup trop restreinte.

Je ne saurais indiquer la région du corps où l'œstre salutifère opère la ponte ; le volume microscopique de ses œufs empêche de

____

(1) *Loco citato*, p. 185.

les apercevoir à l'œil nu sur le poil du cheval ; peut-être sont-ils éparpillés parmi ceux des autres espèces. J'abandonne à des observateurs plus heureux le soin de confirmer ou d'infirmer cette supposition. J'ai appris à connaître la différence entre les œufs des deux espèces, en recueillant ceux de l'œstre salutifère dans le ventre des femelles, et en les examinant à l'aide de verres grossissants.

Je m'arrête un instant à une opinion qui a eu longtemps la vogue, et qui assigne à l'œstre hémorrhoïdal, pour le dépôt de ses œufs, le rectum du cheval ; ces larves pénétreraient donc dans le canal digestif par l'ouverture anale. Cette circonstance a valu à l'œstre hémorrhoïdal le nom qu'il porte. Des naturalistes avancent que les larves séjournent dans le rectum jusqu'à maturité ; d'autres pensent, que remontant le trajet intestinal, elles s'arrêtent dans l'estomac, et que, parvenues au terme de leur croissance, elles sortent du corps en parcourant la même voie (1).

L'auteur de cette opinion, avons-nous dit, est le naturaliste italien Gaspari ; il a cru remarquer que la femelle recherche instinctivement l'anus ; il prétend même avoir vu le fait sur ses propres chevaux (2). Il est possible, ainsi que B. Clark le fait observer judicieusement, que Gaspari a confondu cet œstre avec un autre insecte, peut-être avec l'hippobosque du cheval, qui, comme on ne l'ignore pas, se glisse sous la queue du cheval, et inquiète singulièrement cet animal.

Valisnieri, Réaumur, Linné (3) et la plupart des naturalistes d'une période postérieure, ont adopté et propagé l'erreur de Gaspari : ils ont unanimement avancé que les larves de l'œstre hémorrhoïdal habitent le rectum du cheval. Malgré le peu de fondement de cette opinion, démontré depuis longtemps, plusieurs auteurs modernes ne

---

(1) Buffon dit : « On prétend que ces vers sont produits par des mou-
« ches qui entrent dans l'anus des chevaux, pour les y déposer, ou au moins
« des œufs qui éclosent bientôt. Ces insectes parcourent, dit-on, toute a
« longueur du canal intestinal et parviennent jusqu'à l'estomac, mais n'y
« restent qu'un certain temps, après lequel ils reviennent à l'anus. » *Hist.
nat.*, t. 4, p. 314. Comp. aussi Réaumur, *loco citato*, p. 543.

(2) Réaumur, *loco citato*, p. 542.

(3) *Habitat in equorum intestino recto, mire per anum intrans. Syst. Nat.*,
p. 970.

s'en sont pas moins rendus l'écho. Hurtrel d'Arboval (1), Vatel (2), Everts (3), persistent à répéter que les larves de l'œstre hémorrhoïdal se développent dans le rectum.

Pendant un grand nombre d'années, j'ai cherché à constater la réalité du fait, mais je dois reconnaître que jamais je n'ai rencontré des larves dans le rectum, si ce n'est au moment de leur expulsion du tube digestif; alors elles s'y rassemblent, quelquefois en assez grande abondance, et s'y arrêtent un certain temps avant d'abandonner pour toujours le corps du cheval. La marge de l'anus leur sert de point d'attache; jamais je ne les y ai vues à un état de développement incomplet et y acquérir leur maturité.

Je crois, avec B. Clark, que l'insecte ne saurait pondre dans le rectum, sans s'exposer au danger d'une mort certaine. Le constricteur de l'orifice anal se resserre avec trop d'énergie pour que l'œstre soit en état de le vaincre, et dans la supposition qu'il en triomphe, l'excitation que produirait l'insecte n'aurait d'autre effet que d'augmenter les contractions. L'assertion de Gaspari, attribuant à la stimulation de l'œstre le pouvoir de relâcher le muscle anal, d'amener ainsi la dilatation de l'orifice et de profiter de cette occasion pour y pénétrer, est dénuée de vraisemblance. Dans l'hypothèse où la femelle saisirait, pour opérer la ponte, le moment d'une déjection alvine, il faut tenir compte de l'obstacle opposé par la force propulsive qui la repousserait indubitablement avec les excréments. Si l'insecte reste dans le rectum après la défécation, il ne saurait échapper, sans mutilation, aux contractions subséquentes, pour ne pas mentionner le mucus et les autres liquides intestinaux qui doivent l'envelopper, paralyser ses organes locomoteurs et le mettre hors d'état de sortir du labyrinthe où il s'est engagé. Il faut donc que l'œstre trouve une mort certaine dans l'intestin; mais de semblables mœurs sont en contradiction avec l'instinct conservateur dont la na-

---

(1) *Dictionnaire de médecine et de chirurgie vétérinaires*, t. 3, p. 240.

(2) *Eléments de pathologie vétérinaire*, Paris, 1828, t. 2, p. 41.

(3) *Précis nosographique des indigestions et coliques dans les animaux domestiques*, Paris, 1827, p. 125. Cet auteur suit Latreille, qui fait pondre l'œstre vétérinaire à la marge de l'anus. Voyez encore Burdach, *Die Physiologie als Erfahrungswissenschaft*, B. I, S. 37. La même opinion s'y trouve reproduite.

ture a doué tous les êtres. Admettra-t-on avec plus de probabilité, qu'après l'incubation de l'œuf dans le rectum, la larve remonte le trajet intestinal et arrive dans l'estomac, contre le mouvement péristaltique, contre les matières poussées par le tube digestif, et en franchissant l'obstacle qu'offre la valvule de Bauhin ?

Il faut reléguer toute cette partie de l'histoire naturelle de l'œstre, parmi les contes imaginés par ceux qui ne se sont pas donné la peine d'étudier avec soin les mœurs de l'insecte, et que d'autres ont adoptés de bonne foi et sans contrôle.

L'assertion de Meigen (1), qui fait vivre la larve dans le rectum et déposer l'œuf dans les fosses nasales, est tout aussi inadmissible. Dieterichs (2) leur assigne, comme séjour, le voile du palais et l'extrémité du rectum, où on les aperçoit, lorsque le cheval fiente.

Il ajoute que les larves, habitant la marge de l'anus et au delà, ne voyagent pas dans le canal digestif; les femelles en ont déposé les germes à cette région, sous forme d'œufs. Ces opinions font ressortir la grande divergence qui existe à ce sujet (3).

Fort de mes observations qui corroborent les considérations que je viens de faire valoir, je maintiens que les larves de l'œstre hémorrhoïdal vivent et se développent dans l'estomac, et nullement dans le rectum ou dans toute autre division du tube alimentaire. Parfois elles s'attachent à l'œsophage, et en passant par la bouche, pour se rendre à l'estomac, elles s'implantent dans le gosier. Le 27 décembre 1831, pratiquant l'autopsie d'un cheval, je trouvai une larve de l'œstre hémorrhoïdal au centre de la face postérieure du voile du palais ; elle s'y était fortement cramponnée, et pouvait avoir atteint la moitié de sa croissance.

Sur quelle partie du corps du cheval cette espèce d'œstre dépose-t-elle ses œufs ? Sans doute qu'elle ne fait pas exception, et que le poil reçoit la ponte, de même que celle des deux espèces précé-

---

(1) *Loco citato*, p. 178.

(2) *Loco citato*, p. 463.

(3) B. Clark dit que l'on peut convenablement conserver le nom de *hémorrhoïdal* à cette espèce, non pas à cause de son séjour supposé dans le rectum, mais parce que la larve a la partie postérieure du corps colorée en rouge, et que Linné était dans l'habitude de tirer les noms spécifiques d'un semblable caractère.

dentes. B. Clark désigne les lèvres ; il ajoute que la ponte, étant accompagnée d'un léger prurit, le cheval se hâte de frotter ces parties contre le sol, les membres antérieurs ou tout autre corps étranger ; ce moyen de défense devenant insuffisant, il prend la fuite afin de se garantir des attaques réitérées de l'insecte. Si celui-ci ne discontinue pas de le poursuivre, l'animal se réfugie dans l'eau, et l'œstre cesse ses attaques (1). Le vétérinaire anglais ajoute que l'insecte se cache aussi dans l'herbe, et que, profitant du moment où le cheval tient la tête et l'encolure baissées pour saisir sa nourriture, il s'élance sur la bouche et les lèvres de l'animal, après avoir plané quelques secondes dans l'atmosphère pour se préparer à la ponte. Greve assure que l'œstre hémorrhoïdal dépose ses œufs à l'épaule, à l'encolure et parfois à l'extrémité de la crinière ; il en prend occasion de l'appeler *œstre de l'épaule* ou *de l'encolure*. Greve reconnaissant une couleur jaune aux œufs de cette espèce, il est superflu d'ajouter qu'il a confondu les œufs de l'œstre du cheval ou de l'œstre salutifère, avec ceux de l'œstre hémorrhoïdal qui sont noirs.

Le défaut de concordance dans les observations, se manifeste donc de nouveau. Peut-être a-t-on rencontré des œufs à ces régions, ou a-t-on vu l'insecte s'y placer ; mais ces faits, loin d'être constants, sont exceptionnels. La différence extérieure entre les œstres, dont la progéniture se développe dans l'estomac, est si peu sensible, que l'on s'expose à se tromper quand on prétend la saisir, alors que l'insecte plane et se dispose à s'abattre sur le cheval ; les caractères différentiels ne peuvent être appréciés que de près et après un examen attentif. Quant à moi, je ne suis pas encore parvenu à découvrir les œufs de l'œstre hémorrhoïdal sur le poil, leur diamètre microscopique et leur couleur foncée rendront pour ainsi dire infructueuses des recherches de ce genre. B. Clark fait le même aveu ; il a recueilli l'œuf dont il donne une figure dans l'abdomen d'une femelle ; je m'en suis procuré par un procédé analogue. Quoique je sois convaincu que l'insecte pond sur la surface extérieure du corps du cheval, je n'oserais affirmer que c'est aux lèvres, et encore moins que c'est exclusivement à ces parties.

---

(1) Aucune espèce d'œstres ne poursuit le cheval dans l'eau. B. Clark, *loco citato*, p. 28.

L'on a avancé que l'œstre nasal dépose ses œufs dans les cavités du nez du cheval, et que le gosier devient le séjour des larves (1). J'ai dit que je les avais rencontrées parmi les larves blanches du duodénum, et ce fait est, pour autant que je sache, tout à fait neuf. Meigen les relègue dans le gosier et l'œsophage du cheval, de l'âne, du mulet, du cerf et de la chèvre (2). Les larves de l'œstre hémorrhoïdal sont celles que l'on rencontre le plus souvent dans ces cavités, et je crois qu'on les a prises pour les larves de l'œstre nasal. Des naturalistes lui ont donné le nom d'œstre vétérinaire, et, suivant B. Clark, les larves rouges de l'estomac en sont le produit. Nous avons démontré la filiation de ces dernières avec l'œstre hémorrhoïdal ; la confusion provient, sans doute, de ce que l'on a attribué à l'œstre nasal les larves rencontrées dans le nez ou le gosier. B. Clark indique l'estomac comme habitation de la larve de l'œstre vétérinaire, et il pense que cette espèce dépose ses œufs aux lèvres et aux membres du cheval, de même que l'œstre hémorrhoïdal. Cette circonstance nous confirme davantage que les grands rapports existant entre les larves rouges et l'œstre hémorrhoïdal, n'ont pas échappé au vétérinaire anglais, et en effet elles appartiennent à cette espèce.

Je ne révoque pas en doute les assertions de ceux qui prétendent avoir trouvé les larves de l'œstre nasal dans le nez, le gosier et l'œsophage du cheval, mais les larves des autres espèces s'attachent aussi accidentellement à ces parties, et il est d'autant moins permis de le contester, que toutes les espèces sont exposées à des erreurs de lieu, même dans l'estomac.

Poursuivons maintenant la marche que suit le développement des larves de l'estomac. On a pensé que le cheval, se léchant aux régions où les œufs sont déposés, ramollissait la matière glutineuse qui les fait adhérer aux poils, et que ces œufs s'attachant à la lan-

---

(1) *Habitat in equorum fauce per nares intrans.* Linné, *Syst. Nat.*

(2) Quelques auteurs confondent avec l'œstre nasal du cheval celui qui dépose ses œufs dans le nez du mouton, de la chèvre, du cerf et du chevreuil; Greve l'appelle donc *œstrus rhinaris.* D'autres les ont pris pour des espèces différentes, et distinguent l'*œstrus ovis* de l'*œstrus equi nasalis.* Meigen a conservé l'espèce du mouton dans le genre *œstrus,* mais il a placé l'œstre nasal du cheval dans le genre *gastrus.*

gue, étaient avalés ; ils arriveraient donc dans l'estomac par l'acte de la déglutition. Les choses ne se passent pas ainsi : l'œuf exposé à l'air s'ouvre, au bout d'un certain temps, par la partie inférieure ; l'opercule se détache, et la jeune larve, à peine visible à l'œil nu mais fort distincte à la loupe, en sort. Elle n'a pas encore la forme pyramidale qu'elle acquiert par la suite ; elle est allongée, et l'on découvre déjà les germes des couronnes d'épines ainsi que des crochets de la tête ; le jeune être se meut avec beaucoup de vivacité. Il est difficile de préciser le temps qui s'écoule entre le moment de la ponte et celui où la larve sort de sa coquille ; la durée de l'incubation se soustrait d'autant plus à l'observation rigoureuse, que tous les œufs ne sont pas pondus à la fois par une seule femelle (1). La constitution atmosphérique sèche ou humide, chaude ou froide, exerce probablement aussi son influence. Suivant B. Clark, l'incubation des œufs de l'œstre du cheval ne se prolonge pas au delà de quatre à cinq jours. Ce terme, à de légères différences près, doit s'étendre aux œufs des autres espèces, si toutefois il est exact. Les œufs que j'ai vu éclore à une époque avancée de l'automne (17 novembre) me portent à conclure qu'il y avait plus de quatre à cinq jours qu'ils étaient pondus, car je doute que la femelle continue à pondre jusqu'à cette période ; d'ailleurs, le cheval sur lequel ils avaient été recueillis était rentré à l'écurie depuis plusieurs jours, et il demeure acquis que les œstres ne s'y montrent jamais.

Comment la larve sortie de l'œuf parvient-elle dans l'estomac ? Dans la solution de cette question, l'on n'est arrivé qu'à des proba-

---

(1) Afin d'acquérir de la certitude à cet égard, il faudrait suivre de près un ou plusieurs chevaux qui fréquentent les herbages, et les en retirer dès que l'on aperçoit des œufs sur le poil. Quel qu'en soit le nombre, ils ne sauraient échapper à la vue, du moins ceux de l'œstre du cheval. Examinés vers le déclin du jour ou plusieurs fois dans le courant de la journée, ces chevaux seraient rentrés aussitôt qu'ils portent des œufs ; puis on suivrait jour par jour la durée de l'incubation. On s'assure de la maturité de l'œuf, en l'humectant de salive et en lui communiquant la chaleur de la main, ou en le roulant légèrement entre les doigts ; la coquille éclate et la larve en sort. Cette expérience, à laquelle on soumet des poils portant des œufs, ne réussit pas si ces derniers ne sont pas parvenus à maturité.

bilités. On a dit que le cheval l'avale en se léchant, et comme il se lèche à cause de la démangeaison qu'il éprouve à ces parties de la peau où siègent les œufs, la chaleur et l'humidité de la langue hâtent la maturité, ils éclosent, et la petite larve qui en sort restant collée à la langue, pénètre ainsi dans le tube digestif. On a ajouté, et ceci est digne de remarque, que l'insecte choisit instinctivement, pour déposer ses œufs, les parties du corps du cheval le plus à la portée de la langue. Peut-être faut-il encore invoquer comme cause l'excitation, la piqûre d'autres insectes qui tourmentent le cheval dans les pâturages, et qui le déterminent à y porter les dents ou la langue.

Ce raisonnement est spécieux, j'en conviens ; mais je crois aussi que tous les œufs ne peuvent arriver de cette manière dans la bouche, pour être avalés, puisque le cheval ne saurait se lécher partout où ils se trouvent ; il lui est impossible d'atteindre l'encolure, le toupet, la crinière et quelques régions de l'arrière-main. Les œufs qui s'y rencontrent n'arriveraient pas à leur destination, si le transport dépendait exclusivement d'un acte éventuel. Je pense donc que la larve, abandonnant sa coquille, cherche instinctivement le lieu où doit se compléter son évolution ; qu'elle rampe sur la peau, entre le poil, se dirigeant vers la bouche, afin de s'y introduire ; ou bien, gagnant les régions accessibles à la langue, le prurit occasionné par la jeune larve engage le cheval à se lécher. Les fines épines dont les larves sont pourvues leur servent d'organes locomoteurs, et peuvent aider à les faire adhérer à la langue. Une fois arrivées dans la bouche, les larves descendent, sans doute, spontanément vers les organes de la déglutition, pour se rendre dans l'estomac ; cette marche doit nécessairement être favorisée par la déglutition des aliments. Un assez grand nombre de larves de l'œstre hémorrhoïdal ne vont pas au delà de l'œsophage, à la muqueuse duquel elles s'attachent.

Dans les pâturages, les chevaux se rendent mutuellement le service de se lécher ou de se frotter avec les dents, et c'est ainsi que l'on peut trouver des larves dans l'estomac d'un animal dont le poil ne présente pas d'œufs d'œstres. Je n'affirmerai pas si les œufs qui se détachent accidentellement sont susceptibles d'éclore dans le viscère gastrique, lorsqu'ils y arrivent avec l'herbe ; mais la proposition de Waldinger (1), déclarant le foin nouveau nuisible, parce que, entre autres motifs, il renferme beaucoup d'œufs d'œstres, est dénuée de fondement. Elle découle de l'hypothèse que ces insectes déposent leurs œufs ailleurs que sur le corps du cheval. Si de jeunes larves l'abandonnaient, leur destruction serait aussi prompte que certaine. Malgré leur résistance vitale à une époque avancée de développement, je me suis assuré qu'elles succombent au bout de quelques heures, quand on les isole et qu'on les laisse à elles-mêmes.

Les coques vides restent collées aux poils ; le cheval n'en est débarrassé que par un pansage régulier ou par la mue. Ce n'est pas un fait rare que de rencontrer au printemps sur le corps des chevaux qui ne sont point soumis à des soins de propreté, les coquilles des œufs d'œstres qui y ont été déposés l'été précédent.

Quelle que soit donc la voie suivie par les jeunes larves pour se rendre dans le canal alimentaire, chaque espèce prend la place que nous lui avons assignée ; elle ne tarde pas à s'y fixer, et si ces jeunes êtres l'abandonnent avant d'avoir acquis leur entière croissance, il faut l'attribuer à un accident. Les larves de l'œstre hémorrhoïdal font exception ; à l'arrière-saison, on les rencontre en plus grande abondance dans l'œsophage que vers l'époque de leur développement complet ; elles descendent donc dans l'estomac à mesure qu'elles avancent en âge.

Le mucus tapissant la tunique interne leur sert de moyen d'adhérence dans les premiers jours ; je m'en suis maintes fois assuré. Pour se cramponner à la muqueuse gastrique, les larves se servent d'une manière vraiment étonnante des crochets dont la tête est armée. La larve la rétracte légèrement ; les crochets, qui doivent leur mobilité à une articulation, et dont l'extrémité libre est tournée en dehors, suivent le mouvement de la tête et se rapprochent. Dans cette position, les crochets, dirigés contre la muqueuse gastrique, s'y implantent. L'opération terminée, les crochets sont abaissés, puis tournés en dehors, et à l'aide de ces organes, qui font l'office d'ancres, la larve reste suspendue à la muqueuse. Au début, la

---

(1) *Ueber die Nahrungs- und Heilmittel der Pferde;* Wien und Triest, 1803, S. 64.

brièveté des crochets s'oppose à une forte adhésion, un léger effort arrache la larve; mais une fois qu'ils ont gagné en longueur et en force, la larve résiste à la traction; celle-ci doit, avant de lui faire lâcher prise, être assez énergique pour imprimer au corps une extension telle, qu'elle amène la mort de l'individu. On peut s'assurer de la réalité du mécanisme que nous venons de décrire, en plaçant une larve sur la main; elle s'efforce, par le même procédé, de se cramponner à la peau, et souvent elle réussit, surtout si on se sert pour cette expérience de la larve de l'œstre hémorrhoïdal. Quand les larves approchent de la maturité, la puissance des crochets faiblit; elles lâchent prise avec une facilité qui pourrait faire croire qu'elles cèdent spontanément (1).

Les larves cramponnées à la muqueuse gastro-œsophagienne et gastro-pylorique y pratiquent à l'aide de leur bouche cornée, faisant l'office de suçoir, une petite cellule dans laquelle se loge la tête; elles se nourrissent des sucs qui y sont sécrétés. Quelles sont les humeurs servant à l'alimentation des larves? B. Clarck les appelle *gastricoles, chylivores*, et l'on admet généralement qu'elles se nourrissent de chyle. Je ne partage pas cette opinion. La cellule est creusée aux dépens de la tunique interne, assez épaisse, donc avec perte de substance et solution de continuité; la larve, ainsi que nous l'avons dit, y introduit la tête; celle-ci se trouve exactement entourée par les bords de l'excavation, tandis que la bouche repose sur la tunique musculaire, où l'on remarque une dépression superficielle. La pénétration du produit de la digestion stomacale dans la cellule devient difficile, sinon impossible, par cette disposition, et le mode de nutrition indiqué par B. Clark n'en est nullement favorisé; ajoutons que les larves vivant dans l'œsophage n'y trouvent pas les sucs extraits de la matière alimentaire. Les larves qui habitent les fosses nasales et les sinus de la tête du mouton, du cerf, de la chèvre, du cheval, de l'âne et du mulet, s'attachent de la même

---

(1) Végèce paraît avoir eu connaissance de ce fait; le passage suivant le démontre: *Diligenter tentabis et invenies vermes collectos exsisse in singulis locis et intestinum pertundere; ex qua necessitate nascitur dolor periculosus. Digitis evelle eos, qui quidem vix evelluntur et ipsa tibi in manu cohærent, ut difficile eos projicias.* Lib. I, cap. 52.

manière à la muqueuse de ces cavités ; elles s'y nourrissent du liquide sécrété par les parois de la cellule ; la tête, faisant office de corps étranger, y entretient une irritation permanente. Ce liquide constitue une matière puriforme ou du véritable pus, et les nombreuses cellules de l'estomac fournissent une matière identique ; parfois leurs bords sont saillants, tuméfiés, rouges, enflammés. A mesure que la larve prend du développement, elle exige un surcroît de nourriture ; le diamètre de la cellule s'agrandit, et la sécrétion augmente dans la même proportion. Il reste prouvé pour moi que les larves gastricoles se nourrissent du fluide pathologique dont elles provoquent la formation, et sous ce rapport leur genre de vie diffère essentiellement de celui des helminthes qui, libres dans le tube intestinal, s'alimentent des liquides digestifs que leur présentent l'estomac et les intestins. La matière alimentaire des larves de l'estomac est donc absolument la même que celle dont vivent les larves de l'œstre du bœuf, sous la peau de certains animaux. La femelle de cette dernière espèce, perçant l'organe cutané de sa tarière, dépose un œuf dans l'ouverture ; une larve s'y développe ; une tumeur se forme ; la matière puriforme qu'elle renferme lui sert de nourriture. C'est donc à juste titre que la larve sous-cutanée a reçu le nom de purivore.

L'époque vers laquelle les femelles commencent à pondre ne saurait être précisée avec exactitude ; car on ignore quand les premiers œstres se débarrassent de leur enveloppe de nymphe et deviennent aptes à la reproduction. Les observations faites sur les métamorphoses des larves qu'expulsent les chevaux dans les écuries ne résolvent pas ce problème d'une manière positive, puisque l'on n'est jamais certain si, l'année précédente, elles ont pénétré tôt ou tard dans le tube digestif ; c'est de cette circonstance que dépend leur développement. Le temps pendant lequel le cheval a été exposé dans les prairies aux attaques de l'insecte, y contribue également.

Si l'on prend en considération que la plupart des insectes soumis aux métamorphoses qu'éprouvent les œstres, parcourent rapidement la dernière phase de la vie, on peut admettre par analogie qu'ils meurent dans l'année qui les a vu naître ; l'automne serait ainsi le terme fatal assigné par la nature à l'existence de ces insectes, alors que leur reproduction est assurée. Je suis d'autant plus porté à le croire que, vivant loin de nos habitations, ils n'y cherchent pas un refuge contre le froid et l'humidité, auxquels ils sont très-sensibles. On ne les aperçoit pas par un temps froid et humide ; la constitution atmosphérique dominante dans la bonne saison doit donc avoir une influence marquée sur la multiplication des œstres. Du reste, la durée de leurs phases vitales à l'état de larve, de nymphe et d'insecte est soumise à de grandes inégalités.

Les années 1829 et 1830, caractérisées par des pluies abondantes, constatèrent l'empire qu'exerce l'humidité sur la multiplication des œstres. A la suite de la constitution atmosphérique humide de 1828, le nombre des larves que l'on trouva, l'année suivante, dans l'estomac des chevaux ayant fréquenté les herbages , était moins grand que d'habitude ; il avait encore diminué en 1830. Cette année, ou l'on n'en rencontrait pas, ou leur nombre ne dépassait pas un total de dix à vingt. La larve de l'œstre du cheval était encore la plus commune, puis venaient les larves blanches , mais les rouges ou celles de l'œstre hémorrhoïdal se présentaient rarement, et dans ce cas leur chiffre était peu élevé. Les œufs couvrant le corps des chevaux avaient aussi considérablement diminué.

Durant la constitution atmosphérique chaude et sèche de 1831, le corps des chevaux dans les herbages était déjà couvert d'œufs d'œstres dès les mois de juillet et d'août. Le 20 août je vis un poulain, âgé à peine de trois mois, dont tous les poils en étaient en quelque sorte parsemés ; la majeure partie couvrait les membres antérieurs, principalement le carpe. La multiplication des larves de toute espèce correspondait, dès l'automne de la même année et l'hiver de 1832, à celle des œufs.

La ponte commence au mois de juin ; elle est surtout active dans les mois de juillet, d'août et de septembre. Les larves de grandeur variée que l'on rencontre dans l'estomac du cheval vers la fin de l'été, indiquent à l'évidence qu'elles n'y pénètrent pas toutes en même temps. Celles de l'année précédente n'ont pas toujours abandonné leur séjour alors que de nouveaux hôtes viennent pour les remplacer ; j'en ai rencontré déjà le 12 juillet, et les cellules creusées par les premières étaient à peine cicatrisées. On peut donc avancer que les chevaux nourris annuellement dans les pâturages en portent constamment, quoique du commencement de juin à la fin de septembre, époque de l'arrivée des nouvelles et du départ des anciennes, le nombre en soit beaucoup plus restreint.

Les jeunes larves fixées à la surface de l'estomac prennent un développement rapide ; elles ont cela de commun avec les larves de plusieurs autres insectes qui, très-petites à leur naissance, ne tardent pas à croître extraordinairement. A peine visibles à l'œil nu lors de leur sortie de l'œuf, il en est peu ou point qui, dans l'estomac, mesurent moins de 4 à 5 millimètres ; elles ont atteint la moitié de leur croissance totale à l'âge de deux à trois semaines. Dès ce moment, elles restent à peu près stationnaires, mais aux approches de la maturité elles gagnent promptement en volume et en force ; leurs mouvements deviennent plus vifs ; leur adhérence aux tuniques de l'estomac se relâche, et elles tombent spontanément. C'est à cette époque que la larve, apte à une seconde métamorphose, s'apprête à abandonner le corps du cheval, pour se transformer en nymphe et en insecte parfait. L'évolution complète des larves exigeant environ un an, il faut en conclure qu'elles ne prennent que très-peu de matière nutritive ; c'est aussi l'opinion de B. Clark, qui ajoute que c'est probablement à cette circonstance qu'il faut attribuer la grande difficulté de les détruire dans l'estomac par des médicaments ou des poisons.

III.

Métamorphoses des larves.

Nous savons déjà que les larves, à leur maturité, abandonnent l'estomac, progressent dans le trajet intestinal avec les matières qu'il contient, et sont expulsées avec elles. En route, il leur arrive encore de s'attacher sur divers points du tube digestif, mais ordinairement elles sont libres dans les substances alimentaires plus ou moins digérées. Nous avons dit aussi que les larves rouges, avant de se laisser tomber, se cramponnent à la muqueuse du rectum et au bord de l'orifice anal ; qu'alors elles changent leur couleur contre une nuance verte, qui parfois n'est pas équivoque pendant leur séjour dans l'estomac.

Les larves rouges de l'œstre hémorrhoïdal, devenues vertes, restent suspendues quelques heures à la marge de l'anus ; j'en ai vu persister deux jours à cette région. Elles y adhèrent avec assez de force, car, si l'on veut les arracher brusquement et sans précaution, l'on éprouve une assez grande résistance, et il y a danger de faire éprouver au corps de la larve un tiraillement suivi de paralysie et de mort. Le séjour à cette partie permet de recueillir la larve de l'œstre hémorrhoïdal avec plus de facilité que celles de l'œstre du cheval et de l'œstre salutifère ; ces dernières tombent avec les matières fécales, et peut-être faut-il attribuer à cette raison que la plupart des naturalistes, Vallisnieri, Réaumur, etc., ont presque exclusivement borné leurs observations à la larve de l'œstre hémorrhoïdal. En allant à la recherche de celles des autres espèces, on les rencontre dans les écuries, mélangées aux crottins ; on peut aussi les trouver dans les herbages, mais avec moins de certitude.

Quoique les larves tombent à toutes les époques de la journée, la majeure partie est évacuée la nuit ou vers le matin (1) ; celles de l'œstre du cheval se présentent ordinairement quelques jours avant les autres espèces. Les palefreniers auxquels j'en avais recommandé la recherche dès le mois de mars, me rapportèrent la première larve de l'œstre du cheval le 29 avril. Du 1ᵉʳ au 15 mai, elles apparaissent en plus grand nombre, et habituellement celles des autres espèces leur succèdent (2). A dater de ce moment, les larves de toutes les espèces sont régulièrement évacuées ; tous les matins on en trouve quelques-unes dans les matières fécales ; il arrive néanmoins que deux ou trois jours se passent, et même davantage, sans qu'il s'en présente. Ces exceptions dépendent de ce que toutes les larves

---

(1) Suivant les observations de Réaumur, les larves de l'œstre du bœuf choisissent aussi le matin, entre sept heures et demie et huit huit heures, pour sortir des cellules sous-cutanées. Il admire dans ce fait la sagesse de la nature, préservant ainsi des êtres qui ne résisteraient ni à la chaleur du jour, ni au froid de la nuit, s'ils y étaient brusquement exposés.

(2) La constitution atmosphérique de l'année précédente amène, sous ce rapport, des anomalies. En 1831, je ne vis les premières larves que le 6 juin, malgré tout le soin avec lequel je poursuivais leur recherche. Les palefreniers qui m'apportaient une larve recevaient une gratification ; elle était assez forte pour celui qui trouvait la première. Cette année, les larves de l'œstre hémorrhoïdal se présentèrent d'abord ; le 10 juin vinrent celles de l'œstre salutifère, et les larves de l'œstre du cheval se montrèrent seulement le 17. Ces dernières sont cependant, en général, un peu plus précoces que les autres.

ne pénétrant pas en même temps dans l'estomac, n'atteignent pas leur maturité à la même époque ; l'évacuation complète n'est terminée qu'au bout de quelques semaines. Vers la fin de juillet, leur nombre diminue ; mes notes ne font mention que de l'expulsion de larves isolées au delà du 25 de ce mois ; j'en ai cependant encore vu plusieurs dans l'estomac après cette dernière période. Les larves de l'œstre du cheval se montrent encore alors que celles des autres espèces sont totalement évacuées ; on peut s'en convaincre par l'examen de l'estomac ; ce viscère peut renfermer de vieilles larves de la première espèce et des jeunes de l'année, qui déjà sont suspendues à la muqueuse ventriculaire. En résumé, la période de l'évacuation peut être fixée entre le commencement de mai et la mi-août, et si l'on prend en considération l'époque vers laquelle les larves pénètrent dans l'estomac, la durée de leur séjour dans ce viscère est à peu près d'une année. Ce temps paraît donc nécessaire à leur évolution ; il leur donne l'âge voulu pour subir la nymphose.

Les lieux où tombent les larves ne réunissent pas toujours les conditions voulues pour que la métamorphose puisse s'opérer. Dans l'eau, dans la boue, elles sont ordinairement perdues. Elles restent dans le tas de crottins avec lequel elles ont été évacuées, et cette matière semble concorder le plus avec leur nature. Quand on désire suivre les larves dans leurs transformations, c'est avec du même fumier de cheval que l'on remplit les vases dans lesquels on les conserve. Elles commencent par gagner le fond, où la température est plus élevée ; mais, si l'air n'y a pas un libre accès, elles ne tardent pas à remonter à la surface ; c'est ce qui arrive lorsqu'on les couvre de sable sec. Du reste, placées dans du fumier, du sable, de la mousse, dans un simple vase de verre ou de bois, la nymphose n'est pas retardée (1).

La transformation commence peu d'heures après que les larves ont abandonné l'intestin du cheval. Très-vivaces d'abord, leurs

____

(1) Le 27 août 1830, je vis une larve appartenant à l'œstre du cheval, que lâcha un vieil animal, et qui déjà était transformée en nymphe. Le 2 septembre, il en sortit un insecte. Cette larve aura sans doute prolongé accidentellement son séjour au delà du temps voulu entre les plis de la muqueuse du rectum, et aura pu y recevoir l'influence de l'air nécessaire à sa métamorphose.

mouvements se ralentissent insensiblement ; elles deviennent raides
et immobiles. Au bout de quarante-huit heures, quelquefois plus
tôt, la peau prend une nuance d'un brun clair ou jaunâtre, passe au
brun foncé et au noir ; elle durcit et prend l'aspect d'une coque fragile. Les crochets de la tête se rétractent et se présentent sous la
forme de deux petits tubercules ; les épines se rétractent également
et laissent, comme traces, de petites pointes ; d'allongé qu'il était,
le corps devient oval et se raccourcit. Dans cet état, la larve est
tout à fait immobile ; elle paraît privée de vie, ne prend plus de
nourriture jusqu'au moment où l'insecte parfait brise l'enveloppe
et met un terme à son sommeil léthargique.

La transformation de la larve en nymphe se fait en quatre à six
jours ; les diverses espèces n'offrent pas, sous ce rapport, de diffé-
-rence marquée, si ce n'est que la couleur verte des larves de l'œstre
hémorrhoïdal (1) passe un peu plus tôt au brun foncé. La larve de
l'œstre salutifère, naturellement pâle, n'acquiert pas aussi vite cette
teinte ; la couleur jaune clair persiste plus longtemps. Une fois que
la nymphose est achevée, toutes les espèces possèdent la même
nuance.

Les larves que l'on retire directement de l'estomac produisent
aussi des insectes, à condition qu'elles aient atteint leur maturité
ou du moins qu'elles en soient proche. Greve a prétendu le contraire, et pour m'en assurer je me suis livré à un grand nombre
d'expériences. Les larves que l'on recueille dans l'estomac en janvier, février, mars et avril, succombent toutes ; il est fort rare,
exceptionnel même, qu'une seule échappe à la mort. Elles deviennent flasques et se sèchent, quoique dans cet état d'évolution incomplète elles continuent à vivre de dix à quatorze jours ; parfois la

____

(1) Entre ceux qu'on tire et ceux qui sortent d'eux-mêmes du corps
du cheval, dit Réaumur, on en trouve de différentes couleurs ; les uns
sont verdâtres, les autres sont jaunâtres, et les autres presque bruns. Ces
derniers sont le plus à terme, le plus près de leur transformation, et les
verdâtres en sont le plus éloignés. *Loc. cit.*, p. 544. Malgré l'exactitude
qui perce dans cette observation, malgré l'attention soutenue avec laquelle
Réaumur a étudié ces insectes, il commet une erreur à l'égard des larves
vertes ; celles-ci passent promptement, souvent en deux jours, à l'état de
nymphe.

nymphose est lente, imparfaite, et avorte. Si ces larves incomplètes sont réunies, les plus fortes attaquent les faibles et les épuisent par succion. A mesure qu'elles avancent vers la maturité, elles sont susceptibles d'un développement ultérieur, avec cette restriction que celles prises dans l'estomac en été passent lentement à l'état de nymphe, et qu'alors qu'elles paraissent avoir atteint la maturité et subi une nymphose régulière, presque toutes avortent. Sur 20 à 25 nymphes, on obtient tout au plus un insecte, et encore ne brise-t-il sa coque que quelques jours au delà du terme ordinaire. En général, ces nymphes ne sont pas aussi complètes; elles se rétrécissent davantage que les larves naturellement expulsées. Il paraît donc que, si elles acquièrent tout leur développement dans l'estomac du cheval, le passage à travers l'intestin est nécessaire pour leur imprimer ce degré de maturité qui les rend aptes aux métamorphoses successives. Peut-être s'habituent-elles insensiblement pendant ce trajet aux variations de température à laquelle elles seront soumises après leur évacuation définitive; le séjour des larves de l'œstre hémorrhoïdal à la marge de l'anus aurait, dans cette hypothèse, le même but. Il résulte cependant de mes observations que quelques larves approchant de la maturité sont douées d'assez de résistance vitale pour subir les transformations, et ce fait peut servir de point de départ à une comparaison avec les grands animaux, dont la progéniture née avant terme est susceptible de vivre.

Désirant connaître la durée de la nymphose, je plaçai des larves sous une cloche en verre, disposée de manière à donner accès à l'air et à la lumière. Voici quels furent les résultats de mes expériences.

Sur 22 larves de l'œstre du cheval sortirent de leurs coques :

1 le vingt-neuvième jour,

1 le trentième,

4 le trente-unième,

1 le trente-deuxième,

4 le trente-cinquième,

1 le trente-sixième,

2 le trente-septième,

1 le trente-huitième,

1 le quarantième,

Report 16

    3 le quarante-deuxième,

    3 le quarante-troisième.

    ——————

     22

On comptait dans ce nombre 8 mâles et 14 femelles ; 16 vinrent le matin entre cinq et six heures, et 6 dans le courant de la journée.

La répartition fut comme suit pour pour 61 larves de l'œstre hémorrhoïdal :

    2 le **vingt-troisième jour,**

    2 le **vingt-sixième,**

    3 le vingt-septième,

   11 le vingt-huitième,

    3 le vingt-neuvième,

    6 le trentième,

    9 le trente-unième,

    3 le trente-troisième,

    3 le trente-quatrième,

    5 le trente-cinquième,

    3 le trente-sixième,

    2 le trente-huitième,

    2 le trente-neuvième,

    1 le quarante-troisième,

    1 le quarante-sixième.

    ——————

    61

Il y eut sur ce total 22 mâles et 39 femelles : 18 se présentèrent le jour, et 43 le matin.

Un second groupe de larves de l'œstre hémorrhoïdal donna :

    1 le vingt-quatrième jour,

    2 le vingt-cinquième,

    3 le trente-deuxième,

    3 le trente-troisième,

    2 le trente-quatrième,

    1 le trente-cinquième,

    1 le trente-sixième,

    ——————

    13

Report 13

2 le trente-septième,
2 le trente-huitième,
2 le trente-neuvième,
2 le quarantième,
2 le quarante-unième,
1 le quarante-quatrième,
1 le quarante-cinquième.
____
25

Le chiffre des mâles était de 12, celui des femelles de 18 ; 18 brisèrent leur enveloppe le matin, et sept dans la journée.

En 1830 je réitérai ces expériences ; la constitution atmosphérique de l'année précédente ayant rendu les larves rares, je ne parvins à me les procurer qu'en petit nombre. J'obtins ces résultats :

9 larves de l'œstre du cheval :

1 le vingt-huitième jour,
2 le trente-septième,
1 le quarante-deuxième,
1 le quarante-troisième,
1 le quarante-septième,
2 le quarante-huitième,
1 le cinquante-deuxième.
____
9. — 3 mâles, 6 femelles.

8 larves de l'œstre hémorrhoïdal :

1 le trente-sixième jour,
1 le trente-huitième,
1 le trente-neuvième,
1 le quarante-huitième,
1 le quarante-neuvième,
1 le cinquantième,
1 le cinquante-quatrième,
1 le cinquante-neuvième.
____
8. — 7 mâles et seulement 1 femelle.

Les insectes parurent entre six et huit heures du matin ; un œstre du cheval et un œstre hémorrhoïdal sortirent de leur coque entre dix heures et midi.

9 larves de l'œstre salutifère :

> 1 le trente-neuvième jour,
> 1 le cinquante-deuxième,
> 2 le cinquante-cinquième,
> 1 le cinquante-septième,
> 1 le cinquante-huitième,
> 1 le soixante-troisième,
> 1 le soixante-quatrième,
> 1 le soixante-neuvième.

> 9. — 8 males et 1 femelle.

Tous ces insectes virent le jour le matin de bonne heure.

En comparant la durée de la nymphose pendant les années 1829 et 1830, on remarque une différence assez considérable.

On ne saurait indiquer d'une manière précise la cause de ce retard, car les deux années se sont caractérisées par une humidité extraordinaire. En 1829, la constitution atmosphérique du 1er au 20 juin a été froide et sèche, accompagnée de vents du nord et de gelées nocturnes; le mois de juillet fut chaud et pluvieux. L'année suivante, juin a été très-humide, le temps couvert, les vents du nord dominaient: juillet se distingua par des pluies torrentielles, moins chaudes que celles tombées en 1829 à la même époque.

Ces faits m'ont de nouveau convaincu que la sortie hâtive des insectes dépend principalement de la sécheresse et de la chaleur de l'atmosphère. Les progrès les plus rapides de la nymphose ont lieu dans la seconde quinzaine de juin et durant le mois de juillet; il paraît même que l'évolution régulière des œstres se fait presqu'exclusivement pendant le cours de cette période. Lorsque l'expulsion des larves est retardée jusqu'au mois de septembre, phénomène peu commun, non-seulement elles passent lentement à l'état de nymphes, mais elles ne donnent pas d'insectes. Il m'est arrivé une fois, en 1830, de rencontrer le 24 septembre une larve de l'œstre du cheval; c'est le terme le plus reculé. La peau prit une teinte brune, et, tout en restant flasque, il n'en sortit pas d'insecte. J'ai eu maintes occasions de faire la même remarque sur des larves évacuées en mai, alors que le temps n'est pas encore très-chaud.

On peut conclure de ces observations qu'une partie de l'été, et surtout les mois de juin, de juillet et le commencement d'août, sont favorables à l'évolution de ce genre d'insectes.

En 1831, les larves étaient encore devenues plus rares ; 4 appartenant à l'œstre du cheval, soumises aux mêmes conditions que les précédentes, donnèrent des insectes :

> 1 le trente-troisième jour,
> 1 le trente-cinquième,
> 1 le trente-neuvième,
> 1 le quarante-troisième.

4. — 2 mâles et 2 femelles.

24 larves de l'œstre hémorrhoïdal :

> 1 le dix-huitième jour,
> 1 le dix-neuvième,
> 2 le trente-unième,
> 2 le trente-deuxième,
> 5 le trente-troisième,
> 3 le trente-quatrième,
> 1 le trente-cinquième,
> 2 le trente-sixième,
> 1 le trente-septième,
> 1 le trente-huitième,
> 2 le quarante-unième,
> 1 le quarante-deuxième,
> 1 le quarante-troisième,
> 1 le quarante-sixième.

24. — 9 males et 15 femelles.

5 larves de l'œstre salutifère :

> 1 le trente-huitième jour,
> 3 le quarante-troisième,
> 1 le quarante-quatrième.

5. — 1 mâle et 4 femelles.

Il est donc évident que pendant cet été chaud et sec la sortie des insectes de leur coque fut beaucoup plus hâtive qu'en 1830.

La récapitulation des chiffres qui précèdent fournit cette proportion des sexes :

Oestre du cheval :	1829.	8 mâles,	14 femelles.
	1830.	3 —	6 —
	1831.	2 —	2 —
Oestre hémorrhoïdal :	1829.	22 —	39 —
	1830.	7 —	1 —
	1831.	9 —	15 —
Oestre salutifère :	1829.	12 —	13 —
	1830.	8 —	1 —
	1831.	1 —	4 —
TOTAL		72 —	95 —

Je néglige de mentionner l'œstre nasal ; cette espèce m'a fourni trop peu de larves pour arriver à des conclusions satisfaisantes.

Il ressort de ces tableaux que la majeure partie des œstres brisent leur enveloppe vers le matin, et que les femelles l'emportent sur les mâles, quoique la disproportion des deux sexes soit peu marquée dans l'espèce salutifère. Ce résultat est-il constant, est-il accidentel ? De nouvelles expériences doivent résoudre la question (1).

La période qui s'écoule entre l'évacuation des larves et leur dernière métamorphose varie de vingt-trois à quarante-six jours ; cette différence est moins grande dans l'œstre du cheval que dans l'espèce salutifère et hémorrhoïdale. La constitution atmosphérique exerce à cet égard une influence marquée : un temps sec, chaud et serein hâte la sortie des insectes ; une atmosphère froide, humide, nuageuse la retarde. Je me suis encore assuré que, sous l'empire de semblables conditions atmosphériques, plusieurs larves régulièrement transformées en nymphes avortent. Quand on détache la coque, on découvre un insecte plus ou moins altéré, desséché, ou bien l'enveloppe est vide. Il est probable que l'action débilitante des intem-

---

(1) Suivant B. Clark, la durée de la nymphose de l'œstre salutifère est de deux mois environ. Nos expériences donnent un terme moins long, et elles concordent avec les observations de Réaumur. « En différentes années, dit ce naturaliste, les mouches sont sorties plus tard ou plus tôt des coques que je gardais dans des boîtes ou dans des poudriers. Celles qui ont paru au jour les premières, ont paru plus d'un mois après la première transformation du ver, et d'autres n'ont paru qu'une ou deux semaines plus tard. » P. 550.

péries détermine un arrêt de développement. Je crois avoir remarqué qu'une atmosphère humide donne de la ténacité, de la résistance à la coque, qui ne cède pas au moment opportun. Après avoir complété son évolution, l'insecte y reste emprisonné ; il ne saurait faire sauter la partie antérieure ou la calotte de l'enveloppe, dépourvue de la sécheresse et de la fragilité acquises. S'il parvient à faire dévier la calotte, l'ouverture n'est pas assez large pour lui donner passage, et dans les deux cas l'insecte doit succomber.

Le mode suivant lequel l'insecte parfait opère sa délivrance est digne d'admiration : il faut qu'il brise sa prison, qu'il se fraye un passage au dehors. La nature a recours à un procédé fort simple. L'œstre possède la faculté de dilater la tête comme une vessie et de la faire revenir sur elle-même ; il utilise ce moyen afin d'exercer une pression contre la calotte de la coque. Cette partie de l'enveloppe fragile se détache sur un point déterminé ; elle cède au quatrième anneau, et l'insecte prend immédiatement son vol par la solution de continuité. La calotte se sépare tout à fait du reste de la coque, ou elle continue à y adhérer à l'aide d'une membrane délicate qui tapisse la surface interne de l'enveloppe. Ce dernier cas se présente quand la coque n'a pas acquis toute sa fragilité ; il est donc plus fréquent dans les années humides. Du reste, une solution de continuité parfaite des deux parties constitue un fait rare.

Les insectes vigoureux dont l'évolution est achevée conservent, peu d'instants après la naissance, la tête vésiculeuse ; celle-ci ressemble entièrement à un hydrocéphale. Au bout de quelques dilatations et retractions alternatives, la vésicule devient de plus en plus petite ; une dernière contraction donne à la tête la forme qui lui est naturelle. Pour s'assurer de ce phénomène, il faut prendre la nature sur le fait et assister à la délivrance de l'insecte, ainsi que j'en ai eu plusieurs fois l'occasion. Il arrive dans quelques cas que la tête ne perd pas entièrement son aspect vésiculeux ; ces insectes sont faibles, ne se meuvent qu'à peine, leur marche est chancelante, ils ne tardent pas à succomber.

Dans une nymphe ouverte le vingtième jour, je trouvai l'insecte enveloppé d'une membrane très-délicate, que l'on peut comparer soit à l'amnios, soit à cette enveloppe fœtale et au chorion réunis ; elle fournit des prolongements ou gaînes, dans lesquelles les pattes et les ailes sont enfermées. Débarrassés de leur coque, les œstres restent sur place le temps nécessaire au déploiement des pattes et des ailes, puis ils sont en état de prendre leur vol. Ils continuent cependant à se développer encore pendant deux ou trois jours ; la taille du corps n'augmente guère, mais les ailes prennent de l'extension. Si l'insecte est abandonné à lui-même dans un lieu confiné, il se dirige vers la lumière ; ceux qui sont sous cloche se retrouvent toujours sur les fenêtres. Ils ne possèdent par la faculté de marcher sur le verre dans une position verticale ; leurs pattes ne sont pas organisées à cet effet ; elles sont disposées pour embrasser le poil du cheval, et elles répondent parfaitement à cette destination. Pourvues à leurs extrémités d'onglons en forme de dents de scie qui s'appliquent contre un soutien membraneux à surface creuse, l'insecte parvient au moyen de cet appareil à pincer les poils.

Désirant savoir si les œstres mis en liberté recherchent le cheval, et sur quelle région du corps s'abattent les diverses espèces afin d'y poser leurs œufs, j'en lâchai quelques-uns ; mais à peine libres, ils prirent leur essor dans les airs, et bientôt je les perdis de vue. Malgré mon attention soutenue, je ne suis par parvenu à les surprendre dans l'acte de la reproduction qui, suivant Vallisnieri, Réaumur, B. Clark, se passe, dans le genre œstre, *coram teste;* je crois donc volontiers aux assertions des observateurs.

Je passe à la description abrégée des œstres, et je témoigne mes remercîments à M. le docteur de Haan, conservateur du musée de Leyden, qui a bien voulu m'aider à déterminer les caractères de ces insectes.

OEstre du cheval (*Gastrus equi* Fabr.).

Alis maculatis ; nervis transversis conjunctis.

Les taches des ailes présentent des irrégularités ou des variétés ; tantôt elles sont plus grandes et plus étendues, tantôt plus petites et plus resserrées. Les ailes portent parfois deux taches aux extrémités, souvent elles n'offrent qu'un pointillement qui, chez quelques individus, est remplacé par une tache longitudinale à leur terminaison.

Cette espèce fait entendre un bourdonnement cadencé, produit par les vibrations des ailerons qui se redressent. Le mâle émet un son plus aigu que la femelle. Renfermés sous une cloche, ces œstres sont assez calmes.

OEstre hémorrhoïdal (*Gastrus hemorrhoidalis*).

Alis pellucidis; nervis transversis distantibus.

Il fait, comme le précédent, entendre un son cadencé, mais il est plus fort et plus continu ; ce caractère suffit déjà pour le reconnaître. Mis sous cloche, l'œstre hémorrhoïdal devient fort inquiet; il se lance contre les parois avec une violence telle qu'il se brise les ailes et que souvent il reste mort sur place (1).

OEstre salutifère (*Gastrus salutiferus seu salutaris* Clark).

Alis pellucidis; nervis transversis conjunctis; femoribus nigropilosis; abdomine in maribus apice fusco-villoso, in fœminis apice canoso-villoso.

Cet œstre est muet ; sous cloche il se comporte d'une manière fort calme.

OEstre nasal (*Gastrus nasalis* Linn.).

Alis pellucidis; nervis transversis conjunctis; femoribus fusco-pilosis; abdomine in maribus apice fusco-villoso, in fœminis apice canoso-villoso.

L'œstre nasal m'a paru muet comme le précédent ; il est tout aussi calme.

Conservés ainsi que nous venons de l'indiquer, ces insectes périssent au bout de quelques jours ; ils ne touchent pas à la nourriture végétale dont on les pourvoit ; j'en conclus qu'ils sont carnassiers.

Peu de temps après la sortie des œstres de leur coque de nymphe, ils laissent échapper par l'ouverture anale un liquide blanc jaunâtre, d'une odeur aromatique pénétrante, tirant sur celle du musc ; on peut considérer cette matière comme une espèce de meconium. Aussitôt qu'ils se sont débarrassés de ce liquide excrémentitiel, les insectes prennent la vivacité qui leur est propre. Lorsqu'on comprime avec une certaine force l'abdomen des femelles, il

---

(1) B. Clark attribue cette inquiétude sauvage à son œstre vétérinaire ; cette particularité appartenant évidemment à l'œstre hémorrhoïdal, je reste de nouveau convaincu qu'il a confondu les deux espèces.

en sort un grand nombre d'œufs prêts, sans doute, à être pondus, mais qui doivent préalablement être fécondés par l'accouplement.

Malgré la marche régulière qu'adopte la nature relativement à la conservation des êtres, quelle que soit du reste leur importance dans la création, la multiplication du genre œstre est exposée à de nombreuses éventualités ; ainsi se trouve prévenue une reproduction qui, par sa fécondité, deviendrait peut-être nuisible au cheval. Chaque femelle compte un nombre considérable d'œufs ; Valisnieri n'en compta pas moins de sept cents. Ce serait par légions qu'il faudrait évaluer les œstres, si tous ces œufs venaient à éclore, si seulement ceux qui se développent dans l'estomac du cheval parcouraient régulièrement toutes leurs phases évolutionnaires ! Notons encore que le total des femelles dépasse celui des mâles. La nature nous offre dans ces êtres, si insignifiants en apparence, un nouvel exemple de la libéralité avec laquelle elle procède à ses œuvres, de la sollicitude qu'elle met à tout ce qui a vie. Les germes végétaux se trouvent dans le même cas ; la meilleure partie se perd, est étouffée ou avorte. Il s'en faut bien que tous les œufs d'œstres éclosent, que toutes les larves transformées en nymphes produisent des insectes. L'évaluation de B. Clark, qui compte un insecte sur cent œufs, n'est nullement exagérée.

Plusieurs causes contribuent à leur destruction. D'abord, et j'en ai déjà fait la remarque, tous les œufs ne sont pas placés à des régions que le cheval peut atteindre avec la langue, en supposant, comme on le pense généralement, que l'éclosion s'opère dans l'estomac. Si nous admettons, au contraire, que la jeune larve, sortie de l'œuf, rampe par un instinct inné et se dirige vers la bouche, pour pénétrer dans le tube digestif, elle est exposée à être entraînée par la pluie, le pansage et d'autres causes accidentelles. Arrivée dans la bouche, elle court le risque d'être écrasée par les dents ; peut-être encore qu'enveloppées par les matières alimentaires, toutes les larves ne parviennent pas à s'accrocher à la muqueuse gastrique ; celles qui se trouvent dans ce cas doivent traverser le tube digestif et se perdre.

Les larves évacuées après leur maturité ne tombent pas toujours à un endroit favorable à leur évolution ultérieure ; la fange, les flaques d'eau stagnantes des pâturages, sont des causes de mort pour celles que le hasard y amène avec les déjections. Enfin, pour ne pas mentionner une constitution atmosphérique humide, généralement fatale à l'évolution des insectes, les larves sont exposées dans les prés et ailleurs à être écrasées par le bétail ou dévorées par les oiseaux. Il semble donc que les larves d'œstres sont abandonnées à des éventualités beaucoup plus nombreuses que celles de la plupart des insectes d'autres espèces.

Les œstres sont très-sensibles au froid et à l'humidité ; renfermés dans un espace confiné, on les trouve engourdis, privés de mouvement par une température basse ; la chaleur, le soleil, leur rendent la vie. En liberté, on ne les aperçoit pas dans les temps pluvieux ; une atmosphère chaude et sereine les chasse de leurs réduits, et ces insectes en profitent pour se livrer à la reproduction.

Ces considérations expliquent la puissante influence de la constitution atmosphérique sur la prospérité de la nouvelle génération.

IV.

Effets des larves d'œstres considérées comme entozoaires.

Réaumur remarque avec beaucoup de justesse que l'existence des œstres est si intimement liée à celle du cheval, que cet animal, ou plutôt le genre cheval venant à disparaître, ils formeraient une seconde lacune dans l'échelle zoologique. C'est un fait acquis : hors de l'estomac des solipèdes, pas d'asile, pas d'évolution pour les larves de ces insectes (1). Cet organe important de l'économie animale sert donc de séjour aux larves et les alimente ; mais y a-t-il entre celles-ci et l'estomac des rapports physiologiques nécessaires ? exercent-elles une action salutaire sur le cheval, ou sont-elles nuisibles à cet animal ? Les opinions à cet égard sont tout aussi divergentes que celles qui ont été émises sur les entozoaires ou helminthes. Des naturalistes, des médecins, considèrent les entozoaires

---

(1) Il faut admettre cette proposition aussi longtemps que l'on n'aura pas démontré que ces mêmes larves habitent aussi l'estomac et les intestins d'autres animaux.

B. Clark voulant s'assurer si elles pouvaient vivre dans l'estomac d'un carnassier, fit avaler à un chat une centaine d'œufs prêts à éclore. Il le sacrifia au bout de deux mois, et ne rencontra pas de larves dans le tube intestinal.

comme des êtres funestes aux animaux qui les hébergent ; il en est, par contre, qui leur accordent des effets moins marqués, ou qui les déclarent inoffensifs. Abilgaard et Gœze (1) vont jusqu'à leur reconnaître une action bienfaisante ; ils favorisent la santé, en accélérant la digestion par l'excitation qu'ils produisent sur les intestins, ou bien en consommant les humeurs superflues de l'économie.

Nous ne discuterons pas longuement ces dissidences ; il nous suffira de dire que, si les maladies vermineuses ont été multipliées, s'il n'existe pas d'affections, suivant certains pathologistes, dont la cause prochaine ne puisse être ramenée à une excitation déterminée par les vers intestinaux, on doit l'attribuer à ce que l'on s'est moins attaché à la disposition morbide qui leur donne naissance, qu'aux helminthes eux-mêmes qui en sont le produit. Il n'est pas toujours facile d'établir jusqu'à quel point les symptômes découlent de la présence des vers ou de la cause morbide à laquelle l'existence de ceux-ci est liée. Ces hôtes ne sont certainement pas inoffensifs ; l'expérience me l'a maintes fois confirmé, malgré l'assertion contraire de Wichmann (2) et d'autres pathologistes. Que l'on admette ou non une diathèse vermineuse, je puis avancer, pour ma part, que j'ai constamment vu, chez l'homme et les animaux, que les helminthes ne sont pas le partage d'un état de santé parfait ; ce sont des produits morbides, ou du moins la conséquence d'une modification de la vie végétative. Abstraction faite des effets locaux qu'ils exercent sur les tissus avec lesquels ils se trouvent en contact, ils provoquent des réactions du système nerveux qui font surgir des phénomènes variés. Dans l'espèce humaine, l'idiosyncrasie possède un grand empire sur la nature des symptômes, puisque l'on peut voir s'évanouir une fièvre violente et des phénomènes menaçants après l'évacuation d'un ou de plusieurs ascarides. Ces vers doivent donc être considérés comme la cause principale ou accessoire des symptômes de cette nature. D'autres fois, des vers nombreux séjournent dans l'économie sans provoquer seulement un dérangement.

---

(1) Ces questions ont été traitées par Rudolphi dans son ouvrage classique: *Entozoorum sive verminum intestinalium historia naturalis*; Amstelod., 1808, vol. I, cap. xix.

2) *Ideen zur Diagnostik*; Hannover, 1800, B. III, S. 49.

Si nous pouvons admettre, et c'est ma conviction, que la genèse des entozoaires se rattache à un acte morbide, soit qu'il doive être attribué à des infractions aux lois hygiéniques, soit à des mucosités, à une débilité des organes digestifs, ou à une dyscrasie, il faut aussi supposer que les causes prédisposantes et occasionnelles donnant naissance aux helminthes de diverses espèces, ne sont pas les mêmes. Ces influences pathologiques, que l'on n'est pas encore parvenu à préciser, agiront autrement dans la production d'entozoaires de la famille des nématoïdes, des cestoïdes, des cystiques, etc., et ce qui existe, sous ce rapport, chez l'homme s'applique aux animaux. Par un concours de causes variées, l'on voit se développer des douves dans le foie, des tænia et des vers ronds dans les intestins, des strongles dans les bronches, des filaires dans l'œil, des cysticerques dans les muscles ; le cœnure se forme dans le cerveau de l'espèce bovine et ovine, et détermine le tournis. Dans tous ces cas, des phénomènes morbides spéciaux surgissent ; ils sont en rapport avec le nombre des entozoaires, l'organe qu'ils occupent, et ces phénomènes traduisent leur présence d'une manière plus ou moins évidente.

En comparant ces conditions avec celles qui président à l'évolution des larves d'œstres dans l'estomac du cheval, l'on s'aperçoit bientôt qu'elles n'ont entre elles rien de commun. Pour que les larves arrivent dans l'organe gastrique, une prédisposition morbide quelconque de la part de l'économie animale n'est nullement nécessaire ; les chevaux jouissant de la santé la plus florissante n'en sont pas plus exempts que les malingres, aucun âge ne fait exception, tandis que les helminthes deviennent l'apanage, sinon exclusif, du moins le plus ordinaire, de l'enfance. La seule cause occasionnelle comprend l'exposition du cheval aux attaques des œstres et le dépôt de leurs œufs sur son corps. Il suffit que le cheval fréquente un seul jour le pâturage à l'époque où vivent les œstres, et par un temps chaud, pour qu'il en revienne avec un certain nombre d'œufs adhérant aux poils.

Quel que soit le chiffre des larves que renferme l'estomac, il n'est pas de signes indiquant positivement leur présence ; on est à peu près certain de les retrouver chez tous les chevaux qui ont vécu en été dans les herbages ; sur vingt-cinq, il y en a tout au plus deux ou trois qui en sont dépourvus.

Une différence tranchée entre les larves gastriques et les helminthes, c'est que les premières, ayant complété leur évolution, abandonnent leur séjour et l'organisme ; les seconds, au contraire, habitent l'économie pendant un temps indéterminé. Si l'on veut déloger ces derniers, il faut avoir recours à des agents actifs ; il en est qui ne se laissent pas expulser : tels sont quelques espèces de la famille des cystiques.

Enfin, la question de la génération spontanée, agitée à l'égard des vers intestinaux, devient sans objet appliquée aux larves d'œstres ; leur propagation par des œufs n'est nullement équivoque.

Ces considérations nous portent à conclure que l'évolution de ces parasytes chez le cheval doit être rapportée plutôt aux conditions physiologiques que pathologiques de cet animal. Sont-ils destinés, en stimulant, à provoquer la sécrétion du suc gastrique et favoriser ainsi la digestion ; soustraient-ils au sang certains éléments, et modifient-ils de cette manière les liquides digestifs ; ou bien, la matière alimentaire que s'approprient les larves donne-t-elle un résidu excrémentitiel contribuant à l'acte digestif? Ces questions ne sauraient recevoir qu'une réponse hypothétique.

De tout temps on a attribué aux larves des accidents graves et multipliés, à cause de la lésion mécanique qu'elles produisent sur les tuniques de l'estomac, et à cause des phénomènes sympathiques que, considérées comme stimulus, elles suscitent. Rohlwes (1), Daum (2), Kersting (3) et plusieurs autres vétérinaires avancent que les larves gastriques rongent les tuniques de l'estomac, les perforent, et déterminent des convulsions et la mort ; ils assurent avoir été plusieurs fois témoins de ces perforations. White (4) ajoute à

---

(1) *Taschen-Pferdearzt;* Berlin, 1810. — Ce vétérinaire paraît avoir ignoré les métamorphoses des larves, car il dit qu'arrivées à l'anus, l'air extérieur les tue au moment du passage. Voy. Greve, *Erfahrungen und Beobachtungen;* B. I, S. 190.

(2) *Archiv für Rossœrzte,* von Busch und Daum ; B. II, S. 132.

(3) *Nachgelassene Manuscripte über die Pferde-Arzneiwissenschaft;* Braunschweig, 1818, S. 216.

(4) *A compendious Dictionary of the veterinary art;* London, 1817, p. 46, by James White. *Handbuch der Pferde-Arzneikunde,* avec préface de Havemann ; Hannover, 1813. S. 120.

cette dernière lésion l'amaigrissement, la toux, les coliques. On dit encore qu'elles ont occasionné des symptômes cérébraux, l'inflammation des poumons et d'autres viscères. Everts admet ces assertions comme fondées, et Chabert accuse les larves aussi bien que les vers intestinaux de donner naissance aux maladies les plus variées (1).

Je m'étais rallié à ces autorités, mais le doute commença lorsque de nombreuses autopsies faites sous mes yeux ne confirmèrent pas la perforation des tuniques de l'estomac. Les solutions de continuité que les larves pratiquent ne dépassent pas la muqueuse alors que les tuniques sont saines; il est vrai que la membrane musculaire présente encore une excavation superficielle correspondant à la bouche de la larve, mais son action destructive ne va pas au delà. Le pouvoir reproductif des points lésés est tel, que peu de temps après la sortie des larves de l'estomac la cicatrisation devient si parfaite qu'il n'en reste pas de traces. Les épines cornées, proéminentes, qui garantissent le pourtour de la tête, semblent avoir pour destination d'empêcher que la larve ne s'enfonce plus profondément dans les parois de l'estomac.

Dans des cas exceptionnels, elle traverse la musculeuse et s'arrête à la séreuse, et le corps de la larve se trouve presque entièrement recouvert par la muqueuse. Je pense qu'il existe alors une cause accessoire, et que les tuniques de l'estomac ont éprouvé une modification pathologique. En effet, j'y ai rencontré l'inflammation avec ramollissement et gangrène; les parois de l'estomac n'offraient donc que peu de résistance, mais je ne puis attribuer cet état aux larves. Ce qui augmente la probabilité de cette interprétation, c'est qu'au milieu de ce désordre morbide les larves succombent, et on les trouve flasques et privées de vie dans la masse alimentaire que contient l'estomac. Dès que les tissus servant d'implantation aux larves ne sont pas sains, les liquides qui leur servent d'aliments doivent également être modifiés, et, malgré la résistance que ces petites créatures opposent aux agents destructeurs d'une autre espèce, elles tombent malades et meurent.

---

(1) *Instructions et observations sur les maladies des animaux domestiques;* t. 1ᵉʳ, p. 411.

Une seule fois j'ai rencontré le duodénum perforé par les larves
.le l'œstre salutifère; le sujet était un cheval qui, à la suite d'une
grave lésion du pied produite par un clou de rue, succomba dans
un état complet d'épuisement et pour ainsi dire de décomposition,
après avoir longtemps souffert de son mal. Le duodénum présentait
quatre ou cinq trous qui devaient évidemment être attribués aux
larves ; l'une d'elles avait passé par une ouverture et s'était attachée
à la séreuse, une autre s'y trouvait fortement engagée, et plusieurs
avaient percé les membranes interne et moyenne, pour laisser la
séreuse intacte. Du reste, l'inflammation et le ramollissement de
cette portion d'intestin n'étaient pas équivoques ; la pièce pathologique a été déposée dans le cabinet de l'Ecole d'Utrecht.

Le Collége vétérinaire de Londres possède dans ses collections
une pièce pathologique analogue, sur laquelle M. le professeur
Hertwig, de Berlin, a bien voulu me fournir quelques renseignements. C'est l'estomac d'un poulain âgé d'environ deux ans. A la
grande courbure et à la face antérieure, les tuniques sont considérablement épaissies et légèrement indurées ; au centre de cette altération on voit six larves d'œstres, isolées les unes des autres, et dont
la tête ou le corps se trouve engagé dans autant d'ouvertures, intéressant toutes les tuniques gastriques. Trois ou quatre perforations dégarnies de larves se remarquent entre les ouvertures précédentes; elles sont circulaires, à bords un peu épaissis. La surface
interne de l'estomac présente encore environ une cinquantaine de
larves, dont quelques-unes ont pénétré profondément dans les
membranes, sans les avoir complètement perforées. Il ressort de
cette description exacte que les larves ont pénétré à travers les tuniques de l'estomac là où elles étaient pathologiquement modifiées,
et quoiqu'il soit question de l'épaississement des tissus, il me paraît
probable que, durant la vie, ils ont éprouvé un ramollissement.
Leur conservation dans l'alcool explique l'induration ; le duodénum
dont il vient d'être question a éprouvé un changement identique
par l'action de l'esprit de vin.

Everts indique aussi une perforation lorsqu'il dit : « Le nombre
n'en constitue pas toujours le danger, car nous avons trouvé à l'ouverture du cadavre d'un poulain de trois ans, mort dans d'affreuses
convulsions dont la cause nous était inconnue, l'estomac transpercé

en six endroits différents par autant de larves, seul nombre qu'il renfermait. »

Valisnieri attribua une épizootie qui fit périr un grand nombre de chevaux, en 1713, sur le territoire de Vérone et de Mantoue, à l'énorme quantité de larves que l'on trouvait généralement dans l'estomac. On s'aperçoit par la description que le docteur Gasneri nous a laissée de cette maladie, que l'inflammation s'étendait à la séreuse gastrique, et que la muqueuse était atteinte d'une ulcération de mauvaise nature ; cet état morbide peut donc être considéré comme la cause de la mortalité (1).

Ces faits ne permettent pas de contester la possibilité de la perforation de l'estomac et du duodénum par les larves ; mais je suis convaincu que cela n'arrive que dans les cas de maladie, de ramollissement des tissus ; alors il faut attribuer la mort à cette cause, et nullement à la lésion produite par les larves (2).

---

(1) Réaumur, p. 548.

(2) M. Hertwig croit, dans une observation qu'il rapporte, que les larves ont occasionné la mort sans avoir perforé l'estomac. Le 21 février 1836, un cheval, âgé de huit ans, d'un embonpoint convenable, fut présenté à la clinique de l'Ecole de Berlin ; la veille, il avait mangé avec appétit, et bien exécuté le léger travail auquel on l'avait soumis. Au moment de la visite, l'animal portait la tête basse, refusait la nourriture, et l'abdomen ainsi que les membres présentaient des engorgemeuts œdémateux, douloureux au toucher. La coloration et l'humectation des muqueuses apparentes comme à l'état normal. L'artère molle, modérément pleine, donnait 48 pulsations par minute ; on comptait 12 inspirations. Le lendemain, l'animal paraissait avoir recouvré la santé.

Le 26, les symptômes précédents se reproduisirent, le malade se couchait avec précaution, mais ne tardait pas à se relever ; le pouls ne fournit aucun signe. Au bout d'une heure, anxiété extrême, regard fixe, pupille dilatée, muqueuse buccale pâle; pouls petit, 78 pulsations par minute ; respiration très-accélérée; l'animal chancèle, l'arrière-train semble paralysé, mort deux heures après le début de ces phénomènes graves.

A l'autopsie, qui eut lieu le jour même, tous les organes, sauf l'estomac, se trouvaient à l'état normal. Ce viscère, très-dilaté, tendu, semblait être fluctuant à l'exploration ; il contenait environ 10 litres de sang en partie coagulé ; l'épithélium et la muqueuse de la moitié postérieure, très-épais, se laissaient facilement séparer de la musculeuse. Les larves de l'œstre du cheval, agglomérées par petits groupes, tapissaient la surface

Je n'ai pas remarqué que les larves de l'œstre hémorrhoïdal accumulées dans l'œsophage et le cardia rendent la déglutition difficile, ni que celles de l'espèce salutifère, qui parfois obstruent le duodénum à son origine, mettent obstacle au passage de la matière alimentaire. Si l'on tient compte du nombre, parfois fort élevé, il semblerait qu'il ne peut en être autrement; mais la dilatation naturelle du pylore chez le cheval, offrant une issue facile aux aliments, prévient le danger d'une oblitération de cette nature.

---

interne de l'estomac; l'on voyait encore de petites cellules d'un brun rouge, à bords épais, que les larves avaient récemment abandonnées. Deux de ces cellules surmontaient une portion de la muqueuse, soulevée, et laissaient échapper du pus à une légère pression; celui-ci provenait d'un foyer purulent sous-muqueux, du volume de la paume de la main. On ne découvrit pas de lésion vasculaire, mais en injectant de l'eau dans l'artère gastro-épiploïque, le liquide sortit par les deux ouvertures.

M. Hertwig conclut que les larves ont rongé les parois vasculaires, et qu'il en est résulté une hémorrhagie et la mort. (*Magazin für die gesammte Thierheilkunde*, 4ter Jahrg. S. 76.)

Lorsqu'on réunit les faits consignés dans les annales de la science et qu'on les met en rapport avec les individus de l'espèce chevaline dont l'estomac contient des œstres, l'on n'en trouve pas un sur dix mille chez lequel les larves déterminent ou sont supposées déterminer des accidents funestes. Les assertions vagues qui ne sont pas appuyées sur des faits positifs, bien circonstanciés, restent sans valeur.

Nous ne prétendons pas ranger dans cette catégorie l'observation de notre honorable collègue de Berlin; mais il est permis de se demander si une cause accessoire n'a pas amené l'altération morbide des tuniques gastriques. Dans le cas d'inflammation de l'estomac, nous croyons que les larves, considérées comme corps étrangers en contact avec une surface circonscrite dénudée, peuvent donner lieu à des complications graves, et que le travail inflammatoire avec toutes ses conséquences se concentrera de préférence au pourtour des cellules occupées par les larves; car ces points sont devenus *partes minoris resistentiæ*. Le ramollissement des tissus, l'exsudation, sont éminemment propres à hâter le travail ulcérateur et la perforation. Parmi le petit nombre de faits de cette nature qui ont été enregistrés, nous n'en connaissons pas qui signalent des perforations sans une maladie des membranes sur lesquelles se sont fixées les larves.

Ces perforations, précédées d'un état morbide des tissus, n'en doivent pas moins être considérées comme exceptionnelles; car, ainsi que le remarque M. Numan, le plus souvent les larves implantées dans des tissus malades se détachent spontanément, et on les trouve flasques et privées

Relativement à la difficulté de la déglutition, le vétérinaire Vandam, de Swammerdam, m'a communiqué une observation qui mérite d'être rapportée.

Un cheval entre deux âges, mal nourri, d'un aspect maladif, ayant le poil piqué, se trouvait dans l'impossibilité d'avaler les aliments. On lui présenta de l'eau, mais il ne but pas, malgré la grande envie

---

de vie dans l'estomac. Nous avons eu occasion de vérifier cette assertion sur un cheval dont l'estomac présentait une ulcération sinueuse étendue. Entre les bandes ulcéreuses la tunique villeuse paraissait intacte ; des larves pleines de vie y étaient implantées ; celles qui avaient occupé les portions de la muqueuse gastrique détruites par l'ulcère se trouvaient dans l'état indiqué par M. Numan (*Journal vétérinaire et agricole de Belgique ;* 1843, p. 165).

M. le professeur Schwab, de Munich, combat l'opinion émise par M. Numan. Il commence par s'appuyer sur la pièce pathologique du cabinet de Londres, sur le fait de perforation du duodénum rapporté par M. Numan, et sur l'observation de M. Hertwig ; puis il continue en ces termes : « Quoique j'aie eu occasion d'examiner un nombre considérable « d'estomacs garnis de larves d'œstres, je dois avouer que je n'en ai pas « vu un seul où ces êtres aient pénétré au delà de la tunique musculaire. « Une fois j'ai rencontré une altération morbide, qui est peut-être aussi « rare que la perforation. L'estomac était tapissé d'un certain nombre de « petites tumeurs du volume d'un pois ; elles se trouvaient pourvues, au « centre, d'une ouverture pouvant donner passage à une tête d'épingle. « La compression faisait sortir de ces tumeurs un liquide légèrement « écumeux, entraînant des parcelles d'aliments et plusieurs très-petits « helminthes. Rudolphi, auquel Rekleben fit voir un estomac de l'espèce, « donna au ver le nom de *spiroptera megastoma,* et prit les tumeurs pour « des abcès. Je pense qu'elles ne sont autres que des cellules où des larves « ont été implantées, et qui ne peuvent se cicatriser lorsque des parcelles « alimentaires y pénètrent. Ces tumeurs ont beaucoup d'analogie avec « celles déterminées par l'œstre du bœuf. » (*Die Oestraciden ;* S. 69.)

Les arguments invoqués par M. Schwab paraîtront d'autant plus faibles que l'interprétation donnée au fait qui lui est propre repose sur une erreur. Les tumeurs qu'il a vues sont des tubercules vermineux de la nature de ceux signalés par Redi, Morgagni et M. Rayer dans les parois de l'œsophage du chien (*Archives de la médecine comparée ;* p. 172).

On le voit, les conclusions de M. Numan ne sauraient être renversées par les faits qui précèdent ; il faut des observations nouvelles, bien circonstanciées, et non des spéculations théoriques, pour établir que les larves gastriques doivent rentrer dans la catégorie des causes pathogéniques positives.　　　　　　　　　　　　　S. Verheyen.

qu'il paraissait en avoir. La tête ayant été soulevée, on lui versa de l'eau dans la bouche à l'aide d'une bouteille ; le liquide ne fut pas arrêté ; l'animal prit ensuite du foin, sans le mastiquer. Le lendemain matin, on le trouva mort. A l'ouverture de l'estomac on rencontra, pour me servir des expressions de ce vétérinaire, le viscère rempli de vers ronds, d'un pouce de long et plus gros qu'un fort tuyau de plume ; ils vécurent encore plusieurs heures après en avoir été séparés. Ils existaient également dans l'œsophage, dont ils occupaient toute l'étendue jusqu'au pharynx. On s'aperçut que ces vers avaient percé à jour, comme un tamis, non-seulement la muqueuse gastrique, mais que quelques-uns s'étaient frayé une voie à l'extérieur, et qu'ils s'étaient fixés sur la surface externe de l'estomac. Il n'est pas fait mention, dans cette observation, de l'altération morbide, ni du ramollissement des tissus.

Les larves sont encore susceptibles de devenir dangereuses pour le cheval lorsque, par erreur de lieu, elles se placent sur la muqueuse du larynx. Le fait rapporté par M. Vitry (1) démontre qu'elles suscitent dans ce cas les phénomènes propres à l'angine croupale.

Un cheval faisait entendre depuis plus de deux mois une toux sèche, que l'on avait en vain cherché à combattre ; elle faisait des progrès constants, et la respiration devint si laborieuse qu'on l'entendait dans le mouvement, comme chez les chevaux corneurs. L'encolure tendue, le nez au vent, les naseaux dilatés, l'entr'ouverture de la bouche, rendaient la dyspnée non-équivoque. La toux se manifestait par intervalles, et les accès étaient parfois d'une violence telle que l'animal, épuisé, tombait sur le sol. Il se relevait aussitôt, et s'arrêtait un certain temps, les jambes écartées, avant d'être en état de poursuivre sa course. La difficulté de respiration était portée à l'extrême ; les muqueuses s'injectaient, la pupille se dilatait, la sueur ruisselait du corps, l'asphyxie devenait imminente et finit par enlever l'animal.

A l'autopsie, M. Vitry trouva cinq larves vivantes, très-développées, semblables à celles qui habitent l'estomac, attachées au bord de l'épiglotte ; leur corps libre flottait dans le larynx. Les progrès de la toux, les embarras, les troubles croissants de la respiration,

____

(1) *Journal pratique vétérinaire;* 1826, p. 106.

marchant de pair avec la croissance des larves, n'étaient donc plus un problème. Aux points où elles avaient adhéré correspondaient cinq petites cellules de la profondeur d'une ligne et entourées d'un cercle foncé. La muqueuse présentait une épaisseur double du tissu normal. Les larves appartenaient sans doute à l'espèce hémorrhoïdale ou nasale, et elles se seront fixées à cette région en franchissant le détroit du gosier.

Nous devons à **M.** Crépin (1) un second fait de l'espèce. Un cheval atteint, comme le précédent, d'une toux sèche et violente, accompagnée de dyspnée, etc., menaçait l'asphyxie. La toux avait beaucoup de rapport avec celle de la coqueluche; elle se manifestait par accès, se prolongeant pendant une à deux minutes, puis revenait le calme, et au bout de cinq minutes ces phénomènes ne laissaient plus de traces. C'est surtout durant le travail que les accès étaient le plus violents et qu'ils se rapprochaient davantage.

Un maréchal croyant que l'animal avait avalé, avec les fourrages, des plumes arrêtées dans le gosier, y introduisit un bâton garni d'un linge à une extrémité. En passant cet instrument dans l'œsophage et le retirant alternativement, il finit par amener plusieurs larves d'une couleur rosée et d'un rouge foncé (œstre hémorrhoïdal); quelques-unes étaient entières, d'autres avaient été écrasées par l'action de l'instrument; elles étaient enveloppées de mucosités. Cette manœuvre fut répétée plusieurs jours de suite; elle eut pour effet de faire disparaître la toux. On ajoute que ce traitement mécanique peut être appliquée sans le moindre inconvénient, que l'on y a souvent recours dans le Midi de la France, et que chaque atelier de forge possède un bâton destiné à cet objet. Une sonde en baleine remplirait, à mon avis, beaucoup mieux le but (2).

---

(1) *Journal pratique;* 1826, p. 21.

(2) Le professeur Gunther, dans ses *Recherches sur le cornage*, cite ce fait qui lui a été communiqué par Jordan : Une jument, d'une santé parfaite et ardente au travail, avait commencé à tousser dans l'été de 1828; la toux gagnant insensiblement en intensité et en fréquence, la bête se mit à corner dès qu'elle était poussée au trait ou à une allure accélérée. Ayant plus fortement corné que d'habitude, elle s'abattit tout à coup, mais ne tarda pas à se relever; elle se coucha encore plusieurs fois dans le courant de la journée. Un maréchal, consulté, battit les avives, ou plutôt

La présence des larves dans l'estomac, l'œsophage et dans le cardia, région très-sensible, n'est pas étrangère aux toux opiniâtres et
rebelles dont tant de chevaux sont atteints en hiver et au commencement du printemps. On conçoit que l'excitation transmise au larynx par l'intermédiaire du pneumo-gastrique entretient le phénomène de la toux. Ce symptôme diminue souvent ou cesse lorsque les
chevaux sont placés dans un pâturage, et l'on ne manque pas d'attri-

écrasa littéralement les parotides. Dès ce moment, l'état de l'animal ne
fit qu'empirer ; il mourut une heure après son arrivée chez Jordan. La
muqueuse du larynx, du pharynx et du voile du palais était violemment
enflammée ; on trouva cinq larves, dont trois libres, qui avaient été fixées
sur le larynx. Ces larves avaient acquis leur entier développement.

M. Gunther ajoute ces réflexions : « Les faits de l'espèce sont rares ;
ils ne se rencontrent que de loin en loin, néanmoins ils méritent, sous le
rapport du cornage, d'être pris en sérieuse considération. Les larves attachées au larynx, très-petites à l'origine, croissent peu à peu, et par leur
volume elles diminuent la capacité du larynx ; en outre, il faut tenir
compte de l'irritation permanente de la muqueuse laryngée, excitant la
toux et entretenant la tuméfaction de cette membrane : cause accessoire
du rétrécissement de la glotte, et qui gêne sa dilatation.

« La violente inflammation du larynx, alors que les larves ont à peu
près complété leur évolution, et dont la terminaison, d'après les observations recueillies, est mortelle, constitue un phénomène remarquable. Je
crois pouvoir admettre que la cause de la suffocation et de la mort dépend
de l'irritation permanente des nerfs ; du moins les accès de toux convul-
sive semblent témoigner en faveur de cette hypothèse. Est-il possible de
sauver les animaux par la trachéotomie, ainsi que le pense Gurlt? L'expérience doit nous l'apprendre. En attendant, le succès de cette opération
me paraît douteux. Si elle prévient l'asphyxie, elle est impuissante à combattre l'inflammation du gosier ; la persistance de la cause doit, au contraire, lui imprimer une marche progressive. Il serait plus convenable
d'explorer le larynx par la cavité buccale, ou de le sonder par une ouverture artificielle de la trachée, et d'enlever les larves que l'on rencontre.

« Aussi longtemps que les larves restent petites, elles n'occasionnent
pas des troubles fonctionnels bien marqués. Une pièce pathologique de
notre collection, provenant d'un cheval mort d'une autre maladie, justifie
cette proposition ; les larves sont arrivées environ à un tiers de leur grandeur normale.

« Du reste, des voyageurs racontent qu'en Russie et en Pologne on fait
usage de brosses afin de détacher les larves qui se sont fixées dans le gosier. Si, comme il est probable, ces brosses sont souvent un instrument
de charlatanisme, il n'en est pas moins vrai que le séjour des larves dans

buer ce résultat à la jeune herbe. Il est probable qu'il faut rechercher la cause principale du rétablissement dans le délogement des larves, qui commencent à être évacuées au commencement de mai.

Les larves de l'œstre hémorrhoïdal attachées à l'anus peuvent inquiéter les chevaux au point de les rendre rétifs et dangereux. B. Clark dit que s'étant mis en route avec un cheval de louage, la bête fit preuve de mauvaise volonté et se livrait à des mouvements insolites, au point qu'il ne put suivre sa société. Ayant par hasard levé la queue, il découvrit trois ou quatre larves à l'anus ; les ayant enlevées, le cheval devint docile à l'instant même (1).

Les effets que l'on attribue aux larves quant aux lésions mécaniques des tissus auxquels elles se cramponnent, sont exagérés, et nous partageons en partie l'opinion de Greve (2), qui déclare imagi-

---

le gosier des chevaux y est plus fréquent que chez nous et ailleurs. (Hertwig.) (*Zeitschrift für die gesammte Thierheilkunde*, von Nebel und Vix; B. I, S. 358.)

Renner, ancien professeur de médecine vétérinaire à l'Université de Moskou, s'exprime ainsi sur ce sujet : « Parmi les instruments que portent les empiriques russes (*konoval*) comme insignes de leur métier, je vis une brosse ronde, fixée à un manche d'environ 2 pieds de long. Lorsque je demandai l'usage auquel cet instrument était destiné, je reçus pour réponse qu'il servait à débarrasser l'arrière-bouche du cheval des vers qui le font tousser. Je vis effectivement qu'après avoir enlevé les chicots des molaires, le *konoval* poussait sa brosse entre les mâchoires écartées par le spéculum, qu'il l'enfonçait jusque dans le gosier, et que, lui ayant fait faire quelques tours, il la retirait couverte de mucosités : les vers ne se montrèrent pas. J'appris par la suite que, dans des cas rares, la brosse ramène non des vers, mais des larves d'œstres, dont le séjour près de la glotte donne lieu à une toux contre laquelle tout moyen interne reste inefficace. J'appelle donc l'attention des vétérinaires sur la cause de cette toux et sur le procédé employé pour la guérir. » (*Abhandlungen für Pferdeliebhaber und Thierœrzte*; Jena, 1844, S. 144.)

S. VERHEYEN.

(¹) En 1826, il y avait dans les hôpitaux de l'Ecole de Berlin un cheval qui, par suite de la présence d'une trentaine de larves à l'anus et à l'extrémité du rectum, fit des efforts de défécation tellement violents, qu'il lui survint une chûte du rectum. L'accident résista à toutes les tentatives de réduction ; il fallut avoir recours à l'opération. (Hertwig.)

(2) « On écrit et on parle beaucoup de perforation et de corrosion de « l'estomac par les larves d'œstres ; des auteurs vétérinaires anciens et « nouveaux, et même les plus modernes, le prétendent ; Dieu sait tout ce

naires les conséquences fâcheuses dont on les accuse habituellement. Elles servent souvent de refuge au vétérinaire pour couvrir
son ignorance, si, à l'autopsie, la cause de la mort n'est pas évidente. Néanmoins, les observations précédentes prouvent que les
larves ne sont pas tout à fait aussi inoffensives que Greve le prétend.

Je n'ai pas encore remarqué que ces êtres éveillassent, par sym-
pathie, des phénomènes nerveux, tels que le vertige, l'épilepsie, le
trismus, des convulsions, etc. Ces anomalies morbides ne sont certainement pas ordinaires, car une foule de chevaux fréquentant les
herbages supportent les larves sans inconvénient, et leur santé n'en
éprouve pas d'altération sensible. Nous ne voulons pas nier que,
dans des cas exceptionnels, alors qu'il existe une prédisposition
spéciale, une modification pathologique de la sensibilité, ou que les
larves sont en excès, elles ne puissent, de même que les helminthes,
provoquer de semblables phénomènes ; le fait n'est pas impossible.
Le stimulus naturel exercé par les larves devient anormal, nuisible,
si la muqueuse gastrique présente une exagération de l'irritabilité,
absolument comme les excitants intégrants ou les conditions de la
vie sont des causes morbides, quand l'incitabilité des organes sur
lesquels ils agissent se trouve modifiée.

La région qu'occupent les larves contribue peut-être à ces effets
pernicieux ; la sensibilité de la muqueuse gastro-œsophagienne
étant moindre que celle de la muqueuse gastro-pylorique, on doit
en conclure que les larves occupant en grand nombre cette dernière

---

« dont ces petits animaux se sont rendus coupables. Celui qui ne sait in-
« diquer la cause de la mort à l'autopsie d'un cheval, en accuse les larves
« d'œstres, qui ne font pour ainsi dire jamais défaut dans l'estomac du
« cheval, et comme le paysan les prend pour des êtres redoutables, le vé-
« térinaire se tire d'embarras. L'animal n'a pu être sauvé, dit-on, les vers
« lui ont rongé l'estomac ; ils ont provoqué la colique, le tétanos, le ver-
« tige, l'épilepsie, les convulsions ; en un mot, les préjugés et les idées
« superstitieuses ne font pas défaut.

« Je prétends, au contraire, que ces diverses espèces de larves sont les
« habitants les plus inoffensifs de l'appareil digestif ; que jamais ils ne
« perforent ni ne rongent l'estomac, et qu'ils ne sont pas cause de con-
« vulsions, de vertige, d'épilepsie, etc. » *Loc. cit.*, p. 193. — Comparez
Clark, *On the probable effects of the gastris œstri upon animals*, p. 38, et
Rudolphi, *Entozoorum historia*, p. 520.

moitié de l'estomac, ainsi que le duodénum, donneront surtout naissance à de pareils accidents, qui, je le répète, sont hypothétiques.

Une opinion qui ne nous paraît pas admissible accorde à ces êtres étrangers une influence bienfaisante; leur destination consisterait à soutirer au cheval les sucs superflus. En concédant ce point quant aux animaux pléthoriques, bien nourris, il ne saurait en être de même pour les chevaux qui ont eu de la misère.

Je termine ces considérations par une remarque de B. Clark. Les larves, dit cet auteur, introduites dans l'estomac d'animaux d'une autre espèce, provoquent des nausées et des vomissements; mais l'estomac du cheval, ne pouvant se débarrasser de son contenu par le haut, se trouve dans les conditions les plus favorables pour être heureusement influencé par ce stimulus bénin. Il lui semble que le cheval cherchant sa nourriture dans les prés exige cette excitation afin de contrebalancer l'effet relâchant d'aliments gorgés d'eau, et qu'ainsi sont prévenus les coliques, les catarrhes et les anomalies digestives, qui engendrent, comme conséquences ordinaires, l'immobilité. B. Clark ajoute à l'action bienfaisante de ce stimulus permanent sur l'estomac, que les larves sont un préservatif contre la morve, le farcin, l'ophthalmie, la pneumonie, même contre les affections osseuses telles que l'éparvin, les suros, etc. Il se fonde sur les chevaux de troupes, de postes, de brasseurs, qui sont plus exposés à ces maladies que ceux fréquentant les herbages. L'absence des larves, B. Clark d'ailleurs en fait l'observation, ne constitue pas, à coup sûr, la cause unique de la fréquence de ces affections; il pense néanmoins avoir vu son propre cheval être mieux nourri à l'écurie lorsqu'il lui administrait quelques douzaines d'œufs d'œstres, et cet effet, il est très-disposé à l'attribuer aux larves qui en sortaient. Nous rangeons toutes ces assertions parmi les hypothèses gratuites, enfantées par un jeu de l'imagination.

J'avoue ne pas comprendre les raisons qui ont déterminé B. Clark à donner exclusivement le nom spécifique de *salutifère* à une espèce; dans la description de l'œstre salutifère, il préconise ainsi ses propriétés bienfaisantes (1): *Mirandum est hanc muscam equum sub*

____

(1) *Supplementary sheet*, à la suite du mémoire cité.

æstate titillatione exagitare et ad cursitandum incitare; nec non sub hieme vereque larvæ ejus in stomacho perfricantis ope digestionem cibi expedire, ità duplici officio fungentem.

Les œstres des autres espèces et leurs larves devant partager ces qualités avec la précédente, il m'est impossible, en supposant toutefois que l'utilité de ces êtres soit réelle, de trouver la raison pour laquelle une espèce l'emporte, sous ce rapport, sur les autres ; l'auteur garde à ce sujet un silence prudent. C'est accorder, en effet, trop d'extension à ce pouvoir salutaire, que de le faire servir à inquiéter le cheval, et à l'exciter ainsi à la course ; on pourrait avec non moins de justesse placer sur la même ligne une foule d'autres insectes, sans excepter la chambrière.

V.

Moyens tentés pour détruire les larves dans l'estomac et les expulser du tube intestinal.

Les états morbides variés dont on a accusé les larves d'œstres, les dangers que l'on a dit résulter de leur présence dans l'estomac du cheval, ont naturellement conduit à l'emploi des moyens les plus énergiques, à l'aide desquels on croyait pouvoir les expulser, comme l'on fait des vers intestinaux. C'est en vain que l'on s'est adressé aux agents les plus puissants ; l'épaisseur, l'insensibilité de la peau des larves leur oppose une résistance non moins puissante ; on attaquerait les tissus de l'estomac avant de nuire aux êtres contre l'anéantissement desquels ils sont dirigés. Les anthelmintiques les plus énergiques n'ont sur les larves que peu ou point d'action. Leur mode d'implantation dans les tuniques de l'estomac fait que les agents médicamenteux mélangés aux sucs gastriques ou dissous dans ces liquides ne sauraient arriver à la bouche, et voilà une nouvelle preuve que les larves gastriques ne sont pas chylivores ou plutôt chymivores. Abstraction faite de cette circonstance, les larves gastriques sont douées d'une ténacité vitale telle qu'elles résistent un certain temps aux substances les plus âcres. Les purgatifs ne sont pas en état de leur faire lâcher prise ; elles se trouvent trop fortement ancrées dans les membranes de l'estomac pour céder. Lorsqu'on veut les en arracher après la mort du cheval, il faut employer une force assez grande. Dès qu'elles sont parvenues à maturité, l'adhérence se relâche, elles tombent spontanément et se préparent à déloger ; en cet état, il est possible d'accélérer leur évacuation par des purgatifs et des lavements ; mais quel but voudrait-on atteindre, puisque la nature s'en charge et que les larves ne sauraient plus nuire. L'adhérence est la plus forte à un état d'évolution moins avancé, précisément à l'époque où l'on se promet le plus d'avantages de leur éloignement, en supposant, toutefois, qu'il en existe un.

Je m'étais imaginé que le mode d'expulsion le plus simple consistait à administrer au cheval des matières huileuses, mucilagineuses, ou des boissons farineuses, dans la pensée qu'avides de cette nourriture, elles lâcheraient l'estomac, et qu'un purgatif achèverait d'en faire justice. L'étude des mœurs de ces êtres m'a convaincu que leur adhérence mécanique à l'estomac est constante, qu'ils se nourrissent d'humeurs animales, et que cette méthode ne pouvait répondre au but.

Pour ne pas mentionner l'ingestion de l'huile, que Réaumur et d'autres expérimentateurs (1) annoncent avoir employée inutilement,

---

(1) Bourgelat plongea les larves dans de l'eau pure, du vin, du vinaigre, de l'eau-de-vie, dans une solution aqueuse d'aloès, dans de l'eau de fleurs d'oranger, de l'huile de noix et de l'huile d'olives. Elles vécurent six semaines dans de l'eau, et environ quatorze jours dans les autres liquides (*Uitgezochte Verhandelingen*, D. VIII, Blz, 288). Celles que l'on submergea dans une décoction de gratiole, tenant 1 once de sel de Sedlitz en solution, périrent en moins d'une heure; mais Bourgelat pense que l'on ne doit pas s'attendre aux mêmes effets quand les vers, ainsi qu'il les appelle, plus ou moins profondément implantés dans la tunique villeuse de l'estomac, sont exposés à l'action du sel amer.

J'ai répété l'expérience de Bourgelat en laissant séjourner des larves pendant deux fois vingt-quatre heures dans 4 onces de décoction très-chargée de gratiole, tenant 2 onces de sulfate de magnésie en dissolution. Elles ne succombèrent pas; elles continuèrent, au contraire, à vivre après avoir été retirées du liquide. Un séjour prolongé dans un liquide doit nécessairement les faire périr par submersion ; je ne puis donc me faire une idée de larves vivant six semaines dans de l'eau et quatorze jours dans d'autres liquides.

Il arrive néanmoins que, du vivant de l'animal, les larves gastriques sont faibles ou maladives ; ce phénomène se présente lorsque les tuniques de l'estomac sont, ainsi que nous l'avons observé, enflammées, gangrénées ou ramollies. L'acte morbide se réfléchit sur les larves, et on les malgré le succès de cette matière contre certains helminthes, toutes les tentatives dont les vermifuges ont été l'objet se sont montrées inefficaces dès l'instant qu'il s'agissait de tuer les larves d'œstres.

Greve fit avaler trois fois par jour, pendant huit jours consécutifs, à un vieux cheval destiné aux travaux anatomiques, un breuvage composé d'une forte infusion d'absinthe avec addition de 1 once 1/2 d'huile empyreumatique ; puis, durant le même espace de temps et aux mêmes intervalles, un mélange de 6 gros d'assa fœtida, de suie de cheminée, d'essence de térébenthine et d'ail. Pas une larve ne fut expulsée. Le cheval ayant été sacrifié au bout de trois semaines, l'estomac était tapissé de larves pleines de vie. Greve en plaça quelques-unes dans un verre et les submergea d'huile empyreumatique ; elles vécurent vingt-quatre heures ; dans l'essence de térébenthine elles ne succombèrent qu'après trente-six heures. Les larves se détachèrent d'un lambeau d'estomac plongé dans de l'alcool absolu ; la plupart vivaient encore au bout de trente-six heures ; elles n'avaient pas succombé après trois jours de séjour dans l'huile de lin et d'olives. Couvertes d'une solution aqueuse très-chargée d'assa fœtida, elles vécurent trois jours ; la teinture d'opium les tua en vingt-quatre heures. Une infusion d'ail préparée au lait et mélangée d'une forte dose de poudre de valériane ne les fit mourir qu'à la fin du sixième jour, et une forte infusion d'absinthe et de tanaisie le neuvième.

Delabère-Blaine (1) a conservé des larves en vie pendant plusieurs jours dans de l'huile d'olives et de l'essence de térébenthine ; il assure que les acides sulfurique et nitrique ne les tuent pas instantanément. Chez un cheval atteint de trismus, qui avait pris une semaine durant de l'opium à la dose de 1 once par jour, il trouva les

---

trouve flasques et sans forces ; on les dirait empoisonnées, aussi succombent-elles promptement après avoir été retirées de l'estomac ; fort souvent elles se sont, dans ce cas, détachées spontanément, et on les rencontre libres parmi les matières alimentaires. Les expériences d'intoxication faites sur de semblables larves doivent conduire à de fausses conséquences. Une fois que le cheval est mort, les larves, quoique pleines de vie, ne tardent pas à succomber par les progrès de la putréfaction ; il paraît que les matières animales en décomposition constituent un poison mortel pour ces êtres.

(1) *Handbuch der Thierarzneikunde;* Leipzig, 1816, 2ter Theil, S. 410.

larves pleines de vie. Suivant White, le tabac administré avec persistance et à dose élevée n'a pas produit le moindre effet sur les larves. Ces résultats négatifs avec l'opium et le tabac sont aussi signalés par B. Clark.

A l'autopsie de chevaux morveux qui avaient été soumis, dans un but expérimental, à de fortes doses d'arsenic et de sublimé corrosif, les larves gastriques furent trouvées vivantes. Camper (1) avait déjà annoncé ce fait à l'occasion d'un cheval empoisonné par 100 grains d'arsenic à l'école d'équitation d'Amsterdam. Il n'est donc pas étonnant que, saupoudrées avec du soufre et du sel de cuisine, les larves ne succombèrent pas.

Ewerts (2) reconnaissant à l'huile empyreumatique de Chabert une vertu spécifique, je l'ai fait prendre, le 19 février 1829, à trois chevaux, d'après la formule qu'il recommande. Les trois animaux étaient des juments, morveuses à divers degrés, mais bien nourries et en-

---

(1) *Verhandeling over de platte lever-wormen van het vee, achter de nieuwe wyze van landbouwen van Duhamel;* Amsterdam, 1763, blz. 318.

Rudolphi (*Grundriss der Physiologie*, 2ter Band, 2te Abth., §. 388) rapporte les observations de Beissenhirtz, suivant lesquelles les larves, en état de mort apparente dans l'estomac d'un cheval tué depuis soixante-douze heures par l'arsenic, revinrent à la vie en plongeant l'organe dans de l'eau chaude. Le phénomène se borna à celles placées sur la muqueuse gastro-œsophagienne, les autres étaient mortes.

(2) Cet auteur avance que les vermifuges, les amers et les mercuriaux n'ont pas d'action sur les larves gastriques ; l'huile de Chabert est seule efficace, si on l'administre, comme il le prescrit. On prend 2 livres d'une forte décoction filtrée de suie de cheminée ; on mélange avec 1 à 2 onces d'huile de Chabert et 1 once de gomme arabique, pour tenir l'huile en suspension, puis on ajoute 1 once d'éther. Ce breuvage s'administre lentement, puis on fait faire à l'animal une promenade d'un quart d'heure, au pas et au trot. On le replace à l'écurie, on lui donne un coup de brosse, et après quelques instants de repos, la promenade est continuée. Le soir, on réitère l'administration d'une demi-dose du breuvage indiqué ; le lendemain et jours suivants, on donne une dose entière. Il faut veiller à ce que l'animal ne reçoive pas de nourriture les trois heures qui suivent l'ingestion de la potion, et que pendant le cours du traitement il soit mis à la demi-ration, composée de fourrages de bonne qualité. Ewerts affirme que les cas de non-réussite sont rares, et qu'en peu de temps on parviendra à expulser toutes les larves. Les premières évacuées sont en petit nombre et dans un état naturel ; les subséquentes se présentent flasques et décolorées.

core en forces. Deux d'entre elles ayant pâturé l'été précédent, il était à peu près certain qu'elles avaient des larves dans l'estomac.

Le 20, rien d'extraordinaire ; le breuvage est bien supporté, les animaux conservent l'appétit. L'orgasme sexuel se prononce ; la vulve laisse échapper des mucosités ; l'excrétion urinaire devient plus fréquente ; les déjections alvines sont ralenties.

Le 21, un cheval évacue une larve rouge de l'espèce hémorrhoïdale ; elle est flasque et ne vit plus.

Le 23 et le 24, point de larves ; les phénomènes de rut, de diurèse et de constipation persistent. Les crottins, noirs, petits, secs, répandent l'odeur de l'huile empyreumatique.

Le 24, dernière dose.

Le 25, évacuation d'une larve rouge, flasque, privée de vie comme la précédente.

Le cheval qui n'avait pas fréquenté les pâturages succomba le 2 mars. L'estomac, normal, ne renfermait pas de larves, et il devint évident que le moyen énergique employé s'était trouvé inoffensif pour le tissu du viscère gastrique.

Le 21 mars, l'une des deux juments restantes fut sacrifiée : l'estomac contenait des larves nombreuses appartenant à l'œstre du cheval et à l'œstre salutifère ; les larves de l'œstre hémorrhoïdal y existaient en moindre quantité. Toutes paraissaient saines et bien développées.

On peut conclure de ce qui précède que l'huile empyreumatique à la dose à laquelle elle entre dans le breuvage d'Ewerts, et administrée ainsi qu'il le prescrit, possède une faible action sur les larves rouges, qu'il s'en faut que toutes aient été tuées et expulsées, et que cet agent s'est montré inefficace contre les larves des autres espèces d'œstres.

Le cheval a pour ce remède une répugnance invincible ; son odeur pénétrante, fétide, insupportable, fait que l'on ne parvient qu'avec peine et à plusieurs reprises à le lui ingérer. L'odeur persiste longtemps dans l'écurie.

Désirant m'assurer des effets que certains agents très-actifs, âcres et vénéneux exercent sur la vie de ces êtres, je me suis livré à une série d'expériences sur les larves isolées de l'estomac. Je les rap-

porte, car elles servent à confirmer leur résistance vitale extraordinaire, dont aucun insecte connu n'offre d'exemple.

Le 7 mai 1829, des larves ayant à peu près complété leur développement, furent recueillies dans l'estomac d'un cheval mort la
veille. Toutes étaient vivantes et paraissaient très-saines. Je les
divisai par séries de dix et sans distinction d'espèces ; elles furent
ensuite plongées dans les liquides suivants, où je les laissai trois
heures :

1° *Essence de térébenthine.* — Elles exécutent des mouvements ;
des bulles d'air viennent de temps à autre crever à la surface. Toutes
sont vivantes à la sortie du liquide ; elles continuent à vivre un peu
au delà de 112 heures.

2° *Solution de 1/2 gros d'arsenic dans 1 once d'eau distillée.* —
Immobiles ; pas de dégagement de bulles d'air ; plus flasques et plus
faibles que les précédentes, elles vivent encore 72 heures.

3° *Solution de 1/2 gros d'assa fœtida dans 1 once d'eau commune.*
— Presqu'immobiles à la sortie du liquide ; moins vivaces que dans
les deux expériences précédentes. Huit vivent encore après 112
heures, une succombe après 136 heures, une autre prolonge son
existence jusqu'à 150 heures.

4° *Solution de 12 grains d'extrait alcoolique de noix vomique
dans 3 gros d'eau distillée.* — Mouvements comme dans l'essence
de térébenthine, avec dégagement de moins de bulles d'air ; le liquide étant moins transparent, ce dernier phénomène n'a peut-être
pas été aussi bien observé. Toutes sont vivantes ; neuf meurent au
terme d'environ 112 heures ; une vit 136 heures.

5° *Solution de 4 grains de narcotine dans 3 gros d'eau distillée.*
— Pas de mouvements ; toutes donnent des signes de vie à la sortie. Neuf vivent 112 heures, une environ 161 heures.

6° *Solution de 4 grains de sulfate de morphine dans 3 gros d'eau
distillée.* — Elles se comportent comme dans la solution de narcotine. Sept vivent 112 heures, trois 161 heures.

7° *Mélange de 2 gros d'huile empyreumatique et de 4 gros d'essence de térébenthine.* — Mouvements rares ; peu vivaces à la sortie ; affaiblissement visible, plus prononcé chez quelques-unes. Sept
continuent à vivre 112 heures, deux 136 et une 160 heures.

8° *Solution de 2 grains de strychnine dans 2 gros d'alcool.* —

Mouvements peu prononcés; très-faibles à la sortie. Sept vivent 112 heures, deux 136 et une 184 heures.

9° *Solution de 2 gros de sulfate de cuivre dans 1 once d'eau pluviale.* — Elles surnagent; peu de mouvements; flasques à la sortie; donnant des signes de vie non équivoques. Huit vivent 112 heures, une au delà de 136 et une au delà de 184 heures.

10° *4 onces d'eau de chaux.* — Mouvements peu prononcés; effets paraissant nuls à la sortie. Cinq vivent 112 heures, cinq un peu plus de 153 heures.

11° *Solution de 30 grains de sublimé corrosif dans 1 once d'eau distillée.* — Mouvements extraordinairement prononcés; les larves tournent circulairement, la tête en bas. A la sortie du liquide, elles sont assez vivaces pour ramper sur la table. Huit vivent 112 heures, une environ 160, une autre au delà de 178 heures.

Le 11 mai 1829, ces expériences furent reprises avec d'autres agents, dans lesquels les larves restèrent plongées quatre heures.

12° *Chlore.* — Décolorées, blanches, toutes sont mortes.

13° *Infusion de 2 gros d'aconit dans 2 onces d'eau pluviale.* — Pas de changement; elles se meuvent avec vivacité. Six vivent 112 heures, trois 160 et 252 heures.

14° *Même dose d'infusion de jusquiame.* — Résultats identiques à ceux du n° 13. Trois vivent 160 heures, une 208, les autres succombent au bout de 112 heures.

15° *Même dose d'infusion de ciguë.* — Résultats analogues. La plupart vivent 112 heures, quelques-unes 160.

16° *Infusion de pomme épineuse.* — Même effet; elles semblent cependant un peu moins vivaces. Quelques-unes vivent 112 heures, plusieurs 132, un petit nombre arrive à la 184ᵉ heure.

17° *Infusion de belladone.* — Pas de différence d'action. La durée de la vie se maintient comme dans les précédentes expériences avec les narcotiques; une larve vécut 232 heures.

18° *3 à 4 gouttes d'acide cyanhydrique anhydre, volatilisées dans un flacon.* — Mort, sans avoir éprouvé de modifications extérieures.

19° *Ammoniaque liquide pure.* — Légèrement décolorées, flasques, mort.

20° *Mélange de 1/2 once d'ammoniaque liquide et de 1 once d'eau distillée.* — Aucune bulle d'air ne vient à la surface du liquide, pas plus que dans l'expérience précédente. Les mouvements rares, la tête renversée. Elles donnent encore des signes de vie, mais se meuvent faiblement. La plupart meurent de la 38ᵉ à la 39ᵉ heure; quelques-unes vivent plus longtemps; une seule succombe après 59 heures.

21° *Mélange d'acide chlorhydrique et d'eau distillée.* — Il se dégage constamment des bulles d'air; les larves se meuvent dans le liquide et tendent à baisser la tête. Toutes vivent; il en est de très-décolorées; d'autres le sont moins. Huit meurent au bout de 63 heures, une vit 105 heures, une autre 225.

22° *Chlore liquide.* — Leurs mouvements sont extraordinairement prononcés; le corps se retracte et se protracte par continuité; de fortes bulles d'air se dégagent en abondance; elles entourent le corps comme des perles. La tête tend vers le bas; elles sont plus décolorées que les précédentes. Pas une ne sort vivante du liquide.

23° Une quarantaine de larves, complétement développées, recueillies le 23 juillet 1829 dans l'estomac d'un cadavre, furent plongées dans de l'alcool à 24°. Retirées le 30, elles vivaient encore; la mort arriva successivement; une larve se transforma en nymphe; le 10 août la métamorphose était accomplie; l'insecte avorta.

Pour se rendre compte de l'impuissance de la plupart de ces agents actifs, il faut admettre que les larves ont la faculté de fermer si hermétiquement les ouvertures buccale et anale, que les liquides ne peuvent y pénétrer, et exercer, par conséquent, leur action délétère sur les organes internes, dont la structure est d'une grande délicatesse. La peau, d'une insensibilité complète, doit aussi être privée du pouvoir d'absorber.

Parmi les agents capables de détruire les larves, l'ammoniaque liquide est l'un des plus efficaces, celui qui paraît le plus propre à atteindre le but qu'on se propose. L'acide cyanhydrique et le chlore gazeux ne sont pas de nature à être utilisés. L'usage prolongé de l'acide chlorhydrique déterminera peut-être sur la vie des larves un effet débilitant qui finira par devenir mortel, mais il est douteux que le cheval puisse prendre impunément la dose nécessaire de cet acide, alors que les acides sont, en général, si antipathiques à sa constitution.

Les expériences que nous venons d'énumérer offrent ce résultat remarquable que la vie de la majeure partie des larves retirées des divers liquides où elles furent plongées se prolonge uniformément pendant 112 heures, ou un peu moins de cinq jours, et comme les substances plus ou moins vénéneuses ont produit des effets identiques, il semble en découler que la mort a été spontanée. Je ne saurais m'expliquer comment certaines larves ont vécu au delà de cinq jours, qu'en supposant que le degré de résistance vitale marche de pair avec le degré de développement. Je m'empresse d'ajouter que cette hypothèse concorde mal avec la remarque que les larves extraites du corps du cheval, et qui, à peu de semaines près, ont atteint toute leur croissance, offrent, exposées à l'air atmosphérique, la même résistance vitale que celles se rapprochant de la période de maturité ou d'un âge moins avancé.

Nos expériences conduisent à la conséquence que les agents doués d'une grande énergie arrivent dans l'estomac sans éprouver pour ainsi dire de modifications, portent leurs effets sur ce viscère, en n'exerçant que peu ou point d'action sur les larves. On ne saurait donc conseiller une médication dans le but de les tuer ou de les expulser. Peut-être serait-il utile de donner des aliments dans lesquels le mucilage domine, afin de garantir la muqueuse ventriculaire de l'irritation à laquelle pourrait donner lieu l'implantation des crochets des larves dans cette membrane sensible. Une nourriture substantielle est encore à conseiller, afin de réparer les déperditions qu'entraînent de nombreux parasites. Ce régime avance-t-il l'évolution des larves, accélère-t-il l'époque de la maturité et de l'expulsion ? Je ne possède pas les éléments pour résoudre ces questions.

Si l'on envisage les insectes parasites comme nuisibles à l'espèce chevaline, il ne reste d'autre moyen que celui de garantir les individus contre les attaques des œstres. Ce moyen consiste simplement à mettre le cheval à l'abri dans les écuries, à ne pas le lâcher dans les pâturages (1). L'œstre respectant le cheval à l'écurie, celui-ci ne devient pas dépositaire des œufs de l'insecte, et quand il en reçoit accidentellement, les pansages réguliers les enlèvent. Ce moyen ne reste pas inefficace à l'égard des chevaux fréquentant les pâturages

---

(1) Réaumur, *loco citato*, p. 542.

et qui y sont soumis ; on peut encore avoir recours à la section de l'extrémité des poils auxquels adhèrent les œufs. Ce procédé, facilement applicable aux œufs de l'œstre du cheval et de l'œstre salutifère, dont la couleur jaune n'échappe pas à la vue, ne l'est plus à ceux de l'œstre hémorrhoïdal ; on ne les découvre pas sur le poil à cause de leur dimension presque microscopique et de leur nuance foncée. J'ignore s'il existe des moyens qui, appliqués sur la peau du cheval, aient le pouvoir d'en écarter les œstres ; il peut s'en trouver qui leur sont antipathiques, et quelques expériences faites à ce sujet ne seraient pas superflues.

On a conseillé des substances fétides et amères, telles que l'huile de poisson, le suc des feuilles de noyer, l'absinthe, l'aloès, l'assa fœtida, le goudron ; mais une application journalière de ces agents à plusieurs chevaux demande trop de temps et de soins pour que ce procédé puisse être pris en considération.

VI.
Action de divers gaz sur les larves, et modifications chimiques que ces gaz éprouvent.

Le dégagement de bulles d'air, déterminé par certains liquides dans lesquels les larves avaient été plongées, me fit désirer connaître la nature du gaz qui s'échappait.

A cet effet, et aidé de M. Vansetten, pharmacien de l'Ecole vétérinaire, je me livrai à quelques expériences.

Une larve fut plongée dans un flacon contenant environ 1 once d'eau de chaux ; on plaça cet appareil sous la cloche de la machine pneumatique. Une légère raréfaction de l'air détermina un courant continu de bulbes gazeuses, s'échappant d'entre les lèvres qui couvrent l'extrémité postérieure. La larve en devint spécifiquement plus legère, et surnagea. De petites bulles ressemblant à des perles couvrirent le corps, mais il ne s'en échappa pas de sa surface. Il semble donc qu'en exceptant la partie postérieure, les larves de l'œstre ne possèdent pas, comme celles d'autres insectes, des stigmates en rapport avec les trachées. Les points noirs ou bruns de la tête ne fournirent pas davantage de matières aériformes ; de temps à autre il en sortait par la bouche. Je doute, par conséquent, que ces points soient en communication avec les trachées, ainsi que B. Clark le ense. Dans cette expérience on s'aperçut distinctement que la larve possède la faculté de mouvoir la lamelle stigmatique. Un léger trouble de l'eau de chaux peut faire conclure à la présence de l'acide carbonique.

Procédant de la même manière, en remplaçant l'eau de chaux par le mercure, l'on vit se produire le même dégagement gazeux. Retirées de ces liquides, les larves avaient conservé la vie. A l'ouverture, les trachées étaient remplies d'eau de chaux ; le mercure n'y avait pas pénétré.

Dans une deuxième expérience, un flacon renfermant neuf larves, surmonté d'un tube dont l'extrémité libre plongeait dans de l'eau de chaux, fut placé sous le récipient de la machine pneumatique. Aux premiers coups de piston, une grande quantité de bulles gazeuses traversèrent l'eau de chaux. Il se forma une pellicule à la surface qui ne tarda pas à disparaître et à rendre au liquide sa limpidité première.

Sous l'influence de l'air raréfié de la cloche, le dégagement gazeux cessa, pour se reproduire lorsqu'après un intervalle de quelques minutes on continua à opérer le vide. Il semblerait donc que toutes les matières aériformes avaient été extraites, et que l'acide carbonique se régénérait pendant les intervalles de repos laissés à la machine pneumatique.

On se servit d'un semblable appareil pour soumettre les larves à la chaleur ; elles présentèrent une vivacité extraordinaire, caractérisée par des mouvements énergiques. Le dégagement gazeux, faible d'abord, augmenta avec l'élévation de la température, que l'on ne poussa pas jusqu'à altérer les tissus. L'eau de chaux éprouva les mêmes changements que dans l'expérience précédente ; les larves continuèrent à vivre.

Le trouble de l'eau calcaire n'étant pas en rapport avec l'énorme quantité de bulles qui s'échappaient, il devenait intéressant de s'assurer si ce phénomène devait être attribué, soit au dégagement brusque du gaz dont le contact avec la solution calcique n'était pas assez prolongé, soit à la dose minime du liquide, soit encore à la grande quantité d'acide carbonique devenue libre, et qui donnait naissance à un bicarbonate calcaire. On combina un moyen susceptible de prolonger les rapports de l'acide carbonique et de l'eau de chaux.

Vingt larves furent placées dans un flacon auquel on adapta un tube à quatre courbures, contenant de l'eau de chaux et qui vint plonger dans une éprouvette remplie du même liquide. Cet appareil fut mis sous le récipient de la machine pneumatique.

Après quelques coups de piston, il s'établit un courant gazeux ; l'eau de chaux se troubla et reprit alternativement sa transparence.

Ce liquide étant filtré, une addition d'eau de chaux y détermina instantanément un abondant précipité. On acquit ainsi la preuve que la chaux avait passé à l'état de bicarbonate soluble, qui, par une nouvelle dose de la même matière, fut ramenée à l'état de sous-carbonate.

Les expériences qui précèdent nous apprennent que les larves exhalent une dose considérable d'acide carbonique, dont le dégagement devient plus actif sous l'influence du vide, de la chaleur et d'autres agents à l'action desquels elles sont soumises.

Voulant encore expérimenter les effets de certains gaz et les modifications que les larves leur font éprouver, mon choix se fixa sur l'oxygène, l'hydrogène, l'azote, l'air atmosphérique, l'acide carbonique et l'hydrogène sulfuré.

Dans autant de flacons contenant 40 centimètres cubes de chacun de ces gaz, neuf larves furent introduites. L'expérience commença le 20 mai 1829.

Pas de changements, si ce n'est dans l'hydrogène sulfuré ; au bout d'une heure et demie, toutes ont succombé.

Le 21, lenteur des mouvements ; l'abaissement de la température du local paraît en être la cause, car en chauffant les flacons par l'application de la main, on voit renaître la vivacité. Les larves plongées dans l'hydrogène l'emportent sous ce rapport ; cet effet est le moins prononcé dans l'acide carbonique.

Le 22, le flacon à acide carbonique ne bouchant pas hermétiquement, de l'eau y pénétra, et on trouva les larves mortes par submersion. L'expérience fut renouvelée.

Le 23, oxygène, trois larves mortes ; hydrogène, six ; azote, une ; air atmosphérique, une ; acide carbonique, une. Les survivantes continuent à se mouvoir, surtout dans l'air atmosphérique, et dans l'azote plus fortement que dans les autres gaz. Afin de ne pas rendre l'expérience incertaine par les produits de la putréfaction, on enlève les cadavres à mesure que les larves succombent.

Le 24, cinq larves sur six sont mortes dans l'oxygène ; la sixième ne donne que de faibles signes de vie ; deux sur trois ont succombé dans l'hydrogène, et sept sur huit dans l'azote. On trouve un cadavre dans l'acide carbonique et un autre dans l'air atmosphérique. Ces dernières d'abord, puis celles de l'acide carbonique, sont les plus vivaces.

Le 25, toutes ont succombé dans l'oxygène, l'hydrogène et l'azote ; quatre sur sept ont conservé la vie dans l'air atmosphérique, mais elles paraissent agonisantes ; une sur sept est morte dans l'acide carbonique.

Le 26, deux restent vivantes dans l'air atmosphérique et deux dans l'acide carbonique.

Le 27, une larve vit encore dans l'air atmosphérique ; dans l'acide carbonique elles continuent à vivre.

Le 28, la larve plongée dans l'air atmosphérique est morte ; sur les deux que contient l'acide carbonique, une vit encore. Elle succomba le 31 mai.

Le tableau suivant résume l'influence de ces gaz sur la durée de la vie des larves :

	Oxygène.	Hydrogène.	Azote.	Air atmosphérique.	Acide carbonique.	Hydrogène sulfuré.
Du 1er au 2e jour . .	0	0	0	0	0	Au bout
Du 2e au 3e jour. . .	0	0	0	0	0	d'une
Du 3e au 4e jour. . .	3	6	1	1	1	heure
Du 4e au 5e jour. . .	5	2	7	1	1	et
Du 5e au 6e jour. . .	toutes.	toutes.	toutes.	3	1	demie.
Du 6e au 7e jour. . .	»	»	»	2	4	
Du 7e au 8e jour. . .	»	»	»	1	0	
Du 8e au 9e jour. . .	»	»	»	toutes.	1	
Du 9e au 10e jour . .	»	«	»	»	toutes.	

Il résulte de ces expériences, qui ont été répétées:

1° Que pas un des gaz précités n'exerce sur les larves l'influence que d'autres animaux en éprouvent, et quoiqu'elles résistent plus longtemps à l'action toxique du gaz hydrogène sulfuré que de grands animaux, ce gaz est le moins apte à les entretenir en vie;

2° Que toutes les larves ne vivent pas un temps égal dans un seul et même gaz;

3° Qu'elles succombent presqu'en même temps et en nombre à peu près égal dans l'oxygène, l'hydrogène et l'azote.

L'air atmosphérique et l'acide carbonique exercent sur la durée de la vie des larves une action pour ainsi dire identique, et entretiennent leur existence pendant un temps presque double de celui qu'elles vivent dans les trois autres gaz, et l'acide carbonique, délétère pour les autres animaux, doit être considéré comme l'aliment vital le plus convenable pour les larves (1).

L'analyse chimique des divers gaz ayant servi aux expériences, démontre la présence de l'acide carbonique. L'acide carbonique pur n'avait subi aucune modification.

Cette analyse, que l'auteur rapporte dans tous ses détails et que nous croyons pouvoir passer sous silence, conduit aux conclusions suivantes:

1° Les larves exhalent de l'acide carbonique, dont la dose, en un temps donné, varie peu ou point, quel que soit le gaz dans lequel elles sont plongées.

---

(1) Cette conclusion doit être modifiée dans ce sens que l'acide carbonique employé n'était pas pur; il contenait 21,5 volumes d'air atmosphérique. L'expérience fut répétée avec de l'acide carbonique de la pureté duquel on s'était préalablement assuré. Neuf larves, déposées dans 40 centimètres cubes de ce gaz, commencèrent par se livrer à des mouvements très-vifs; le lendemain ils devinrent plus faibles, même en chauffant légèrement le vase; le troisième jour les larves étaient immobiles. Huit donnaient encore de légers signes de vie à l'aide de la chaleur; la neuvième avait succombé. Elles restèrent jusqu'au dixième jour dans une immobilité complète. Extraites du vase et exposées à la chaleur de la main et à l'action de l'atmosphère, six larves donnèrent quelques signes de vie. Plongées de nouveau dans l'acide carbonique, deux vécurent encore treize jours, ou vingt-quatre jours à dater du commencement de l'expérience; les autres succombèrent du quatorzième au dix-huitième jour.

2° Une quantité de gaz égale à celle de l'acide carbonique produit, disparaît. Elle est probablement absorbée par la larve, car le fluide gazeux n'augmente pas en volume.

3° La présence de l'acide carbonique dans tous les gaz employés fait supposer que les larves ne doivent pas inspirer de l'oxygène pour produire cet acide.

4° Il faut que l'acide carbonique préexiste dans le corps des larves, que le carbone et l'oxygène se produisent aux dépens des éléments de ces êtres, sous l'influence de la vie.

5° La durée de la vie étant la plus longue dans l'acide carbonique pur, on ne peut admettre que l'atmosphère fournie par ce gaz exhalé les fasse périr ; il faut plutôt supposer que la perte de l'acide carbonique accélère la mort.

6° La chaleur et le vide rendant l'exhalation de l'acide carbonique plus abondante, il semble que l'intervention d'une cause externe soit nécessaire à cette évacuation, car la rapidité avec laquelle se perd l'acide carbonique croît en raison de l'intensité de l'action de cette cause. En effet, à mesure que la chaleur augmente et que le vide se fait sous la cloche de la machine pneumatique, à mesure que les gaz dans lesquels on plonge les larves sont de nature plus irritante ou plus délétère, le dégagement de l'acide carbonique est plus rapide et la mort plus prompte. C'est ce qui se produit par le chlore, les gaz chlorhydrique et sulfhydrique.

7° Le gaz acide carbonique dans lequel vivent les larves ne peut être considéré comme l'une des causes qui dégagent cet acide de leur corps, à moins qu'il n'y ait échange entre l'acide carbonique interne et externe. Le fait est que la quantité dans laquelle périrent les larves n'avait pas augmenté.

8° La vie des larves ayant eu une durée moindre dans l'acide carbonique qui contenait 21,5 volumes d'air atmosphérique, sur 100 volumes, que dans de l'acide carbonique chimiquement pur, il semble que ce mélange doive être considéré comme ayant hâté la mort.

APPENDICE.

—

OESTRE DU BOEUF ET DU MOUTON.

I. OEstre du bœuf, *OEstrus bovis*.

Cet insecte possède à peu près le volume de l'œstre du cheval ; parfois il est un peu plus grand. Suivant la description qu'en donne Meigen, la face est d'un blanc jaune, velue ; les antennes sont d'un noir brillant, chacune est insérée dans une fossette ; le front brun, couvert de poils, un peu plus grand chez la femelle que chez le mâle ; le corselet d'un noir brillant, pourvu de trois sillons longitudinaux jaune rougeâtres en avant, couvert de poils noirs en arrière ; L'écusson porte des poils gris. La couleur fondamentale du tronc est noire ; les deux premiers anneaux présentent des poils gris serrés ; le troisième est à poils courts, clair-semés ; le reste du tronc possède des poils d'un rouge fauve qui recouvrent entièrement l'abdomen. La femelle a la tarière courte, cylindroïde, noire ; les ailes brunes, enfumées ; les ailerons grands, d'un blanc sale ; les jambes noires, velues ; la paire postérieure vers sa terminaison prend, ainsi que le tarse, une couleur de rouille ; vers l'extrémité, les tarses sont bruns.

La description et la figure que donne Réaumur de la tarière de la femelle, et que B. Clark admet d'après ce naturaliste, ne concorde pas avec ce qu'en dit Meigen. Suivant les auteurs cités, cette partie va en s'amincissant vers l'extrémité libre, où elle présente quatre divisions s'emboîtant les unes dans les autres, absolument comme le tuyau d'une lunette d'approche. Les trois premières divisions sont garnies à leur extrémité de poils courts, et l'extrémité de la dernière division du tube semble offrir une triple fente.

Dans la figure de Clark, les ailes ne sont pas brunes, mais brunâtres, et plus foncées vers le bord antérieur que vers le bord postérieur.

Il a été dit que Valisnieri et Réaumur avaient, les premiers, donné une description et une figure exactes de l'œstre du bœuf, obtenu, après bien des peines et des soins, en faisant subir à la nymphe sa dernière métamorphose, et que Linné avait confondu cette espèce avec l'œstre du cheval, confusion reproduite dans toutes les éditions de son *Systema naturæ*. Fabricius (*Syst. entomol. emend.*) paraît aussi ne pas avoir eu de notions bien positives sur l'œstre du bœuf ; car, quoiqu'il figure un véritable *œstrus bovis*, et qu'il en donne une description exacte (*Alis immaculatis*, etc.), il revient bientôt sur les ailes tachetées et reproduit tous les autres caractères que Linné a attribués à cet insecte. Gmelin (*Syst. nat.*) et presque tous les écrivains postérieurs partagèrent une erreur que les recherches de B. Clark (1) dissipèrent.

L'œstre du bœuf séjourne principalement dans les pâturages fréquentés par les bêtes bovines ; on le rencontre aussi dans les bois, et ordinairement de la mi-juin au commencement de septembre. De même que les autres espèces, on l'aperçoit par un temps clair et sec. Il est des années et des contrées où il abonde, tandis que dans d'autres années et ailleurs il est rare. Les matières dont se nourrit cet œstre sont inconnues.

Lorsque l'insecte prend son vol, il fait entendre une espèce de sifflement semblable, suivant la remarque de Greve, au bruit que l'on produit en chassant avec force l'air à travers les dents serrées et les lèvres écartées. B. Clark avance ne jamais avoir entendu un bruit quelconque pendant le vol de l'œstre du bœuf ; il pense qu'il se produit seulement durant la ponte. Il ajoute que Linné, qui observa la ponte chez l'œstre du renne, ne fait pas mention de ce bruit. Le bétail reconnaît cependant très-bien le ton sifflant de l'œstre, produit par les deux ailerons situés à la base des ailes ; il suffit pour lui inspirer la plus grande inquiétude et même de la frayeur. Aussitôt que les bêtes bovines l'entendent, leur respiration devient bruyante ; elles jettent un regard effaré autour d'elles, relèvent la tête, tendent la queue, et le troupeau va à la débandade. L'homme parvient parfois à leur inspirer la même frayeur en imi-

---

(1) B. Clark parvint à se procurer l'œstre du bœuf par un procédé particulier, et il put ainsi en donner une description exacte. Il se servit d'un emplâtre de poix ayant au centre une ouverture garnie d'un petit sac en gaze et correspondant à la tumeur sous-cutanée déterminée par la larve. Arrivée à maturité et s'échappant de sa cellule, la larve tomba dans le sac. Recueillie et placée dans un vase muni d'une terre légère, elle y parcourut ses diverses métamorphoses.

tant le ton de l'œstre. Il n'est pas rare de voir tout un troupeau mis en fuite par un seul insecte. B. Clark dit que l'animal objet des attaques de l'œstre pousse des mugissements, va se réfugier dans un bois ou dans l'eau, et que les autres bêtes du troupeau le suivent ou se dispersent.

Quelle peut être la cause de cette inquiétude? Est-ce une crainte instinctive qui porte les animaux à se prémunir contre les œufs dont l'insecte les rend forcément dépositaires? est-ce la douleur produite par la piqûre que fait l'œstre à la peau au moment de la ponte? On accuse généralement cette dernière cause, sans cependant alléguer des motifs qui la justifient; lorsqu'on l'examine de près, elle paraît effectivement fort douteuse. D'abord, il n'est pas d'observateur qui ait vu ces piqûres, et l'examen le plus rigoureux n'a pas permis à M. Hertwig de découvrir, à l'aide de la loupe, la moindre solution de continuité à la peau des bêtes bovines sur le dos desquelles il avait vu des œstres s'abattre plusieurs fois de suite. Ces bêtes présentèrent ultérieurement des larves sous la peau. La forme et la structure de la tarière de la femelle ne semble pas, d'ailleurs, propre à perforer la peau ferme et résistante du bœuf et du cheval.

La ponte a été observée par Linné chez la femelle de l'œstre du renne. Ce naturaliste vit l'œuf, semblable à une graine blanche, arriver à l'extrémité de l'abdomen; là, l'insecte le tint en réserve jusqu'à ce qu'il trouva le moment favorable pour le déposer sur la peau. Il paraît, en effet, que la ponte de l'œstre n'est pas douloureuse pour le bétail. Greve dit: « Il est étonnant que la vache, quelle que soit « la frayeur que lui inspire l'œstre, se calme aussitôt que l'insecte « a pratiqué une première piqûre; dès ce moment elle lui laisse « achever tranquillement le travail de la ponte. » Il est difficile de concilier les piqûres non douloureuses avec la douleur que l'on prétend être cause de l'inquiétude et de la frayeur du bétail.

La femelle de l'œstre du bœuf dépose ordinairement ses œufs sur la bête bovine, fréquemment aussi sur le cerf ou le chevreuil, parfois sur le cheval et l'âne. Réaumur, B. Clark, Greve, Dieterichs, Hertwig et d'autres ont trouvé des larves de l'œstre du bœuf sous la peau du cheval; mais, ajoute M. Hertwig, j'ignore si chez ces animaux elles arrivent à une maturité complète. Cette espèce n'appartenant pas exclusivement à la bête bovine, Greve en conclut que la dénomination spécifique qui leur a été donnée n'est pas exacte, et, prenant en considération le lieu où séjournent les larves, il l'a appelée *œstrus subcutaneus*. Cette dénomination n'a pas prévalu, car tous les auteurs ont conservé à l'espèce son ancien nom.

Les régions du corps où les œstres déposent ordinairement leurs œufs sont le centre et les parties latérales du dos, depuis le garrot jusqu'à la croupe inclusivement; l'abdomen, l'encolure, les cuisses présentent aussi, mais rarement, des tumeurs.

Une femelle prête à pondre plane au-dessus du dos d'une bête bovine pendant une ou deux minutes, puis elle s'abat avec rapidité, pose l'œuf sur la peau (sous la peau d'après Greve), s'élève dans l'air et se met de nouveau à planer, pour s'abattre avec la même rapidité et déposer encore un œuf. Ce manége se répète de six à douze fois en un quart d'heure ou une demi-heure, et chaque fois la femelle ne pond qu'un œuf. (Greve.)

La question encore douteuse est celle de savoir si l'œuf est simplement déposé entre le poil, ou bien si la femelle perce la peau à l'aide de sa tarière et introduit l'œuf dans cette ouverture. M. Hertwig pense que les œufs de l'œstre du bœuf ont le même mode d'incubation que ceux de l'œstre du cheval, c'est-à-dire qu'ils sont couvés sur la peau, et que la jeune larve sortant de l'œuf, guidée par l'instinct, perce cet organe, cherche un refuge dans le tissu cellulaire sous-cutané pour y atteindre sa maturité. Cette opinion, déjà émise par B. Clark, est fondée sur la remarque de Linné relativement à l'œstre du renne, et sur la structure de sa tarière qui paraît peu propre à perforer le cuir du bœuf. B. Clark s'appuie encore sur l'analogie que l'œstre du bœuf présente avec les ichneumonides. On sait que les insectes de cette tribu déposent leurs œufs sur la peau des chenilles, qu'ils y éclosent, et que les larves pénètrent dans le corps de la chenille.

Quelle que soit la voie par laquelle les œufs ou les larves arrivent sous la peau, il s'y établit une inflammation circonscrite suivie de suppuration. A chaque larve correspond une tumeur qui atteint le volume d'une grosse noix. Petites vers la fin de l'été et en automne, ces tumeurs commencent à se développer en hiver; au printemps suivant et en été elles atteignent, ainsi que la larve qu'elles renferment, leur entier développement. Les tumeurs présentent au centre une ouverture circulaire qui traverse la peau; fort petite dans le principe, elle s'agrandit insensiblement et finit par prendre le diamètre d'un pois. La peau recouvrant la tumeur, plus épaisse d'abord, s'amincit et se ramollit peu à peu, principalement dans le voisinage de l'ouverture, à travers laquelle on aperçoit l'extrémité postérieure élargie de la larve, constamment dirigée de ce côté, et plongée dans un liquide purulent. La cavité se forme dans le tissu cellulaire sous-cutané, et s'agrandit à mesure que la larve se développe. Le pus qu'elle contient est visqueux, d'un aspect jaunâtre, assez peu abondant; parfois il s'échappe par l'ouverture et agglutine les poils. La suppuration cesse dès que la larve abandonne son séjour, et l'ulcère se cicatrise au bout de quelques jours. Malgré la cicatrisation, la peau perd de sa résistance sur ces points; séchée et travaillée, elle cède et se troue.

Les tumeurs se rencontrent chez les bêtes bovines quels que soient leur âge et leur constitution; elles sont néanmoins rares sur les veaux et les animaux avancés en âge; les bêtes adultes et d'une forte constitution en présentent le plus grand nombre. Ce fait est confirmé par B. Clark; il ajoute que les tanneurs se plaignent de ce que les peaux les plus fortes et les meilleures soient aussi celles qui offrent les trous les plus nombreux. Dieterichs affirme, contrairement aux observations précédentes, que les animaux dont la croissance a été le plus retardée l'année précédente portent les tumeurs les plus nombreuses.

Le total de ces tumeurs chez une vache est fort variable; parfois il ne s'en trouve qu'une, ordinairement elles sont au nombre de cinq à dix, et il n'est pas rare d'en compter cinquante ou au delà. Des observateurs admirent l'instinct de l'œstre qui ne dépose que peu d'œufs sur le même animal, comme si l'insecte craignait, en les multipliant outre mesure, de préjudicier à l'individu auquel elle confie sa progéniture, et d'en compromettre l'avenir.

La larve de l'œstre du bœuf, appartenant aux cuticoles de B. Clark, ne possède pas la même conformation que celles qui habitent l'estomac et d'autres cavités. Extraite de sa cellule à une période avancée de son développement, elle présente une forme oblongue, presque ovale. La tête surmonte l'extrémité la plus effilée; cette partie, très-petite, est à peine distincte du corps. Au centre on aperçoit une

petite ouverture, la bouche. Les crochets cornés dont cette ouverture
est armée chez les larves gastriques, n'existent pas ; les larves sous-
cutanées séjournant dans une cavité purulente, circonscrite, ne doivent pas rester suspendues aux tissus ; ces instruments leur sont
donc inutiles. Près de la bouche se présentent deux points cornés,
noirs, qui semblent perforés dans leur milieu et qui sont les termi-
naisons de deux grands conduits aériens. Le pourtour de la cavité
buccale est surmonté de petits tubercules non perforés, et qui rem-
placent peut-être les tentacules. Le corps est divisé transversalement en dix ou onze anneaux ; sur les côtés il présente six sillons
longitudinaux et superficiels. Les sillons transverses et longitudinaux dessinent une multitude de petites élevures ; toutes sont garnies de stigmates auxquels, suivant B. Clark, aboutissent les trachées. Les couronnes d'épines des segments circulaires manquent
et sont remplacées par des petites éminences ou aspérités, placées
sur deux rangées : l'une, étroite, est dirigée vers l'extrémité anale,
l'autre, un peu plus large, se tourne du côté de la tête. Ces éminences, principalement celles de la dernière rangée, sont microsco-
piques, car on ne les voit qu'à l'aide d'une forte loupe ; il est probable qu'elles servent d'organes de locomotion, et que la larve s'en
sert pour se mouvoir dans sa cellule et pour s'en échapper à l'époque
de la maturité.

L'extrémité anale, plus large, offre une surface circulaire qui, de
même que chez les larves gastriques, est composée de deux lamelles
cornées, avec une espèce de fente au centre. Celle-ci divise la surface en deux parties inégales ; la plus grande, supérieure, présente
deux stigmates semi-lunaires ; la plus petite en contient huit très-
petites, placées sur une rangée. Sous ces dernières se trouve l'anus,
dont le diamètre est fort restreint. Cette partie, constamment supérieure, est dirigée vers l'ouverture de la peau ; c'est l'appareil respi-
ratoire qui met la larve en rapport avec l'air extérieur.

La larve complétement developpée atteint la longueur d'un pouce ;
elle a la peau fort épaisse et d'un brun foncé ; dans la jeunesse la
peau est molle, blanche, transparente.

Le liquide purulent de la cellule lui sert de nourriture ; elle y séjourne environ dix mois. Sur le point de s'en échapper, la larve
passe de temps en temps son arrière-train dans l'ouverture cutanée ;

lorsque celle-ci est suffisamment dilatée, elle s'en échappe, la partie
la plus large la première. D'après les remarques de Réaumur, cette
sorte de parturition a généralement lieu le matin, entre six heures
et demie et huit heures. Si la larve tombe sur un sol favorable à son
évolution ultérieure, une terre légère, de l'herbe, etc., elle ne tarde
pas, ainsi que les larves gastriques, à se métamorphoser en nymphe,
et au bout de sept à huit semaines en insecte parfait. Celui-ci sort
de sa coque absolument comme les autres espèces d'œstres.

Les larves abandonnent leur cellule sous-cutanée de la mi-mai à
la fin de juillet ; quelques-unes atteignent leur maturité avant cette
époque, d'autres, au contraire, ne l'ont acquise qu'à la fin de septembre.

Lorsque ces larves sont nombreuses sur un seul et même animal,
il est certain qu'elles le font beaucoup souffrir. L'irritation permanente qu'elles entretiennent, la suppuration qui l'accompagne, doivent exercer une influence plus ou moins marquée sur la nutrition.
Clair-semées elles ne nuisent pas à la santé, et dans certaines circonstances, comme dans la pléthore et d'autres prédispositions morbides, elles peuvent, ainsi que l'observe B. Clark, exercer un effet
salutaire sur l'économie en agissant comme révulsif et en prévenant
de cette manière des maladies.

Si l'on a des motifs pour débarrasser les animaux des larves sous-
cutanées, il est bien plus facile des les atteindre que celles des autres espèces d'œstres. Le moyen le plus simple consiste à les extraire
par incision ou par la compression de la tumeur. B. Clark recommande encore l'injection d'un caustique ou l'introduction d'une
aiguille rougie au feu.

On garantit les bestiaux contre les attaques des œstres en leur
lavant de temps en temps le dos avec une décoction de feuilles de
noyer, le jus de feuilles de concombre, une décoction de pommes de
pin, etc ; le goudron, l'huile empyreumatique, remplissent encore
le but. Ajoutons, ainsi qu'il a déjà été remarqué à l'égard des œstres du cheval, que ces moyens sont fort douteux, et que la stabulation permanente seule peut préserver la bête bovine de ces insectes.

II. OEstre du mouton, OEstrus ovis.

Les caractères que Meigen donne de cette espèce sont : Partie inférieure de la tête couleur chair; front rouge brun, garni d'une strie rouge et d'une fossette noire ; antennes noires ; corselet gris, irrégulièrement parsemé d'innombrables tubercules noirs ; tronc voussé, oval, obtus, d'un blanc soyeux, reflétant par-ci par-là une nuance jaunâtre, et parsemé de taches châtoyantes, noires, d'un bel effet ; jambes d'un rouge pâle ; ailerons grands, blancs ; ailes parfaitement transparentes, avec des nervures transverses, noires, au centre. La taille de l'insecte est de 5 lignes.

La tête du mâle est plus étroite que celle de la femelle ; il porte à la base des ailes trois petits points noirs, disposés en triangle.

La dénomination spécifique de cet œstre provient de ce que les larves se développent dans les sinus de la tête du mouton. Quelquefois elles occupent les mêmes cavités chez la chèvre, et peut-être les trouve-t-on aussi chez le cerf et le chevreuil. Comme il arrive que les larves du *gastrus equi nasalis* séjournent et se développent dans les sinus du front et du nez chez le cheval, des auteurs, Greve entre autres, ont confondu cette dernière espèce avec celle du mouton ; il pense que le nom de *œstrus rhinaris* serait plus convenable. C'est une erreur ; car l'œstre nasal du cheval appartient, d'après les nervures de ses ailes, au genre *gastrus,* et, suivant ce même caractère, l'œstre du mouton doit être rapporté au genre *œstrus*. Meigen a décrit ces insectes comme appartenant à deux genres distincts, sous les noms de *œstrus ovis* et *gastrus nasalis*.

L'œstre du mouton s'aperçoit de la mi-mai jusque bien avant en automne ; on le trouve dans les pâturages fréquentés par les moutons, ou aux environs ; assez souvent, surtout le mâle, se place sur les abris, les clôtures, les poteaux. Comme les autres espèces, cet œstre se voit par un temps sec et chaud, habituellement à l'heure de midi et dans les étés brûlants.

La région du corps du mouton où la femelle dépose ses œufs est inconnue, car nulle part les produits de la ponte n'ont été retrouvés. Il en est qui pensent que l'insecte pénètre dans les cavités nasales et dépose ses œufs sur la muqueuse ; d'autres, et cette opinion est plus probable, croient que la ponte se fait extérieurement au pourtour des naseaux et des lèvres. Ce que nous savons de positif, c'est que l'insecte irrite ces parties, du moins les moutons le témoignent lorsque l'œstre les a approchés de trop près. Ils secouent fortement la tête, se frottent le nez contre le sol, frappent des pieds, prennent la fuite tête baissée et jetant fréquemment de côté des regards anxieux ; ils éternuent ou s'ébrouent souvent, ou bien ils flairent l'herbe comme s'ils cherchaient l'insecte. Dès qu'un œstre se trouve dans leur voisinage, la course recommence, et, suivant la remarque de B. Clark, les moutons se dirigent de préférence vers les chemins couverts de poussière ou vers une fosse à sable ; ils cherchent, en soulevant un nuage de poussière, à se garantir des poursuites ultérieures de l'insecte. B. Clark suppose que les moutons, dans les pâturages d'été, tiennent la tête fortement baissée contre le sol afin de rendre les cavités nasales d'un accès plus difficile ; ce serait dans le même but qu'ils se tiennent en troupe serrée, et qu'en se couchant ils placent la tête entre les membres antérieurs, le nez appliqué contre le sol. C'est pendant la rumination que l'œstre trouve le moment le plus favorable pour déposer ses œufs. Les difficultés dont l'insecte doit triompher font qu'en général un mouton ne reçoit qu'un petit nombre d'œufs ; il se présente néanmoins des cas où le total de ces œufs doit avoir été très-considérable, car on a trouvé jusqu'à trente ou même quarante larves dans les sinus frontaux d'un mouton, alors que le nombre habituel varie de une à huit.

Ces larves, à leur sortie de l'œuf gagnent les cavités nasales, pénètrent dans les sinus frontaux et ethmoïdaux ; elles montent dans les cavités des supports des cornes, et vont aussi se fixer dans les sinus maxillaires. Il est inutile d'insister sur l'erreur de quelques personnes qui prétendent avoir rencontré des larves dans la boîte crânienne. B. Clark les rencontra le plus souvent dans les sinus frontaux et les anfractuosités des supports des cornes ; il vit la muqueuse de ces parties à peine enflammée, tandis que celle qui tapisse les sinus maxillaires l'était à un haut degré. Il en tire la conclusion que les larves pourraient bien habiter ces dernières cavités, mais qu'elles les abandonnent à la mort de l'animal pour chercher un séjour dans les sinus frontaux ou les anfractuosités des supports cornés.

A une époque rapprochée de leur naissance, les larves sont blanches et transparentes, à l'exception des deux petites lamelles cornées de l'extrémite anale, qui ont une couleur noire. La forme du corps est d'abord allongée, puis elle devient elliptique ; les anneaux sont au nombre de onze ; la face ventrale est plane, la face dorsale convexe ; la tête, placée à l'extrémité effilée, est en tout semblable à celle des larves gastriques, et armée de deux crochets cornés d'un brun foncé. L'extrémité postérieure est obtuse, et, quoique moins développée, elle ne diffère pas des caractères que présente cette partie chez les larves des œstres du cheval.

Plus la larve de rapproche de sa maturité, plus elle prend une teinte jaunâtre, et il se dessine sur les élevures de chaque anneau deux stries transversales d'un brun foncé, dont l'antérieure est plus étroite et moins longue que la postérieure. Ces stries transversales sont ordinairement plus apparentes aux segments du milieu et de la portion anale qu'à ceux de la portion céphalique. Parfois les stries présentent quatre taches obscures. Réaumur et Meigen font encore mention, à la face ventrale et dans les sillons qui séparent les anneaux, d'une quantité d'épines rouges dont l'extrémité est dirigée en arrière et que l'on voit à l'aide d'une bonne loupe. B. Clark n'admet pas ces épines ; il les considère comme de larges stries d'élevures rouges, qu'il prend pour les organes de la locomotion.

La larve complétement développée n'a pas un volume inférieur à celle du *gastrus equi*. On trouve communément sur le même mouton, et placées les unes à côté des autres, des larves inégales sous le rapport de la taille et du développement. Cette différence doit être attribuée aux métamorphoses, qui ont lieu à des époques diverses ; car les insectes se livrent à la reproduction au printemps, en été et en automne.

Les larves se fixent à l'aide de leurs crochets à la muqueuse du nez et des sinus ; elles s'y nourrissent d'abord de mucus, plus tard d'un liquide purulent. Elles acquièrent leur entier développement au bout de dix mois (1), abandonnent leur séjour ou en sont expulsées par l'ébrouement. Cette expulsion commence au mois de mars et continue jusqu'à la fin du mois d'août.

La larve parvenue à l'état de maturité ne tarde pas à se transformer en nymphe, soit à la surface du sol, soit dans l'herbe, soit en-

---

(1) Schwab indique un séjour de cinq mois ; il admet un rapport entre la durée de ce séjour et la durée de la gestation chez chaque espèce animale qui donne asile aux larves d'œstres.   (*Die Oestraciden.*)

core dans le fumier. La nymphe a la plus grande ressemblance avec celle de l'œstre du bœuf, seulement elle est un peu plus petite et moins foncée que cette dernière. Au bout de six à huit semaines, suivant la température et d'autres conditions atmosphériques, l'insecte sort de sa coque par le même mécanisme que les autres espèces d'œstres.

Lorsque les larves s'accumulent en grand nombre dans les sinus, elles déterminent souvent au printemps et en été, époque de leur entier développement, une irritation de la muqueuse traduite par des symptômes particuliers et pouvant même avoir une terminaison mortelle. Ces symptômes sont les suivants : l'irritation étant faible, les animaux éternuent souvent ; chez plusieurs il s'écoule un peu de mucus par les naseaux ; ils frottent la tête, et principalement le nez, contre des corps résistants, ou bien les moutons passent les membres antérieurs et postérieurs sur la tête, comme s'ils voulaient chasser les mouches. Souvent ils secouent fortement la tête, puis la relèvent, en la maintenant quelques instants repliée en arrière ; il arrive aussi qu'ils la rejettent de côté.

A un degré plus avancé, les animaux tiennent un certain temps la tête très-basse ; pendant la marche ils soulèvent les membres, comme s'ils traversaient l'eau ; parfois les phénomènes du tournis se montrent ; l'appétit diminue. Dès ce moment l'amaigrissement fait de rapides progrès ; les chûtes sont fréquentes ; on entend des grincements de dents ; les yeux contournent dans leurs orbites, la pupille est rétrécie ; la mort survient ordinairement du cinquième au huitième jour ; il se présente des cas où elle enlève l'animal le troisième ou le quatrième jour après le début des phénomènes morbides. Ceux-ci étant moins intenses, disparaissent spontanément, aussitôt que les larves sont évacuées.

Les éternuements qui sont pour ainsi dire constants, quelle que soit l'intensité des symptômes, expulsent parfois des larves accompagnées ou non de mucosités ; ce caractère est à coup sûr le plus certain pour établir le diagnostic. Maintes fois l'affection déterminée par les larves a été confondue avec le tournis sous le rapport diagnostique, étiologique et pathologique ; elle en diffère essentiellement, à moins que le tournis vienne la compliquer.

A l'autopsie, on trouve les sinus tapissés d'une quantité plus ou moins abondante de larves ; la muqueuse est fortement enflammée et ulcérée par plaques ; on prétend aussi y avoir vu la gangrène.

Les larves des sinus, pas plus que celles de l'estomac, ne donnent pas toujours lieu à des accidents funestes, quand même elles sont très-multipliées dans les anfractuosités de la tête. Greve les a souvent rencontrées sur la race ovine des bruyères, et, à l'exception d'un écoulement morveux par les naseaux, il n'existait pas de phénomènes morbides particuliers ; jamais Greve n'a observé de symptômes vertigineux. B. Clark, tout en leur attribuant des accidents graves, croit que les larves, irritant la muqueuse, exercent une influence révulsive sur le cerveau, et peuvent ainsi prévenir le vertige et le tournis.

Afin d'empêcher l'œstre de déposer ses œufs sur la partie inférieure de la face du mouton, on recommande de l'enduire avec de l'huile de corne de cerf ou du goudron. Il est probable qu'un corps gras produirait le même effet, car il doit s'opposer à l'adhérence des œufs. Ces onctions seront surtout appliquées aux agneaux et aux antenois, qui sont le plus exposés aux attaques de ces insectes. B. Clark recommande comme le moyen le plus certain d'écarter les moutons des pâturages pendant les chaleurs de l'été, de ne les y conduire que dans les saisons plus tempérées. Les avantages de ce conseil ne surpassent certainement pas ses inconvénients, et dès lors il devient inexécutable.

C'est bien ici le cas d'invoquer l'éternel précepte de l'éloignement des causes. Dans le traitement, les sternutatoires se présentent en premier lieu : le tabac, la marjolaine, l'hellébore, la chaux, etc., dont on introduit deux ou trois fois par jour une prise dans le nez des moutons. On peut encore délayer ces substances dans l'eau et les introduire en injections. Une solution de carbonate d'ammoniaque empyreumatique, quelques gouttes d'huile animale empyreumatique sont également indiquées. Si le mode d'application ne produit pas les effets désirés, si les symptômes deviennent menaçants, on peut introduire directement ces agents dans les sinus, en les perforant au moyen d'un trocart ou d'un trépan, ou bien encore en amputant les cornes à leur base. On ne couvre pas les ouvertures résultant de ces opérations, car il paraît que le libre accès de l'air contribue à faire déloger les larves. Comme ce traitement appliqué à de grands troupeaux demande beaucoup de temps, on a recommandé de répandre la racine de carline (*carlina acaulis*) réduite en poudre sur le fourrage, afin d'exciter l'éternuement lorsque les moutons, en mangeant, aspirent cette poudre. Peut-être que des fumigations sèches de matières animales ou de goudron, faites dans les bergeries, seraient un moyen plus convenable et d'une application plus facile.

Cursory account of the various methods of shoeing horses hitherto practised, with incidental observations;

By WILLIAM MOORCROFT.

(London, 1800.)

—

Examen rapide des différentes méthodes de ferrure mises en usage jusqu'aujourd'hui, avec quelques observations à leur sujet;

Par WILLIAM MOORCROFT.

(Londres, 1800.)

AU TRÈS-HONORABLE

FRANCIS-AUGUSTE LORD HEATHFIELD,

BARON HEATHFIELD DE GIBRALTAR,

Lieutenant-général au service de Sa Majesté et colonel du 12ᵉ régiment des dragons légers de Sa Majesté.

MILORD,

C'est un fait de notoriété générale qu'un très-grand nombre de chevaux de ce pays sont rendus impropres à tout service par les maladies de leurs pieds, bien longtemps avant que les forces de leur corps soient affaiblies d'une manière bien sensible.

Les pieds sont certainement, plus que tout autre partie du corps, exposés à des causes de ruine, et deviennent, par ce fait, plus souvent le siége des maladies. Cependant les boiteries qui ont leur point de départ dans ces parties, ne proviennent pas autant du mode d'utilisation du cheval que des différentes circonstances qui se rattachent aux procédés de ferrure. Il est peut-être plus important de diminuer le nombre des accidents causés par la ferrure, que de découvrir les meilleures manières de traiter quelque maladie particulière dont le cheval puisse être atteint, car les uns sont, comparativement, beaucoup plus fréquents que l'autre.

C'est ce motif qui m'engage à faire connaître au public mes opinions sur la ferrure plutôt que sur tout autre branche de la science vétérinaire.

Il a été observé depuis longtemps que certaines formes de fer déterminaient des boiteries plus fréquemment que d'autres; d'où cette conclusion à tirer : qu'il doit y avoir certaines règles à suivre pour la fabrication du fer, aussi bien que pour son application sous le pied, et que l'observation de ces règles doit avoir pour résultat de donner au poids du corps un appui plus solide, et de conserver au pied sa forme et son intégrité naturelles, pendant un temps plus long qu'on ne l'obtient aujourd'hui. Dans les pages suivantes, je me suis efforcé de démontrer brièvement ce que sont ces principes. En agissant ainsi, j'ai été moins désireux d'exposer des pratiques nouvelles que de faire connaître ce qui peut être le plus utile.

Peut-être paraîtrai-je dans quelques-unes, avoir emprunté à d'autres écrivains les idées que j'émettrai.Cela est possible. Mais si je le fais, j'avoue à l'avance que c'est sans en avoir conscience. Plusieurs de ces idées ont pris racine si profondément dans mon esprit, qu'il m'est impossible de distinguer celles qui appartiennent aux autres, et qui ont été confirmées ou infirmées par ma propre expérience, de celles que ma seule pratique m'a suggérées.

En portant mes investigations sur la ferrure du cheval, j'ai acquis la conviction qu'il ne suffisait pas de déterminer quelle était la forme de fer qui convenait le mieux pour l'usage général, mais qu'il était encore nécessaire, pour que cette forme fût facilement introduite dans la pratique, qu'il fût au pouvoir de l'ouvrier le plus ordinaire de le forger avec autant de facilité que le fer le plus simple ; car s'il fallait beaucoup d'habileté pour la fabrication d'un tel fer, les bons ouvriers seuls pourraient l'entreprendre, et il faudrait nécessairement qu'il fût vendu à un prix plus élevé que celui qui exigerait moins de travail et d'habileté. Or, il est naturel que l'ouvrier recommande et adopte la pratique de ferrure qui lui rapporte le plus de profit et lui demande moins de peine ; et qu'il décrie, au contraire, celle qui est au-dessus de ses forces, ou qui ne le récompense pas de son travail par un profit suffisant. C'est justement ce qui est malheureusement arrivé dans ce pays pour le fer qui semblait devoir, par sa forme, rendre les services les plus étendus à la pratique. La grande difficulté de sa fabrication a fait qu'il s'est peu répandu, en raison des motifs que je viens d'exposer.

Il m'a semblé essentiel d'essayer de concilier sur ce point les intérêts du public avec ceux du maréchal, et j'ai cru que ce but ne pourrait être atteint qu'en perfectionnant l'art de fabriquer les fers. Le grand avantage qu'a produit dans beaucoup d'arts mécaniques la substitution des machines à la main de l'homme, m'a naturellement conduit à porter mon attention sur ce point.

Quelques peines et quelques dépenses que m'aient coutées le grand nombre d'expériences que j'ai dû entreprendre pour arriver à ce but, c'est déjà pour moi une récompense que d'avoir poursuivi de tout mon pouvoir un dessein qui peut être utile à ma profession, et qui doit rendre à la société un grand service. J'ai la confiance que d'ici à peu de temps, il me sera possible de mettre à la disposition du public de meilleurs fers que ceux qui sont usuellement employés, et à un prix raisonnable. Les maréchaux trouveront à cela un vrai bénéfice. Comme fabricant de fers à cheval, je crois devoir recommander celui qui est construit d'après les principes que mon expérience m'a démontré les meilleurs, et je décline tout autre titre que celui d'avoir confectionné, à un prix modéré, par le moyen d'une machine, un article de commerce dont le prix autrefois trop élevé, empêchait l'usage général.

Je croirais manquer à ce que je dois au public et à moi-même, si je ne profitais pas de cette occasion pour exposer ici les principes d'après lesquels la ferrure doit être appliquée, et si je ne mettais pas en garde le public contre les tentatives des personnes qui croiront devoir préconiser la ferrure actuelle, par cette seule raison qu'elle est beaucoup moins coûteuse. En agissant ainsi, je n'ai nullement en vue mon intérêt personnel. Pour ce qui est des fers fabriqués par la machine dont je suis l'inventeur, confiant dans les résultats des expériences publiques que j'ai faites, j'attends que l'opinion prononce sur leur forme et sur leurs qualités, convaincu que les épreuves me seront favorables et que le verdict public sera juste.

En poursuivant le plan que je m'étais tracé, j'ai trouvé dans beaucoup de personnes bienveillance et protection ; mais c'est votre seigneurie surtout qui m'a soutenu sans relâche de ses encouragements et de son appui. Les services qu'elle m'a rendus sont au-dessus des sentiments que je pourrais exprimer.

L'approbation de votre seigneurie est surtout flatteuse pour moi, parce que j'ai la conviction que la bonne opinion d'un homme aussi éminent juge en pareille matière, donnera à mon invention une sanction que je n'aurais jamais osé espérer de mes seuls efforts.

Veuillez me croire, pour ces motifs, Milord, de votre seigneurie, le très-obligé et très-obéissant serviteur,

WILLIAM MOORCROFT.

Oxfort-Street, le 25 mars 1800.

Si un cheval est exposé à marcher sur le pavé ou sur les routes ferrées, sans aucun appareil qui protége ses pieds, il arrivera inévitablement que les parties vives renfermées dans l'intérieur des sabots seront foulées, meurtries, profondément altérées au bout de peu de temps.

La ferrure a pour but de prévenir ces accidents. L'expérience démontre cependant journellement que les fers déterminent plusieurs altérations de la forme des sabots, et différentes maladies des parties qu'ils revêtent, lesquelles ne se manifestent jamais lorsque le pied est laissé dans son état naturel. Mais comme tout le monde admet qu'il est absolument nécessaire d'appliquer sous les pied s un appareil qui les protége, lorsque le cheval est utilisé comme animal de travail, il devient important de rechercher quelle espèce de fer est le plus convenable pour remplir ce dessein, et entraîne par son application le moins d'inconvénients.

Un coup-d'œil rétrospectif jeté sur l'histoire de la ferrure fait voir que, dans le siècle dernier, un grand nombre de fers, fort variés dans leurs formes, ont été, à différentes époques, recommandés au public. Chacun d'eux a été essayé ; chacun a eu un succès temporaire ; chacun a eu ses partisans, mais aucun n'a été adopté d'une manière générale. Ces nombreuses variétés , dans la forme des fers, démontrent évidemment que les premiers principes de l'art de ferrer n'ont jamais été établis de manière à mettre ce sujet complétement en dehors de toute contestation. Le but de ce traité est de mettre sous les yeux du public quelques faits simples et faciles à interpréter, qui peuvent faire apprécier le mérite comparatif des différentes méthodes de ferrure préconisées jusqu'à aujourd'hui. Pour arriver à ce résultat, il n'est pas nécessaire d'exposer avec détail la structure anatomique des parties internes du pied, ou d'entrer dans une description minutieuse des parties externes. Toutes les personnes que ce sujet intéresse savent que le sabot se divise en *muraille, sole, barres et fourchette ;* mais il peut n'être pas sans importance de rappeler quelques-unes des fonctions générales des parties situées à la face inférieure du pied, et particulièremen t de celles qui sont plus immédiatement en rapport avec le fer.

La muraille est la partie du pied qui sert principalement à l'appui du membre sur le sol.

La sole ferme le sabot par en bas en s'unissant au bord inférieur de la muraille. Elle forme par sa face supérieure une arche résistante, qui fournit à l'os du pied un point d'appui solide, et elle protège par son épaisseur les parties sensibles que le sabot renferme.

Les barres sont des espèces d'étais qui renforcent la sole et s'opposent, à la manière d'*arcs-boutants*, à ce que les côtés du pied se rapprochent trop l'un de l'autre. En outre, elles servent de moyen de protection et de points d'appui à la jointure du pied.

La fourchette est composée d'une corne dont la nature est plus souple et plus élastique que celle des autres parties du sabot. Elle a pour usage de supporter une partie du poids du corps, d'amortir les effets des chocs lorsque le pied heurte violemment contre un sol dur, d'agir à la manière d'un ressort lorsqu'il se lève, de lui servir de point d'arrêt sur un terrain glissant; enfin, de maintenir, comme ferait un coin, l'écartement des talons.

L'intérieur du sabot est rempli par des parties qui sont douées d'une sensibilité très-exquise, et qu'il est de la plus haute importance de préserver de toute injure.

Le bord inférieur de la muraille est la partie la plus exposée à l'usure; c'est elle, conséquemment, qui a le plus besoin d'une défense artificielle. La sole aussi, principalement à sa circonférence vers son point de jonction avec la muraille, est exposée à être endommagée pendant l'appui; mais la fourchette et les barres n'ont presque rien à redouter, quand bien même le cheval marche pied nu.

On doit admettre, comme un fait général, que la plus grande partie du poids du corps est supportée par le fer; et il est évident que plus la surface d'appui que le fer présentera au pied sera large, plus l'assiette du pied sur le fer sera solide.

Cependant, toutes les parties qui forment la face intérieure du pied ne peuvent pas supporter avec la même impunité le même degré de pression. Il devient donc nécessaire de faire porter exclusivement sur le fer celles de ces parties qui peuvent soutenir sans dommage tout le poids du corps, et de soustraire à l'action des pressions celles qui pourraient en être lésées.

L'expérience prouve que les parties sensibles, renfermées dans le sabot, n'éprouvent aucune souffrance, lorsque c'est la muraille qui appuie sur le fer; mais que si, au contraire, la sole est soumise à une pression un peu considérable, la claudication est immédiatement la conséquence des douleurs déterminées par le pincement des parties sous-jacentes, entre l'os du pied et la sole de corne, refoulées par le fer.

Il suit de là, que plus l'appui se fait à plat, dans une grande surface, par le bord inférieur de la paroi sur le fer, plus solide est l'assiette du cheval ; et que les chances de boiteries diminueront d'autant plus que la sole sera moins exposée à être comprimée.

On doit constamment avoir ces principes présents à l'esprit, et la ferrure doit être considérée comme plus ou moins parfaite, suivant qu'elle est plus ou moins concordante avec eux.

DES FERS POUR LES PIEDS DE DEVANT.

Du fer étroit (plate).

Un fer étroit, de la largeur exacte de la muraille et d'une épaisseur modérée, peut défendre cette partie suffisamment pendant tout le temps qu'il dure ; mais comme il est infailliblement usé en peu de jours, et même en quelques heures lorsque les frottements sont violents, et comme, d'autre part, une ferrure souvent renouvelée est coûteuse et nuisible au sabot lui-même, cette espèce de ferrure ne convient que pour les courses, ou pour les chasses sur une terre molle.

Il est donc absolument nécessaire que le fer ait plus de largeur que celle qui correspond à la surface d'appui du pied, afin qu'il soit dans les conditions voulues pour résister plus longtemps à l'usure des frottements. Cet excès de surface doit être disposé de telle façon qu'il soit le moins préjudiciable possible au sabot.

Du fer dont la surface supérieure est plate.

Un fer complétement plat sur sa face supérieure, et plus large que la muraille, peut, dans un grand nombre de cas presser sur la sole, si elle est conservée avec son épaisseur normale. Mais, afin de prévenir cet inconvénient, on recommande, dans l'application de ce fer, d'amincir la sole au-dessous du niveau de la paroi, afin de ménager un vide entre elle et le fer. On ne peut mettre en doute que ce vide entre la sole et le fer ne soit nécessaire, non seulement pour éviter les compressions, mais aussi pour permettre de nettoyer le dessous du pied, et d'enlever la terre desséchée dont l'interposition sous le fer produit le même effet que s'il était appliqué directement sur la sole.

Mais quoique, par ce procédé, l'appui du pied s'effectue exclusivement par le bord inférieur de la muraille, et que les compressions de la sole soient évitées, cependant l'amincissement de la sole a pour effet inévitable de l'affaiblir ; et l'effort continuel d'extension qui est exercé par ce fait sur les lames qui unissent l'os du pied à la face interne de la muraille, et qui le suspendent dans le sabot, les rend de moins en moins capables de résistance.

Aussi, lorsqu'un fer plat est appliqué sous un pied dont la sole est amincie à chaque ferrure, il arrive fréquemment qu'elle finit par perdre sa forme naturellement concave, qu'elle s'aplatit peu à peu, et qu'elle constitue ce que l'on appelle communément un pied comble.

Mais si on met en usage un fer creux, ou formant un plan incliné de la rive externe à l'interne, la concavité de la sole deviendra plus grande que dans l'état de nature, parce qu'elle sera resserrée de tous côtés par la muraille, dont le poids du corps tendra à rétrécir le bord inférieur en la faisant pénétrer de plus en plus dans cette sorte de cavité en entonnoir, que représente un fer ainsi confectionné.

La pratique d'amincir la sole a l'inconvénient de priver les parties sensibles d'une partie de leur défense naturelle, et de les exposer à être meurtries ou blessées par les pierres ou autres corps durs (1).

Du fer commun.

Le fer commun a sa forme supérieure creuse ou inclinée régulièrement de la rive externe à l'interne. Cette forme lui a été donnée

---

(1) Le pied devient comble aussi par l'inflammation générale des parties sensibles ; c'est ce qui constitue la maladie qu'on a appelée *fourbure.* Il est, en outre, exposé au *resserrement* par suite des lésions de la jointure du sabot. Si ces accidents n'arrivent que graduellement et lentement, on peut les considérer comme une conséquence des méthodes de ferrure mises en usage, et il est possible, jusqu'à un certain point, d'y remédier ; mais s'ils surviennent tout à coup, il faut les attribuer aux causes qui viennent d'être mentionnées, et il est bien plus difficile alors d'en obtenir la guérison complète. Faute de bien apprécier ces causes, on peut être exposé à bien des désappointements et entraîné à de grandes dépenses, principalement pour les pieds resserrés. Souvent, il arrive qu'après avoir râpé la muraille (ce qui a été recommandé comme un spécifique), appliqué un vésicatoire sur la couronne, maintenu le pied à demeure pendant plusieurs heures par jour dans un bain chaud, et envoyé le cheval dans une prairie humide, souvent il arrive, disons-nous, qu'après l'emploi de tous ces moyens, la boiterie persiste, bien que cependant il ne reste plus de traces de la contraction du sabot.

probablement, dans l'origine, pour éviter que la sole ne soit comprimée lorsqu'on lui laisse toute son épaisseur. Quoique cette inclinaison de la face supérieure du fer puisse, en effet, prévenir la compression de la sole, elle a, d'autre part, l'inconvénient d'entraîner de nombreux et de sérieux dommages pour le pied.

Pour donner une idée du principal inconvénient qui résulte de l'emploi d'un fer ainsi conformé, à savoir : la *contraction du pied*, il est nécessaire de faire observer que le sabot d'un poulain, qui n'a jamais été ferré, est presque de forme circulaire ; ce qui autorise à conclure que cette forme est celle qui est le mieux adaptée à la fonction du pied. Cependant, il est certain que le plus grand nombre des sabots des chevaux qui ont été ferrés régulièrement depuis un temps considérable, s'allongent de la pince aux talons, et deviennent plus étroits d'un côté à l'autre, mais jamais plus courts et plus larges.

Ce passage de la forme circulaire du pied à la forme ovale se fait graduellement, et, tandis qu'il s'opère, l'épaisseur de la muraille, dans ses différentes parties, subit aussi des changements, c'est-à-dire qu'elle devient plus considérable en pince que dans l'état de nature, et qu'elle diminue vers les quartiers et les talons ; et, comme ce changement accompagne toujours l'allongement du pied, on peut en inférer que l'un et l'autre dépendent des mêmes causes.

Lorsque le pied a acquis une forme ovale, on dit qu'il est contracté. En fait, il n'y a pas de diminution de la masse de la corne ; seulement, cette substance est répartie irrégulièrement.

La pince des pieds contractés est un peu plus proéminente et inclinée qu'elle ne devrait l'être ; les quartiers en sont plus aplatis et plus droits, la sole plus creuse et les talons plus rapprochés que dans l'état normal.

Comme en parant les pieds pour l'application du fer, il est d'usage de laisser le bord externe de la muraille plus élevé que celui qui est immédiatement en rapport avec la sole ; et comme, d'autre part, la face supérieure du fer s'incline dans une direction opposée, il est évident qu'il n'y a que le bord externe de la muraille qui est mis en contact avec le fer.

Cette partie du sabot, qui, seule, fait son appui sur le fer, est capable de soutenir une partie du poids du corps, mais elle ne peut pas en supporter autant qu'elle le ferait, si tout le bord plantaire de la muraille reposait en plein sur le fer. Aussi, voit-on que sous l'excès des pressions qui l'écrasent, elle se détrite et se brise.

Le fer est ordinairement disposé de telle façon sous le pied qu'il se projette un peu au delà de la muraille, et, qu'en fait, le sabot prend son appui dans le creux du fer, sur un bord tranchant, au lieu de reposer sur une large surface.

Et comme le poids du corps n'est, en définitive, transmis au sol que par la ligne étroite de contact du pied avec le fer, il en résulte qu'il tend naturellement et continuellement à faire glisser le pied suivant la surface inclinée du fer, et à le resserrer dans un espace de plus en plus étroit; c'est la cause principale qui rend le sabot oval et contracté.

Les surfaces inclinées des deux branches opposées du fer, agissant à la manière de coins sur les talons du sabot, tendent à les rapprocher l'un de l'autre. C'est, en effet, dans ces régions du pied qu'on reconnaît les premiers effets du resserrement.

Tandis que la contraction s'opère dans la substance cornée, les parties sensibles que cette substance enveloppe souffrent plus ou moins de la compression, et cette souffrance est rendue manifeste par une boiterie.

Le resserrement de la muraille détermine une meurtrissure de la sole sensible entre les talons et les barres; de là, les effusions de sang dans l'épaisseur de la corne, et ce que l'on appelle les *bleimes.*

On peut facilement concevoir que l'excès de longueur de la pince expose les chevaux à butter contre les irrégularités du sol; et que l'étroitesse de leurs pieds doit leur donner moins de solidité. Aussi, observe-t-on que les chevaux à pieds longs et étroits sont très-exposés à broncher et à tomber.

D'après ce qui vient d'être établi, aussi bien que d'après un aperçu général de l'ensemble du sujet, il paraît démontré qu'un fer doit réunir les qualités suivantes :

1º Il doit être assez fort pour pouvoir durer un temps raisonnable;

2º Il doit offrir à la muraille toute la surface d'appui nécessaire;

3º Il ne doit pas altérer la forme naturelle du sabot;

4º Enfin, il ne doit pas presser sur la sole, et ne doit, en rien, mettre obstacle aux fonctions naturelles du pied.

Du fer à siége (the seated shoe).

Le fer le mieux calculé pour répondre à toutes les fins indiquées ci-dessus est celui que MM. Osmer et Clark ont si fortement recommandé.

La surface supérieure de ce fer présente deux parties : une externe, qui est parfaitement plane en dedans de la rive externe du fer et correspond en largeur à l'épaisseur de la muraille ; c'est celle qu'on appelle le siége (the seat) ; l'autre interne, s'inclinant du bord interne du siége vers la rive interne du fer, et qu'on désigne sous le nom de *biseau.*

Le siége est destiné à servir d'appui à la muraille dans toute son étendue ; le *biseau,* à prévenir toute compression sur la sole ; et cette dernière partie du fer étant faite plus ou moins large, suivant l'espèce de service auquel le cheval est destiné, doit donner au fer toute la force nécessaire.

Tout le bord plantaire de la muraille reposant à plat sur le siége, la corne court moins de chances d'être brisée sous les pressions que lorsque l'appui du sabot sur le fer s'effectue par une surface étroite. Une autre conséquence de l'appui du pied sur le fer par une large surface, c'est que le poids du corps a plutôt de la tendance à élargir le pied dans toutes les directions qu'à le resserrer, comme cela arrive avec le fer usuellement employé. Et l'on a, en effet, observé en maintes occasions qu'un pied resserré par la méthode habituelle de ferrure, et ferré ensuite avec des fers à siége, devenait peu à peu plus large sans que le service du cheval ait été un instant interrompu. Et, en outre, qu'un pied de belle grandeur et de forme régulière, ferré habituellement avec le fer à siége, conservait sa forme et sa grandeur, sans la plus légère altération, tant que ce mode de ferrure était continué (1).

----

(1) Le 19 novembre 1797, un cheval d'arme, appartenant à lord Heathfield, fut ferré du devant avec des *fers à siége,* fabriqués à la manière des pièces de monnaie. Ce cheval, depuis cette époque jusqu'au 25 mars 1800, a toujours porté des fers frappés au même coin. On a eu le soin de les enlever tous les mois une fois, afin de parer les pieds et de faire tomber l'excès de longueur de la corne ; mais jamais on n'a altéré, même au plus petit degré, la forme primitive de ces fers, si ce n'est une seule

Par le biseau du fer, une cavité est ménagée entre la face supérieure et la sole, suffisante pour permettre de nettoyer le pied et pour prévenir la compression de la sole, sans qu'il soit nécessaire que cette partie du sabot soit creusée et conséquemment amincie.

Car, si la sole de corne a pour fonction de protéger les parties sensibles qu'elle revêt, ce qui ressort évidemment et du siége qu'elle occupe et de la nature de la substance qui la forme, il est évident que plus elle sera conservée épaisse et résistante, mieux elle sera dans les conditions voulues pour remplir son important usage.

La valeur d'une méthode pratique est surtout démontrée par l'expérience. Ce sont les résultats des essais, qu'il a faits avec les différents fers employés, qui ont décidé l'auteur de cette notice à donner la préférence, sur tous les autres, au *fer à siége*. Il n'est certainement pas assez entiché de ce mode de ferrure pour soutenir que, dans tous les cas où on le mettra en usage, les boiteries devront disparaître. Mais il croit être suffisamment appuyé par l'expérience pour avancer que l'emploi de ce fer devra diminuer la fréquence des claudications.

Comme le fer à siége est depuis longtemps déjà connu, il peut sembler extraordinaire qu'on n'en fasse pas un usage plus commun. Cette particularité peut induire à soupçonner, ou bien que les maréchaux, en général, ne se font pas une idée complète de ses avantages réels, ou bien que, dans la pratique, cette ferrure ne soutient pas la supériorité que la théorie lui assigne. Aucune de ces suppositions n'est fondée, car l'auteur peut affirmer avec confiance, comme un fait général, que si l'on consulte un maréchal pour savoir quel est le modèle de fer que, d'après son jugement et son expérience, il croirait devoir recommander, et pour lequel il exigerait un prix plus élevé, c'est le fer à siége que dans le plus grand nombre de cas il préférera à tous les autres. C'est là une preuve suffisante que les maréchaux connaissent la supériorité de ce fer, et que les

---

fois où il a été nécessaire de les élargir l'un et l'autre d'un quart de pouce au talon, parce que les pieds s'étaient élargis eux-mêmes, quoiqu'ils fussent cependant dans de très-bonnes proportions lorsque les fers furent appliqués pour la première fois. On cite cet exemple pour prouver que cette méthode de ferrure a donné tous les avantages qu'on était en droit d'en attendre.

différents essais faits par les uns ou par les autres ont mis hors de doute ses avantages pratiques.

Mais il n'est pas extraordinaire qu'un ouvrier s'efforce de tirer de son travail le plus grand bénéfice possible, et, d'autre part, que le consommateur d'un article quelconque de commerce se laisse séduire dans le plus grand nombre de cas par le bon marché.

Or, ce qu'il y a de vrai à l'endroit du fer à siége, c'est qu'au prix ordinaire de la ferrure actuelle, il ne peut pas être fabriqué en laissant un profit raisonnable à l'ouvrier, tandis que le fer usuel, exigeant beaucoup moins de travail, peut être livré avec avantage au prix courant.

C'est cette circonstance, qu'aucune personne, tant soit peu versée dans la connaissance de cette matière, ne voudra nier, qui explique pourquoi les maréchaux ont adopté de préférence le fer aujourd'hui en usage, quoiqu'il n'ait jamais été recommandé par qui que ce soit comme le meilleur (1).

L'usage du fer plat, combiné avec la pratique de creuser la sole, n'est qu'une reconnaissance de la justesse des principes exposés plus haut, avec cette seule différence que, pour empêcher la compression de la sole par le fer plat, on a recours à l'amincissement de la sole elle-même, tandis que, dans le fer à siége, c'est une partie du fer qui est amincie, et la sole est conservée avec son épaisseur naturelle.

---

(1) C'était devenu une espece de mode, dans ces derniers temps, de déclamer contre l'ignorance des maréchaux et contre leur impéritie, surtout dans l'art de ferrer. On en a beaucoup plus dit, à cet égard, que la justice ne le permettait. Il n'entre pas dans mon intention de vouloir prendre la défense d'un grand nombre de pratiques que les investigations scientifiques de ces derniers temps ont démontré erronées, et de contester qu'il y en ait beaucoup qui méritent la critique ; mais je dois, à la justice, de déclarer que j'ai rencontré quelquefois des maréchaux qui possédaient sur leur métier des connaissances beaucoup plus réelles que celles qu'on pourrait trouver dans les écrits des hommes qui s'étaient montrés si sévères contre eux. Il faut, en effet, être bien convaincu qu'une pratique longtemps continuée, et l'expérience accumulée des années, nous met en rapport avec des faits que jamais les investigations spéculatives, et les recherches exclusivement scientifiques, ne pourront faire connaître.

De la face inférieure du fer.

On doit reconnaître, comme un principe général, que la surface du fer, destinée à porter sur la terre, doit avoir la forme la plus favorable à la solidité du poser.

Or, une surface plane se mettant en rapport avec un terrain dur et égal, par un plus grand nombre de points que toute autre, doit incontestablement être considérée comme la meilleure. Mais on pense que la surface inférieure du fer doit être rugueuse, afin que l'animal ne soit pas exposé à glisser sur une terre détrempée ou présentant des plans inclinés, c'est pourquoi on a recommandé que le fer soit creusé, sur sa face d'appui, d'une entaille qui le divise en deux parties.

L'avantage qu'on prétend rattacher à cette sorte d'entaille ne tarde pas à disparaître, lorsque sa cavité est remplie de boue desséchée, et il ne reste de cette pratique que l'inconvénient d'avoir diminué la résistance du fer par la cavité dont on l'a creusé. Et quoique cette pratique, d'entailler le fer presque dans toute sa profondeur, ait pour conséquence de donner plus de sûreté et de solidité au poser dans les terres molles, cependant le fer est tellement affaibli par le double amincissement de ses deux faces qu'il peut céder sous les pressions, et venir comprimer la sole. Et si l'on vient à exercer à une allure rapide, sur un terrain pierreux ou pavé, un cheval ainsi ferré, son fer sera bien vite usé par les frottements bornés presqu'exclusivement à son bord externe, et il pourra alors ou se briser ou s'élargir. Dans l'un ou dans l'autre cas, les clous feront effort sur le bord externe de la muraille au point de la faire éclater, et les parties sensibles du pied seront exposées, par ce fait, à être blessées à la prochaine ferrure. En même temps, le pied se trouvera privé d'une partie nécessaire à la solidité de son appui naturel.

Un fer étroit, complétement plane par sa face inférieure, convient mieux que tout autre pour les chevaux de chasse ; et pour la ferrure ordinaire, c'est encore cette surface plane qui, sous le double point de vue de la sûreté du pas et de la lenteur de l'usure, présente le plus d'avantage.

Des crampons.

Autrefois, c'était un usage général d'avoir recours à ce que l'on appelle des *crampons*, que l'on disposait aux extrémités des branches du fer en les pliant de dessus en dessous. On voulait, par leur emploi, empêcher les animaux de glisser ; et comme au temps où on les employa d'abord les routes n'étaient pas faites avec des matériaux aussi durs et aussi résistants qu'aujourd'hui, les crampons, plongeant dans le sol, ne s'opposaient pas à ce que l'appui du pied s'effectuât sur presque toute l'étendue de la face plantaire. Cette pratique n'avait donc pas alors les inconvénients qu'elle a présentés depuis, lorsque les routes publiques ont été rendues plus dures et plus égales.

En effet, lorsque les crampons ne peuvent pas plonger dans la terre, ils élèvent les talons à une telle hauteur qu'ils s'opposent à ce que la fourchette prenne son appui sur le sol, et à ce qu'elle soit soumise à ce degré de frottement et de pression nécessaire à la conservation de son intégrité. Car, si la matière de sa perspiration ne lui est pas enlevée de temps en temps, cette matière se putréfie, dissout la corne au point où elle s'est accumulée, et donne naissance à ce que l'on appelle *une fourchette pourrie*, laquelle amène peu à peu la destruction de cette partie.

Et comme, lorsque la fourchette est *pourrie*, elle n'oppose pas une résistance suffisante pour maintenir les talons dans leur position naturelle, même lorsque la paroi repose par son bord inférieur sur une surface plane, il en résulte qu'elle cède plus rapidement qu'une fourchette saine aux pressions du poids du corps, et que les talons poussés l'un vers l'autre, par le mécanisme de la double inclinaison de dehors en dedans des branches du fer, tendent à se rapprocher.

En outre, l'élévation anormale des talons a pour conséquence de déverser tout le poids du corps vers la pince, d'affaiblir les genoux, et d'exposer la jointure du boulet à des efforts.

L'amélioration des routes a eu pour résultat de rendre l'usage des crampons de moins en moins général. Aujourd'hui, on ne les emploie plus doubles à chaque pied que pour les chevaux de gros trait. Pour les chevaux plus légers, on n'en lève qu'un à chaque pied ; tandis que pour les chevaux de selle, destinés à être utilisés

sur les routes seulement, ce n'est que par exceptions qu'on a recours
à l'usage des crampons ; et, en effet, ils sont rarement nécessaires,
si ce n'est par les temps de neige.

Quoiqu'il ait été pleinement reconnu que les chevaux de chasse
peuvent être utilisés avec sûreté dans quelques contrées sans crampons, il est cependant plus prudent pour le cavalier et pour le cheval
aussi d'y avoir recours. Mais comme il arrive souvent que le crampon, levé à la branche interne du fer, blesse et meurtrit le membre
opposé, on a l'habitude de ne lever que celui du talon externe. Il
est vrai que cette pratique n'est pas sans inconvénients, mais,
jusqu'à présent, on n'a pu rien lui substituer qui soit également
efficace pour empêcher les animaux de glisser, sans entraîner
moins d'accidents.

La partie postérieure des crampons ne doit pas être droite et
perpendiculaire au sol, mais il faut qu'elle s'incline un peu en avant
sous le fer, pour donner moins de prise à la pince des pieds de
derrière, soit lorsque le cheval commence à être fatigué, soit lorsqu'il progresse sur une terre détrempée et profonde.

Du fer à branches courtes ou en croissant (tip).

Il y a plus de deux cents ans déjà, c'était une pratique commune
de ferrer seulement la pince des pieds qui étaient resserrés par
l'usage d'une mauvaise ferrure, afin de déterminer l'élargissement
des parties postérieures du pied par la pression continuelle du poids
du corps ; depuis ce temps, on a continué, par occasion, à employer
cette méthode pour remplir le même dessein.

Mais vers le milieu du XVIIIe siècle, le fer court ou en demi-lune,
comme l'ont appelé différents écrivains, a été fortement recommandé pour la pratique générale, d'après cette idée que son usage
préserverait les sabots du resserrement, préviendrait les bleimes et
autres maladies, et donnerait aux pieds une telle solidité d'appui
que les crampons deviendraient à jamais inutiles, dans quelque
circonstance que ce soit. Et comme il est arrivé un assez grand
nombre de fois que les pieds contractés sont devenus plus larges par
l'emploi prolongé de ce fer, ce n'a pas paru une idée déraisonnable
de conclure que son usage habituel s'opposerait au développement
de la contraction.

Cependant, quoique cette pratique ait été d'abord approuvée par des hommes de différents pays, éminents dans leur profession, l'expérience de peu d'années a suffi pour démontrer que si, en fait, ce mode de ferrure pouvait prévenir le resserrement du pied, en revanche, il entraînait après lui beaucoup d'inconvénients dont le procédé ordinaire était exempt. Car, lorsqu'on fait travailler sur des routes humides un cheval ferré de cette manière, il arrive souvent que la corne de ses talons est usée plus vite qu'elle ne pousse, et que le cheval est rendu boiteux par la douleur et l'inflammation développées dans les tissus sous cornés ; et, d'autre part, le poids du corps étant déversé en trop grande masse sur les parties postérieures, les tendons fléchisseurs et la jointure du boulet deviennent le siége d'efforts fréquents, principalement dans les chevaux de chasse ou de course ; et, en outre, cette sorte de fer demande à être relevé beaucoup plus souvent que le fer ordinaire, de peur que ses extrémités ne plongent trop dans l'épaisseur de la corne, et aussi afin que l'appui s'opère régulièrement par le centre du pied ; car, si on n'avait pas le soin de raccourcir régulièrement la pince, le sabot deviendrait trop bas en talons et trop long en pince.

Il en est résulté que les inconvénients du fer court ont assez contre-balancé les avantages qu'il peut présenter pour qu'on ait cru devoir l'abandonner dans la pratique générale, et quoique, différentes fois depuis cette époque, on ait essayé d'en généraliser de nouveau l'usage, on y a toujours renoncé, parce que les effets plus haut mentionnés se sont reproduits, et aujourd'hui le fer à lunette n'est plus employé que par exception rare, si ce n'est dans les cas où il est indiqué par l'état maladif des pieds.

Du fer à éponges minces.

Après l'abandon du fer court dans la pratique générale, ceux qui avaient une pleine confiance dans ses avantages ont pensé que, pour conserver le pied dans ses conditions naturelles de santé, il suffirait de permettre à la fourchette de prendre à chaque pas son appui sur le sol ; et, afin d'arriver à ce résultat, ils ont conseillé de forger le fer mince en éponges, et épais en pince, de manière à avoir dans cette région trois fois l'épaisseur des éponges. On a cru que par l'emploi de ce fer, non-seulement la fourchette pourrait porter à terre, lorsqu'elle ne serait pas malade ou détruite, mais encore qu'on obtiendrait tous les avantages du fer court sans en avoir les inconvénients. D'abord, peu d'objections s'élevèrent contre cette nouvelle pratique de ferrure, en raison de ce que présentait de plausible la théorie d'après laquelle on la préconisait. Mais son application, sur une grande échelle fut loin de réaliser toutes les espérances de succès qu'elle avait fait naître. Il arrive fréquemment, en effet, que les éponges du fer mince en talons sont forcées ou brisées avant qu'en pince il soit usé de moitié seulement. Et il résulte de cet excès de minceur qu'il force sous le pied à la manière d'un ressort, fatigue les rivets, les relâche, et est, par ce fait, bien plus exposé à être arraché que le fer ordinaire. Il a, il est vrai, sur le fer court, cet avantage qu'il empêche les talons du sabot de s'user plus vite qu'ils ne croissent; mais l'objection faite au fer à lunette de faire déverser, sur les tendons suspenseurs, une trop grande masse du poids, demeure entière pour le fer à éponges minces. Il faut beaucoup de prudence dans l'application de ce fer aux chevaux qui sont accoutumés à porter des fers à éponges nourries, afin que les tendons fléchisseurs n'arrivent que graduellement à supporter l'excès de poids qu'un tel mode de ferrure déverse nécessairement sur eux; car, si c'était brusquement qu'on le mettait en usage, on produirait infailliblement des boiteries, conséquence des efforts des tendons, principalement sur les chevaux montés ou utilisés au service du trait rapide.

Afin de prévenir ce résultat, on a eu l'idée de n'amincir que par degré les talons du fer, et de raccourcir la corne proportionnellement en pince, afin d'égaliser la surface d'appui du pied. Cet expédient, qui peut jusqu'à un certain point remplir le but, lorsque la pince a beaucoup de longueur, est d'une ressource tout à fait nulle lorsqu'elle est naturellement courte.

On a peine à s'imaginer qu'un procédé de ferrure, qui exige tant de précautions minutieuses pour être appliqué avec succès puisse jamais devenir d'un usage bien général. Si la fourchette vient toucher le sol à chaque pas, il doit s'ensuivre certainement que les talons subiront une action qui tendra à les écarter l'un de l'autre, et qu'ainsi leur resserrement sera prévenu; mais l'usage longtemps continué d'un fer produisant ce résultat est suivi d'inconvénients que ne présente pas le fer à éponges nourries. En effet, si, par le fait de la minceur des éponges du fer, le poids du corps est rejeté en trop grande masse sur les parties postérieures du membre, les talons du sabot et la partie postérieure de la fourchette subiront aussi, par ce fait, une plus forte pression que la pince et la partie antérieure de la fourchette. Or, cette disproportion dans les pressions transmises au pied aura pour résultat de changer la direction droite des talons et des branches de la fourchette, et de les faire dévier de dedans en dehors. Et, nonobstant le raccourcissement méthodique de la pince, on verra ce changement de direction s'établir graduellement et comme régulièrement. Par cette déviation de la ligne normale des talons, il se trouve que les parties postérieures du pied sont privées de leur support naturel justement au moment où il leur serait le plus utile, c'est-à-dire lorsque une plus grande masse du poids est déversée sur elles. Il résulte de cet extrême abaissement des talons que la peau de cette région vient souvent se frotter et se meurtrir contre le sol. C'est le lieu de faire observer qu'il est extrêmement difficile de restituer aux pieds leur direction et leur hauteur normales, une fois qu'ils l'ont perdue par l'emploi de la ferrure dont il est question. L'une des raisons les plus spécieuses que l'on fait valoir pour donner une grande épaisseur à la pince, est basée sur ce fait que l'usure est généralement plus considérable dans cette partie que partout ailleurs. Mais, ce n'est certainement pas faire une bonne économie que de détruire l'appui naturel du pied du cheval, et d'exposer ses tendons postérieurs aux risques continuels d'être forcés, dans le but d'éviter la dépense d'une ou deux ferrures en plus dans l'année; d'autant surtout que, pour arriver aux mêmes fins, on peut avoir recours à d'autres expédients moins dangereux.

L'expérience, le guide le plus sûr dans les questions de pratique, a établi, comme règle générale, qu'il est avantageux pour l'aisance de la marche de l'homme que la semelle de ses chaussures soit au moins aussi épaisse sous les talons que sous les doigts; et un cordonnier courrait certainement la chance de déplaire à ses clients, si, dans le but d'augmenter le volume des mollets ou pour empêcher la semelle de trop vite s'user sous les doigts, il lui prenait fantaisie de faire des semelles trois fois plus épaisses en avant qu'en arrière.

Bien certainement qu'une telle pratique serait condamnée par le sens commun comme absurde et contre nature. On peut facilement s'imaginer ce qu'éprouveraient des soldats qui, chargés de leur équipement, seraient forcés de marcher ainsi chaussés, ou un danseur d'opéra qui voudrait faire preuve de son agilité avec une telle chaussure.

Ce n'est pas un argument forcé que de comparer, sous ce rapport, le pied du cheval avec celui de l'homme, car tous les deux répondent aux mêmes fins, et doivent souffrir plus ou moins de la déviation forcée imprimée à leurs aplombs.

Du fer à surfaces parallèles.

Un pied qui n'a jamais été ferré repose, en général, sur la terre d'une telle manière que chacune de ses parties supporte sa part proportionnelle du poids du corps, et il est aussi important de conserver cette régularité d'appui que de préserver contre toute injure les parties organisées du pied. Que si, en effet, une plus forte somme de pressions est déversée sur une région du pied que celle qu'elle est destinée à supporter, elle devra nécessairement souffrir de cet excès ; et la continuation de cet effort anormal ne portera pas seulement atteinte à l'intégrité du pied lui-même, mais elle sera plus ou moins préjudiciable aux aplombs des jointures, en déterminant des tractions excessives sur les moyens d'union des os entre eux, et en détruisant ce juste équilibre qui existe naturellement entre les différents muscles destinés à mouvoir le membre dans des directions alternées.

Il vient d'être démontré que le fer à éponges épaisses avait l'inconvénient de rejeter une trop grande partie du poids du corps sur la région antérieure du pied, et que celui à éponges minces produisait un effet inverse ; et comme ces deux extrêmes ont été souvent très-préjudiciables aux aplombs et ne conviennent pas, conséquemment, pour la pratique générale, il reste à examiner quels seraient les résultats de l'emploi d'un fer ayant une égale épaisseur en talon et en pince.

Il est d'abord évident qu'avec un tel fer l'appui du pied s'effectue sur le même plan que si le sabot était nu ; et, comme il est essentiel de conserver au pied cette régularité de son appui, il est clair que le fer à surfaces parallèles présente de l'avantage dans l'application, puisqu'on obtient d'emblée par son usage de maintenir le pied dans son aplomb normal, sans qu'il soit nécessaire d'avoir recours à la méthode difficile et compliquée d'abattre le sabot excessivement dans une région et de le ménager complètement dans les autres, afin de l'ajuster au poser artificiel d'un fer à éponges minces. Et, s'il est avantageux pour le pied que la fourchette se mette souvent en contact avec le sol, cette sorte de fer sera incontestablement celui qui atteindra le mieux ce résultat, puisqu'il permet que toute la surface de la fourchette porte *également* et *en plein* sur la terre, au lieu de déverser une plus grande partie du poids du corps sur les parties postérieures, comme le fait le fer à éponges minces.

D'abord on avait imaginé que la fourchette serait exposée à être meurtrie ou altérée, si elle subissait le contact du sol, et, pour prévenir cet accident, on eut recours au fer à talons épais; mais, dernièrement, une autre doctrine s'est produite qui a soutenu que la fourchette ne pouvait trop supporter de pressions, et les éponges du fer ont été amincies, afin qu'à chaque pas le résultat qu'on jugeait nécessaire fût obtenu.

Dans les matières pratiques qui comportent beaucoup d'interprétations théoriques, il n'est pas extraordinaire de voir un système qui pendant un certain temps a été considéré comme excellent, perdre tout crédit et être remplacé par un autre qui en est le revers complet sous le double rapport des principes et de l'application; et la méditation approfondie du sujet a démontré que souvent c'était entre les deux systèmes opposés que se trouvait la pratique la plus simple et la meilleure.

On se rappellera maintenant que la fourchette a plusieurs fonctions à remplir, entre autres celle d'amortir la force des percussions lorsque le pied frappe violemment contre le sol. C'est là une des plus importantes; elle y est parfaitement adaptée par sa flexibilité et sa nature spongieuse. Mais si, par défaut des pressions usuelles ou par défaut de propreté, la fourchette est devenue trop molle et s'est ulcérée, elle n'est plus dans les conditions voulues pour défendre contre les injures et les meurtrissures les parties sensibles qu'elle revêt.

D'un autre côté, lorsqu'elle est exposée à de trop fortes pressions, elle acquiert un degré de dureté presque égal à celle des autres parties du sabot, et, n'ayant plus alors les qualités de corps spongieux qui lui appartiennent normalement, elle devient moins apte à amortir les chocs et à diminuer l'intensité des commotions transmises aux régions supérieures.

Or, si les pressions ou trop fortes, ou trop faibles, que la fourchette peut supporter ont ce résultat de la rendre ou trop dure, ou trop molle, il s'ensuit qu'une pression modérée est nécessaire pour la maintenir dans les conditions normales; et, quoiqu'il soit bien difficile d'assigner le degré juste de pression qui doit produire ce résultat, et qu'une discussion sur ce point ne pourrait produire autre chose que beaucoup d'idées spéculatives, toujours est-il que la connaissance des inconvénients qui dérivent des deux méthodes proposées a conduit à une pratique également éloignée de ces deux extrèmes. Cette pratique consiste à conserver la surface inférieure de la fourchette, lorsque le pied est ferré régulièrement, non pas sur le niveau exact de la face inférieure du fer, mais d'un sixième ou même d'un quart de pouce plus élevée que ce niveau, et, par l'observation de cette simple règle, on est arrivé à conserver la fourchette dans ses conditions normales, sans qu'elle soit exposée à devenir ou trop molle, ou trop dure (1).

On peut faire l'objection à l'emploi du fer à surfaces parallèles, qu'il est susceptible de s'user plus vite en pince que le fer qui présente une plus grande épaisseur dans cette région, et c'est incontestablement là ce qui arrive; mais on remédiera à cela en partie, en conservant la pince solide au lieu de l'entailler, et cet inconvénient disparaîtra complétement, si l'on soude un morceau d'acier à la partie antérieure des fers destinés aux chevaux qui usent beaucoup en pince ou qui travaillent habituellement sur des routes pavées.

Ce serait même une excellente pratique que la pince de tous les fers fût en acier, car sa plus grande dureté l'empêcherait de s'user

---

(1) Quoique cette règle ne soit pas applicable à tous les pieds, cependant elle est susceptible d'une pratique plus générale qu'on ne pourrait le croire à première vue, et, avec des précautions convenables, elle peut être adoptée dans presque tous les cas.

si vite, et la déperdition par le frottement se ferait sur un niveau à peu près égal jusqu'à ce que le fer fût complétement usé. La dépense qu'occasionnerait l'emploi de l'acier est trop peu considérable pour n'être pas contre-balancée par les avantages de conserver au cheval la régularité de l'appui de son pied pendant tout le temps que dure la ferrure.

Des fers pour les pieds de derrière.

Les pieds de derrière ayant la sole beaucoup plus creuse que ceux de devant, un fer avec une surface supérieure plane peut leur être appliqué sans inconvénient.

De la préparation du pied pour recevoir le fer.

Cet opuscule n'ayant pour but que l'exposé des principes généraux de ferrure, on ne doit pas s'attendre à y rencontrer les régles précises qui conviennent pour tous les cas particuliers, mais seulement l'indication des méthodes qui, par leur simplicité, conduisent à la pratique la plus sûre et la plus généralement applicable.

Tant que le pied est déferré, les différentes couches de corne de sa face plantaire se détachent par l'usure et sont remplacées par des couches nouvelles. Le fer, par sa présence, s'oppose à cette déperdition régulière, et une partie de la muraille et de la sole qui aurait dû disparaître reste adhérente au sabot. La muraille et la sole acquièrent donc par ce fait une longueur anormale, et comme elles perdent, à mesure qu'elles s'allongent, leur flexibilité naturelle, et que l'excès de leur longueur ajoute à l'extrémité du membre un poids inutile, il devient nécessaire d'enlever cet excès de corne, en ayant la précaution de conserver au sabot assez de longueur et d'épaisseur pour que les clous puissent s'y implanter solidement et que les parties vives trouvent sous sa couverture une protection suffisante.

Quelque simples que ces principes puissent paraître à première vue, ils ont cependant conduit, dans l'application, à des pratiques très-matériellement différentes Quelques-uns, en effet, ont adopté l'usage d'amincir la sole au dernier degré, de creuser ou plutôt d'enlever presque complétement les barres, de parer la fourchette à l'excès et de lui donner une forme conventionnelle et que l'habitude a rendue agréable et pour ainsi dire nécessaire à l'œil de l'ouvrier, enfin, de séparer la fourchette des talons en creusant entre eux une large et profonde entaille.

La fréquence des boiteries dont sont affectés les pieds ménagés de cette façon a conduit d'autres à la pratique d'abattre seulement la muraille et de laisser l'excès de la sole et des autres parties du pied se détacher et se détriter spontanément.

Cette pratique, quoique préférable à la première, a cependant ses inconvénients. Dernièrement, une autre méthode a été conseillée qui consiste à abattre beaucoup la muraille en pince et très-peu en talons, à creuser la sole dans toute son étendue et spécialement à l'extrémité de ses branches, entre la muraille et les barres, et à laisser la fourchette et les barres avec tout leur développement.

Cette méthode est celle qu'il est nécessaire de suivre pour préparer le pied à l'adaptation d'un fer à éponges minces; car l'enlèvement d'une partie considérable de la muraille et de la sole en pince permet de remplacer, par une épaisseur correspondante de fer, la quantité de corne qui a été abattue, et de restituer au pied son poser naturel. Cependant, dans l'application, cette méthode est souvent en défaut; car il n'est pas toujours facile de diminuer le sabot en pince d'une quantité de corne égale à l'épaisseur que doit avoir le fer dans cette région, laquelle doit être trois fois celle des éponges.

Les inconvénients qui résultent de l'amincissement extrême de la sole ont déjà été exposés; quant à l'entaille ménagée entre la fourchette et les talons, elle a le grand désavantage, en se fermant et en s'ouvrant pendant la marche, de permettre l'introduction des graviers qui y restent à demeure et peuvent déterminer des compressions dangereuses.

Aussi, et quoiqu'on ait déployé beaucoup d'habileté pour tâcher de parer aux dangers qui résultent de l'usage habituel d'un fer à pince épaisse et à face supérieure plane, cependant, comme l'appui naturel du pied est absolument détruit par l'emploi d'un tel fer, il est bien certainement plus sûr et plus simple de conserver la régularité de cet appui en appliquant sous le sabot un fer d'une épaisseur égale et modérée dans toute son étendue, et, au lieu de sacrifier une partie de la sole au fer, de conserver la sole dans toute son épaisseur en diminuant, au contraire, celle du fer dans une partie de son étendue.

Il semble, en théorie, que ce soit chose facile d'enlever du pied toutes les parties en excès qui sont devenues inutiles, et de laisser intactes celles qu'il est utile de conserver; mais, en fait, c'est là une véritable difficulté qui résulte de ce qu'il n'y a pas de ligne de démarcation distincte entre les parties utiles à conserver et celles qui doivent disparaître comme étant en excès. Aussi faut il s'en rapporter un peu à cet égard au jugement de l'ouvrier.

Puisqu'il n'existe pas de ligne de démarcation entre ce qui doit être enlevé du pied et ce qui doit y rester, il devient nécessaire de fixer son attention sur d'autres circonstances qui peuvent servir à distinguer ces parties l'une de l'autre; et, à cet égard, on recueillera de bons renseignements en observant comment les choses se passent lorsque la corne en excès se détache spontanément d'un pied qui a été longtemps ferré et qu'on abandonne à lui-même.

Lorsqu'on enlève le fer de dessous un tel pied, on remarque que la paroi a poussé au delà du niveau de la sole, dont la surface paraît irrégulière et présente des fentes dans différentes directions; les bords de la fourchette sont généralement en lambeaux.

Maintenant, si le sabot continue à croître, la corne nouvellement formée pousse devant elle l'ancienne, et lorsque cette dernière est arrivée à une certaine distance des vaisseaux contenus dans l'intérieur du sabot, comme elle ne reçoit plus de ces vaisseaux aucune humidité, alors elle se dessèche, perd ses adhérences avec la corne vivante et s'en détache complétement. C'est ainsi que la partie morte de la paroi se brise graduellement en petites pièces jusqu'à ce qu'elle ait atteint le niveau de la sole souple et vivante. La sole se sépare en écailles irrégulières, mais généralement plus épaisses au niveau de la fourchette et plus minces près des barres, et il arrive souvent que la partie antérieure des barres se détache avec la portion de sole qui lui est attenante, laissant à nu le sommet de la barre sur le même niveau que le restant de la sole.

L'ancienne fourchette, en se détachant de celle qui est au-dessous d'elle, ne suit pas, dans son travail d'exfoliation, un mode aussi régulier que la sole, en ce sens que tantôt elle ne forme, en se séparant, qu'une couche continue, et que, d'autres fois, elle s'exfolie par petits fragments. Dans le premier cas, il arrive fréquemment qu'elle est minée par sa propre matière perspirable, qui devient putride lorsqu'elle est confinée au-dessous de la corne ancienne, et alors elle dissout partiellement et cette dernière et la nouvelle avec lesquelles elle est en contact.

Le devoir de l'ouvrier, à chaque temps de la ferrure, est d'imiter cette opération naturelle; en conséquence, il doit être recommandé : 1° que la muraille soit abattue exactement au niveau de la sole souple et vivante, et parée parfaitement à plat, afin qu'elle puisse se mettre en contact dans toute son étendue avec la surface plate du fer à siége;

2° Que la sole soit exactement polie par l'enlèvement de la corne sèche et fendillée qui rend sa surface irrégulière, mais qu'aucune partie de sa substance souple et solide ne soit enlevée, car on doit être bien convaincu qu'il est préférable de laisser sous le pied un peu plus de corne en excès que d'enlever la plus petite partie de celle qui est nécessaire pour l'exécution de ses fonctions;

3" Que les barres soient parées à plat, de telle façon que leur surface soit mise sur le même niveau que la sole; mais il ne faut jamais qu'elles soient amincies à l'excès, soit vers la fourchette, soit au niveau de la sole;

4° Que les lambeaux de la fourchette soient enlevés à sa surface, mais sans intéresser, sa substance souple et vivante.

Comme les barres et la fourchette sont plus exposées à l'usure que la paroi et la sole, il y a moins de nécessité de l'intervention de l'art pour les dépouiller de leur corne en excès. Aussi, ne faut-il enlever de ces parties que ce qui est exactement nécessaire pour rendre leur surface égale et empêcher la boue de se loger dans leurs anfractuosités.

Des clous à ferrer.

Huit clous à chaque fer sont regardés comme suffisants pour les chevaux de selle et de trait léger; mais il en faut dix pour les chevaux de gros trait. Un plus petit nombre ne fixerait pas le fer assez solidement, et si l'on en mettait davantage, ils agiraient à la manière de coins, affaibliraient la corne et la disposeraient à éclater, ce qui diminuerait d'autant la solidité du fer.

La manière de disposer les clous sous le pied a notablement différé suivant les époques. Quelques écrivains ont prescrit d'en mettre quatre de chaque côté du pied, les plus en arrière très-rapprochés des talons, et de laisser entre les deux rangées de clous un espace considérable à la partie antérieure du sabot.

Les clous ainsi disposés ont certainement pour résultat de resserrer le pied par les côtés et les talons, en agissant dans le même sens que le plan incliné de la face supérieure du fer ordinaire, qui a pour effet de transformer en ovale allongé d'avant en arrière la forme presque circulaire du sabot normal.

Dernièrement, on a fortement recommandé de placer les clous principalement à la partie antérieure du sabot, afin de prévenir le resserrement des talons. C'est là certainement une pratique plus sage que la première; mais comme le pied doit reposer sur le fer dans toute l'étendue circulaire de la paroi, on peut penser que la meilleure manière d'établir une coaptation exacte entre eux deux serait de placer les clous à égale distance les uns des autres sur toute la circonférence du fer.

Cependant, on peut faire à cette pratique l'objection que, lorsque le pied frappe le sol avec une force considérable, ses parties postérieures deviennent un peu plus larges que lorsqu'il est en l'air ou en repos. Cet élargissement n'est pas très-considérable, mais il est suffisant pour exercer une action sur les clous les plus rapprochés des talons. De là, la nécessité que les derniers clous soient séparés des éponges du fer par une plus grande distance que celle qui les sépare les uns des autres.

Conformément à ce principe, on peut formuler, comme une règle générale, que le dernier clou doit être distant du talon de deux pouces à un pouce et demi environ. Cette distance a été jugée suffisante pour prévenir le serrement des talons, et elle n'est pas assez grande pour que le fer joue à la manière d'un ressort et ébranle les derniers clous, comme cela arrive si fréquemment lorsqu'ils sont placés à une plus grande distance des talons.

Tous les clous doivent être à égale distance les uns des autres, si ce n'est les deux de la pince qui doivent être un peu plus séparés que les autres. Ce n'est cependant pas là une chose très-essentielle, mais il est important qu'il n'y ait pas de clou fixé directement en pince; car, en général, l'action du pied sur la terre a une tendance directe à pousser le fer en arrière, suivant la longueur du pied, ce qui a pour résultat fréquent de le déplacer dans cette direction. Dans ce cas, il doit arriver nécessairement que le clou **placé dans** le milieu de la pince exerce une pression sur les parties sensibles situées derrière lui, tandis que les autres clous, tirés dans le sens de la ligne courbe de la paroi, ne peuvent causer aucun dommage aux parties vives qu'ils avoisinent.

Les orifices des étampures à la surface supérieure du fer doivent être placés sur *le siége*, près du bord du biseau, afin que les clous aient une implantation égale et solide sur toutes les parties de la muraille. La disposition régulière des rivets des clous à égale distance du fer est la conséquence de cette bonne disposition des étampures.

Comme les étampures sont faites avec un poinçon aigu à **quatre** faces, les clous dont la tête présente la même forme sont **préférables** à tous autres.

La pratique la plus générale pour empêcher un cheval de glisser, en hiver, est de lever deux crampons à chaque pied. Cette pratique a pour inconvénient, ainsi que cela a été établi plus haut, d'une part, de rejeter sur la région de la pince une trop grande masse du poids, et d'une autre, d'exposer les chevaux à se blesser avec le crampon interne; et, en outre, comme il est nécessaire que ces crampons soient minces et aigus pour s'implanter plus solidement dans la glace, il en résulte qu'ils doivent être souvent renouvelés, et qu'ainsi les pieds des chevaux, qui travaillent beaucoup dans la saison des neiges, sont exposés à plus d'injures et d'accidents que pendant plusieurs mois des saisons ordinaires.

Pour obvier à l'inconvénient de lever et de replacer souvent les fers, on a eu recours à plusieurs expédients. Quelquefois on place dans les étampures des clous de plus grandes dimensions que les clous ordinaires, de telle façon que leur tête fasse saillie au-dessus du niveau du fer. Mais lorsqu'ils ne se brisent pas, comme cela est le cas le plus ordinaire, ils sont bien rapidement usés.

D'autres fois, des clous à têtes très-aiguës sont vissés et écroués dans la couverture du fer. On en place un ordinairement en pince et les autres à chaque talon; et l'on a pensé que, par ce procédé, on pourrait facilement remplacer ces clous lorsqu'ils seraient usés.

Cependant il arrive souvent qu'ils se brisent à leur collet, et, généralement, ils sont trop coûteux pour l'usage ordinaire.

Il y a un autre plan à suivre qui, autant qu'on peut en juger par les expériences déjà faites, mérite d'être recommandé.

Ce procédé consiste à faire usage de clous, dont la tête se termine par un bord tranchant au lieu d'être taillée en pointe aiguë. La plus grande étendue de la ligne de contact avec le sol les empêche de s'user aussi rapidement qu'une pointe ; l'épaisseur de leur tige leur donne de la force ; et la forme de la partie inférieure de leur tête étant exactement modelée sur la cavité des étampures, ils s'y adaptent exactement, prennent un point d'appui sur le fer, et sont, par cela même, moins exposés à fléchir ou à se briser.

Il faut placer quatre de ces clous sous chaque pied, deux en pince et un à chaque talon.

Ces clous font l'office d'autant de crampons qui, par leur situation, régularisent le poser du pied ; ils peuvent être facilement remplacés en fixant de nouveaux clous dans les anciennes étampures, et comme ils sont placés à une certaine distance des talons du fer, les chevaux ne sont pas autant exposés à se toucher que lorsque les fers sont munis de crampons.

Dans le plus grand nombre de traités qui ont été écrits sur la ferrure, on a l'habitude d'établir quel doit être le poids des fers pour les chevaux employés à différentes espèces de travaux. Mais, à cet égard, les règles ne peuvent être que très-générales, car les poids respectifs des fers doivent nécessairement dépendre de la grandeur des sabots, de la nature des terrains sur lesquels les chevaux sont destinés à travailler, etc., etc.

Cependant, comme on a une grande tendance à aller d'une extrême à l'autre, dans la plupart des pratiques de la ferrure, l'auteur de ce traité croit à propos de faire observer qu'il est nécessaire que les poids des fers destinés aux chevaux de selle varient de 8 à 16 onces, et ceux des chevaux de carrosse de 12 à 20.

De la ferrure des chevaux qui se coupent.

C'est un point important dans la pratique de pouvoir empêcher les chevaux de se meurtrir et de se blesser en se frappant, dans la marche, les membres au poser avec le pied ou le fer de celui qui est levé et en mouvement ; d'autant que cet accident très-commun n'a pas seulement pour inconvénient de tarer les membres, mais encore de compromettre la sûreté du cavalier.

Les parties frappées sont, dans les membres de derrière, la face interne du boulet et de la couronne, et dans les membres antérieurs, la face interne du boulet et la région immédiatement au-dessous du genou.

Ce n'est que dans les allures rapides seulement que les chevaux s'atteignent aussi haut ; c'est pour cela qu'on appelle *speedy cut* (coupure rapide) la blessure qu'ils se font à la région du genou.

Les jeunes chevaux, lorsqu'ils sont montés pour la première fois, se coupent ordinairement aux membres antérieurs, même lorsqu'ils sont conformés pour être bons coureurs. Cet accident provient de ce qu'ils posent leurs membres sur le sol trop sous le milieu de la poitrine dans le but de soutenir, avec plus d'avantage, le fardeau auquel ils ne sont pas encore accoutumés. Mais, par degrés, ils acquièrent l'habitude d'équilibrer le poids, en plaçant leurs membres dans la position qui leur est naturelle lorsqu'ils n'ont pas un poids additionnel à supporter. On peut donc poser, en règle générale, que pour ferrer des chevaux dans de telles conditions, il faut que le bord interne de leurs fers soit exactement sur le même niveau que la surface de la muraille, et non rentrés en-dessous ; et que cette surface ne doit pas non plus être amincie, car l'une et l'autre de ces pratiques tendent à affaiblir le quartier interne et à déformer le sabot.

Et ici, il est bon d'observer que toutes les fois que le pied est sain, le bord externe du fer doit toujours suivre exactement le niveau de la surface externe de la paroi, excepté à la région exacte des talons où l'éponge doit garnir un peu en dehors du sabot.

Les chevaux à poitrine étroite ont leurs membres trop rapprochés, et sont exposés à se couper lorsqu'ils commencent à se fatiguer ; avec eux, la pratique qui vient d'être indiquée doit toujours être suivie.

Ceux qui tournent leurs pinces trop en dehors sont de tous les plus sujets à s'atteindre. On a dit qu'il en était de même des chevaux cagneux. L'auteur ne se rappelle pas avoir observé, dans toute sa pratique, un seul exemple de cheval cagneux sujet au

défaut de se couper. On a reconnu depuis longtemps que les chevaux panards avaient le quartier interne du sabot plus bas que
l'externe, et que les boulets étaient plus rapprochés l'un de l'autre
que chez les chevaux dont les aplombs étaient parfaitement réguliers.

C'est l'observation de ces deux faits qui a conduit probablement
à cette conclusion, qu'en élevant le quartier interne sur le même
niveau que l'externe, les boulets seraient, par ce fait, plus écartés
l'un de l'autre, et cela d'autant plus que le quartier interne serait
davantage élevé ; et qu'ainsi on éviterait le heurt du membre levé
contre celui qui est au poser. D'accord avec ces principes, on a été
dans l'usage, depuis les deux derniers siècles au moins, de faire la
branche interne du fer, destiné à de pareils chevaux, plus épaisse
que l'externe ; et non-seulement telle a été la pratique générale,
mais elle a, en outre, été régulièrement recommandée par presque
tous les écrivains depuis cette époque jusqu'à nos jours.

Quoique le succès de cette méthode ait souvent fait défaut,
cependant les désappointements répétés dont elle a été la cause
ne paraissent pas avoir jamais conduit à rechercher si le principe
sur lequel elle est basée était réellement juste. Loin de là, la confiance qu'on avait en elle était si forte, probablement à cause de la
simplicité du raisonnement qui en est le point de départ, que, dans
le cas où le résultat qu'on en attendait ne se réalisait pas, on
attribuait l'insuccès à ce que le principe n'avait pas été appliqué
assez rigoureusement ; et conséquemment à cette conclusion, on
a exagéré davantage encore l'épaisseur de la branche interne,
en ayant le soin de diminuer considérablement par la lime l'épaisseur de la muraille, et de tailler très-obliquement le bord du fer.
Lorsque, malgré ces moyens, la pratique était encore en défaut,
alors on avait recours à l'emploi d'une pièce circulaire de cuir
qu'on plaçait autour de la jointure pour la préserver de la violence
du coup.

Il y a déjà quatre ans que l'auteur a mis en usage, dans un cas où
l'ancienne méthode était restée complètement infructueuse malgré
toutes les tentatives faites pour l'appliquer, un fer forgé d'après un
principe tout-à-fait inverse, c'est-à-dire que sa branche externe
était beaucoup plus épaisse que l'interne.

Au premier essai, le cheval cessa de se couper, bien qu'il eût été toujours exposé à ce défaut, ce qu'on ne peut attribuer qu'à l'usage constant de la même espèce de fer. Cette circonstance ne souleva pas dans l'esprit de l'auteur le moindre doute sur la bonté de la pratique adoptée depuis si longtemps et si généralement; il considéra plutôt le fait comme une exception tout à fait extraordinaire.

Toutefois, dans d'autres cas qui se présentèrent à son observation depuis, il eut recours au procédé qui lui avait une fois réussi et toujours avec le même succès. Ces résultats conduisirent enfin l'auteur à conclure qu'une pratique qui était si uniformément heureuse, dans des cas où la méthode adoptée faisait si uniformément défaut, reposait sur un meilleur principe, quoique pendant longtemps il se soit trouvé dans l'impossibilité d'en donner une interprétation satisfaisante. Car si le défaut de *se couper* dépend principalement de la fausse position respective des boulets et des pieds (et l'on était généralement d'accord pour admettre que telle en était la cause), il semblait qu'un moyen qui avait pour conséquence, en exagérant l'élévation du quartier externe, de rapprocher davantage les boulets, devait nécessairement augmenter le défaut dont il s'agit; mais comme c'est le contraire qui arrivait, cela devait conduire à soupçonner qu'il y avait d'autres causes du défaut de se couper que celles qui jusqu'à présent avaient été reconnues.

Une étude très-détaillée de cette question dépasserait de beaucoup les limites dans lesquelles doit se renfermer cette division de cet écrit; aussi l'auteur se bornera-t-il seulement à ce qu'il lui est absolument nécessaire de dire pour être compris.

Les chevaux qui se coupent avec les membres postérieurs devront porter des fers dont les branches externes auront de 1 pouce à 1 pouce 1/2 d'épaisseur, suivant l'espèce des chevaux et l'intensité du défaut. La couverture du fer ira en s'amincissant jusqu'à la région de la pince, laquelle devra avoir l'épaisseur ordinaire, et de là elle s'amincira successivement jusqu'au milieu du quartier interne où elle sera tronquée comme dans le fer à lunette (1).

---

(1) Pour les chevaux chez lesquels le défaut est léger, il suffira d'appliquer un fer uniformément épais, mais tronqué à sa branche interne, au niveau de la moitié du quartier.

Cette sorte de fer sera également convenable pour les pieds antérieurs de tous les chevaux, à l'exception de ceux qui sont utilisés
pour la selle; car, dans ces derniers, les membres de devant ayant
à supporter un poids plus considérable que ceux du derrière, il
serait à craindre que les sabots ainsi ferrés ne fussent exposés à
s'altérer. Aussi est-il prudent de conduire la branche interne des
fers de ces chevaux jusqu'aux talons; mais cette branche devra
s'amincir graduellement jusqu'à cette région, et il faudra que sa
rive externe soit taillée en biseau, de façon à être effacée par le
niveau de la corne.

La même espèce de fer convient également pour les chevaux qui
s'atteignent sous le genou, en ayant l'attention de tailler en biseau
plus marqué la partie du fer qui correspond à la région par laquelle
le cheval se coupe, et de n'y placer aucun clou. Et ici, il est à propos de faire remarquer que dans les pieds sains l'éponge du fer peut
être prolongée jusqu'au talon du sabot, de telle façon que l'arc-
boutant puisse reposer sur elle, mais elle ne doit jamais le dépasser.

Dans le but de donner la démonstration des effets qui résultent
de l'application sous les pieds d'un cheval de ferrures différentes,
on a fait les expériences suivantes :

Première expérience. — Un cheval à poitrine étroite qui ne s'était
jamais coupé, et qui portait sous ses pieds des fers à surfaces parallèles, fut trotté en *droite ligne* à un train de 8 milles à l'heure, sur
un terrain suffisamment mou pour retenir l'empreinte *légère* des
fers, sans que les pieds pussent cependant y pénétrer profondément.
Deux lignes parallèles furent tracées en dehors des *foulées* qu'elles
renfermaient entre elles deux ; on trouva, en mesurant la distance
entre ces lignes, que l'espace interposé entre les bords externes
des deux foulées des membres antérieurs était de 9 pouces 1/2.

Deuxième expérience. — On appliqua sous les pieds de ce cheval
des fers dont la branche interne était *épaisse*, et dont l'externe
amincie était tronquée au milieu du quartier, et la mensuration
entre les bords extérieurs des *foulées* ne donna plus qu'une distance
de 8 pouces 1/2.

Troisième expérience. — Les mêmes fers furent changés respec-
tivement de pieds, de telle façon que les branches épaisses devinrent
externes et les branches tronquées correspondirent au quartier

interne ; et le résultat de l'expérimentation, faite dans des circonstances identiques à celles des expériences précédentes, donna, par
la mensuration, une distance de 11 pouces entre les bords extérieurs
de s foulées.

Pour expliquer ces résultats, il est nécessaire de se rendre
compte exactement des différents effets produits, dans les temps
opposés du poser et du lever, par l'action du poids du corps sur les
membres antérieurs dont on a surélevé les quartiers, soit externes,
soit internes.

Et d'abord, considérons les effets produits par un fer dont les
branches internes sont plus épaisses. Tant qu'un cheval ainsi ferré
est à la station, ses boulets sont certainement plus écartés l'un de
l'autre que lorsqu'il est ferré d'une toute autre manière. De là, on
a conclu que le membre qui supportait le poids du corps avait son
boulet assez déjeté en dehors pour qu'il fût tout à fait à l'abri des
atteintes du pied en mouvement. Mais il résulte cependant de l'expérimentation, que les empreintes laissées sur la terre, par des pieds
ainsi ferrés, sont de 1 pouce plus rapprochées l'une de l'autre que
celles qui résultent de l'emploi de fers à surfaces parallèles, et de
2 pouces plus rapprochées que les foulées faites par des fers à
branches externes plus épaisses. Voici comment cela peut être
expliqué : lorsque le cheval est à la station, le poids est supporté
également par les deux membres, mais au moment où l'un d'eux
quitte le sol, l'autre doit soutenir tout à coup toute la masse du
corps, et par l'effet de l'abaissement du niveau du quartier externe,
le corps a de la tendance à s'incliner de ce côté. Afin de prévenir la
chute dans le sens de cette direction, le pied en mouvement est
soudainement rapproché du boulet du membre qui est au support,
dans le but de venir au-devant de la masse prête à tomber, et le
pied de ce membre en mouvement est instinctivement posé sur le
sol trop au-dessous de la poitrine. Le même effet se produit dans
les actions de l'un et de l'autre membre alternativement ; et le cheval, étant incessamment sous le coup d'une chute imminente de l'un
ou de l'autre côté, est forcé, pour conserver son équilibre, de mou-
voit ses pieds très-rapprochés l'un de l'autre, et, dans ces mouve-
me ts, il s'atteint avec ses sabots à la face interne de ses boulets.

Il arrive fréquemment que lorsque le quartier interne est abaissé ;

les boulets sont plus rapprochés l'un de l'autre dans la station, et le cheval semble plus exposé à se couper. Cependant, cela n'est vrai que dans une certaine limite ; car, si cette position fausse des parties inférieures des membres est exagérée artificiellement, au delà d'un degré donné, au lieu d'augmenter le défaut du cheval, elle a, dans un grand nombre de circonstances, pour effet de le faire disparaître.

L'explication de ce fait est justement l'inverse de celle qui a été donnée pour faire comprendre les effets de la surélévation du quartier interne ; c'est-à-dire que lorsque le poids des parties antérieures du corps repose seulement sur un membre, ce poids porte trop sur le quartier interne qui est plus bas que l'externe, et alors la masse du corps a une tendance à tomber du côté où s'incline le membre qui est au support.

Afin de prévenir la chute dans le sens de ce mouvement, le pied, qui est en action, se pose sur le sol à une plus grande distance de celui qui est au soutien, ce qui rétablit l'équilibre ; et ainsi le boulet se trouve mis à l'abri des atteintes du pied qui se meut.

FIN.

TABLE DES MATIÈRES

CONTENUES

DANS CE VOLUME.

FIN DE LA TABLE DES MATIÈRES.

Paris. — Typographie de E. et V. PENAUD frères, 10, Faubourg-Montmartre.